全国中医药行业中等职业教育"十三五"规划教材

# 中医内科学

（第二版）

（供中医、中医康复保健等专业用）

主 编◎林 梅

中国中医药出版社
·北 京·

**图书在版编目（CIP）数据**

中医内科学 / 林梅主编 . —2 版 . —北京：中国中医药出版社，2018.7（2024.5 重印）
全国中医药行业中等职业教育"十三五"规划教材
ISBN 978-7-5132-4821-1

Ⅰ . ①中… Ⅱ . ①林… Ⅲ . ①中医内科学 – 中等专业学校 – 教材
Ⅳ . ① R25

中国版本图书馆 CIP 数据核字（2018）第 052801 号

---

**中国中医药出版社出版**

北京经济技术开发区科创十三街 31 号院二区 8 号楼
邮政编码　100176
传真　010-64405721
河北品睿印刷有限公司印刷
各地新华书店经销

开本 787×1092　1/16　印张 25.5　字数 525 千字
2018 年 7 月第 2 版　2024 年 5 月第 6 次印刷
书号　ISBN 978-7-5132-4821-1

定价　79.00 元
网址　www.cptcm.com

服 务 热 线　010-64405510
购 书 热 线　010-89535836
维 权 打 假　010-64405753

微信服务号　zgzyycbs
微商城网址　https：//kdt.im/LIdUGr
官 方 微 博　http：//e.weibo.com/cptcm
天猫旗舰店网址　https：//zgzyycbs.tmall.com

如有印装质量问题请与本社出版部联系（010-64405510）

中医药职业教育是我国现代职业教育体系的重要组成部分，肩负着培养新时代中医药行业多样化人才、传承中医药技术技能、促进中医药服务健康中国建设的重要职责。为贯彻落实《国务院关于加快发展现代职业教育的决定》（国发〔2014〕19号）、《中医药健康服务发展规划（2015—2020年）》（国办发〔2015〕32号）和《中医药发展战略规划纲要（2016—2030年）》（国发〔2016〕15号）（简称《纲要》）等文件精神，尤其是实现《纲要》中"到2030年，基本形成一支由百名国医大师、万名中医名师、百万中医师、千万职业技能人员组成的中医药人才队伍"的发展目标，提升中医药职业教育对全民健康和地方经济的贡献度，提高职业技术院校学生的实际操作能力，实现职业教育与产业需求、岗位胜任能力严密对接，突出新时代中医药职业教育的特色，国家中医药管理局教材建设工作委员会办公室（以下简称"教材办"）、中国中医药出版社在国家中医药管理局领导下，在全国中医药职业教育教学指导委员会指导下，总结"全国中医药行业中等职业教育'十二五'规划教材"建设的经验，组织完成了"全国中医药行业中等职业教育'十三五'规划教材"建设工作。

中国中医药出版社是全国中医药行业规划教材唯一出版基地，为国家中医中西医结合执业（助理）医师资格考试大纲和细则、实践技能指导用书、全国中医药专业技术资格考试大纲和细则唯一授权出版单位，与国家中医药管理局中医师资格认证中心建立了良好的战略伙伴关系。

本套教材规划过程中，教材办认真听取了全国中医药职业教育教学指导委员会相关专家的意见，结合职业教育教学一线教师的反馈意见，加强顶层设计和组织管理，是全国唯一的中医药行业中等职业教育规划教材，于2016年启动了教材建设工作。通过广泛调研、全国范围遴选主编，又先后经过主编会议、编写会议、定稿会议等环节的质量管理和控制，在千余位编者的共同努力下，历时1年多时间，完成了50种规划教材的编写工作。

本套教材由50余所开展中医药中等职业教育院校的专家及相关医院、医药企业等单位联合编写，中国中医药出版社出版，供中等职业教育院校中医（针灸推拿）、中药、护理、农村医学、康复技术、中医康复保健6个专业使用。

本套教材具有以下特点：

**1. 以教学指导意见为纲领，贴近新时代实际**

注重体现新时代中医药中等职业教育的特点，以教育部新的教学指导意见为纲领，注重针对性、适用性以及实用性，贴近学生、贴近岗位、贴近社会，符合中医药中等职业教育教学实际。

2. 突出质量意识、精品意识，满足中医药人才培养的需求

注重强化质量意识、精品意识，从教材内容结构设计、知识点、规范化、标准化、编写技巧、语言文字等方面加以改革，具备"精品教材"特质，满足中医药事业发展对于技术技能型、应用型中医药人才的需求。

3. 以学生为中心，以促进就业为导向

坚持以学生为中心，强调以就业为导向、以能力为本位、以岗位需求为标准的原则，按照技术技能型、应用型中医药人才的培养目标进行编写，教材内容涵盖资格考试全部内容及所有考试要求的知识点，满足学生获得"双证书"及相关工作岗位需求，有利于促进学生就业。

4. 注重数字化融合创新，力求呈现形式多样化

努力按照融合教材编写的思路和要求，创新教材呈现形式，版式设计突出结构模块化，新颖、活泼，图文并茂，并注重配套多种数字化素材，以期在全国中医药行业院校教育平台"医开讲－医教在线"数字化平台上获取多种数字化教学资源，符合职业院校学生认知规律及特点，以利于增强学生的学习兴趣。

本套教材的建设，得到国家中医药管理局领导的指导与大力支持，凝聚了全国中医药行业职业教育工作者的集体智慧，体现了全国中医药行业齐心协力、求真务实的工作作风，代表了全国中医药行业为"十三五"期间中医药事业发展和人才培养所做的共同努力，谨此向有关单位和个人致以衷心的感谢！希望本套教材的出版，能够对全国中医药行业职业教育教学的发展和中医药人才的培养产生积极的推动作用。需要说明的是，尽管所有组织者与编写者竭尽心智，精益求精，本套教材仍有一定的提升空间，敬请各教学单位、教学人员及广大学生多提宝贵意见和建议，以便今后修订和提高。

国家中医药管理局教材建设工作委员会办公室

全国中医药职业教育教学指导委员会

2018 年 1 月

　　《中医内科学》是"全国中医药行业中等职业教育'十三五'规划教材"之一，由全国中医药职业教育教学指导委员会、国家中医药管理局教材建设工作委员会办公室统一规划、宏观指导，中国中医药出版社具体组织，供全国中医药中等职业教育学校三年制、四年制中医（含中医骨伤、针灸推拿方向）及中医康复保健等专业学生学习使用的教材。

　　本教材遵循整体性、基础性、科学性、时代性的原则，以《2018年中医执业助理医师考试大纲〈中医内科学〉》要求为指导，针对中医药中等职业教育教学及就业特点，力求简洁，尽量减少引文，原则上不介绍发展沿革。除注意中医学教学的整体性外，还将国家中医药管理局推广或由各地整理并已公开的中医药适宜技术附在各病证之后，以增强本教材在基层的实用性。

　　本教材在"全国中医药行业中等职业教育'十二五'规划教材"的基础上进行了部分修订，删去了肾系病证中的"遗精"，对个别错误进行了修改。根据《2018年中医执业助理医师考试大纲〈中医内科学〉》要求，增加了每个病证的学习目标，进一步丰富和充实了中医药适宜技术，使教材更切合基层，适用性更强。本教材介绍了中医内科学的专业基础理论、常见内科病证的基本知识及辨证论治规律。全书分总论和各论两部分。总论主要介绍了中医内科学的定义、范围、发展概况，中医内科疾病的分类、命名及特点，并重点介绍了中医内科辨证论治的基本规律。各论分为肺系病证、心系病证、脑系病证、脾胃病证、肝胆病证、肾系病证、气血津液病证、肢体经络病证等，共计43个病证。对各病证提出了学习目标，介绍其病因病机、诊断要点与病证鉴别、辨证要点、论治要点及分证论治、转归预后、预防调护，并附有中医适宜技术、医案选粹及与执业助理医师考试题相似的习题。书末附有常用方剂和主要参考书目。

　　本教材由10所院校联合编写，具体分工如下：第一至第三章总论由林梅编写，第四章肺系病证由林梅、陈滟编写，第五章心系病证、第六章脑系病证由王玉华、霍秀红编写，第七章脾胃病证由周小琳、赵晓沁编写，第八章肝胆病证、第九章肾系病证由王静珠、王蔚然编写，第十章气血津液病证由范俊德、吴焕波编写，第十一章肢体经络病证由林梅、吴计涛编写。

　　在教材编写过程中得到了成都中医药大学附属医院冯培民主任和绵竹市中医院刘罡主任的大力支持，特别是中医适宜技术部分，刘罡主任提出了很多很好的意见和建议，在此深表感谢！

由于水平所限，时间紧迫，书中若有不足，请各校师生在使用过程中提出宝贵意见，以便再版时修订提高。

《中医内科学》编委会

2018 年 1 月

# ▮总 论▮

# ▮各 论▮

# ▍附　录▍

# 总 论

# 绪 论

扫一扫,看课件

## 一、中医内科学的定义与范围

中医内科学是用中医理论阐述内科所属病证的病因病机及其证治规律的一门临床学科。它既是一门临床学科,又是学习和研究中医其他临床学科的基础,在中医学专业中占有极其重要的地位。

中医内科学的病证分为外感疾病和内伤杂病两大类。外感病是因感受六淫等邪气引起的疾病,包括《伤寒论》及温病学所指的外感温病和时行杂感类外感病,如风温、暑温、湿温等,主要按六经、卫气营血和三焦的病理变化进行辨证论治;内伤病是由七情、饮食、劳倦、气血津液敷布失常,以及由此产生的病理产物引起的疾病,包括《金匮要略》所指的脏腑经络疾病及其他医籍所载相关疾病,主要以脏腑、气血津液、经络的病理变化进行辨证论治。外感病与内伤病,既有区别又有联系。外感可进一步促进内伤,内伤使人易感受外邪。本教材讨论内容以内伤病为主。

## 二、中医内科学的发展概况

中医内科学的形成和发展经历了悠久的历史。它是在几千年人们与疾病做斗争的实践过程中积累下来的经验总结,对于一些无法用西医学解释和治疗的疾病也有其特殊的疗效。殷代甲骨文即有心病、头痛、肠胃病、蛊病等内科疾病的记载。且殷商时代已发明用汤液药酒治疗内科疾病。春秋战国时期,《黄帝内经》(简称《内经》)的问世确立了中医

1

学的理论原则，奠定了中医学发展的基础，形成了中医内科学的理论体系。书中确立了人与自然、人与环境、人自身所具有的整体观，其内容包括阴阳五行、五运六气、藏象、经络、病因病机、诊法、辨证、治法、针灸、养生等。至今，《内经》仍然是指导中医师进行临床治疗的医学典籍。汉代张仲景所著《伤寒杂病论》是第一部用理、法、方、药辨证论治疾病的临床专著。该书经后人整理成为现存的《伤寒论》和《金匮要略》两书。《伤寒论》用六经概括和认识外感疾病，为外感疾病的诊治奠定了基础；《金匮要略》用脏腑病机概括和认识内伤疾病，为内伤杂病的诊治奠定了基础。晋代王叔和所著《脉经》把临床常见的脉象归纳为24种，对内科疾病的诊断起了很大的作用。晋代葛洪的《肘后备急方》记载了许多简便有效的方药。隋代巢元方的《诸病源候论》是我国第一部病因病理学专著，记载了内科病证千余种，对内科病证发生的机理做了较为确切的解释。唐代的《备急千金要方》《外台秘要》集前人方药之大成。北宋颁布大型方书《太平圣惠方》。宋代陈无择《三因极一病证方论》以医方为主，强调病因对于指导治疗的重要性，在病因上做了进一步阐述。金元时代，内科学术百家争鸣，形成了各具特色的医学流派。如刘完素据"六气皆能化火"论而治主寒凉；张从正主攻邪而善用汗、吐、下三法；李东垣论内伤而重脾胃，突出脾胃在脏腑中的作用，著《脾胃论》；朱丹溪创"阳常有余，阴常不足"及"相火说"，主滋阴降火。明清时期，内科学术理论得到全面发展。在明代，薛己的《内科摘要》是首先用内科命名的医书；王纶在《明医杂著》中指出，"外感法仲景，内伤法东垣，热病用完素，杂病用丹溪"，这是对内科学术思想的一个很好的总结；王肯堂的《证治准绳》、张介宾的《景岳全书》、秦景明的《症因脉治》等著作，对内科的许多病证都有深刻的认识，也对内科疾病的辨证论治做出了重要的贡献。清代中医内科学的巨大成就，是温病学说的进一步发展。在前人对瘟疫与伤寒认识的基础上，叶桂提出卫气营血辨证方法，吴鞠通提出三焦辨证方法并著《温病条辨》，使温病学系统形成，成为内科学术的重要组成部分。

新中国成立以来，中医内科学的理论研究和临床研究都取得了令人瞩目的进展。国家组织了中医理论整理研究工作，注重中医内科学的理论和实践，组织编写了《实用中医内科学》等中医内科专著。随着国家经济的发展，人民生活水平的提高，中医药在保证人民身体健康、提高患者生活质量方面越来越受到重视，运用中医药治疗疑难疾病的研究还在继续，中医内科学还会向前发展。

扫一扫，看课件

# 第二章
# 中医内科疾病的分类、命名及特点

## 一、中医内科疾病的分类

《黄帝内经》是最早对内科病证进行分类的医学著作。该书从风、寒、暑、湿、燥、火等病因，脏腑、经络、气血津液等生理系统，以及疾病的临床表现等方面对内科疾病加以论述，为后世内科疾病的分类打下了基础。《伤寒杂病论》将内科疾病按病因病机分为伤寒、杂病两大类。《诸病源候论》则是按病因、病位、症状分类。《三因极一病证方论》以病因为依据，按内因、外因、不内外因进行分类。《医学纲目》以脏腑为纲，另立伤寒一门。后世把内科疾病按病因分为外感疾病和内伤杂病。外感疾病包括伤寒六经病证、温病卫气营血病证、三焦病证，内伤杂病包括脏腑经络病证、气血津液病证。本教材在病因分类的基础上，以脏腑分类为主，将伤寒、温病以外的外感病证和内伤杂病分为肺系病证、心系病证、脑系病证、脾胃病证、肝胆病证、肾系病证、气血津液病证、肢体经络病证八大类。

## 二、中医内科疾病的命名

中医内科病证的病名是根据中医基本理论体系确立的，其命名原则主要以病因、症状、主症、病位、病理产物、体征、病机为依据。如根据病因命名的有虫证、疟疾、肺痨等；根据症状命名的有咳嗽、喘证、哮病、泄泻、眩晕、痿证、颤证、不寐、呕吐等；根据主症和病位命名的有头痛、胁痛、腹痛、胃痛、胸痹、肺痈等；根据疾病的主要病理产物命名的有痰饮、癌病等；根据主要体征命名的有黄疸、鼓胀、水肿、汗证等；根据综合性病机命名的有内伤发热、虚劳等。由于中医对疾病的认识方法有其特殊性，对疾病的命名也有自身的特点，以临床症状和体征来命名的病证，在中医内科学术理论的指导下，已逐步形成了与病名相应的包括病因病机、临床特点、类证鉴别、发展演变、转归预后的系统认识，以及辨证论治的具体治法、方药和预防调护，并能够有效地指导临床应用，在治未病中发挥重要的作用。

### 三、中医内科疾病的特点

掌握各类内科疾病的一般规律，能为学习、研究和治疗各种内科疾病打下基础，从而更好地为临床实践服务。

内伤杂病的病因有感邪、饮食、劳倦、情志失调等，可导致脏腑气血阴阳失调。病理可分为虚实二端：气虚、血虚、阴虚、阳虚，以及气血两虚、阴阳俱损等正气不足之候皆属虚证；气滞、血瘀、水停、湿热、痰饮等均属实证。在病情演变过程中，常因虚致实，如气虚而致湿停；因实致虚，如血瘀而致血虚；脏病及脏，如肺病及肾；脏病及腑，如脾病及胃等。

外感疾病的病因有六淫、疫疠等邪气，发病有季节性，多由皮毛、口鼻而入，最易犯肺，多为实证，亦有体虚再感邪者，而呈虚实夹杂之证。

外感疾病与内伤杂病多相互关联，外感邪气易伤正气，致阴阳气血失调；内伤杂病因阴阳气血不调而易感受外邪。外感疾病之寒热，乃寒热病邪所致；内伤杂病之寒热，系脏腑内伤后，阴阳失去平衡的缘故，且寒热常与其他虚象并见。故治疗上，外感疾病首在祛邪，邪去则寒热自除；而内伤杂病关键在于调和阴阳。

扫一扫，看课件

第 三 章

# 中医内科辨证论治的基本规律

辨证论治，是运用中医基本理论和诊断方法来对疾病进行检查诊断、观察分析，并遣方用药治疗疾病的原则和方法。它是中医学的精髓所在，是理、法、方、药的集中体现和具体实施。辨证论治是中医内科学理论的重要组成部分，应当在认真学习中医基础理论、中医诊断学、中药学、方剂学、中医内科学等相关课程后，掌握辨证论治的基本规律。

## 第一节　辨证论治的基本原则

### 一、以整体观为指导

整体观是中医学的重要特点之一，亦是指导中医内科临床辨证的基本原则。整体观在内科临床上的具体应用主要体现在全面观察和收集临床资料，结合疾病发生的季节、时代，以及患者的工种、家族、自身的体质等诸多因素，全面分析病情，因时、因地进行辨证论治等方面。

自然及社会环境，包括四时气候、地理环境及时代特点等，对人体的生理和心理都有一定的影响。在全面分析病情，进行临床辨证时，我们应对这些条件给予重视。例如，春夏两季气候偏温，阳气升发，人体腠理疏松，易感风寒表证，不宜过用辛温发散之品，以免开泄太过，耗气伤阴；秋冬之季气候偏冷，人体腠理致密，阳气潜藏于内，若病非大热，应慎用苦寒之品，以免伤阳。北方严寒地区，辛温药量可加重；南方温热地区，辛温药量宜减轻，或改用轻淡宣泄之品。

人体全身组织因筋、经、络脉等经络系统相连，使人体在结构上不可分割，生理功能上相互协调，病理上相互影响。人体发生疾病时，不论局部或全身，都会出现病理反应，局部的病变可影响全身，全身的疾病可以反映于某一局部；内部的病变可以表现于外，外部的病变可传变入里；情志变化可影响内脏功能，内脏的病变也可引起情志活动的异常。

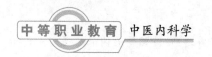

因此，临床辨证既要诊察局部，也要审察全身。

每个人禀赋不同，体质有差异，虽患同一疾病，其临床表现不尽相同。加之患者年龄、性别、职业、工作环境等，对疾病的发生、发展都有一定影响，故治疗用药也有差别，即所谓"同病异治"。

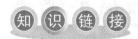

### 二十四节气

古人把一年分为12个月，每个月有1个节气，1个中气，如立春为正月节，雨水为正月中，后人把节气和中气统称为节气。从天文学角度来说，节气是以视太阳在黄道上所处的位置来确定的，把一年分成24个节气，等于把黄道分成24段，便有了24个段的交接点，当太阳运行到一个交接点上，就表示到了一个节气。

一年总共24个节气，即立春、雨水、惊蛰、春分、清明、谷雨、立夏、小满、芒种、夏至、小暑、大暑、立秋、处暑、白露、秋分、寒露、霜降、立冬、小雪、大雪、冬至、小寒、大寒。

## 二、把握疾病的病因病机特点

病机，即疾病变化发展的机理，不同的病证有其不同的病理变化，这些病理变化决定了不同的病证有其各自的临床特点和变化规律。在内科病证的发展变化中，只有抓住不同病证的特点和病机的本质，才能确立正确的辨证方向和思路。

中医把病因分为外感的"六淫"、内伤的"七情"及饮食、劳倦、虫兽、外伤等。因此，中医内科的病证，二者各有不同的病因病理、临床证候及发展演变的特点。外感病证，主要根据六经、气血津液、卫气营血、三焦辨证论治；内伤杂病主要根据脏腑辨证论治。

## 三、辨病与辨证相结合

病和证，都是人体阴阳平衡失调出现了病理改变的临床反映。病即疾病，是致病邪气作用于人体，人体正气与之抗争而引起的机体阴阳失调、脏腑组织损伤、生理机能失常或心理活动障碍的一个异常的生命活动过程。证即证候，是疾病过程中某一阶段或某一类型的病理概括，一般由一组相对固定的、有内在联系的、能揭示疾病某一阶段或某一类型病变本质的症状和体征构成。"病"系统反映人体病理改变的发生、发展、病变部位、临床特点及转归、预后等，是疾病全过程的特点与规律的概括，反映疾病的基本矛盾。"证"是认识疾病的基础，特别突出地反映出疾病在某一阶段的病机属性，反映疾病当前阶段的主要矛盾，是立法、遣方、用药的主要依据。中医的辨证论治，既讲辨证，也讲辨病。辨病与辨证是密切相关的。一方面，疾病的本质和属性，往往是通过"证"的形式表现于临床的，"证"是认识疾病的基础，辨"证"即能识"病"；另一方面，"病"又是"证"的综合和全过程的临床反映，只有在辨"病"的基础上，才能辨证论治。

"病"和"证"的关系，还表现为同一疾病可以出现不同的证，称"同病异证"；不同的疾病也可以出现相同的证，叫"异病同证"。同一类疾病，由于证不同，治法有所不同，叫"同病异治"；不同的疾病，由于证相同，治法则相同，叫"异病同治"。单纯的辨证，只是抓住了疾病过程中的主要矛盾；辨病，则是抓住了整个疾病发生、发展过程中的基本矛盾。只有辨病和辨证相结合，才能全面准确地掌握疾病的本质特征，采取最为有效的治疗措施。

辨病与辨证的另一含义，也指中医的辨证和西医的辨病。在现代医疗实践中，强调中医辨证与西医辨病相结合。现代医学的各种先进仪器与检测手段在临床广泛应用，使许多疾病得到更加客观确切的诊断。如糖尿病，古代以医生口尝甜味作为诊断要点，而现代可以借助血糖的检测得到明确的诊断，这也有利于中医对疾病的诊断以及对疗效、预后的判断。临床治疗上，常依据中医辨证遣方用药，依据西医辨病选用一些针对性强的有效药物。对一些疾病，早期无证候呈现于外者，可以根据其基本病机给予早期治疗；对治疗已无临床症状，但检测结果阳性的疾病，应给予彻底治疗。

# 第二节　辨证论治的基本环节

辨证论治的基本环节主要有诊察病情、辨病名、辨病因、辨病位、辨病性、辨病势、辨病机、立法论治。

## 一、诊察病情

诊察病情就是四诊合参，以望、闻、问、切四诊全面系统地搜集病情资料。诊察的内容，既要了解病人的基本资料，如年龄、性别、工种等，还要重点了解病人的病史和临床表现。中医认为"有诸内者，必形诸外"，疾病的本质虽然藏于内，但在外必有相应的临床表现。医者通过对这些资料的分析归纳，运用"司外揣内""见微知著""以常达变"的方法判断病情，作为辨证、立法、处方用药的依据。这是中医辨证论治的第一步，也是最重要的一个环节。同时，不能忽略现代医学的一些实验室和影像学检查结果，这也是病情资料的一个重要部分，对疾病的诊断和鉴别起着重要的作用，如血糖检测、血压检测、大

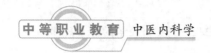

便常规、X线检查等。

搜集病情资料是否全面、准确、客观，与辨证准确与否有着密切的关系。在进行四诊时，不但要做到全面系统，还要做到重点突出，围绕病情做详细全面的诊察，要防止无条理的问，无目的的望，不必要的闻，避免当问不问、当切未切，使四诊资料更好地为辨证提供依据。

### 二、辨病名

辨病名就是根据四诊收集的疾病资料，辨清疾病的类别，辨明是何种疾病。中医内科各个病种，均有区别于其他病种的特异性的病理变化和临床表现。根据四诊收集的临床资料，辨明病名，辨清病种，就能更深入地认识疾病的本质特征，明确疾病的发生、发展、预后、转归，治疗也就更有针对性。因此，内科疾病的辨证首先要辨病名。

### 三、辨病因

辨病因就是辨明引起疾病的原因，是辨证的进一步深化。中医对病因的认识是依据中医的基本理论，根据病人的具体临床表现，包括病人的自觉症状，四诊和现代医学实验室、影像学检查结果，结合发病的季节、社会环境、工作环境等，加以综合分析，找到疾病发生的原因，为临床治疗提供确切的依据。中医的病因学说，不仅研究致病因素本身，而且更重在对各种病因作用于人体后，机体所产生的一系列症状进行归纳、分类。因此，根据疾病的临床表现可以辨识导致疾病的病因，这就是中医辨证求因的方法。

### 四、辨病位

辨病位就是辨明疾病发生的部位。定位是辨证论治中一个很重要的问题，病位不同，病证性质随之改变，治疗措施也就不同。中医内科疾病的病位，首先应该辨明在表、在里。一般来说，六淫所致疾病病位在表，七情、饮食、劳倦等病因所致疾病病位在里。其次，在表应辨在卫分或肺卫同病；在里应辨明在何脏、何腑，或是病在经络、气血、津液。

人体是一个有机的整体，人体的脏腑、经络、气血、津液在生理上密切联系，病理上相互影响，病变部位在疾病过程中随着人体正邪盛衰的改变也在发生变化。外感疾病，先病在表，失治或误治可渐趋入里，或表里同病，经过治疗，正气强盛，邪气又可由里出表，或表里分解，最终痊愈。内伤杂病，由于五脏生克、脏腑表里络属、气血津液之间的相互关系等，由一脏可传至数脏，或脏腑相传，或由脏腑病及经络、气血津液，或由经络、气血津液病及脏腑。

辨病位时，应充分考虑各脏腑、经络、气血津液的生理特点，包括各脏器与季节气候方面的关系，以及脏腑归属部位及所属经络循行部位，根据临床资料进行定位。

## 五、辨病性

辨病性就是辨清疾病的寒热虚实属性。疾病的发生，根本在于邪正斗争引起的阴阳失调。

寒证和热证，是人体阴阳偏盛偏衰的反映。阳盛则热，阴盛则寒，阳虚则从寒化，阴虚则从热化。寒证是由于感受寒邪或人体阳气虚衰所致，热证是由于感受热邪或人体阴精亏耗、阳气亢盛所致，因此有实热、虚热、实寒、虚寒之分，甚至还可能有寒热错杂、寒热真假等。

虚证和实证，是人体正气、病邪消长的反映。"邪气盛则实，精气夺则虚"。而"实"指邪气亢盛，如外感六淫、气滞、血瘀、蓄水、热盛、寒凝等；"虚"指正气亏虚，如人体气、血、阴、阳的亏虚，脏腑、经络、津液的亏虚。虚实在疾病的发展过程中也不是一成不变的，尤其在病程长、病情重时，往往会形成正虚邪实、虚实交错的复杂证候。在病情危重时，还可能表现出"大实有羸状""至虚有盛候"。

寒、热、虚、实是一切病变最基本的性质，各种疾病都离不开这四个方面，是辨证中的一项重要内容。寒热虚实在临证中又变化多端，多有相互兼夹，还可能真假难辨。临床辨证应舌、脉、症合参，全面分析，只有抓住反映疾病本质特征的证候，才能得出正确的结论，避免被假象迷惑。

## 六、辨病势

辨病势就是分析疾病的发展趋势，进而判断预后转归。一般来说，阳证、实证、热证，预后较好；阴证、虚证、寒证，预后较差。阳实证转化为虚寒证为病情加重，虚寒证转化为阳实证为病情缓解。正、邪之间的斗争，尤其是正气的盛衰，决定着疾病的变化、转归和预后。正盛邪退，疾病渐趋好转、痊愈；正气大亏或邪气极盛，正不胜邪，则病情趋向恶化，甚至预后不良。如外感疾病中的外感热病，如果汗出热退，脉静身凉，则正气渐复，邪气渐退，疾病将愈；如果邪气内陷，神昏谵语，动风抽搐，则邪气亢盛，正不胜邪，病情加重。

内科疾病中，胃气的强盛与否与病情的转归、预后有极大的关系，但此"胃气"不独指胃中的水谷精气，而是涵盖人体的"精气神"，指舌有苔、脉有根、眼有神，这些都是人体气血津液外在的表现。

## 七、辨病机

辨病机就是对病因、病位、病性、病势等内容的归纳综合，以辨明疾病发展变化的机理。致病因素侵袭人体后，因气候、环境、体质等因素影响，在人体内不同的器官组织

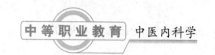

中产生不同的邪正盛衰、阴阳失衡、升降失常的病理变化，因而发展成为不同的疾病。因此，不同的疾病有其特征性的发病机理，只有清楚了疾病的发病机理，才能真正完整地认识疾病的本质，才能针对疾病的演变过程，确立正确的治疗原则和治疗方法。

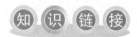

### 七情与五志

不同的外界信息会使人产生不同的情志变化，常见的情志变化有喜、怒、忧、思、悲、恐、惊这七种，中医称为"七情"。

七情中的悲和忧性质相似，恐与惊性质相似，所以中医又把七情进行归纳合并，最后形成喜、怒、忧、思、恐这五种最具有代表意义的情志变化，称之为"五志"。

## 八、立法论治

立法论治是辨证施治的最后阶段，也是诊治疾病的最终目的，是根据辨病和辨证的结果，确定相应的治疗原则和治疗方法，包括制定总体的治疗方案，确定具体的治疗方法，选择主方及药物组成、剂量、煎服法、调护法等。论治要求做到据证立法、以法选方、按方遣药、随症加减，充分体现中医理法方药的辨证施治特点。

立法论治首先要求根据辨病和辨证的结果，制定合理的治疗方案，确定基本的治疗原则和治疗方法。中医的治疗原则主要有治病求本、调整阴阳、扶正与祛邪、因时因地因人制宜。除此之外，还要考虑标本的缓急，疾病的分期论治。根据治疗原则确立具体的治疗方法。中医常用的治法除药物治疗外，还有很多的非药物疗法，如针灸、按摩、刮痧、熏洗、熏蒸、雾化、敷贴、热熨等，根据具体的病情可以在药物治疗的基础上，再选择1～2种非药物治疗方法，以提高疗效，缩短病程。

其次，选方用药是治法的具体实施。一般根据病情选择1～2个基础方，再根据临床症状灵活加减，特别在用药时要考虑到病人体质及季节气候对疾病的影响，药物的剂量要根据古今经验调整。此外，汤药的煎服方法、剂型等对治疗效果也有一定的影响。

最后，根据病情、季节、体质等因素，确立调护原则和方法，从精神、起居、饮食、运动等方面，对患者进行指导，以利于其早日康复。

# 第三节　辨证方法之间的关系

中医内科常用的辨证方法主要有八纲辨证、脏腑辨证、气血津液辨证、六经辨证、卫气营血辨证、三焦辨证、经络辨证等。

八纲辨证，是将疾病的病位深浅、病证性质、邪正盛衰、证候类别等归纳为表、里、寒、热、阴、阳、虚、实八个纲领，是各种辨证的总纲。脏腑辨证，是运用藏象学说及阴阳五行的基本理论对疾病所出现的症状、体征进行分析和归纳，以辨明病变的部位、病因、病性和邪正盛衰的辨证方法，主要应用于杂病，是各种辨证的基础，是整个辨证体系的重要组成部分。气血津液辨证，是运用气血津液和脏腑的有关理论，分析气血津液的病理变化，是与脏腑辨证相互补充的辨证方法。六经辨证、卫气营血辨证及三焦辨证是根据外感疾病的发生、发展、变化总结出来的辨证方法，主要适用于外感疾病。经络辨证，是以经络学说为理论依据，对疾病的症状、体征进行综合分析，判断病属何经、何脏、何腑，进而确定其发病原因、病变性质及其病机的辨证方法，适用于运用针灸、按摩等方法进行治疗的疾病。

这些辨证方法各有其特点，对于不同疾病的诊断各有所侧重，但又相互联系和相互补充，共同组成了中医的辨证方法。中医内科疾病不论病变在表在里，都涉及经络、气血、津液，都与脏腑有密切的关系。因此，中医内科的辨证方法是以脏腑辨证为最基本的辨证方法。脏腑辨证与八纲辨证、气血津液辨证密切相关。如八纲辨证中的虚证，具体来说就有气虚、血虚、阴虚、阳虚的不同；气血津液辨证中的气虚，就有心、肺、脾、肾等脏腑气虚的区别。

脏腑辨证也是六经、卫气营血及三焦辨证方法的基础，后者虽然主要用于外感疾病的辨证方法，但外感疾病也是脏腑阴阳、气血失调的病理表现。六经病证中三阳病证以六腑及其经络病变为基础；三阴病证以五脏及其经络病变为基础。卫气营血辨证亦是以脏腑为基础：卫分证主表，病在皮毛；气分证主里，病在胸膈、肺、胃、肠、胆；营分证是邪入心营，病在心与包络；血分证病在肝肾，则见耗血动血。三焦辨证，分为上焦心肺、中焦脾胃、下焦肝肾，实质上概括了温病发展过程中三焦所属脏腑的病理变化及其外在证候。

因此，内科疾病的辨证方法，是以脏腑辨证为核心，结合其他多种辨证方法，辨明疾病的病名、病因、病位、病性、病势、病机，从而揭示疾病的本质。这些辨证方法虽然各有特点，各有适用范围，但又相辅相成，互为补充。

总之，全面收集病情资料是辨证的基础；八纲是辨证的纲领，辨病性是辨证的基础与关键，脏腑、六经、卫气营血、三焦等辨证，是辨证方法在内伤杂病、外感疾病中的具体运用；辨证是确定治则、治法的依据；方药是治法实施的具体体现。辨病与辨证结合，方能把握疾病的发展变化规律，有助于选择恰当的预防、治疗和调护措施。

# 各 论

# 第四章

# 肺系病证

扫一扫，看课件

　　肺位于胸腔，其位最高，覆盖诸脏之上，故称"华盖"，开窍于鼻，外合皮毛，故风、寒、暑、湿、燥、火等六淫外邪由口鼻、皮毛而入，首先犯肺。因其主气，司呼吸，其气贯百脉而通他脏，故除外感外，内伤诸因亦可影响到肺，导致气机升降出入失常，出现咳、喘、哮等临床表现。六淫外侵，肺卫受邪则为感冒；痨虫蚀肺，肺体受损，则为肺痨；热壅血瘀，蕴毒化脓则为肺痈；痰邪阻肺、肺失宣降则为哮病、喘证；咳嗽、哮病、喘证反复发作，致肺叶胀满，不能敛降，则发为肺胀。

　　肺能通调水道，朝百脉而主治节，辅佐心脏调节气血的运行，为脾之子，与肝升降相因，与肾金水相生，与大肠相表里，故其病常可影响到心、脾、肝、肾、膀胱、大肠等脏腑，而这些脏腑病变亦可导致肺的功能异常。肺与脾共同运化水液，与痰的形成有密切关系，故说"脾为生痰之源，肺为贮痰之器"。痰邪留肺，常影响肺气的升降出入、宣发和肃降，且痰有从寒化、从热化，易夹湿、致瘀的特点，常常衍生出其他复杂的病理变化，使病情加重或发生变化。

　　肺为"华盖"，易受外邪侵袭，治疗常用解表之法，多用发散之药；肺为娇脏，易寒易热，治疗常视其寒热，或清肺或温肺；肺喜润恶燥，故治疗中应注意顾护肺阴，少用温燥之药。肺与大肠相表里，在肺系病证治疗中应保持大便通畅，以利肺气肃降。脾为肺之母，肺气虚常用补土生金法；肺与肾，生理上金水相生，病理上相互影响，治疗上常用补益肺肾之法；肺为娇脏，肝为刚脏，肝木常反侮肺金，治疗多用清肺平肝之法。加强锻炼、增强体质，在肺系病证的防治中有着极其重要的作用。

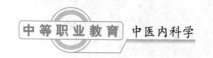

本章主要学习感冒、咳嗽、哮病、喘证、肺痈、肺痨六个病证，要求掌握各病证的概念、病因病机、诊断、辨证论治、转归预后及预防调护。

# 第一节 感 冒

【学习目标】

1. 掌握感冒的概念、诊断与病证鉴别、辨证论治。
2. 熟悉感冒的病因病机、转归预后、预防调护。
3. 了解感冒的中医适宜技术。

感冒是感受触冒风邪或时行疫毒，引起肺卫功能失调的一种常见外感疾病，以鼻塞、流涕、喷嚏、咳嗽、头痛、恶寒、发热、全身不适、脉浮为主要临床特征。本病四季均可发生，尤以冬、春两季为多。病情轻者多为感受当令之气，称为伤风、冒风、冒寒；重者多为感受非时之邪，称为重伤风；由时行疫毒引起，发病急，病情较重，全身症状显著，症状多相类似，可发生传变，化热入里，继发或合并他病，具有广泛传染性、流行性者，称为时行感冒。

北宋的《仁斋直指方》首提感冒之病名。元代的《丹溪心法》提出辛温、辛凉两大治法，并强调病位在肺。

西医学的普通感冒、流行性感冒及上呼吸道感染而表现感冒特征者，皆可参考本节内容辨证论治。

【病因病机】

感冒的病因主要有六淫病邪、时行疫毒。

1. 六淫病邪  风、寒、暑、湿、燥、火均是感冒的病因，其中风为六淫之首、"百病之长"，为感冒的主因。四时之气，或"非其时而有其气"，如春应温而反寒，夏应热而反凉，秋应凉而反热，冬应寒而反温，均可成为入侵人体的病邪。六淫之气虽可单独致病，但常互相兼夹，以风邪为首，常夹寒、夹热、夹暑湿、夹燥等。

2. 时行疫毒  时行疫毒伤人，发病迅速，病情重而多变，往往相互传染，造成广泛的流行，且不限于某个季节。

六淫病邪或时行疫毒侵袭人体引起感冒，除邪气盛外，总与人体的正气失调有关。常由于正气素虚，或素有肺系疾病，不能调节肺卫而感受外邪。即使体质素健，若因生活起居不慎，如疲劳、饥饿而机体功能状态下降，或因汗出衣裹湿冷，或餐凉露宿，冒风沐雨，或气候变化时未及时加减衣服等，致正气失调，腠理不密，营卫失和，亦可使邪气得以乘虚而入。

感冒的基本病机是外邪袭表，伤及肺卫，导致卫表不和，肺失宣肃，肺卫功能失调。卫表不和，故见恶寒发热、头痛、身痛、全身不适等症；肺失宣肃，故见鼻塞、流涕、喷嚏、喉痒、咽痛等症。《素问·太阴阳明论》说"伤于风者，上先受之"，故外邪从口鼻、皮毛入侵，肺卫首当其冲，迅速出现卫表及肺系症状，而以卫表不和为主要方面。其病位在肺卫，以实证居多，如体虚感邪则可见虚实夹杂，本虚标实证。由于体质的差异，以及四时六气不同，临床上有常人感冒和虚体感冒之分，有风寒、风热和暑湿等不同证候，在病程中还可见寒与热的转化或错杂。感受时行疫毒者，病邪从表入里，传变迅速，病情急且重。

【诊断】

（一）诊断要点

1. **临床特征**　普通感冒初起可见鼻塞、流涕、喷嚏、咽痒、恶风等，继则恶寒发热、咳嗽、咽痛、头痛、肢体酸楚等。时行感冒全身症状显著，如高热、头痛、周身酸痛、疲乏无力等，而肺系症状较轻。

2. **病史**　四季均可发病，以冬、春两季为多，因气候突变、淋雨冒风、劳倦而发病，起病多急，病程 3～7 天。时行感冒呈流行性，症状较重。

3. **相关检查**　部分患者血常规检查可见白细胞总数及中性粒细胞升高或降低。有咳嗽、痰多等呼吸道症状者，胸部 X 线摄片可见肺纹理增粗。

（二）病证鉴别

1. **感冒与风温**　两者初期症状类似。感冒一般病情轻微，发热不高或不发热，病势少有传变，服解表药后多能汗出热退，脉静身凉，病程较短；风温病势急骤，病情较重，寒战发热，甚至高热，头痛较剧，咳嗽胸痛，服解表药出汗后热虽暂减，但脉数不静，身热随即又起，多由卫入气、入营入血，甚至出现神昏、谵妄、惊厥等危候。

2. **感冒与鼻渊**　两者均可见鼻塞流涕，或伴头痛等症。鼻渊多流腥臭浊涕，感冒一般多流清涕，无腥臭味；鼻渊眉棱骨处胀痛、压痛明显，一般无恶寒发热，感冒则表证明显，头痛范围不限于前额或眉骨处。鼻渊病程漫长，反复发作，不易治愈；感冒病程短，治愈快。可进一步行五官检查以确诊。

## 【辨证论治】

### （一）辨证要点

**1. 辨寒热** 感冒以表证为主，常夹寒、夹热而发病，临床上应首先分清风寒、风热两证。二者均有恶寒发热、鼻塞、流涕、头身疼痛等症。风寒证恶寒重发热轻，无汗，鼻流清涕，痰清稀，口不渴，咽不痛，舌苔薄白，脉浮或浮紧；风热证发热重恶寒轻，有汗，鼻流浊涕，痰黄稠，口渴，咽痛，舌苔薄黄，脉浮数。

**2. 辨兼夹** 风邪常兼夹他邪致病。兼暑邪者必在夏季，可见心烦口渴、小便短赤等暑热内扰证候；兼湿邪者，有困重感及湿象，苔多腻；兼燥邪者多发于秋季，有口、咽、鼻、皮肤的干燥症状。

**3. 辨普通感冒与时行感冒** 普通感冒以风邪为主因，在气候变化时发病率可升高，呈散发性发病，肺卫症状明显，但病情较轻，全身症状不重，少有传变；时行感冒以时行疫毒为主因，呈流行性发病，传染性强，肺系症状较轻而全身症状显著，起病急，病情较重，可以发生传变，入里化热，合并他病。

**4. 辨常人感冒与虚体感冒** 普通人感冒后，症状较明显，但易康复；平素体虚之人感冒后，缠绵不已，经久不愈或反复感冒，属虚实夹杂、正虚邪实之证。在临床上以气虚感冒、阴虚感冒多见。气虚感冒者，兼有倦怠乏力、气短懒言、身痛无汗，或恶寒甚、咳嗽无力、脉浮弱等症。阴虚感冒者，兼有身微热、手足心发热、心烦口干、少汗、干咳少痰、舌红、脉细数等症。

### （二）论治要点

感冒邪在肺卫，治疗应因势利导，从表而解，遵循《素问·阴阳应象大论》"其在皮者，汗而发之"之意，以解表达邪为原则。解表之法应根据所感外邪寒热暑湿的不同，而分别选用辛温、辛凉、清暑祛湿解表法。虚体感冒应扶正祛邪，在疏散药中酌加补正之品，不可专行发散，以免重伤肺气。时行感冒的病邪以时行疫毒为主，解表达邪的同时又需清热解毒。

时行感冒如果伴有血白细胞升高或中性粒细胞增多，可适当配合抗生素治疗。

### （三）分证论治

**1. 风寒感冒**

证候：恶寒重，发热轻，无汗，头痛，肢节酸痛，鼻塞声重，或鼻痒喷嚏，时流清涕，喉痒咳嗽，痰稀薄色白，口不渴或渴喜热饮，舌苔薄白而润，脉浮或浮紧。

病机：风寒外束，卫阳被郁，腠理闭塞，肺气失宣。

治法：辛温解表，宣肺散寒。

方药：荆防败毒散加减。

本方辛温发汗，疏风祛湿。若风寒重、恶寒甚者，加麻黄、桂枝增强发表散寒之功；头痛者，加白芷散寒止痛；湿邪蕴中，脘痞食少，或有便溏，苔白腻者，加藿香、苍术、厚朴、半夏化湿和中。风寒夹湿，头重头胀、身热不扬，苔腻脉濡者，用羌活胜湿汤加减。风寒外感而汗出不解者，可用桂枝汤加减。

2. 风热感冒

证候：身热较重，微恶风寒，汗出，头胀痛，鼻塞，流黄浊涕，咽喉红肿疼痛，咳嗽，痰黄黏稠，口干欲饮，舌苔薄黄，脉浮数。

病机：风热袭表，热郁肌腠，卫表失和，肺失清肃。

治法：辛凉解表，宣肺清热。

方药：银翘散加减。

本方辛凉透表，清热解毒。发热甚者，加黄芩、石膏、大青叶清热解毒；头痛甚者，加桑叶、菊花、蔓荆子清利头目；咽喉肿痛者，加板蓝根、马勃、玄参解毒利咽；咳嗽痰黄者，加黄芩、知母、浙贝母、杏仁、瓜蒌皮清肺化痰。若风寒外束，入里化热，热为寒遏，烦热恶寒、少汗、咳嗽气急、痰稠、声哑，可用麻杏甘石汤外散表寒、内清肺热。

时行感冒热毒较盛，证见寒战高热、咳嗽、咳痰黄稠、胸闷气急、头痛身痛，重在清热解毒，方中加大青叶、板蓝根、蒲公英、蚤休、贯众、鱼腥草等。

3. 暑湿感冒

证候：发生于夏季，身热，微恶寒，汗少，肢体酸重或疼痛，头昏重胀痛，咳嗽痰黏，鼻流浊涕，心烦口渴，或口中黏腻，渴不多饮，胸闷泛恶，大便不爽或溏，小便短赤，舌苔薄黄而腻，脉濡数。

病机：暑湿遏表，湿热伤中，肺卫失和。

治法：清暑祛湿解表。

方药：新加香薷饮加减。

本方祛暑解表，清热化湿。暑热偏盛，加黄连、青蒿、鲜荷叶、鲜芦根清暑泄热；湿困卫表，肢体酸重疼痛较甚，加藿香、佩兰、石菖蒲芳香化湿宣表；里湿偏盛，口中黏腻、胸闷泛恶、腹胀、便溏，加苍术、豆蔻、半夏、陈皮化湿和中；小便短赤，加六一散、赤茯苓清热利湿。

4. 气虚感冒

证候：恶寒较重，发热，无汗或自汗，头身疼痛，鼻塞，咳嗽咳痰无力，平素气短懒言，倦怠乏力，反复易感，舌淡苔白，脉浮无力。

病机：表虚卫弱，风寒乘袭，气虚无力达邪。

治法：益气解表。

方药：参苏饮加减。

本方益气解表，化痰止咳。表虚自汗者，加黄芪、白术、防风益气固表；恶寒重，发热轻，四肢欠温，语声低微，舌质淡胖，脉沉细无力，为阳虚外感，当助阳解表，用再造散加减。凡气虚易于感冒者，可常服玉屏风散，增强固表卫外功能，以防感冒。

5. 阴虚感冒

证候：身热，微恶风寒，少汗，手足心热，头昏心烦，口干，干咳少痰，舌红少苔，脉细数。

病机：阴虚津亏，外受风热，肺失宣降，卫表不和。

治法：滋阴解表。

方药：加减葳蕤汤。

本方滋阴清热解表。阴伤明显，口渴心烦者，加沙参、麦冬、黄连、天花粉清润生津除烦；干咳或咳痰不爽，加牛蒡子、射干、瓜蒌皮利咽化痰；血虚，面色无华、唇甲色淡、脉细，加当归、生地黄滋阴养血。

**【中医适宜技术】**

（一）单方验方

1. 姜葱糖水　生姜 10～30g，将其捣烂，加适量红糖、葱白 2 段，水煎煮，趁热服，服后盖被取微汗出，每日 1 剂。适用于风寒感冒夹湿。

2. 紫苏叶茶　紫苏叶 16g，晒干揉成粗末，沸水冲泡，加红糖适量，代茶频饮。适用于风寒感冒初期。

3. 藿荷饮　鲜藿香叶 10g，鲜荷叶 15g，冰糖适量，煎水饮。适用于暑湿感冒。

4. 金菊薄荷茶　金银花 15g，菊花 10g，薄荷 3g，放入茶杯中，用沸水冲泡，焖泡 10～15 分钟即可，代茶频饮。适用于风热感冒。

5. 薄荷茶　薄荷 10g，沸水冲泡，代茶频饮。适用于风热感冒初期。

（二）中成药

风寒感冒，可选用荆防颗粒、感冒清热颗粒等；外感风寒初起、流感初起、上呼吸道感染，可选用正柴胡颗粒等；外感风寒夹湿，可选用九味羌活丸等；风热感冒，可选用疏风解毒胶囊、银翘解毒片、羚翘解毒片、桑菊感冒片、维 C 银翘片、银黄颗粒等；外寒内热，大便秘结可用防风通圣丸；暑湿感冒，可用藿香正气丸（片、水、软胶囊）、保济丸等；时行感冒或风热感冒热甚可用板蓝根颗粒、银柴颗粒、莲花清瘟胶囊等；气虚感冒可用玉屏风颗粒、参苏丸。

（三）简易治疗技术

1. 刮痧疗法　头部、项肩部、背部刮痧。适用于风寒、风热、暑湿感冒。

2. 拔罐疗法　在颈椎、胸椎附近选大椎、大杼、肺俞拔罐，留罐 5～10 分钟起罐，或用闪罐法。适用于风寒感冒。

3. **艾灸疗法**　风寒感冒，取穴风池、大椎等；胃肠型感冒，取穴天枢、中脘、神阙等；长期反复感冒，取穴神阙、关元、足三里等。施以悬灸 15～20 分钟。

4. **穴位敷贴疗法**　细辛、甘遂、延胡索、白芥子四药等份研细末，和匀制作药饼并蒸透，趁热置于穴位上，敷以温灸膏固定，3～6 小时后取下。取穴身柱、魄户（双）、玉堂、中脘、气海、天枢（左），每周 1 次，连续敷贴 6 次。适用于肺脾亏虚，反复感冒。(《上海针灸杂志》)

## 【转归预后】

风寒感冒，寒热不退，邪气可化热而见口干欲饮、痰转黄稠、咽痛等症状。风热感冒日久不愈，损伤肺阴，可出现干咳少痰、口干欲饮等症状。反复感冒，正气耗散，可由实转虚或在素体亏虚的基础上反复感邪，以致正气愈亏，而成本虚标实之证。感冒未及时控制亦有转化为咳嗽、心悸、水肿等其他疾病者。

一般而言，感冒预后良好，病程较短而易愈。老年人、婴幼儿、体弱患者和时行感冒重者易诱发其他宿疾而使病情恶化甚至出现严重后果。

## 【预防调护】

加强体育锻炼，增强机体适应气候变化的能力，在气候变化时适时增减衣服，注意防寒保暖，谨慎接触感冒病人以免时邪入侵等，对感冒的预防有重要作用。尤其是时行感冒的流行季节，可根据季节特点，预防服药可使感冒的发病率降低。常用药物有贯众、大青叶、板蓝根、鱼腥草、葛根、防风、金银花、连翘、黄芪、黄芩、荆芥等。也可用食醋熏蒸法进行空气消毒：每立方米空间以食醋 5～10mL，加水 1～2 倍稀释后加热，紧闭门窗，每次熏蒸 2 小时，每日或隔日 1 次，可预防时行感冒。

感冒病人应适当休息，避免过度劳累，多饮水，饮食以素食流质为宜，慎食油腻难消化之物，更忌生冷不洁食物。卧室空气应流通，但不可直接吹风。为保留芳香挥发有效物质，药物煎煮时间宜短，无汗者宜服药后进食热粥或覆被以促汗出解表，汗后及时更换干燥洁净衣服以免再次受邪。

## 【小结】

感冒是感受风邪为代表的六淫、时邪病毒侵犯肺卫，以恶寒发热、头身疼痛、鼻塞流涕、喷嚏咳嗽、全身不适为临床特征的常见外感病证，四季皆有，以冬春季为多。本病病位在肺，病机为卫表不和，肺失宣肃。辨证应首辨寒热，区分时行感冒与虚人感冒。治疗以解表达邪为原则，根据风寒、风热与暑湿的不同，分别采用辛温解表、辛凉解表和解表清暑祛湿等治法，时邪病毒又当以清热解毒为治疗重点。感冒的治疗一般禁用补法，以免敛邪，但若体虚之人，又当在解表剂中佐以益气、养阴等补益之品，以扶正祛邪。正确的煎药、饮食等调护，有助感冒的迅速康复。感冒的预防很重要，尤其在有时行感冒流行趋势的地区、单位，应尽早采取措施，以免形成蔓延之势。

## 【医案选粹】

陈某，男，22岁。

初诊：1988年7月21日。

主诉及现病史：发热、脘痛5天。5天前，患者因淋雨而发高热，伴胃脘疼痛，经西医输液抗菌、解热等治疗，未见好转。

诊查：发热、体温39.5℃，夜间较重，热重时弃被裸体，汗出热减后体反恶寒，口渴不甚。胃脘疼痛，饥而作，纳则舒，按之痞硬；恶心，大便日行，小溲黄；舌苔白腻，脉濡数。

辨证：暑邪入内，上热下寒。

治法：辛开苦降，清上温下。

处方：黄连2g，黄芩10g，干姜3g，桂枝3g，制半夏10g，陈皮10g，大白芍10g，川椒3g，六一散（包煎）15g。2剂。

二诊：1988年7月25日。药后热势大减，脘痛减轻。前方续服2剂后，寒热已除（体温36℃），按脘濡软，其痛未止，两少腹胀滞，舌苔白腻，脉濡不数。原方加乌梅5g，制附子5g，2剂而病愈。

【按语】此证由脾胃阳虚于内，暑邪外侵，直入中焦而形成，即所谓"邪入厥阴"之候。选黄连汤去参、草、枣，入黄芩、川椒、二陈等，加重辛开苦降之力，祛邪外达。药后高热得平，脘痛亦见缓和，继因少腹胀滞，阳伤未复，肝气尚逆，增入乌梅、制附子助阳敛肝而安。（《中国现代名中医医案精华》夏奕钧医案）

## 复习思考

**A1型题**

1.感冒是以感受哪种邪气为主而导致的（　　）

   A.风邪　　　　B.寒邪　　　　C.暑邪

   D.湿邪　　　　E.燥邪

2. 下列哪项不属于感冒辨寒热表证的要点（　　）

    A. 发热恶寒的轻重　　B. 咳痰清稀与黄稠　　C. 有无汗出

    D. 口渴与口不渴　　E. 脉象的浮沉

3. 若风寒外感，表邪尚未解，内郁化热，选用哪个方剂最佳（　　）

    A. 荆防败毒散　　　B. 羌活胜湿汤　　　C. 银翘散

    D. 参苏饮　　　　　E. 麻杏甘石汤

**A2 型题**

1. 王某，男性，45 岁。发热 1 天，微恶风，汗少，肢体酸重，头昏重胀痛，咳嗽痰黏，鼻流浊涕，心烦口渴，渴不多饮，胸闷脘痞，泛恶，腹胀便溏，舌苔薄黄而腻，脉濡数。其治疗应首选的方剂是（　　）

    A. 银翘散　　　　　B. 加减葳蕤汤　　　C. 荆防败毒散

    D. 新加香薷饮　　　E. 参苏饮

2. 张某，65 岁。久病体弱，面色苍白，汗出畏寒，动则益甚，平时极易感冒，苔薄白，脉细弱，宜用何方调治（　　）

    A. 补中益气汤　　　B. 参苏饮　　　　　C. 麻黄附子细辛汤

    D. 保真汤　　　　　E. 玉屏风散

3. 患者身热，微恶风寒，少汗，头晕，心烦，口干，干咳，痰少，舌红少苔，脉细数，证属（　　）

    A. 风寒感冒　　　　B. 风热感冒　　　　C. 暑湿感冒

    D. 阴虚感冒　　　　E. 气虚感冒

**B1 型题**

    A. 恶寒重，发热轻，鼻涕、痰液清稀色白，咽不痛

    B. 身热不扬，恶风少汗，头昏身重，胸闷纳呆

    C. 恶寒轻，发热重，鼻涕、痰液稠厚色黄，咽痛

    D. 除感冒症状外，兼有平素神疲体弱，气短懒言

    E. 除感冒症状外，兼有口干咽燥，干咳少痰，舌红少苔

1. 常人感冒之暑湿证主症特点是（　　）

2. 虚体感冒之气虚证主症特点是（　　）

3. 虚体感冒之阴虚证主症特点是（　　）

# 第二节 咳 嗽

【学习目标】
1. 掌握咳嗽的概念、诊断与病证鉴别、辨证论治。
2. 熟悉咳嗽的病因病机、转归预后、预防调护。
3. 了解咳嗽的中医适宜技术。

　　咳嗽是指肺失宣肃，肺气上逆，冲击气道，发出咳声或咳吐痰液为临床特征的一种病证。历代将有声无痰称为咳，有痰无声称为嗽，有痰有声谓之咳嗽。临床上本病多为痰、声并见，很难截然分开，故以咳嗽并称。咳嗽也是肺系多种疾病的一个症状。

　　《内经》即有咳嗽的病因、病位、分类的论述。隋代医学著作《诸病源候论》将咳嗽在五脏咳的基础上，添加了风咳、寒咳、久咳、胆咳、厥阴咳。

　　西医学中呼吸道感染、急性或慢性支气管炎、支气管扩张、肺炎、慢性咽炎等以咳嗽为主要表现者均可参考本节辨证论治。其他疾病如肺痈、肺痿、风温、肺痨等兼见咳嗽者，需参阅有关章节辨证求因进行处理，也可与本节互参。

## 【病因病机】

　　咳嗽的病因主要有外感与内伤两类。外感咳嗽为六淫之邪侵袭肺系；内伤咳嗽为饮食、情志等内伤因素致脏腑功能失调，内邪干肺。

　　1. 外感六淫　由于气候突变或调摄失宜，肺的卫外功能减退或失调，六淫之邪，尤其是风、寒、燥、热，从口鼻或皮毛而入，侵犯肺系，或因吸入烟尘、异味气体，使肺失宣降，肺气上逆而咳。风为六淫之首，其他外邪多随风邪侵袭人体，所以外感咳嗽常以风为先导，或夹寒，或夹热，或夹燥，其中尤以风邪夹寒者居多。

　　2. 内邪干肺　内伤咳嗽总由脏腑功能失调，内邪干肺所致，可分其他脏腑病变涉及肺和肺脏自病两方面。他脏及肺者，主要涉及肝、脾、肾。饮食不当，嗜烟好酒，内生火热，熏灼肺胃，灼津生痰；或因生冷不节、肥甘厚味，损伤脾胃，脾失健运，聚湿生痰，上干于肺，肺气上逆而作咳；情志刺激，肝失调达，气机不畅，日久气郁化火，气火循经上逆犯肺而作咳；房劳伤肾，或因肾失纳气而上逆，或阴虚火旺而炎上，或阳虚水停而上逆射肺均可影响肺之肃降而见咳。肺脏自病者，常由肺系疾病日久，迁延不愈，耗气伤阴，肺不能主气，肃降无权而肺气上逆；或肺气虚不能布津而成痰，肺阴虚而虚火灼津为痰，痰浊阻滞，肺气不降而上逆作咳。

咳嗽的基本病机是肺失宣肃，肺气上逆。病位在肺，与肝、脾有关，久则及肾。无论外感六淫或内伤所生的病邪，皆侵及于肺而致咳嗽。外感六淫可致咳，脏腑功能失调影响及肺亦可致咳，故《素问·咳论》说："五脏六腑皆令人咳，非独肺也。"其病性有虚实之分。外感咳嗽属实，为外邪犯肺，肺气壅遏不畅所致，其病理因素为风、寒、暑、湿、燥、火，以风寒为多，病变过程中可发生风寒化热，风热灼津化燥，或肺热蒸液成痰等病理转化。内伤咳嗽为邪实与正虚并见，他脏及肺者，多因实致虚；肺脏自病者，多因虚致实，病理因素主要为"痰"与"火"，但痰有寒热之别，火有虚实之分，痰可郁而化火，火能炼液灼津为痰。

## 【诊断】

（一）诊断要点

1. 临床特征　咳嗽，或伴有咳痰。

2. 病史　外感咳嗽有外感病史，起病急，病程短，常伴恶寒发热等表证；内伤咳嗽有情志失调，饮食失宜，及其他疾病反复发作迁延不愈等病史，病势缓，病程较长，多伴相应脏腑功能失调的证候。

3. 相关检查　听诊可闻及两肺野呼吸音增粗，或伴散在干、湿性啰音。急性期血常规检查可见白细胞总数及中性粒细胞升高。胸部 X 线摄片检查正常或见肺纹理增粗。

（二）病证鉴别

1. 咳嗽与感冒　外感咳嗽与感冒均有表证与咳嗽。感冒表证明显，咳嗽较轻；而本病以咳嗽为主，表证较轻。

2. 咳嗽与哮病、喘证　哮病和喘证虽然也会兼见咳嗽，但各以哮、喘为其主要临床表现。哮病以喉中哮鸣有声、呼吸急促困难，甚则喘息不能平卧，发作与缓解均迅速，听诊两肺可闻及哮鸣音为主症；喘证以呼吸困难，甚至张口抬肩、鼻翼翕动、不能平卧为主症。

3. 咳嗽与肺胀　肺胀常伴有咳嗽症状。但肺胀有久患咳、哮、喘等病证的病史，除咳嗽症状外，还有胸部膨满、喘逆上气、烦躁心悸、面色晦暗、肢体浮肿等症状，病情缠绵，经久难愈。

4. 咳嗽与肺痨　咳嗽是肺痨的主要症状之一。肺痨尚有咳血、潮热、盗汗、身体消瘦等主要症状，具有传染性，胸部 X 线、痰涂片、结核菌素试验等检查有助于鉴别诊断。

5. 咳嗽与肺癌　咳嗽是肺癌早期的主要症状。肺癌以长期干咳、呛咳为特点，时有痰中带血，身体逐渐消瘦，放射线检查肺部可见有占位；咳嗽肺阴虚、肝火犯肺证，亦可见干咳、呛咳，痰中带血，但患者同时伴有肺阴虚、肝郁化火的其他舌、脉、症，肺部放射

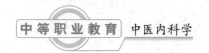

线检查无占位。

## 【辨证论治】

### (一)辨证要点

**1. 辨外感与内伤** 外感咳嗽多为新病，起病急，病程短，常伴恶寒、发热、头痛等肺卫表证。内伤咳嗽多为久病，常反复发作，病程长，多伴见脏腑功能失调证候。

**2. 辨虚实** 外感咳嗽以风寒、风热、风燥为主，一般均属邪实。而内伤咳嗽中的痰湿、痰热、肝火多为邪实正虚，肺阴亏耗则属虚或虚中夹实。一般来说，咳声响亮、脉象有力者多属实；咳声低怯、脉象无力者多属虚。

**3. 辨痰** 主要辨痰的量、色、质、味。咳而少痰者多属燥热、气火、阴虚；痰多者常属湿痰、痰热、虚寒。痰白而稀薄者为风、为寒；痰黄而稠者为热；痰白质黏者属阴虚、燥热；痰白清稀，透明呈泡沫样的为虚、为寒；咳吐血痰者，多为肺热或阴虚；脓血相兼者，为痰热瘀血互结成痈之候。痰有热腥味或腥臭气味者为痰热，味甜者属痰湿，味咸者属肾虚。

### (二)论治要点

咳嗽的治疗应分清邪正虚实、标本缓急。外感咳嗽为邪气壅肺，多为实证，应以祛邪利肺为治疗原则，用药宜轻清上扬，使邪去正安而咳止，根据风寒、风热、风燥的不同，分别采用疏风、散寒、清热、润燥的治法。内伤咳嗽多属邪实正虚，应以祛邪扶正、标本兼顾为治疗原则，标实为主者，应祛邪止咳治其标；本虚为主者，扶正补虚治其本。

咳嗽治疗除直接治肺外，还应从整体出发调理脏腑，注意治脾、治肝、治肾等。一般来说，外感咳嗽忌收涩留邪，应因势利导，肺气宣畅则咳嗽自止；内伤咳嗽不可过用宣散之品，注意调理脏腑，顾护正气。咳嗽是人体祛邪外达的一种病理表现，治疗不可见咳止咳。如果伴有白细胞升高或中性粒细胞增多，可考虑配合抗生素治疗。

### (三)分证论治

**1. 外感咳嗽**

**(1)风寒袭肺证**

证候：咳声重浊，气急，喉痒，咳痰稀薄色白，常伴鼻塞、流清涕、头痛、肢体酸楚、恶寒发热、无汗等表证，舌苔薄白，脉浮或浮紧。

病机：风寒袭肺，肺气失宣。

治法：疏风散寒，宣肺止咳。

方药：三拗汤合止嗽散加减。

两方均能宣肺化痰止咳，但前方以宣肺散寒为主，用于风寒闭肺；后方以疏风润肺为主，用于咳嗽迁延不愈或愈而复发者。咳嗽较甚者加矮地茶、金沸草祛痰止咳；咽痒甚者，加牛蒡子、蝉蜕祛风止痒；鼻塞声重加辛夷花、苍耳子宣通鼻窍；若夹痰湿，咳而痰黏、胸闷、苔腻者，加半夏、茯苓、厚朴燥湿化痰；表证较甚，加防风、苏叶疏风解表；若表寒未解，里有郁热，热为寒遏，出现咳嗽音哑、气急似喘、痰黏稠、口渴心烦，或有身热者，加生石膏、桑白皮、黄芩解表清里。

（2）风热犯肺证

证候：咳嗽咳痰不爽，痰黄或黏稠，喉燥咽痛，常伴恶风身热、头痛肢楚、鼻流黄涕、口渴等表热证，舌苔薄黄，脉浮数或浮滑。

病机：风热犯肺，肺失清肃。

治法：疏风清热，宣肺止咳。

方药：桑菊饮加减。

本方为辛凉轻剂，疏风清热、宣肺止咳。咳嗽甚者，加瓜蒌壳、枇杷叶、浙贝母清宣肺气、化痰止咳；表热甚者，加金银花、荆芥、防风疏风清热；咽喉疼痛、声音嘶哑，加射干、山豆根、板蓝根清热利咽；痰黄稠，肺热甚者，加黄芩、知母、石膏清肺泄热；若风热伤络，见鼻衄或痰中带血丝者，加白茅根、生地黄凉血止血；热伤肺津，咽燥口干者，加沙参、麦冬清热生津；夏令暑湿加六一散、鲜荷叶清解暑热。

（3）风燥伤肺证

证候：喉痒干咳，无痰或痰少而黏，连成丝，咳痰不爽，或痰中带有血丝，咽喉干痛，唇鼻干燥，口干，常伴鼻塞、头痛、恶寒、身热等表证，舌质干红而少津，苔薄白或薄黄，脉浮数或小数。

病机：风燥伤肺，肺失清润。

治法：疏风清肺，润燥止咳。

方药：桑杏汤加减。

本方清宣凉润。表证较重者，加薄荷、连翘、荆芥疏风解表；津伤较甚者，加麦冬、玉竹滋养肺阴；肺热重者，酌加生石膏、知母、黄芩清肺泄热，亦可用清燥救肺汤；痰中带血丝者，加生地黄、白茅根、藕节清热凉血止血；咽痛明显者，加玄参、马勃、胖大海。

另有凉燥伤肺咳嗽，乃风寒与燥邪相兼犯肺所致，表现为干咳少痰或无痰、咽干鼻燥，兼有恶寒发热、头痛无汗，舌苔薄白而干等症。用药当以温而不燥、润而不凉为原则，方取杏苏散加减。若恶寒甚、无汗，可配荆芥、防风以解表发汗。

2. 内伤咳嗽

（1）痰湿蕴肺证

证候：咳嗽反复发作，尤以晨起咳甚，进食甘甜油腻食物加重，咳声重浊，痰多，痰黏腻或稠厚成块，色白或带灰色，胸闷气憋，痰出则咳嗽、憋闷减轻，常伴体倦、脘痞、

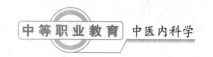

腹胀，大便时溏，舌苔白腻，脉濡滑。

病机：脾虚生痰，痰湿蕴肺。

治法：燥湿化痰，理气止咳。

方药：二陈平胃散合三子养亲汤加减。

前方燥湿化痰，理气和胃；后方降气化痰。临证尚可加桔梗、杏仁、枳壳以宣降肺气；寒痰较重，痰黏白如泡沫、怯寒背冷者，加干姜、细辛以温肺化痰；脾虚证候明显者，加党参、白术、砂仁以健脾益气；兼有表寒者，加紫苏、荆芥、防风解表散寒。症状平稳后可服六君子汤加减以资调理。

（2）痰热郁肺证

证候：咳嗽气息粗促，或喉中有痰声，痰多黏稠或为黄痰，咳吐不爽，或痰有热腥味，或咳吐血痰，胸胁胀满，或咳引胸痛，面赤，或有身热，口干欲饮，舌质红苔薄黄腻，脉滑数。

病机：痰热壅肺，肺失肃降。

治法：清热肃肺，化痰止咳。

方药：清金化痰汤加减。

本方清热化痰止咳。若痰热郁蒸，痰黄如脓或有热腥味，加鱼腥草、金荞麦根、薏苡仁、冬瓜仁等清化痰热；痰热壅盛，胸满咳逆、便秘者，加葶苈子、大黄泻肺通腑；痰热伤津，咳痰不爽、口干者，加北沙参、麦冬、天花粉养阴生津。

（3）肝火犯肺证

证候：上气咳逆阵作，咳时面赤，常感痰滞咽喉，咳之难出，量少质黏，或痰如絮状，咳引胸胁胀痛，咽干口苦，症状可随情绪波动而增减，舌红或舌边尖红，舌苔薄黄少津，脉弦数。

病机：肝郁化火，上逆侮肺。

治法：清肺泻肝，顺气降火。

方药：黛蛤散合泻白散加减。

前方清肝泻火化痰；后方顺气降火，清肺化痰。临证可加苏子、竹茹、枇杷叶降逆肺气；火旺者，加栀子、牡丹皮清肝泻火；胸闷气逆者，加葶苈子、瓜蒌、枳壳利气降逆；咳引胁痛者，加郁金、丝瓜络理气和络；痰黏难咳者，加海浮石、贝母清热豁痰；火热伤津，咽燥口干，咳嗽日久不减者，酌加北沙参、麦冬、天花粉、百合养阴生津敛肺。

（4）肺阴亏耗证

证候：干咳，咳声短促，痰少黏白，或痰中带血丝，或声音逐渐嘶哑，口干咽燥，常伴有午后潮热、手足心热、颧红、盗汗、日渐消瘦、神疲，舌质红少苔，脉细数。

病机：阴虚肺燥，肺失润降。

治法：滋阴清热，润肺止咳。

方药：沙参麦冬汤加减。

本方甘寒养阴，润燥生津。久热久咳，可用桑白皮易桑叶，加地骨皮以泻肺清热；咳剧加川贝母、杏仁、紫菀、百部润肺止咳；肺气不敛，咳而气促，加五味子、诃子以敛肺气；咳吐黄痰且痰黏难咳，加海蛤粉、知母、瓜蒌、竹茹、黄芩清热化痰；痰中带血，加栀子、牡丹皮、白茅根、白及、藕节清热凉血止血；低热，潮热骨蒸，酌加功劳叶、银柴胡、青蒿、白薇等清虚热；盗汗，加糯稻根须、浮小麦等敛汗；若见腰膝酸软，则为久病及肾，可加生地黄、女贞子、旱莲草以滋肾养阴。

## 【中医适宜技术】

（一）单方验方

1. 枇杷叶茶 夏前采叶，刷毛洗净、切碎，净锅炒燥，入瓶密收，用以代茶常饮。适用于风温、温热、暑燥诸邪在肺者，或湿温、疫疠、秽毒之邪在胃者。

2. 桑叶煎 嫩桑叶 30 ～ 60g，水煎服，每日 2 ～ 4 次。适用于燥热咳嗽。

3. 百合款冬花饮 百合 30 ～ 60g，款冬花 10 ～ 15g，冰糖适量。水煎，饮水食百合，宜晚饭后睡前食用。适用于燥热咳嗽。

4. 川贝母蒸梨 雪梨或鸭梨 1 个，川贝母 6g，冰糖 20g。将梨挖空去核，川贝母粉装入雪梨内，放大碗中加入冰糖，加少量水，隔水蒸半小时左右，食梨和川贝母。适用于久咳不愈，咳嗽有痰。

5. 杏仁萝卜汤 苦杏仁（打碎）6 ～ 10g，生姜 3 片，白萝卜 100g 切块，水煎服，可加少量白糖，每日 1 ～ 2 次。散寒化痰止咳，适用于风寒咳嗽。

6. 橘皮粥 橘皮研细为末，每次 3g，加入粳米 30 ～ 60g，同煮沸食，或调入稀粥，可加白糖调味。适用于痰湿咳嗽。（《饮食辨录》）

（二）中成药

风寒咳嗽，可服通宣理肺丸、麻黄止嗽丸、杏苏止咳糖浆；外感风寒、痰湿阻肺，可用桂龙咳喘宁胶囊；风热咳嗽，可服羚羊清肺丸、川贝清肺糖浆、蛇胆川贝枇杷膏、急支糖浆；风燥咳嗽，可服养阴清肺丸、二母宁嗽丸、蜜炼川贝枇杷膏、雪梨膏；痰湿咳嗽，可服二陈丸、半夏露糖浆、杏仁止咳糖浆、橘红丸；痰热咳嗽，可服蛇胆川贝液、清气化痰丸、复方鲜竹沥；肺肾两虚，可服蛤蚧定喘丸、百合固金丸、金水宝胶囊；脾肾两虚，可服固本咳喘片。

（三）简易治疗技术

1. 刮痧疗法 背部刮痧，或循手少阴肺经刮痧。适用于外感咳嗽。

2. 拔罐疗法 取大椎、肺俞、风门、膏肓等穴，行拔罐治疗。适用于外感咳嗽。

**3. 穴位敷贴疗法** 取穴大椎、天突、定喘、膻中、风门、肺俞，以麝香跌打风湿膏敷贴，每日 1 次，每次贴敷约 6 小时。适用于发作日久的虚寒性咳嗽。(《福建中医药》)

**4. 蒸气吸入疗法** 生薏苡仁 30g，连翘 25g，蝉蜕 15g，防风、厚朴、桔梗各 12g，乌梅、白果、诃子各 10g，僵蚕 9g，甘草 7g，每日 1 剂，煎煮后吸入蒸汽，每日 3 次，7 天为 1 个疗程。适用于慢性咽炎咳嗽。(《陕西中医》)

**5. 耳针疗法** 选用神门、肺、气管、交感等，用中等刺，留针 10 ～ 20 分钟，每日 1 次，或用压籽法。适用于任何咳嗽。(《社区中医适宜技术》)

**【转归预后】**

咳嗽一般预后好，尤其是外感咳嗽，因病情轻浅，及时治疗多能短时间内治愈。但外感夹燥、夹湿者，治疗稍难。夹湿者，湿邪困脾，久则脾虚而积湿生痰，转为内伤之痰湿咳嗽；夹燥者，燥邪伤津，久则肺阴亏耗，转为内伤之阴虚肺燥咳嗽。内伤咳嗽多呈慢性反复发作过程，其病深，治疗难取速效，精心调治亦多能治愈。咳嗽病证若治疗失当，无论外感咳嗽还是内伤咳嗽，其转归总是由实转虚，虚实兼夹，由肺脏而及脾、肾，正所谓肺不伤不咳，脾不伤不久咳，肾不伤不喘，病久则咳喘并作。部分患者病情逐渐加重，甚至累及于心，最终导致肺、心、脾、肾诸脏皆虚，痰浊、水饮、气滞、瘀血互结而病情缠绵难愈，甚至演变成为肺胀。

**【预防调护】**

咳嗽的预防，重点在于提高机体卫外功能，增强皮毛腠理适应气候变化的能力，保持心情舒畅，避免性情急躁、郁怒化火伤肺。改善环境卫生，避免接触烟尘和有害气体，加强劳动保护。吸烟者戒烟。锻炼身体，增强体质，提高抗病能力。如有感冒及时治疗；若常自汗出者，可予玉屏风散服用。

发病后注意休息，观察痰的变化，咳痰不爽时，可轻拍其背以促其痰液咳出。饮食上慎食肥甘厚腻之品，以免碍脾助湿生痰，若属燥、热、阴虚咳嗽者，忌食辛辣、香燥食品。内伤咳嗽缓解期应长期治疗，重点补益脾、肾，取"缓则治其本"之义，补虚固本，以图根治。

**【小结】**

咳嗽是肺系疾病的主要病证，病因有外感和内伤之分。外感多为暴咳，内伤多为久咳。病位在肺，与肝、脾、肾有关，其病机主要是肺失宣肃，肺气上逆。外感咳嗽病理性质属实，为外邪犯肺，肺气壅遏不畅所致；内伤咳嗽病理性质为邪实与正虚并见。他脏及肺者，多因邪实导致正虚；肺脏自病者，多因虚致实。辨证当首辨外感、内伤，再辨痰液量、色、质、味，分清寒热虚实。外感新病属于邪实，治宜祛邪利肺；内伤久病属邪实正虚，治宜祛邪以利肺，扶正以补虚，注意调理肝、脾、肾。治疗暴咳，忌早用补涩，以免留邪，当因势利导，肺气宣畅则咳嗽自止。内伤咳嗽应防宣散伤正，需从调护正气着手，权衡标本缓急，急则治标，缓则治本。正确的调护，如预防感冒、戒烟、加强锻炼、增强体质等对巩固疗效、预防复发有重要意义。

**【医案选粹】**

汪某，女，52 岁。

初诊：1991 年 6 月 24 日。

主诉及现病史：入夏子夜至黎明干咳 5 年。患者 5 年来一交夏季，每午夜至黎明则干咳不已，且有逐年加重之势。咽痒无痰，白昼渐瘥。经中西诸法治疗无效。自云冬季畏寒特甚。

诊查：面色虚浮晦滞，神情委顿，纳便尚可。舌淡暗胖润，苔白薄，脉沉细略弦。

辨证：肾虚阳弱，伏风干肺。

治法：温补肾阳，祛风宁咳。

处方：熟地黄 30g，山药 20g，山茱萸 10g，紫石英 30g，五味子 6g，怀牛膝 10g，麻黄 3g，骨碎补 10g，附片 6g，细辛 6g，蝉衣 10g，苏子 10g，金沸草 10g，5 剂。

二诊：服上方 2 剂即效，尽剂竟夜宁不咳。继予上方去金沸草、苏子、怀牛膝，加当归 10g，7 剂以资巩固。

**【按语】** 子夜而后阳初萌动，入夏之季也为阳隆之期，患者面色虚浮晦暗，舌淡暗胖润，脉沉细而弦，皆系下元虚惫，肾阳式微之征。阳虚之体，风寒客袭太阳，深伏少阴，此即太少两感之机。治此者非温补肾阳无以扶正托邪，非升越太阳宣透肺气无以祛风散寒。(《中国现代名中医医案精华》胡翘武医案)

**复习思考**

**A1 型题**

1.咳嗽的基本病机是（　　　）

　　A.风寒袭肺，肺气失宣　　　　　　B.风热犯肺，肺失清肃

　　C.痰热壅肺，肺失宣降　　　　　　D.肝郁化火，上逆侮肺

　　E.邪犯于肺，肺气上逆

2. 治疗咳嗽，除直接治肺外，还需注意调治的脏腑是（　　　）

    A. 心脾肾           B. 心肝肾           C. 脾肝肾

    D. 胃脾肾           E. 脾胃肝

3. 治疗风热犯肺型咳嗽，应首选的方剂是（　　　）

    A. 桑菊饮           B. 银翘散           C. 桑杏汤

    D. 止嗽散           E. 杏苏散

**A2 型题**

1. 患者，女性，48 岁。咳嗽阵作，咳血鲜红，烦躁易怒，胸胁疼痛，小便黄，大便干，舌红苔黄，脉弦数，治疗宜用（　　　）

    A. 泻白散合黛蛤散    B. 清燥救肺汤    C. 百合固金汤

    D. 芍药汤           E. 龙胆泻肝汤

2. 患者，女性，41 岁。咳嗽 2 个月，呈阵发性，咳时面赤，咽干口苦，常感痰滞咽喉而咳之难出，量少质黏，胸胁胀痛，咳时引痛，舌红，舌苔薄黄，脉弦数。此病证的治法是（　　　）

    A. 清热肃肺，豁痰止咳        B. 燥湿化痰，理气止咳

    C. 清肺泻肝，顺气降火        D. 滋阴润肺，化痰止咳

    E. 疏风清肺，润燥止咳

3. 患者，男性，63 岁。咳嗽反复发作半年，咳声重浊，痰多色白，痰出咳平，每于早晨咳甚痰多，胸闷脘痞，呕恶食少，舌苔白腻，脉象濡滑。其证候诊断是（　　　）

    A. 肝火犯肺证        B. 痰湿蕴肺证        C. 痰热郁肺证

    D. 肺阴亏耗证        E. 风热犯肺证

**B1 型题**

    A. 干咳无痰，咽喉干痛，唇鼻干燥

    B. 咳嗽痰多，质稠色黄

    C. 咳嗽呈阵发性，咽干口苦，胸胁胀痛

    D. 咳声重浊，痰多，痰出咳平，痰黏腻色白

    E. 干咳，咳声短促，痰中带血丝

1. 咳嗽痰热郁肺证的主症特点是（　　　）

2. 咳嗽痰湿蕴肺证的主症特点是（　　　）

3. 咳嗽风燥伤肺证的主症特点是（　　　）

# 第三节　哮　病

【学习目标】

1. 掌握哮病的概念、诊断与病证鉴别、辨证论治要点。
2. 熟悉哮病的病因病机、转归预后、预防调护。
3. 了解哮病的中医适宜技术。

哮病是一种发作性的痰鸣气喘疾患，发作时以喉中有哮鸣声、呼吸气促困难，甚至喘息不能平卧为主要表现。

《内经》中所记载"喘鸣"的临床特点与本病相似。《金匮要略》称为上气，在病理上将本病归为痰饮范围，为后世哮病的宿痰学说奠定了基础。元代医家朱丹溪首创哮喘病名，提出未发以扶正气为主，既发以攻邪气为急。

西医学的支气管哮喘、喘息性支气管炎、嗜酸性粒细胞增多症，或其他急性肺部过敏性疾患所致的以哮喘为主要表现者均可参考本节辨证论治。

## 【病因病机】

哮病的发生为宿痰内伏于肺，每因外感、饮食、情志、劳倦等诱因引动而触发，以致痰阻气道，肺失宣降，肺气上逆。

1. 外邪侵袭　外感风寒或风热之邪，失于表散，邪蕴于肺，壅阻肺气，气不布津，聚液生痰。或因吸入花粉、烟尘、动物毛屑、异味气体等，影响肺气的宣降，以致津液凝聚，痰浊内阻，亦为哮病的常见病因。

2. 饮食不当　过食生冷，寒饮内停，或嗜食酸咸肥甘，积痰蒸热，或因进食海鲜发物，而致脾失健运，痰浊内生，上干于肺，壅塞气道而致哮，故古又称为食哮、鱼腥哮、卤哮、糖哮、醋哮等。

3. 体虚病后　素体薄弱，易受邪侵，如《临证指南医案·哮》指出的"幼稚天哮"。部分哮病患者因幼年患麻疹、顿咳，或反复感冒、咳嗽日久等病，以致肺气亏虚，气不化津，痰饮内生；或病后阴虚阳盛，热蒸液聚，痰热胶固而病哮。体质不强多以肾虚为主，而病后所致者多以肺虚为主。

哮病发作的基本病机为伏痰遇感引触，邪气触动停积之痰，痰随气升，气因痰阻，痰气壅塞于气道，肺管狭窄，通畅不利，肺气宣降失常而喘促，痰气相互搏击而致痰鸣有声。病位在肺，涉及脾、肾。肺为贮痰之器，脾为生痰之源，肺有宿痰，必为诱因所触发；肾为气之根，若哮病日久，肺虚及肾，肺虚不能主气，肾虚不能助肺纳气，每可加重发作。其病理因素以痰为主，宿痰伏藏于肺，成为发病的潜在"夙根"。其病理性质为本虚标实，标实为痰浊，本虚为肺、脾、肾虚。发作时以标实为主，在间歇期以肺、脾、肾等脏器虚弱证候为主。

哮病发作时的病理环节为痰阻气闭，以邪实为主。由于病因不同、体质差异，本病又有寒哮、热哮之分。哮因寒诱发，素体阳虚，痰从寒化，属寒痰为患，发为冷哮；若因热邪诱发，素体阳盛，痰从热化，属痰热为患，发为热哮。或由痰热内郁，风寒外束，则为寒包火证。寒痰内郁化热，寒哮亦可转化为热哮。若哮病反复发作，寒痰伤及脾肾之阳，热痰伤及肺肾之阴，则可从实转虚。

## 【诊断】

（一）诊断要点

1. 临床特征　发作突然，可有鼻痒、喷嚏、咳嗽、胸闷等先兆。发作时喉中哮鸣有声，呼吸困难，甚则张口抬肩，鼻翼翕动，不能平卧，甚至面色苍白，唇甲紫黯，数分钟、数小时后可缓解；缓解期可无明显症状，或有轻度咳嗽、咳痰、乏力等症状。

2. 病史　反复发作，多与先天禀赋有关，或有过敏史、家族史。患者常有气候变化、饮食不当、情志失调、劳累史。

3. 相关检查　发作时，听诊两肺可闻及哮鸣音，或伴有湿啰音。血常规检查嗜酸性粒细胞可增高。痰液涂片可见大量嗜酸性粒细胞。胸部 X 线检查，发作时可见两肺透亮度增加，呈过度充气状态。

（二）病证鉴别

1. 哮病与喘证　两者都有呼吸急促、困难的表现。喘以气息言，以呼吸急促、困难为主要特征，是多种肺系急慢性疾病的一个症状；哮以声响言，以发作时喉中哮鸣有声为主要临床特征，是一种反复发作的独立性疾病。

2. 哮病与支饮　支饮亦有痰鸣气喘症状，多是部分慢性咳嗽经久不愈，逐渐加重而成，病势时轻时重，发作与间歇的界限不清，以咳嗽和气喘为主；哮病为间歇发作，突然发病，迅速缓解，喉中哮鸣有声，轻度咳嗽或不咳。

## 【辨证论治】

（一）辨证要点

哮病属邪实正虚之证。发作时以邪实为主，注意分清痰之寒热以及是否兼有表证。寒痰者痰液稀白，面色晦滞，兼风寒表证；热痰者痰液黄稠，胸膈烦闷，面赤口渴，兼风热表证或里热证。缓解期以正虚为主，应辨阴阳之偏虚，肺、脾、肾三脏之所属。但久病正虚者，发作时多虚实错杂，故当按病程新久及全身症状辨别其主次。

（二）论治要点

发时治标，平时治本是本病的治疗原则。发作时痰阻气道为主，故攻邪治标，祛痰利气，应分清痰之寒热，寒痰则温化宣肺、热痰则清化肃肺，表证明显者兼以解表。缓解期以正虚为主，故治以扶正固本，但应审察阴阳，分清脏腑，阳虚者予以温补、阴虚者予以滋养，采用补肺、健脾、益肾等法，旨在减轻、减少或控制其发作。病深日久，发时虚实兼见者，当标本兼顾，攻补兼施；寒热错杂者，当温清并用。

哮病急性发作时，应及时给予氨茶碱缓解其症状，以防出现生命危险。平素患者应随身自备氨茶碱喷雾剂、沙丁胺醇气雾剂等药品，以防不时之需。

（三）分证论治

1. 发作期

（1）冷哮

证候：呼吸急促，喉中哮鸣有声，胸膈满闷如塞，咳不甚，痰少咳吐不爽，色白而多泡沫，口不渴或渴喜热饮，天冷或遇寒易发，形寒怕冷，或兼恶寒、发热、身痛，舌苔白滑，脉弦紧或浮紧。

病机：寒痰伏肺，遇感触发，痰升气阻，肺失宣降。

治法：温肺散寒，化痰平喘。

方药：射干麻黄汤加减。

本方温肺化饮，降逆平哮。痰涌气逆不能平卧者，加葶苈子、苏子、杏仁泻肺降逆平喘；表寒里饮，寒象较甚者，可用小青龙汤解表化饮、温肺平喘。病久阳虚，发作频繁，发时喉中痰鸣如鼾、声低、气短不足以息、咳痰清稀、面色苍白、汗出肢冷、舌淡苔白、脉沉细者，当标本同治，温阳补虚，降气化痰，用苏子降气汤，酌配黄芪、胡桃肉、紫石英、沉香、诃子之类；阳虚明显者，加附子、补骨脂、淫羊藿等温补肾阳。

（2）热哮

证候：气粗息涌，喉中痰鸣如吼，胸高胁胀，咳呛阵作，张口抬肩，咳痰色黄或白，黏浊稠厚，排吐不利，烦闷不安，汗出，面赤，口苦，口渴喜饮，或大便秘结，舌质红，苔黄腻，脉弦滑或滑数。

病机：痰热蕴肺，壅阻气道，肺失清肃。

治法：清热宣肺，化痰定喘。

方药：定喘汤加减。

本方苦泻寒凉。兼见风寒外束，恶寒发热，身痛者，加桂枝、生姜以解表散寒，或用越婢加半夏汤；若肺热壅盛，痰稠胶黏，酌加知母、海蛤壳、射干、鱼腥草等以清热化痰；气息喘促，加葶苈子、地龙泻肺清热平喘；大便秘结，加大黄、瓜蒌、芒硝通腑泄热以利肺气肃降；若病久热盛伤阴，痰热不净，虚实夹杂，气急难续、咳呛痰少质黏、口燥咽干、烦热颧红、舌红少苔、脉细数者，加麦冬、沙参、知母、天花粉养阴清热、敛肺化痰。

（3）寒包热哮

证候：喉中哮鸣有声，呼吸急促，胸膈烦闷，喘咳气逆，咳痰不爽，痰黏色黄，或黄白相间，发热恶寒，无汗，头身痛，烦躁，口干，大便偏干，舌苔白腻罩黄，舌边尖红，脉弦紧。

病机：痰热壅肺，复感风寒，客寒包火，肺失宣降。

治法：解表散寒，清化痰热。

方药：小青龙加石膏汤或厚朴麻黄汤加减。

前方用于外感风寒，饮邪内郁化热，而以表寒为主，喘咳烦躁者；后方用于饮邪迫肺，夹有郁热，咳逆喘满，烦躁而表寒不著者。表寒重，加桂枝、细辛；喘哮、痰鸣气逆，加苏子、葶苈子、射干祛痰降气平喘；痰稠黄胶黏，加黄芩、前胡、瓜蒌皮等清化痰热。

（4）风痰哮

证候：喉中痰涎壅盛，声如拽锯，或鸣声如吹哨笛，喘急胸满，但坐不得卧，咳痰黏腻难出，或为白色泡沫痰，无明显寒热倾向，面色青暗，起病多急，常倏忽来去，发前自觉鼻、咽、眼、耳发痒，喷嚏，鼻塞，流涕，胸部憋塞，随之迅速发作，舌苔厚浊，脉滑实。

病机：痰浊伏肺，风邪引触，肺气郁闭，升降失司。

治法：祛风涤痰，降气平喘。

方药：三子养亲汤加味。

本方豁痰利气。痰壅喘急，不能平卧，加葶苈子泻肺涤痰；感受风邪而发作者，加紫苏叶、防风、苍耳子、蝉蜕、地龙等祛风化痰。

（5）虚哮

证候：喉中哮鸣如鼾，声低，气短息促，动则喘甚，发作频繁，甚则持续喘哮，口唇、爪甲青紫，咳痰无力，痰涎清稀或质黏起沫，面色苍白或颧红唇紫，口不渴或咽干口渴，形寒肢冷或烦热，舌质淡或偏红，或紫暗，脉沉细或细数。

病机：哮病久发，痰气瘀阻，肺肾两虚，摄纳失常。

治法：补肺纳肾，降气化痰。

方药：平喘固本汤加减。

本方补益肺肾，降气平喘。肾阳虚，加附子、鹿角片、补骨脂、钟乳石以温肾助阳；肺肾阴虚，加沙参、麦冬、生地黄滋养阴液；痰气瘀阻、口唇青紫，加桃仁、苏木活血化瘀；气逆于上，动则气喘，加紫石英镇纳肾气。

2. 缓解期

（1）肺脾气虚证

证候：气短声低，喉中时有轻度哮鸣，咳痰清稀色白，自汗，怕风，易感冒，常因气候变化而诱发，倦怠无力，食少便溏，面白无华，舌淡苔白，脉细弱。

病机：哮病日久，肺脾气虚，痰饮蕴肺，肺气上逆。

治法：健脾益气，补土生金。

方药：六君子汤加减。

本方补脾化痰。兼自汗，易感外邪而诱发者，可加黄芪、防风、浮小麦固表敛汗；畏风怕冷较重，加桂枝、白芍、生姜、大枣调和营卫；痰多者，加前胡、杏仁。

（2）肺肾两虚证

证候：平素短气喘息，动则尤甚，吸气不利，痰黏起沫，脑转耳鸣，腰膝酸软，劳累后易发；或颧红，五心烦热，口干，舌质红少苔，脉细数；或畏寒肢冷，面色苍白，小便清长，舌淡苔白，质胖嫩，脉沉细。

病机：哮病久发，精气亏乏，肺肾摄纳失常。

治法：补肺益肾，纳气平喘。

方药：生脉地黄汤合金水六君煎加减。

两方都用于久哮肺肾两虚证。前者以益气养阴为主，适用于肺肾气阴两虚；后者以补肾化痰为主，适用于肾虚阴伤痰多。肺气阴两虚为主者，可加黄芪、沙参、百合益气养阴；肾阳虚为主者，酌加补骨脂、淫羊藿、制附子、肉桂温补肾阳；肾阴虚为主者，加生地黄、冬虫夏草滋补肾阴。另可常服紫河车粉以补肾元、养精血。

## 【中医适宜技术】

（一）单方验方

1. 胎盘粉　每次 3g，每日 2 次。适用于平时治本，可以减少发作。

2. 干地龙粉　每次 3g，每日 2 次，装胶囊开水吞服。适用于热哮治疗。

3. 平哮汤　炙麻黄 6～9g，炒杏仁 12g，桑白皮 20g，地龙 12g，蝉蜕 6g，蜈蚣 1～2 条，当归 12g，石韦 20g，细辛 5g，徐长卿 20g，生甘草 6g。每日 1 剂，水煎服。适用于支气管哮喘发作期及持续期，寒热不甚明显者。（《中国当代名医名方录》）

（二）中成药

支气管哮喘急性发作期、热哮痰瘀伏肺者，可用蠲哮片；哮喘发作期，痰涎上壅者，可用千金定吼丸；肺肾两虚，可用蛤蚧定喘丸、金水宝胶囊等；脾肾亏虚或肺肾气虚者，可用固肾定喘丸。

哮喘发作时，以临证中西医结合辨证治疗为佳。

**（三）简易治疗技术**

**1.穴位敷贴疗法（天灸治疗支气管哮喘技术）** 白芥子：细辛：甘遂：延胡索＝4：4：1：1，共研细末，用时以新鲜老姜汁调成 $1cm^3$ 的药饼，用 $5cm^2$ 胶布贴于穴位上，取穴：①肺俞、胃俞、志室、膻中；②脾俞、风门、膏肓、天突；③肾俞、定喘、心俞、中脘。背部穴位均取双侧。1次1组，3组交替使用。每次贴药1小时，10天贴1次，治疗3个月，共9次。适用于西医诊断支气管哮喘，或中医诊断哮病发作期和缓解期患者，排除合并严重心脑血管、肝、肾、造血系统等疾病，以及哮喘持续状态、孕妇等禁忌证。

**2.穴位埋线疗法** 取穴列缺、肺俞、定喘、大椎、风门、膻中、关元、肾俞、太溪、丰隆、中脘、足三里，穴位埋线治疗。适用于支气管哮喘。

**3.耳针疗法** 选取屏尖、肺、神门、皮质下、交感等穴，每次取2～3穴，捻转法进针，用中、强刺激。适用于哮喘发作期。

## 【转归预后】

哮病难治，迄今仍无特效的根治方法，强健体魄对缓解病情有肯定的疗效。若体质强，邪浊不重，治疗及时得当，一般服药后，哮鸣胸闷症状即可减轻，病情缓解。部分患者异地生活可以自愈。部分儿童及青少年至成年时，肾气日盛，正气渐充，可以终止发作。若反复发作，其虚实、寒热之间可相互转化，而呈虚实夹杂，寒热错杂之证；病亦可由肺脏影响至脾、肾、心，则易转为肺胀。若哮喘大发作，持续不解，可能转为喘脱或内闭外脱，预后较差，应及时中西医结合救治。

## 【预防调护】

注意气候变化，做好防寒保暖，防止外邪诱发。戒烟酒，避免接触刺激性气体以及易致过敏的灰尘、花粉、食物、药物和其他可疑异物。饮食宜清淡而富有营养，忌生冷、肥甘、辛辣食物及海腥发物，以免伤脾生痰。鼓励患者根据个人身体情况进行适当的体育锻炼，增强体质，降低发作频率。保持心情舒畅，避免不良情绪的影响，劳逸适当，防止过度疲劳。

哮病发作时，应密切观察哮鸣、喘息、咳嗽、咳痰等病情的变化，哮鸣咳嗽痰多或痰黏难咳者，用拍背、雾化吸入等法，可助痰排出。心中悸动者，应限制活动，防止喘脱。

## 【小结】

哮病是一种发作性的痰鸣气喘疾病，以喉中哮鸣有声、呼吸急促困难为临床特征。本病病位在肺，涉及脾、肾。基本病机为伏痰遇感引触。病理因素以痰为主。发作时，痰阻气道，痰气相搏，肺气失于肃降，表现为邪实之证；反复发作，气阴耗损，肺、脾、肾渐虚，则在平时表现为正虚之证，大发作时可见邪实正虚的错杂表现。故治疗是根据疾病的新久、发作与否，来区别邪正缓急、虚实主次，以"发时治标，缓则治本"为原则。发时以祛邪利肺为主；未发时以扶正为主，且需分清脏腑阴阳，采用补肺、健脾、益肾等治法，以减少或控制哮病的发作。哮病的预防在于增强体质，提高抗邪能力，减少宿痰的产生和避免诱发因素对患者的侵袭，以减少发作机会。

**【医案选粹】**

汤某，男，38岁。

初诊：1976年12月23日。

主诉及现病史：夙患有过敏性支气管哮喘，近因从甘肃来宁，旅途旧病复发，喘息痰鸣，常有狂嚏。

诊查：两肺闻及较多哮鸣音，苔薄白，脉弦滑。

辨证与治法：鼻为肺之窍，肺为气之主，外邪犯肺，触动肺中伏痰，开阖宣降一时逆乱。治以宣肺平喘，脱敏解痉。

处方：麻黄6g，细辛2g，干姜2g，苏子9g，银杏6g，陈皮5g，诃子6g，乌梅2枚，五味子6g。

二诊：药尽4剂，幸获效机，喘息渐平，狂嚏锐减，两肺哮鸣音已少。法方虽无先例，开阖不悖机宜。上方加太子参9g，继服4剂。

为观察治疗结果，旅舍随访，患者对疗效甚为满意，即将回陇。

**【按语】**病员长期在西北地区工作，夙患哮喘，肺气素虚、寒痰伏肺。此次感邪失表，邪伏肺俞，引动寒痰，以致诱作哮喘。拟方给予麻黄、细辛、干姜温肺散寒；苏子、银杏、陈皮降气化痰；诃子、五味子、乌梅敛肺平喘。一诊后喘势大平，狂嚏少作，复诊邪势虽煞，虑其不尽，且推测致敏之理，必系人体抗御能力不足，故加太子参助正抗邪，冀能巩固。（《中国现代名中医医案精华》傅宗翰医案）

**复习思考**

**A1型题**

1.关于哮病的临床特征，说法不正确的是（　　　）

    A.具有发作性　　　　B.喉间哮鸣　　　　　　C.呼吸困难

    D.甚则不得平卧　　　E.咳吐脓血痰

2.哮病的治疗原则是（　　　）

    A.扶正治本为主　　　　B.发时治标，平时治本　　　　C.攻邪治标为主

    D.宣肺降逆为主　　　　E.祛痰利气为主

3.治疗哮病缓解期肺肾两虚证，应首选的方剂是（　　　）

    A.平喘固本汤　　　　B.六君子汤　　　　C.定喘汤

    D.三子养亲汤　　　　E.生脉地黄汤合金水六君煎

**A2 型题**

1.患者刘某，男性，38 岁，冬季哮病发作，证见喘哮甚剧，恶寒背冷，痰白呈小泡沫，舌苔白滑，脉弦缓有力，体无虚象。治疗应选用的方剂是（　　　）

    A.射干麻黄汤　　　　B.紫金丹　　　　C.苏子降气汤

    D.小青龙汤　　　　E.厚朴麻黄汤

2.患者，女性，63 岁，反复发作气急痰鸣三十余年。气短声低，自汗，怕风，常易感冒，倦怠无力，食少便溏，喉中时有轻度哮鸣，痰多质稀色白，舌质淡，苔白，脉细弱。其诊断是（　　　）

    A.哮病缓解期肺脾气虚证　　　　　　　　B.喘证肺气虚耗证

    C.哮病缓解期肺肾两虚证　　　　　　　　D.哮病发作期风痰哮证

    E.喘证肾虚不纳证

3.何某，男性，56 岁。喉中哮鸣有声，胸膈烦闷，呼吸急促，喘咳气逆，咳痰不爽，痰黏色黄，烦躁，发热，恶寒，无汗，身痛，口干欲饮，大便偏干，舌苔白腻，舌边尖红，脉弦紧。治疗此病证首选的方剂是（　　　）

    A.定喘汤　　　　B.小青龙加石膏汤　　　　C.三子养亲汤

    D.射干麻黄汤　　　　E.平喘固本汤

**B1 型题**

    A.痰液稀薄多沫或痰白而黏

    B.脓痰腥臭

    C.痰黄稠胶结

    D.痰如白沫，量多

    E.痰少黏稠难出

1.冷哮之痰为（　　　）

2.热哮之痰为（　　　）

3.风痰哮之痰为（　　　）

# 第四节 喘 证

【学习目标】
  1. 掌握喘证的概念、诊断与病证鉴别、辨证论治要点。
  2. 熟悉喘证的病因病机、转归预后、预防调护。
  3. 了解喘证的中医适宜技术。

喘证是指由于外感或内伤,导致肺气升降出纳失常,以呼吸困难,甚则张口抬肩,鼻翼翕动,不能平卧为主要临床表现的病证。轻者仅表现为呼吸困难,不能平卧;重者稍动则喘息不已,甚则张口抬肩,鼻翼翕动;严重者,喘促持续不解,烦躁不安,面青唇紫,肢冷,汗出如珠,脉浮大无根,甚则发为喘脱之危重证候。

《内经》是最早对喘证的病因病机、临床表现进行论述的。《景岳全书》将喘证按虚实分类。《类证治裁》提出喘证的治则为"喘由外感者治肺,由内伤者治肾"。

西医学的喘息性支气管炎、肺部感染、肺炎、肺气肿、心源性哮喘、肺结核、矽肺及癔症等出现呼吸困难者,可参照本节进行辨证论治。

## 【病因病机】

喘证的病因主要有外感与内伤两方面,外感为六淫侵袭,内伤可由饮食、情志、劳欲、久病所致。

**1. 外邪侵袭** 外感风寒或风热之邪,肺卫为邪所伤,壅阻肺气,肺气不得宣畅而上逆致喘。

**2. 饮食不当** 恣食生冷、肥甘,或嗜酒伤中,脾失健运,痰浊内生,上干于肺,壅阻肺气,升降不利,气逆而喘。湿痰郁久化热,或肺火素盛,痰受热蒸,痰火交阻,肺失清肃,肺气上逆为喘。

**3. 情志失调** 情志不遂,忧思气结,肝失条达,气失疏泄,肺气痹阻,或郁怒伤肝,肝气上逆于肺,肺气不得肃降,升多降少,气逆而喘。

**4. 劳欲久病** 肺系久病,耗伤肺气,或久病脾气虚弱,肺失充养,则气失所主而喘促。若久病迁延,由肺及肾,或肺之气阴亏耗,不能下达于肾;或劳欲伤肾,精气内夺,肾元亏虚,根本不固,不能助肺纳气,则气失摄纳,上出于肺,出多入少,气逆于上为喘。若肾阳衰弱,肾不主水,水邪上泛,凌心犯肺,肺气上逆,心阳不振,亦可致喘。

喘证的基本病机是气机升降出纳失常，病位主要在肺和肾，与肝、脾有关，甚者累及心。肺主气，为气机升降出入之枢纽，外邪袭肺，肺气壅塞，肺失宣降，肺气上逆或肺气虚衰，气失所主而喘促。肾为气之根，与肺共司气之出纳，若肾元不固，摄纳失常则气不归元，阴阳不相接续，气逆于肺而为喘。脾虚痰浊上扰，或中气虚弱，土不生金，或肝气上逆乘肺，升多降少，皆可影响于肺而致喘。本病的严重阶段，肺肾虚极，孤阳欲脱，可致心气、心阳衰惫，鼓动血脉无力，血行瘀滞，可见面色、唇舌、指甲青紫，甚则出现喘脱危候。

喘证的病理性质有虚实两类。实喘在肺，为外邪、痰浊、肝郁气逆，邪气壅肺，肺气不利；虚喘当责之肺、肾两脏，精气不足，气阴亏耗而致肺不主气，肾不纳气。病情错杂者，可出现邪气壅阻于上，肾气亏虚于下的上盛下虚证候。

## 【诊断】

### （一）诊断要点

1. **临床特征** 喘促短气，呼吸困难，甚至张口抬肩，鼻翼翕动，不能平卧，口唇发绀。

2. **病史** 多有慢性咳嗽、哮病、肺痨、心悸等病史，每遇外感或劳累而诱发。

3. **相关检查** 听诊两肺可闻及干、湿性啰音或哮鸣音。胸部 X 线片及 CT 检查、心电图检查有助于肺源性或心源性致喘的鉴别诊断。合并感染者，血常规检测可有白细胞总数及中性粒细胞数增高，同时可配合痰培养、血气分析、肺功能测定等检查。

### （二）病证鉴别

1. **喘证与气短** 二者同为呼吸异常。喘证以呼吸困难，张口抬肩，甚至不能平卧为特征；气短亦即少气，呼吸微弱而浅促，或短气不足以息，似喘而无声，亦不抬肩，不如喘证呼吸困难之甚。但气短进一步加重，可呈虚喘表现。

2. **喘证与哮病** 喘以气息言，为呼吸气促、困难，是多种急慢性疾病的一个症状；哮以声响言，为喉中有哮鸣音，是一种反复发作的独立疾病。一般来说，哮必兼喘，而喘未必兼哮。

## 【辨证论治】

### （一）辨证要点

1. **辨虚实** 可以从呼吸、声音、脉象、病势缓急等方面辨别。呼吸深长有余，呼出为快，气粗声高，伴有痰鸣咳嗽、脉数有力，病程短，病势急者为实喘；呼吸短促难续，深吸为快，气怯声低，少有痰鸣咳嗽，脉象微弱或浮大中空，病程长，病势徐缓，时轻时重，遇劳则甚者为虚喘。

**2.辨外感、内伤**　外感起病急，病程短，多伴表证；内伤病程久，反复发作，无表证。外感者多为实证，内伤者多为虚证或虚实夹杂证。

**3.辨病位**　实喘病位在肺，为邪壅肺气；虚喘病位在肺、肾。因情志诱发者多涉及肝；因饮食发作者多涉及脾；自汗畏风，易感冒为肺虚；伴腰膝酸软，夜尿多为肾虚；伴心悸、紫绀者多涉及心。

**（二）论治要点**

喘证的治疗当分清虚实。实喘治肺，治以祛邪利气，根据寒、热、痰、气的不同，分别采用温化宣肺、清化肃肺、化痰理气等法；虚喘治在肺、肾，以肾为主，治以培补摄纳，针对脏腑病机，采用补肺、健脾、纳肾、温阳、益气、养阴、固脱等法。虚实夹杂，寒热错杂者，当分清主次，权衡标本，适当处理，必要时，给予吸氧。由于喘证多由其他疾病发展而来，所以积极治疗原发病是阻断病势发展，提高临床疗效的关键。

**（三）分证论治**

**1.实喘**

**（1）风寒壅肺证**

证候：喘息，呼吸气促，胸部胀闷，咳嗽，痰多稀薄带泡沫，色白质黏，多兼有恶寒，或伴发热、头痛、无汗、口不渴，舌苔薄白而滑，脉浮紧。

病机：风寒壅肺，肺气不宣。

治法：疏风散寒，宣肺平喘。

方药：麻黄汤合华盖散加减。

前方宣肺平喘，散寒解表；后方宣肺化痰。寒痰阻肺，痰白清稀量多起泡沫，加细辛、生姜、白芥子温肺化痰；咳喘重，胸满气逆，加射干、前胡、厚朴宣肺降气化痰。素有寒饮内伏，复感寒邪而引发者，可用小青龙汤发表温里。

**（2）表寒肺热证**

证候：喘逆上气，息粗鼻翕，胸胀或痛，咳而不爽，吐痰黏稠，伴恶寒身热、烦闷身痛、有汗或无汗、口渴，舌红，苔薄白或黄，脉浮数或滑。

病机：寒邪束表，肺有郁热，肺气上逆。

治法：解表清里，化痰平喘。

方药：麻杏甘石汤加减。

本方宣肺泄热，降气平喘。表寒重者，加桂枝解表散寒；痰热甚，烦热，痰黄稠黏，加川贝母、瓜蒌仁清肺泄热化痰；痰涌喉间，辘辘有声，加葶苈子、射干泻肺祛痰。

**（3）痰热郁肺证**

证候：喘咳气涌，胸部胀痛，痰多黏稠色黄，或夹血色，伴胸中烦闷、面红身热、汗出、口渴喜冷饮、咽干、小便赤涩或大便秘结，舌红，苔黄腻，脉滑数。

病机：痰热壅肺，肺失清肃。

治法：清热化痰，宣肺平喘。

方药：桑白皮汤加减。

本方清热肃肺化痰。痰多黏稠，加冬瓜仁、薏苡仁、鱼腥草、海蛤壳清化痰热；腑气不通，痰壅便秘，酌加葶苈子、大黄、瓜蒌仁通腑泻肺；身热甚，加石膏、知母清气分实热；口渴咽干，加天花粉清热生津。

（4）痰浊阻肺证

证候：喘而胸满闷窒，甚则胸盈仰息，咳嗽，痰多黏腻色白，咳吐不利，兼有呕恶纳呆，口黏不渴，苔白腻，脉滑。

病机：脾虚生痰，痰浊壅肺，肺失肃降。

治法：祛痰降逆，宣肺平喘。

方药：二陈汤合三子养亲汤加减。

前方燥湿化痰，理气和中；后方降气化痰。痰湿较重，舌苔厚腻，可加苍术、厚朴等燥湿理脾行气之品，以助化痰降逆；呕恶纳呆、便溏，加党参、白术健脾益气；痰从寒化，色白清稀，畏寒，加干姜、细辛；湿痰郁久化热，咳痰黄稠，可按痰热郁肺证治疗。

（5）肺气郁闭证

证候：遇情志刺激而诱发，发病突然，呼吸短促，息粗气憋，胸闷胁胀，咽中如窒，痰鸣不著，或平素多忧思抑郁，失眠，心悸，苔薄，脉弦。

病机：肝郁气逆，上逆犯肺，肺气不降。

治法：开郁降气平喘。

方药：五磨饮子加减。

本方行气解郁。肝郁气滞较重，可加柴胡、郁金、青皮等疏肝理气之品以增强解郁之力。气逆喘剧，加旋覆花、代赭石降气镇逆；气滞腹胀，大便秘结，可加大黄以降气通腑，即六磨汤之意；伴心悸、失眠者，加百合、酸枣仁、合欢皮、远志等宁心安神。在治疗同时需劝慰病人，使其心情舒畅，避免不良刺激，以配合治疗。

2. 虚喘

（1）肺气虚耗证

证候：喘促短气，气怯声低，咳声低弱，吐痰稀白，自汗恶风，舌淡，脉软弱。

病机：肺气虚弱，气无所主。

治法：补肺益气。

方药：生脉散合补肺汤加减。

前方益气养阴；后方补肺益肾。自汗畏风重、易感冒者，可合玉屏风散以益气固表止汗；咳痰稀薄者，加款冬花、苏子、钟乳石等以温肺止咳定喘；若兼见呛咳痰少质黏，烦热而渴，两颧潮红，舌红少苔，加沙参、麦冬、玉竹、百合等补肺养阴。病情严重时常与肾虚并见，可合用补肾纳气之品，如胡桃肉、紫河车、山茱萸等肺肾同治；食少便溏，腹中气坠，为肺脾同病，中气下陷，宜配合补中益气汤，益气升清。

（2）肾虚不纳证

证候：喘促日久，呼多吸少，动则喘甚，气不得续，腰膝酸软，跗肿便溏，汗出肢冷，面唇青紫，舌质淡，脉微细或沉弱；或见喘咳，面红烦躁，口咽干燥，足冷，汗出如油，舌红少津，脉细数。

病机：肺病及肾，肺肾俱虚，气失摄纳。

治法：补肾纳气。

方药：金匮肾气丸合参蛤散加减。

前方温补肾阳；后方纳气归肾。肾阳虚甚，寒象明显者，加淫羊藿、仙茅、补骨脂；冲气上逆，脐下筑动，气从少腹上奔者，加紫石英、磁石、沉香以镇纳肾气；肾阴虚者，用七味都气丸合生脉散加减，以滋阴纳气，药用生地黄、诃子、西洋参、天冬、龟甲胶、五味子等。

（3）正虚喘脱证

证候：咳逆甚剧，张口抬肩，鼻翕气促，端坐不能平卧，稍动则喘剧欲绝，或有痰鸣，心悸，烦躁不安，面青唇紫，汗出如珠，肢冷，脉浮大无根，或见歇止，或模糊不清。

病机：肺气欲绝，心肾阳衰。

治法：扶阳固脱，镇摄肾气。

方药：参附汤送服黑锡丹，配蛤蚧粉。

前方扶阳固脱；后方镇摄肾气；蛤蚧温肾阳，散阴寒，降逆气，定虚喘。阴虚甚，伴有烦躁内热，口干颧红，汗出黏手，舌红，脉沉细数，可加麦冬、玉竹，人参改用西洋参益气养阴；阳虚甚，气息微弱，汗出肢冷，舌淡，脉沉细，加附子、干姜；神昏不清，加丹参、远志、石菖蒲安神祛痰开窍。

**【中医适宜技术】**

（一）单方验方

1.麻黄、五味子、甘草各30g，研细末，分30包，每日2次，每次1包。适用于寒喘、实喘。

2.桑白皮、葶苈子各等份，炒黄，捣为粗末，每次水煎10g，去渣，温服。适用于痰喘、热喘。

3.宣肺清解汤：炙麻黄2g，杏仁10g，山豆根6g，鱼腥草15g，炙甘草10g，桔梗

10g，西青果 10g，车前子（包煎）10g，枇杷叶 6g。本方宣通肺气、清热解表，适用于急、慢性喘息性支气管炎。（《中国当代名医名方录》）

4. 参蛤三七散：人参 30g，蛤蚧 4 对，三七 30g，紫河车 30g，研为细末。每次 1g，每日 2 次，感冒停服。适用于肾虚喘证。（《岳美中医话集》）

**（二）中成药**

感寒而喘者，可用复方川贝精片、降气定喘丸、镇咳宁糖浆、定喘止咳糖浆；痰热郁肺证，可用十五味龙胆花丸、鱼腥草注射液、双黄连注射液、清开灵注射液等；痰黏稠难咳者，可配伍鲜竹沥口服液；阴虚肺热，痰黏气逆者，可用定喘止嗽丸；肾不纳气者，偏肾阳虚选金匮肾气丸，偏肾阴虚选六味地黄丸；肾虚痰多气逆者，可用苏子降气丸；肺肾两虚者，可用蛤蚧定喘丸、金水宝胶囊、参蛤平喘胶囊、百令胶囊；肺脾肾虚者，可用固肾定喘丸。

**（三）简易治疗技术**

1. 穴位敷贴疗法　药用白芥子 2 份，苏子 2 份，细辛 1 份，肉桂 2 份，麻黄 1 份，共研细末，用姜汁调敷于大椎、定喘、肺俞、厥阴俞，每天 1 次，7 天 1 个疗程。适用于发作日久的虚寒性喘证。

2. 针刺疗法　针刺孔最穴，按揉鱼际穴，能有效缓解喘症。

3. 推拿疗法　平推督脉从大椎至长强，膀胱经第一线从大椎至白环俞，第二线从附分至秩边。适用于预防慢性支气管炎复发。（《实用按摩推拿大全》）

**【转归预后】**

喘证的转归预后，与患者体质的强弱、病程的长短、邪气的盛衰、治疗用药是否及时与合理等有关。一般来说，实喘日久，可由实转虚；虚喘再次感邪可致虚实兼夹，上实下虚。喘证日久，肺气不能调节心脉、布散津液，致痰瘀阻痹，加重喘证；亦可致肺燥津伤或肺气虚冷而成肺痿；若肺、脾、肾受损则转成肺胀。

实喘多因邪气壅肺，故只要祛邪利气，一般易治愈；但若邪气极甚，高热、喘促不得卧、脉急数者，病情重，预后差。虚喘因根本不固，气衰失其摄纳，补之不能速效，故治疗难；若虚喘再感新邪，且邪气较甚，则预后差；若发展至喘脱，则预后不良。

**【预防调护】**

注意防寒保暖，气候变化时尤需慎风寒，以免感受外邪而诱发。饮食宜清淡而富有营养，少食辛辣刺激及肥甘厚腻之品，以免助湿生痰。戒烟酒，调情志，适房事。加强体育锻炼，提高机体抵御外邪的能力，以固根本。活动量根据个人体质强弱而定，不宜过度疲劳。喘证发生时，应卧床休息，或取半卧位休息，保持室内空气新鲜。密切观察病情变化，如有严重呼吸困难，需及时吸氧。痰多者应注意及时排痰，保持呼吸道通畅。

## 【小结】

喘证是指由于外感或内伤，导致肺气升降出纳失常，以呼吸困难，甚则张口抬肩，鼻翼翕动，不能平卧为主要临床表现的病证。病因为外感六淫、内伤饮食、情志失调以及久病体虚。其病位主要在肺、肾，亦与肝、脾有关，严重者累及心。基本病机是气机升降出纳失常。病理性质有虚实之分，实喘为邪气壅肺，肺失宣降，治予祛邪利气；虚喘为气无所主，肾失摄纳，气机上逆，治予培补摄纳。虚实夹杂，寒热错杂者，当分清主次，权衡标本，适当处理。若见喘脱者，当扶正固脱，镇摄肾气，及时救治。辨证应辨虚实、辨病位。喘证日久不愈，反复发作者，可致肺痿；亦可因肺、脾、肾受损而成为肺胀。

## 【医案选粹】

王某，男，63 岁。

初诊：1977 年 2 月 10 日。

主诉及现病史：患咳喘近 20 年，从 1960 年起逐渐加重，寒冷时节发作较频。近 10 日来气喘胸闷，气急气短，动则尤甚，不能平卧，伴咳嗽、痰多有大量泡沫。

诊查：舌淡红偏晦暗，苔白，脉细弦缓。

辨证：肾虚喘证。患者年逾花甲，肾气早衰。肾虚不能纳气，气上逆则为咳喘；肾阳虚，故病好发于冬寒；肾为生痰之根，肾阳虚则气不化津而水泛为痰。

处方：熟地黄 15g，山药 15g，茯苓 15g，牡丹皮 9g，泽泻 9g，枸杞子 9g，附子 9g，葶苈子 9g，胆南星 9g，肉桂（另冲）3g。

服药 3 剂，患者即能平卧，上楼已不觉气急气短。患者信心增强，连服药 20 余剂。于 1979 年底询知，服药后其病得以控制，未再复发。

【按语】新喘治肺，久喘治肾，此为不易之理。俞老治久喘常用金匮肾气丸（改汤）为基本方。实践体会，方中加胆南星一味可增强疗效，若再加地龙 10g，雄黄粉（另服）0.6g，可治嗜酸性粒细胞增多症。(《中国现代名中医医案精华》俞长荣医案）

## 复习思考

### A1 型题

1.喘证实喘的主要病位在（    ）

A.心　　　　　　　　B.肝　　　　　　　　C.肺

D. 脾      E. 肾

2. 下列各项中，不属于喘证病因的是（  ）

  A. 外邪侵袭    B. 饮食不当    C. 瘀血内停

  D. 情志所伤    E. 劳欲久病

3. 正虚喘脱证的治法是（  ）

  A. 祛痰降逆，宣肺平喘  B. 开郁降气平喘  C. 补肾纳气

  D. 扶阳固脱，镇摄肾气  E. 补肺益气养阴

**A2 型题**

1. 患者咳逆喘满不得卧，气短气急，咳痰色白、质稀、呈泡沫状，胸部膨满，口干不欲饮，周身酸楚，恶寒，面色青黯，舌体胖大，舌质暗淡，舌苔白滑，脉浮紧，治疗最佳选方是（  ）

  A. 越婢加半夏汤    B. 射干麻黄汤    C. 小青龙汤

  D. 苏子降气汤    E. 三子养亲汤

2. 杨某，男，68 岁。咳喘多年，入冬加重，动则喘甚，呼多吸少，气不得续，形瘦神惫，面青唇紫，舌淡，苔白滑，脉微细。其治疗应首选的方剂是（  ）

  A. 补中益气汤    B. 玉屏风散    C. 麻黄汤合华盖散

  D. 金匮肾气丸合参蛤散  E. 黑锡丹

3. 王某，男性，55 岁，反复咳喘 5 年余。现喘促气涌，胸部胀痛，咳嗽痰多，质黏色黄，身热，有汗，口渴而喜冷饮，面赤，咽干，小便赤涩，大便秘结，舌质红，苔薄黄，脉滑数。此证治法是（  ）

  A. 祛痰降逆，宣肺平喘  B. 开郁降气平喘  C. 清热肃肺，豁痰止咳

  D. 清热化痰，宣肺平喘  E. 解表清里，化痰平喘

**B1 型题**

  A. 麻黄汤

  B. 二陈汤合三子养亲汤

  C. 桑白皮汤

  D. 定喘汤

  E. 五磨饮子

1. 痰浊阻肺型喘证宜选用（  ）

2. 痰热郁肺型喘证宜选用（  ）

3. 肺气郁痹型喘证宜选用（  ）

# 第五节　肺　痈

肺痈是指肺叶生疮，形成脓疡的一种病证，属内痈之一。临床以咳嗽、胸痛、发热、咳吐腥臭浊痰，甚则脓血相兼为主要特征。

《金匮要略》首先提出"肺痈"病名，并对其病因病机、脉证、治疗及预后做了全面的阐述。《诸病源候论》强调正虚是发病的重要内因。孙思邈《备急千金要方》创苇茎汤治疗肺痈，沿用至今。陈实功《外科正宗》提出根据病机演变辨证施治的原则，为后世分期论治提供了依据。

本病相当于西医学的肺脓肿，其他如化脓性肺炎、肺坏疽、支气管扩张、支气管囊肿、肺结核空洞等伴化脓感染而表现为肺痈证候者，亦可参考本节辨证施治。

## 【病因病机】

肺痈发病的主要原因为感受外邪，痰热素盛。

1. 感受外邪　多为风热外邪自口鼻或皮毛侵犯于肺，或因风寒袭肺，内蕴不解，郁而化热，邪热熏灼肺脏，肺气失于清肃，血热壅聚所致。

2. 痰热素盛　平素嗜酒太过或嗜食辛辣煎炸厚味，蕴湿蒸痰化热，熏灼于肺；或肺脏宿有痰热，以及他脏痰浊瘀热蕴结日久，上干于肺，成痈化脓。如宿有痰热蕴肺，加上劳累过度，肺气虚弱，则卫外不固，外邪乘虚侵袭，内外合邪，则更易引发本病。

本病主要病机为邪热郁肺，蒸液成痰，痰热壅阻肺络，血滞为瘀，而致痰热与瘀血互结，蕴酿成痈，血败肉腐化脓，肺络损伤，脓疡溃破外泄。热壅血瘀是其成痈化脓的病理基础。本病病位在肺，病性属实热证，脓疡溃破后可见气阴耗伤之象。

肺痈的病理演变过程，可以随着病情的发展、邪正的消长，分为初期（或表证期）、成痈期、溃脓期、恢复期四个阶段。初期因风热或风寒之邪侵袭卫表，内郁于肺，或内外合邪，肺卫同病，蓄热内蒸，出现恶寒、发热、咳嗽等肺卫表证；成痈期邪热壅肺，蒸液成痰，气分热毒侵及血，热壅血瘀，蕴酿成痈，表现高热、振寒、咳嗽、气急、胸痛等痰瘀热毒蕴肺的证候；溃脓期痰热与瘀血壅阻肺络，肉腐血败化脓，继则脓疡内溃外泄，排出大量腥臭脓痰或脓血痰；恢复期脓疡溃后，邪毒渐尽，病情趋向好转，但因肺体损伤，故可见邪去正虚、阴伤气耗的病理过程。随着正气的逐渐恢复，病灶趋向愈合。溃后如脓毒不净，正虚邪恋，每致迁延反复，日久不愈，病势时轻时重而转为慢性。

## 【诊断】

### （一）诊断要点

**1.临床特征** 发病多急，常突然寒战高热，咳嗽胸痛，呼吸气粗，咳吐黏浊痰，10余天后咳吐大量腥臭脓痰，或脓血相兼，随后身热下降，症状减轻，病情有所好转，经数周逐渐恢复。如脓毒不净，持续咳嗽，咳吐脓血腥臭痰，低热，消瘦，则转成慢性疾病过程。

**2.病史** 多有外感史，或素体热盛。

**3.相关检查** 听诊呼吸音减弱，语颤增强，可闻及支气管呼吸音或湿啰音。咳吐之脓血浊痰，吐在水中，沉者是痈脓，浮者是痰。白细胞计数和中性粒细胞均显著增加，胸部X线检查可见肺野大片浓密阴影，其中有脓腔及液平面，或见两肺多发性小脓肿，痰涂片、痰培养有助于确定病原体。

### （二）病证鉴别

**1.肺痈与肺系其他疾病痰热蕴肺证** 肺系其他疾病表现痰热蕴肺，热伤血络证候时，亦可见发热、咳嗽、胸痛、咳痰带血等症状。肺痈则为瘀热蕴结致肺叶生疮，病情较重；一般痰热证病情较轻，但若迁延失治，邪热进一步瘀阻肺络，也可发展形成肺痈。在病理表现上有血热与血瘀的区别，临床特征亦有不同，前者咳吐黄稠脓痰、量多，夹有血色；肺痈则咳吐大量腥臭脓血浊痰。此外，实验室检查、胸部X线检查均有助于鉴别诊断。

**2.肺痈与风温** 风温起病多急，以发热、咳嗽、烦渴或伴气急胸痛为特征，与肺痈初期颇难鉴别。肺痈喉中有腥味是其特点，其振寒、咳吐浊痰症状比风温明显；风温辨治正确，一般邪在气分即解，多在1周内身热下降，不会出现咳吐腥臭脓血浊痰之症，如病经1周，身热不退或更盛，或退而复升，咳吐浊痰，喉中腥味明显，则应考虑肺痈之可能。胸部X线检查、痰培养有助于鉴别诊断。

## 【辨证论治】

### （一）辨证要点

**1.辨病性** 本病属于邪盛的实热证。初起及成痈阶段，为热毒瘀结在肺，邪盛证实。溃脓期大量腥臭脓痰排出后，因痰热久蕴，肺之气阴耗伤，表现为虚实夹杂之候。恢复期以阴伤气耗为主，兼有未净余毒。

**2. 辨病期**　本病分为四期：初期邪在肺卫，表现为恶寒、发热、咳嗽、咳白色泡沫痰等肺卫表证；成痈期为气分实热，表现为高热、振寒、咳嗽、气急、胸痛、咳黄稠痰或黄绿色浊痰，喉中有腥臭味等痰瘀热毒蕴肺的证候；溃脓期气血两燔，排出大量腥臭脓痰或脓血痰；恢复期邪去正虚，气阴两伤，身热下降，症状减轻，痰由浓变稀。

### （二）论治要点

本病以清热解毒、化瘀排脓为治疗原则。针对不同病期，分别采取相应治法。初期以清肺散邪治疗为主；成痈期治以清热解毒、化瘀消痈；溃脓期治以排脓解毒；恢复期阴伤气耗者治以养阴益气，若久病邪恋正虚当扶正祛邪。在肺痈的治疗过程中，要坚持在未成脓前给予大剂量清肺消痈之品以力求消散；已成脓者当解毒排脓，尤以排脓为首要措施；脓毒消除后，再予以补虚养肺治疗。因热毒为本病基本病邪，故清热解毒法要贯穿于治疗的全过程。必要时可配合西药抗生素治疗。

### （三）分证论治

**1. 初期**

证候：恶寒发热，咳嗽，胸痛，咳则痛甚，咳白色黏痰，痰量日渐增多，呼吸不利，口干鼻燥，舌苔薄黄，脉浮数而滑。

病机：风热犯肺，卫表失和，肺失清肃。

治法：疏风散热，清肺化痰。

方药：银翘散加减。

本方疏散风热，轻宣肺气。表证重者加桑叶、淡豆豉疏风清热；热势较甚者，加鱼腥草、大青叶、板蓝根、黄芩清肺泄热；咳甚痰多色黄者，加杏仁、桑白皮、冬瓜仁、枇杷叶等清热化痰；胸痛甚者，加郁金、桃仁化瘀通络。

**2. 成痈期**

证候：身热转甚，时时振寒，继则壮热，汗出烦躁，口干咽燥，咳嗽气急，胸满作痛，转侧不利，咳吐黄绿色浊痰，自觉喉间有腥味，舌苔黄腻，脉滑数有力。

病机：热毒蕴肺，蒸液成痰，热壅血瘀，蕴酿成痈。

治法：清肺解毒，化瘀消痈。

方药：苇茎汤合如金解毒散加减。

前方重在化痰泄热，通瘀散结消痈；后方重在降火解毒，清肺消痈。肺热壅盛，壮热，心烦，口渴，汗多，尿赤，脉洪数有力，苔黄腻，配石膏、知母、黄连、栀子清火泄热；热壅络瘀，胸痛，加乳香、没药、郁金、赤芍以通瘀和络；痰热郁肺，咳痰黄稠，配桑白皮、瓜蒌、射干、海蛤壳以清化痰热；痰浊阻肺，咳而喘满，咳痰脓浊量多，不得平卧，加葶苈子、大黄泻肺通腑泄浊；热毒瘀结，咳脓浊痰，有腥臭味，可合用犀黄丸，以解毒化瘀。

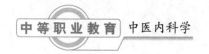

**3. 溃脓期**

证候：咳吐大量脓痰，或如米粥，或痰血相兼，腥臭异常，有时咳血，胸中烦满而痛，甚则气喘不能卧，身热面赤，烦渴喜饮，舌红苔黄腻，脉滑数或数实。

病机：血败肉腐，痈脓溃破。

治法：排脓解毒。

方药：加味桔梗汤加减。

本方清肺化痰，排脓去壅。络伤血溢，咳血，加牡丹皮、栀子、藕节、白茅根，另服三七粉、白及粉以凉血止血；痰热内盛，烦渴，痰黄稠，加石膏、知母、天花粉清热化痰；津伤明显，口干，舌质红，加沙参、麦冬养阴生津；气虚不能托脓，气短，自汗，脓出不爽，加生黄芪益气托毒排脓。

**4. 恢复期**

证候：身热渐退，咳嗽减轻，脓痰日渐减少，臭味亦减，痰液转为清稀，精神、食欲均见好转，或见胸胁隐痛，难以久卧，气短乏力，自汗，或心烦盗汗，午后潮热，口干咽燥，面色无华，形瘦神疲，舌质红或淡红，苔薄，脉细或细数无力。

病机：阴伤气耗，正虚邪恋。

治法：益气养阴清肺。

方药：沙参清肺汤或桔梗杏仁煎加减。

前方益气养阴、清肺化痰，为肺痈恢复期调治之良方；后方益气养阴、排脓解毒，适用于正虚邪恋者。阴虚发热，低热不退，加功劳叶、青蒿、白薇、地骨皮以清虚热；脾虚，食纳不佳、便溏，配白术、山药、茯苓以培土生金；肺络损伤，咳吐血痰，加白及、白蔹、合欢皮、阿胶以补敛疮口；若正虚邪恋，咳嗽、咳吐脓血痰日久不净，或痰液一度清稀而复转臭浊，病情时轻时重，反复迁延不愈，当扶正祛邪，治以益气养阴、排脓解毒，加鱼腥草、金荞麦根、败酱草、桔梗等。

## 【中医适宜技术】

（一）单方验方

1. 鲜鱼腥草 250g，略捣绞汁，每日分 3 次服用，连服 3 天即可排脓止血。适用于肺痈咳吐脓血者。（《东方药膳》）

2. 白及 50g，生蛤壳 75g，怀山药 50g，共研细末，每日 2 次，每次 3～6g，开水送下，常服。适用于肺痈恢复期。

3. 复方鱼桔汤：鱼腥草 30g，桔梗 15g，黄连 5g，金银花 30g，甘草 5g，象贝母 10g，黄芩 10g，冬瓜仁 30g，桃仁 10g。本方清热解毒、祛痰排脓，适用于肺痈溃脓期。（《中国当代名医名方录》）

（二）中成药

肺痈初期，可选羚翘解毒丸、银翘解毒片；成痈期、溃脓期，可用穿心莲片、二十五味肺病丸；溃脓期见咳血者，可用花蕊石止血散；恢复期可用生脉饮。

（三）简易治疗技术

1.**雾化疗法** 鱼腥草注射液 2mL，α－糜蛋白酶针剂 2.5mg，生理盐水 2mL，混合后加入雾化器，可稀释痰液。适用于肺痈成痈期、溃脓期。

2.**饮食疗法** 沙参粥：沙参 30g，煎汤取汁，入粳米 60g 煮粥，粥熟后加入冰糖适量，每日 2 次，可作正餐。润肺养阴、化痰止咳，适用于肺痈恢复期。（《粥谱》）

## 【转归预后】

本病的转归预后与热毒的轻重、体质的强弱、诊治是否及时或得当等因素有关。如能早期确诊，及时治疗，在初期即可截断病势的发展不致酿成肺痈；若在成痈初期得到有力的清解消散，则病情较轻，疗程较短；凡老人、儿童、体弱和饮酒成癖者患本病，因正气虚弱或肺有郁热，须防其病情迁延不愈或发生变证。

一般情况下，本病是按照初期、成痈期、溃脓期和恢复期的病势发展规律进行转归，溃脓期是病情顺逆的转折期，其关键在于脓液能否通畅排出。凡脓得畅泄，脓血稀而渐少，臭味转淡，胸胁痛渐减，坐卧如常，身热随脓泄而降，溃后精神渐振，食欲增加，脉象渐静，病势为顺；脓血排泄不畅，腥臭异常，气喘鼻翕，胸痛不减，坐卧不安，声音嘶哑，身热不退，饮食少进，精神疲乏，脉短涩或弦急，病势为逆。溃脓阶段若发生大量咳血，应警惕血块阻塞气道，或气随血脱的危象。如脓溃后脓排不畅，流入胸腔，形成脓胸，是为恶候。此外，如迁延转为慢性，且有手术指征者，可请外科处理。

## 【预防调护】

平素体虚或原有其他慢性疾患、易感外邪者，当注意寒温适度，起居有节，以防受邪致病；禁烟酒及辛辣炙煿食物，以免燥热伤肺；加强体育锻炼、强健体质，是预防本病的重要措施。

一旦发病，则当及早治疗，力求在未成痈前得到消散，或减轻病情，并安静卧床休息，每天观察体温、脉象的变化，观察痰与脓的色、质、量、味的改变。注意室温的调节，做好防寒保暖，以防复感。如见大量咳血，应警惕血块阻塞气道。饮食宜清淡，多吃具有润肺生津化痰作用的水果，如梨、枇杷、萝卜、荸荠等，饮食不宜过咸，忌油腻厚味及辛辣刺激、海腥发物，如大蒜、辣椒、韭菜、海虾等，忌烟酒。

【小结】

肺痈以发热、咳嗽、胸痛、咳吐大量脓血痰为临床特征。其病因由外感风热或风寒化热，或痰热素盛，或内外合邪，致热壅于肺不得泄，以致蒸液成痰，热壅血瘀，肉腐血败，成痈化脓。病程发展一般经历初期、成痈期、溃脓期和恢复期四个阶段，每期病理各有重点，辨证重在分清病期。本病病理性质属实热，治疗以清热散结、解毒排脓为原则。未成脓前，以大剂清热解毒消痈之品消散之，以求截断病情；若脓已成当解毒排脓，使脓疡易溃，脓血易引流；恢复期应清养并举，既不能继续大剂清热解毒以伤正，又不能单纯补益而敛邪；若邪去正虚，则应扶正祛邪。必要时可配合西药抗生素治疗。

【医案选粹】

蔡某，男，53岁。

初诊：1972年9月4日。

主诉及现病史：患者因发热、胸闷、咳脓腥痰月余，于1972年8月22日住院。经X线检查，诊断为多发性肺脓疡。经注射、口服多种抗生素，发热仍不退，咳嗽、胸闷、咳腥臭脓痰、发热口干、小便短赤、大便秘结等症状。遂请中医诊治。

诊查：舌淡红，苔黄腻，脉数有力。

辨证：此乃外感风热病毒熏蒸于肺，蓄热内蕴，肺受热灼，气失清肃，热郁血结成痈。

治法：因体实邪盛，可专用清热解毒、化瘀排脓之品。

处方：白花蛇舌草30g，毛大丁草15g，鱼腥草15g，白桔梗15g，三桠苦15g，山芝麻10g。

二诊：1972年9月6日。药尽2剂，咳嗽较减，发热稍退，胸闷尚存，舌脉如前，拟上法加减。上方加桃仁10g，苇茎15g，生薏苡仁30g，冬瓜仁10g，服2剂。

三诊：1972年9月8日。发热已退，胸闷大减，咳吐腥臭脓痰已稀，苔黄腻较退。再服上方药，每日1剂。

1972年9月18日胸透：肺右中部、左上部有斑点状影，边界尚清。

上方药服至1972年9月23日，患者基本痊愈，出院。

【按语】此例住院10余天，单用抗生素疗效不显，后加用中药迅速获效。桔梗为强有力的皂素祛痰药，肺痈已成，用之可加速排脓。白花蛇舌草、鱼腥草、三桠苦、山芝麻、毛大丁草等清热解毒之品具有广谱抗菌作用，用于抗菌消炎，可收到较好疗效。（《中国现代名中医医案精华》蔡友敬医案）

## 复习思考

### A1 型题

1. 肺痈分期，错误的是（　　　）

    A. 初期 　　　　　B. 成痈期 　　　　　C. 发热期

    D. 溃脓期 　　　　E. 恢复期

2. 下列关于肺痈的特征性临床表现，错误的是（　　　）

    A. 咳嗽 　　　　　B. 胸痛 　　　　　C. 发热

    D. 咳吐腥臭脓痰 　E. 咳铁锈色痰

3. 肺痈恢复期的治疗，首选方剂是（　　　）

    A. 银翘散 　　　　　　　　　　B. 千金苇茎汤

    C. 加味桔梗汤 　　　　　　　　D. 沙参清肺汤或桔梗杏仁煎

    E. 如金解毒散

### A2 型题

1. 王某，男性，25岁。患者发热周余不退，咳吐大量脓血痰，腥臭异常，胸中烦满而痛，喘甚不能平卧，面赤，烦渴喜饮，舌红苔黄腻，脉滑数。辨证应属于肺痈（　　　）

    A. 初期 　　　　　B. 成痈期 　　　　　C. 溃脓期

    D. 恢复期 　　　　E. 迁延期

2. 张某，女性，32岁。恶寒发热，咳嗽，咯白色黏痰，痰量日渐增多，胸痛，咳时痛甚，呼吸不利，口干鼻燥，舌苔薄黄，脉浮数而滑。此病证的治法是（　　　）

    A. 疏风散热，宣肺解表 　　　　B. 疏风散热，清肺化痰

    C. 疏风散热，宣肺平喘 　　　　D. 清肺解毒，化瘀消痈

    E. 排脓解毒

3. 王某，男性，25岁。患者咳吐大量脓痰，痰血相兼，腥臭异常，胸中烦满而痛，身热面赤，烦渴喜饮，舌红苔黄腻，脉滑数。治疗应首选的方剂是（　　　）

    A. 银翘散 　　　　B. 苇茎汤 　　　　C. 加味桔梗汤

    D. 桔梗杏仁煎 　　E. 如金解毒散

### B1 型题

    A. 热伤肺气

    B. 热壅血瘀

    C. 血败肉腐

    D. 热毒留恋

    E. 气阴两伤

1. 肺痈成痈期的主要病理是（　　　）

2. 肺痈溃脓期的主要病理是（　　　）

3. 肺痈恢复期的主要病理是（　　　）

# 第六节　肺　痨

【学习目标】

1. 掌握肺痨的概念、诊断与病证鉴别、辨证论治要点。

2. 熟悉肺痨的病因病机、转归预后、预防调护。

3. 了解肺痨的中医适宜技术。

肺痨是由于正气不足、痨虫侵蚀肺叶引起的一种具有传染性的慢性虚弱性疾病。临床以咳嗽、咳血、潮热、盗汗及身体逐渐消瘦为主要特征。

肺痨的发病多缓慢，病情逐渐加重，但亦偶有急性发作，很快恶化，其证候表现及病程多不一致。一般初起微有咳嗽，痰中偶有少量鲜红血丝，疲倦乏力，食欲不振，午后潮热；继之咳嗽加剧，干咳少痰，时时咳血，口干咽燥，潮热加重，颧红，盗汗，胸部闷痛，心烦易怒，逐渐消瘦；终至大骨枯槁，大肉陷下，肌肤甲错，声音嘶哑，便溏，肢体浮肿，逐渐趋于危候。

本病的名称很多，归纳而言大致有两类：一类以具有传染性而定名，如尸疰、劳疰、虫疰、鬼疰、传尸等；一类是根据症状特点而定名，如骨蒸、劳嗽、肺痿疾、急痨、伏连等。宋代开始用痨瘵以统诸称，沿用到晚清。由于本病劳损在肺，故现今称肺痨。葛可久《十药神书》为我国现存治疗肺痨的第一部专著。虞抟的《医学正传》提出了本病的"杀虫""补虚"两大治疗原则。

本病的主要临床表现及其传染的特点，与西医学中的肺结核基本相同。其他肺外结核有肺痨表现特征者，亦可参考本节辨证论治。

## 【病因病机】

肺痨的病因主要有内外两个方面。内因为正气虚弱，外因为感染痨虫。正气虚弱是发病的关键，痨虫感染是致病的必要条件。

1. **感染痨虫**　痨虫传染是导致肺痨的唯一因素。凡直接与病人接触，如看护、问病、与病人朝夕相处等，均是导致感染的条件。现代医学证实，痨虫感染是导致本病的病因。

2. **正气虚弱**　正气内虚是肺痨发病的内在因素。先天禀赋薄弱、小儿发育不良，痨虫乘虚而入可致本病；或酒色过度，耗损精血，或忧思过度，劳倦伤脾，致脾虚肺弱，痨虫入侵亦可发病；或病后失于调养，生活贫困，营养不良，致体虚不能抗邪而致本病。

肺痨的基本病机为正气虚损，感染痨虫，痨虫蚀肺，肺体受损，肺阴不足。病性主要以阴虚为主，可导致气阴两虚，甚则阴损及阳，以致阴阳两虚的严重证候。病变部位在肺，与脾肾两脏关系最为密切。

痨虫蚀肺，肺体受损，肺阴不足，肺失滋润，则出现干咳少痰、咽燥声嘶、痰中带血等症。肺肾相生，肺虚则肾失滋生之源，致肺肾阴虚，则骨蒸、潮热、男子遗精、女子月经不调；肺虚不能制肝，肾虚不能养肝，肝火偏旺，反侮肺金，则性急善怒、胸胁掣痛；肺虚心火乘之，肾虚不能济火，则虚烦不寐、盗汗。脾为肺之母，肺虚子盗母气则致肺脾同病，气阴两虚，可见疲乏无力、食少便溏等症。久延而病重者，可见肺、脾、肾三脏俱亏，或病及于心，致气虚血瘀，出现气短、喘急、心慌、唇紫、浮肿、肢冷等重症。

此外，亦有少数患者急性发病，初始即出现剧烈咳嗽、喘促倚息、咳吐大量鲜血、寒热如疟等严重症状，俗称"急痨""百日痨"，预后极差。

## 【诊断】

### （一）诊断要点

1. **临床特征**　咳嗽、咳血、潮热、盗汗、形体明显消瘦。初期病人可仅感疲劳乏力、干咳、食欲不振、形体逐渐消瘦。

2. **病史**　多有与肺痨病人密切接触史。

3. **相关检查**　X线检查不但可以早期发现肺结核，还可对病灶部位、范围、性质、发展情况和治疗效果做出判断。痰涂片或痰培养结核菌多呈阳性，属于活动性病变，此时传染性最强；条索状、结节状病变经一定时期观察稳定不变或已形成纤维硬结，痰培养结核杆菌呈阴性，属于非活动性病灶。结核菌素试验呈强阳性者，常提示体内有活动性病灶，红细胞沉降率也可增快。

### （二）病证鉴别

1. **肺痨与虚劳**　两者均有身体日益消瘦、体虚不复的特点。但肺痨病位在肺，病性以阴虚为主，病因是正虚而感染痨虫，具有传染性，是独立的慢性消耗性疾病，有其发生、发展及传变的规律；虚劳病位五脏并重，以肾为主，病性为气、血、阴、阳亏虚，病因是内伤亏损，是多种慢性疾病虚损证候的总称，无传染性。痰培养及胸部X线片检查有助于鉴别诊断。

2. **肺痨与肺痿**　两者病位均在肺。肺痿是肺部多种慢性疾病迁延不愈、反复发作，至后期导致肺叶痿弱不用，转归而成，如久咳、肺痈、喘哮、肺痨等，临床以咳吐浊唾涎沫为主要表现，一般无咳血，亦无传染性；肺痨是具有传染性的慢性消耗性疾病，临床以咳嗽、咳血、潮热、盗汗为特征，肺痨后期可转化成肺痿。痰培养及胸部 X 线片检查有助于鉴别诊断。

## 【辨证论治】

### （一）辨证要点

**1.辨病变脏腑及病性** 本病病位主要在肺，以阴虚为主。久则损及脾、肾两脏。肺病及脾，则气阴两虚；肺病及肾，则表现阴虚火旺之候；甚则病久及心，气虚而致阳虚，阴阳两虚，出现心悸气短、面浮肢肿等危候。

**2.辨主症特点** 咳嗽、咳血、潮热、盗汗、消瘦是肺痨的五大主症。病情轻者，诸症未必悉俱；重者，各种症状大多俱全，或先后相继发生，或合并出现。辨证应注意五大主症的主次轻重及病理特点，结合其他兼症，辨其证候所属。

（1）咳嗽：咳声轻微而短促，多干咳无痰，或痰少质黏，咳吐不爽，午后、夜间为甚，时伴胸痛。

（2）咳血：多为痰中带血，少数为血痰，其色鲜红，常夹泡沫痰液，亦有大量咳血者。

（3）潮热：多为低热，有时仅觉手足心灼热，多在午后开始，夜暮为甚，晨起热退如常人，随潮热增减，可判断病情的轻重。

（4）盗汗：观察盗汗的有无、多少，可以预测病势进退。

（5）消瘦：消瘦多是逐步发展，一般是四肢先行瘦削，渐见颈部纤细、两颧高突、肋骨暴露、精神萎靡。

胸痛也是肺痨病变过程中常见症状。胸痛多表现为隐痛，多因肺阴不足，或久咳伤络，络脉失和而致。

### （二）论治要点

肺痨的治疗应以补虚培元和抗痨杀虫为原则，根据体质强弱分别主次，强调补虚培元、增强正气，以提高抗病能力，调补脏腑重点在肺，同时补益脾肾，注意脏腑的整体关系。由于肺痨的病性为阴虚，故补虚主要是滋阴，火旺者兼以降火，合并气虚、阳虚者，则需同时兼顾。杀虫主要是针对病因治疗，以绝其根本。正如《医学正传·劳极》指出"一则杀其虫，以绝其根本，一则补其虚，以复其真元"。

肺痨的施治需在西医抗痨治疗的基础上，配合中医中药治疗。

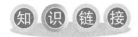

**常用的抗结核药物**

1. 异烟肼（INH）：抗结核首选用药，常与其他抗结核药联合运用，治疗各型结核病。

2. 利福平（RFP）：与其他抗结核药联合用于各种结核病的初治与复治，包括结核性脑膜炎的治疗。

3. 乙胺丁醇（EMB）：主要用于对链霉素和对氨基水杨酸钠有反应或禁忌的病人，用药期间应注意视力变化。

4. 链霉素（SM）：在结核病的治疗方面曾起过重要的作用。因对听觉神经毒性较大，近来已少用。

5. 吡嗪酰胺（PZA）：二线抗结核药，主要用于经一线药物治疗无效的病例。

### （三）分证论治

#### 1. 肺阴亏损证

证候：干咳，咳声短促，或咳少量黏痰，或痰中带血丝，血色鲜红，胸闷隐痛，低热，午后自觉手足心热，口干咽燥，疲乏无力，或有少量盗汗，舌边尖红，苔薄白，脉细数。

病机：阴虚肺燥，肺失滋润。

治法：滋阴润肺。

方药：月华丸加减。

本方滋阴保肺，抗痨杀虫，化痰止咳。咳嗽痰少而黏，加甜杏仁润肺止咳；痰中带血较多，加白及、仙鹤草、藕节、白茅根凉血收敛止血；低热明显者，加银柴胡、地骨皮、青蒿清热除蒸。

#### 2. 阴虚火旺证

证候：呛咳气急，痰少质黏，或吐痰黄稠，时时咳血，血色鲜红，混有泡沫痰涎，午后骨蒸潮热，盗汗量多，颧红，口渴心烦，头晕失眠，或胸胁掣痛，男子可见遗精，女子月经不调，形体日渐消瘦，舌干而红，苔薄黄或光剥，脉细数。

病机：肺肾阴虚，虚火内灼。

治法：滋阴降火。

方药：百合固金汤合清骨散加减。

前方滋养肺肾之阴；后方清热退蒸。临证可加用百部杀虫抗痨。盗汗甚者，加浮小麦、瘪桃干、煅龙骨、煅牡蛎敛汗止汗；头晕、遗精者，加龟甲、山茱萸、金樱子滋肾涩精；咳痰黄稠者，加海蛤粉、马兜铃、桑白皮、鱼腥草清热化痰；咳血较重者，加牡丹皮、紫珠草、栀子凉血止血；血紫暗成块，伴胸胁痛者，加三七粉、花蕊石、广郁金化瘀和络止血；声音嘶哑，或失音者，加诃子肉、白蜜润肺肾、通声音。

3. 气阴耗伤证

证候：咳嗽无力，气短声低，咳痰清稀色白量较多，偶夹淡红血色，午后潮热，热势不高，常伴恶风、畏寒怕冷，自汗盗汗并见，纳食量少，便溏，神疲乏力，面白不华，舌淡边有齿痕，苔薄白，脉细弱而数。

病机：肺脾同病，阴伤气耗。

治法：益气养阴。

方药：保真汤加减。

本方补气养阴清热。临证可加用白及、百部补肺抗痨。热势不高，可去黄柏、知母以免苦泄伤脾；咳嗽痰多、质稀，加紫菀、款冬花、苏子温润止咳；咳血较重，加仙鹤草、三七粉摄血；自汗畏风，加桂枝，合白芍、大枣调和营卫；偏脾虚，食少，便溏，腹胀较著，去生地黄、熟地黄、麦冬，加服参苓白术散，加强补气健脾之力；骨蒸潮热明显，可用《卫生宝鉴》中的黄芪鳖甲散顾护卫阳、清热养阴除蒸。

4. 阴阳两虚证

证候：咳逆喘息少气，动则更甚，咳痰色白而有泡沫，或夹血丝，血色暗淡，声嘶或失音，潮热，自汗盗汗，面浮肢肿，形寒肢冷，心慌唇紫，大肉已脱，男子遗精阳痿，女子经闭，舌质光淡隐紫少津，苔黄而剥，脉微细而数，或虚大无力。

病机：肺肾阴虚，脾肾阳虚。

治法：滋阴补阳。

方药：补天大造丸加减。

本方温养精气，培补阴阳。肾虚气逆喘息，可加冬虫夏草、诃子、钟乳石摄纳肾气；阴虚偏重，加麦冬、五味子滋肺纳肾；心慌，加紫石英、丹参镇心宁神；五更泻，去滋腻碍脾的生地黄、熟地黄、阿胶，加煨肉豆蔻、补骨脂补火暖土。

【中医适宜技术】

（一）单方验方

1. 白及散　白及、百部、牡蛎、炮山甲各等份研细，每服 3 ～ 5g，每日 3 次。适用于肺痨病情稳定者。（《实用中医内科学》）

2. 复方百部膏　百合、沙参各 60g，百部、白及、银柴胡各 50g，麦冬、生地黄、熟地黄、阿胶各 40g，天冬、川贝母、胡黄连、地骨皮各 30g，蜂蜜 500g。阿胶烊化、川贝母研末、蜂蜜备用，余药物反复煎熬，至稀粥状；将阿胶、川贝母末、蜂蜜加入，稍熬即成。每日 3 次，每次 1 羹匙，温开水冲服。3 个月为 1 个疗程。

3. **咳血验方**　青黛（兑服）、诃子各 6g，瓜蒌仁、炒栀子、仙鹤草各 9g，白及、白茅根各 30g，三七粉 15g，阿胶（兑服）、茜草各 12g，水煎服，每日 1 剂。适用于肺结核咳血。

**（二）中成药**

肺痨阴虚火旺，痰中带血者，可选用抗痨丸；咳血较重者，可用白及枇杷丸；肺肾阴虚者，可选用益肺止咳胶囊、金水宝胶囊；肺痨咳甚，可选用利肺片。

**（三）简易治疗技术**

1. **敷贴疗法**　五灵脂、白芥子各 15g，甘草 6g，共研末，大蒜泥 15g 同捣匀，入醋少量，摊纱布上，敷颈椎至腰椎夹脊旁开 1.5 寸处 1～2 小时，皮肤有灼热感则去之，7 日 1 次。（《理瀹骈文》）

2. **雾化吸入疗法**　大蒜 30～35g，捣碎，放装置器内，雾化吸入。每周 2 次，每次 30～60 分钟，3 个月为 1 个疗程。（《实用中医内科学》）

3. **针刺疗法**　贺氏针灸的扶正祛邪穴位，针、灸、按摩均可，选穴曲池、合谷、足三里、三阴交、太冲等，施以补法。

4. **饮食疗法**　虫草蒸鸭：老雄鸭 1 只，去肠杂，纳入虫草 10g，以线扎好，加适量酱油、酒，蒸烂食之。滋阴补虚，适用于肺痨阴阳两虚。（《本草纲目拾遗》）

**【转归预后】**

肺痨的预后与转归主要取决于体质的强弱与治疗的早晚。体质强健，元气未衰，胃气未伤，无大热，或低热较轻，脉来有根，此为顺证，若治疗及时，可逐渐康复。若气短不续，声低息微，动则大汗，潮热持续不退，胃气大伤，脉浮大无根，或细而数疾，此为逆证，预后不良。

肺痨初期为肺阴亏损，阴虚程度较轻，无明显火旺现象，病损主要在肺；若失于治疗或体质较弱，阴虚渐甚，并有火热征象，出现虚火灼肺之证，病损由肺及肾；病情渐进，则阴伤气耗，肺脾同病；肺脾同病，气阴耗损进一步发展，阴伤及阳，肺、脾、肾三脏亏损，病情重笃，预后多凶险。

**【预防调护】**

肺痨应防重于治。小儿按国家要求及时接种卡介苗，是预防肺痨的最有效措施。强健体魄、养成良好的生活习惯、营养全面均衡、增强体质，是防止传染的主要措施。避免接触传染，不可饥饿、劳累时接触患者，必要时以雄黄擦鼻，或佩戴口罩。

既病后，除积极治疗外，更要注意生活调摄，保持积极乐观的心态，做到生活有常、饮食有节、经常呼吸新鲜空气、禁烟酒、慎房事、避风寒。如有条件可到气候温暖、空气湿润的海滨城市疗养。饮食应清淡而富有营养，多食新鲜蔬菜、水果，忌辛辣、香燥、生冷之品。

【小结】

肺痨是具有传染性的慢性虚弱性疾病。病因是感染痨虫，但发病与否与正气强弱有关。基本病机是痨虫蚀肺，肺体受损。病位主要在肺，与脾、肾等脏有关。病理性质以阴虚为主，继则阴虚火旺或气阴耗伤，终致阴损及阳，可见阴阳两虚，并以此作为辨证论治的四个证型。疾病发展过程中，虽有火旺之证，但其本质在于阴虚，故当以甘寒养阴为主，适当佐以苦寒清火之品，中病即止，不可过量或久用苦寒，以免化燥伤阴，败胃伤脾。

【医案选粹】

王某，男，65岁。

初诊：1991年2月19日。

主诉及现病史：咳嗽多年，去年秋胸透发现右上肺浸润性肺结核，曾用抗结核西药治疗，病情一度好转，现仍在服药。近1个月来咳嗽剧烈，频频不已，咳声微弱，呼吸不畅，气短而促，严重影响睡眠，痰多色黄质稠，咳唾不易，胸闷心悸，动则汗多，四末凉，口干欲凉饮。

诊查：精神萎靡，面白形瘦，舌淡苔薄白，脉微细而数。

辨证：心肾阳虚，痰热蕴肺，本虚标实，寒热错杂。

治法：温养心肾，清化痰热。

处方：淡附片10g，太子参12g，川桂枝6g，炙甘草5g，南沙参12g，北沙参12g，全瓜蒌12g，淡黄芩10g，法半夏10g，鱼腥草20g，葎草30g，竹沥水（分2次冲入药汤）30mL，7剂。

二诊：1991年2月26日。白昼咳嗽明显减少，只前半夜阵咳；痰沫减少，仍色黄质黏；心悸不明显，活动后汗出不多；仍胸闷、呼吸不畅，渴饮减轻，手指转温，两足凉；纳食不香，大小便正常，舌、脉无变化。患者一派阳虚未复、痰热未清之象，再予温补阳气、清化痰热。上方去川桂枝、炙甘草、鱼腥草，加蒸百部12g，炒谷芽、炒麦芽各12g，7剂。

三诊：1991年3月5日。痰沫已少，夜间阵咳减少，气短息促，四末温暖，大小便正常，纳食仍不香，神疲乏力，舌淡苔薄，脉细弱。患者阳虚已复，痰热已清，而肺脾两虚。

处方：炒潞党参 12g，炒白术 10g，茯苓 12g，炙甘草 4g，怀山药 12g，炙鸡内金 10g，炒麦芽 12g，炒谷芽 12g，陈皮 6g，南沙参 12g，北沙参 12g，蒸百部 12g，葎草 15g，7 剂。

后以此方加减，调理 2 个月左右，咳嗽基本消失。

【按语】本例现心肾阳虚而痰热内阻，故初用参附合桂枝甘草汤以温养心肾之阳，用小陷胸汤加味以清化痰热。待心肾阳复，痰热已清，则培土生金以治其本。蒸百部、葎草有抗结核功效，故用之。（《中国现代名中医医案精华》沈凤阁医案）

## 复习思考

**A1 型题**

1. 肺痨的四大主症是（　　）

A. 咳嗽、胸痛、发热、汗出　　　　B. 咳嗽、咳血、潮热、盗汗

C. 咳嗽、消瘦、低热、自汗　　　　D. 咳嗽、神疲、心悸、盗汗

E. 干咳、气促、潮热、胸痛

2. 肺痨的治疗大法是（　　）

A. 滋阴　　　　B. 益气　　　　C. 养血

D. 温阳　　　　E. 抗痨

3. 肺痨之病理属性以何为主（　　）

A. 阴虚　　　　B. 阳虚　　　　C. 气虚

D. 血虚　　　　E. 阴虚火旺

**A2 型题**

1. 患者，男性，70 岁。肺痨迁延年余，咳嗽痰白质稀，声低气怯，午后潮热，面颧红赤，神疲，纳少，大便溏薄，自汗，盗汗，偶有痰中带血，面色少华，舌光边有齿印，脉细弱。方选（　　）

A. 百合固金汤　　　B. 参苓白术散　　　C. 月华丸

D. 补天大造丸　　　E. 秦艽鳖甲散

2. 患者，女性，32 岁。肺痨病起半年，晚间呛咳，痰少质黏，痰中带血，口干咽燥，心烦失眠，盗汗，大便干结，舌干红苔薄黄，脉细数。治宜（　　）

A. 滋阴润肺　　　B. 益气养阴　　　C. 滋阴降火

D. 健脾生血　　　E. 润燥化痰

3. 患者，男性，71 岁。原有肺痨，迁延不愈，出现咳吐浊唾涎沫，质黏稠，偶有咳痰

带血，咳声不扬，口干咽燥，午后潮热，形体消瘦，舌红而干，脉虚数。其诊断为（　　　）

    A.肺痈初期　　　　　　B.肺痨虚火灼肺证　　　　C.虚热肺痿

    D.肺痨气阴两虚证　　　E.肺痨肺阴亏虚证

**B1 型题**

    A.滋阴止咳

    B.滋阴降火

    C.益气养阴

    D.滋阴补阳

    E.滋阴润肺

1.气阴耗伤型肺痨的治法是（　　　）

2.肺阴亏损型肺痨的治法是（　　　）

3.阴阳两虚型肺痨的治法是（　　　）

# 第七节　肺　胀

【学习目标】

  1. 掌握肺胀的概念、诊断与病证鉴别、辨证论治要点。

  2. 熟悉肺胀的病因病机、预防调护。

  3. 了解肺胀的中医适宜技术、转归预后。

    肺胀是多种慢性肺系疾病反复发作，迁延不愈，导致肺叶胀满，不能敛降，引起喘咳上气、胸部膨满、憋闷如塞、咳嗽咳痰，日久则见面色晦暗、唇甲青紫、心悸、烦躁、脘腹胀满、肢体浮肿为主要临床特征的一种病证。其发病缓慢，病程缠绵，经久难愈，轻重不一，重则可出现神昏、痉厥、出血、喘脱等危重证候。

    肺胀病名首见于《内经》。《金匮要略》将本病与哮病、喘证统归为"上气"，但治法有所不同。《丹溪心法》认为肺胀的发生与痰瘀互结，阻碍肺气有关，为治疗本病采用活血祛瘀法提供了理论依据。

    西医学中慢性支气管炎合并肺气肿、肺源性心脏病与本病相类似，肺性脑病常见于肺胀的危重变证，亦可参考本节内容进行辨治。

**【病因病机】**

肺胀的发生多因久病肺虚，复感外邪，诱使病情反复发作或加剧。

1. 久病肺虚　内伤久咳、哮病、喘证、肺痨等慢性肺系疾患反复发作，迁延失治，痰浊潴留，壅阻肺气，气之出纳失常，气还肺间，肺气胀满，日久则肺体用俱损，成为发病的基础。

2. 感受外邪　久病肺虚，卫外不固，六淫外邪反复乘袭，诱使本病发作，病情日渐加重。

肺胀的病机主要为久病肺虚，痰浊内蕴，复感外邪，肺气郁痹，肺体膨大，致肺气不降。病位首先在肺，继则影响脾、肾，后期病及于心。肺为华盖，外邪侵袭首先犯肺，导致肺之气机升降失常，久则肺虚痰浊壅肺，肺气郁阻，肺体受伤而膨大，肺气不降，乃成肺胀。脾为肺之母，肺病日久，子耗母气，导致肺脾两虚，若肺脾气虚不摄血，可致咳血、吐血、便血等；肺为气之主，肾为气之根，肾能助肺纳气，肺病日久，累及于肾，以致肺肾俱虚；肺、脾、肾气虚不复，病可及心，肺虚气不化津，脾虚不能转输，肾虚不能蒸化，使水液代谢失常，加重痰浊水饮的潴留，成为不易蠲除之"夙根"。痰郁化热或感受风热易形成痰热证；痰从寒化，或久延阳虚则成饮，水饮凌心，则心悸气短，外溢肌肤，则水肿尿少；饮停胸胁、腹部而为悬饮、水鼓；痰湿困于中焦，则纳少、呕恶、脘腹胀满、便溏。痰浊蕴肺，病久势深，肺气郁滞，不能治理调节心血的循行，"心主"营运过劳，心阳、心气虚衰，无力推动营血，心血瘀阻，可见心悸、脉结代、唇舌爪甲紫绀；心主血，肝藏血，心血瘀阻，心脉不利，肝脏疏调失职，血郁于肝，瘀结胁下，则致癥积。

因此，肺胀的病理因素主要为痰浊、水饮与瘀血。早期以痰为主，渐而痰瘀并见，终致痰浊、水饮、瘀血交错为患，且互为影响和转化。痰从寒化则成饮；外溢肌表为水；痰浊久留，肺气郁滞，心脉失畅，则为瘀；瘀阻血脉，"血不利则为水"。病理性质多属本虚标实。发时偏于标实，为急；平时以本虚为主。早期由肺而及脾、肾，多属气虚、气阴两虚；晚期以肺、肾、心虚为主，由气虚及阳虚，也有阴虚或阴阳两虚，但阴虚者较少见。由于正虚与邪实互为因果，彼此互相影响，因此病情缠绵，难以治愈。

**【诊断】**

（一）诊断要点

1. 临床特征　咳逆上气，痰多，胸部膨满，胸中胀闷如塞，喘息，动则加剧，烦躁。日久可见心悸，面唇紫绀，脘腹胀满，肢体浮肿，严重者可出现喘脱，或神昏、动风、出血等。

**2. 病史** 有多年慢性肺系疾病病史，常因外感反复发作，其他如劳累、情志刺激等也可诱发。

**3. 相关检查** 望诊胸廓呈桶状，胸部叩诊过清音，听诊有痰鸣及湿啰音，心音遥远。血气分析可见低氧血症或合并高碳酸血症；血细胞分析红细胞和血红蛋白可升高；瘀血征象明显时全血黏度和血浆黏度可增加；伴外感时，白细胞总数、中性粒细胞可增高。阳虚水泛者可有肝、肾功能改变，血清电解质紊乱。X线检查：胸廓扩张，肋间隙增宽，肋骨平行，活动减弱，膈降低且变平，两肺野透亮度增加，肺纹理增粗、紊乱，右下肺动脉干扩张，右心室增大。心电图检查：右心室肥大，电轴右偏，顺钟向转位，出现肺型P波。

（二）病证鉴别

肺胀与哮病、喘证 三者均以咳而上气、喘满为主症。哮病是一种发作性痰鸣气喘的病证，以喉中哮鸣有声为特征；喘证是多种急、慢性疾病的一个症状，以呼吸气促困难为主要表现；而肺胀是多种慢性肺系疾病反复发作，日久积渐而成，除咳喘外，还可见心悸、唇甲紫绀、胸腹胀满、肢体浮肿等症状。哮病、喘证反复发作，日久不愈，可发展为肺胀。

**【辨证论治】**

（一）辨证要点

本病总属本虚标实，但有偏实、偏虚的不同。一般发作期偏于标实，缓解期偏于本虚。偏实者需分清外感风寒或风热及痰浊、水饮、瘀血的偏盛。早期以痰浊为重，渐而痰瘀并重，并可兼见气滞、水饮夹杂；后期痰瘀壅盛，正气虚衰，本虚与标实并重。偏虚者当区别气虚、阳虚、阴虚的性质及病变脏腑的主次。早期以气虚为主，或气阴两虚，病在肺、脾、肾；后期气虚及阳，甚则可见阴阳两虚，病变以肺、肾、心为主。

（二）论治要点

肺胀的治疗应根据标本的缓急，遵循急则治标、缓则治本、祛邪与扶正共施的治疗原则。标实者，根据病邪的性质，分别采取祛邪宣肺（辛温、辛凉）、降气化痰（温化、清化）、温阳利水（通阳、淡渗），甚或开窍、息风、止血等法。本虚者，当以补养心肺、益肾健脾为主，分别以益气、养阴、气阴兼调或阴阳兼顾治之。正气欲脱时则应扶正固脱，救阴回阳。

根据患者体质和病情，每年冬季可辨证处方制膏，主要以补益心肺、健脾益肾、温阳活血等药物组成，可增强患者抗病能力，减缓病情进展。

（三）分证论治

1. 痰浊壅肺证

证候：胸部膨满，短气喘息，稍劳即著，咳嗽痰多，色白黏腻或呈泡沫，畏风易汗，脘痞纳少，倦怠乏力，舌质偏淡，苔薄腻或浊腻，脉细滑。

病机：肺脾气虚，痰浊阻肺。

治法：化痰降气，健脾益肺。

方药：苏子降气汤合三子养亲汤加减。

二方均能降气化痰平喘。苏子降气汤偏温，以上盛兼有下虚，寒痰喘咳为宜；三子养亲汤偏降，以痰浊壅盛，痰多黏腻，肺实喘满为宜。痰多喘急，胸满不能平卧，加葶苈子、紫菀、款冬花泻肺止咳、化痰平喘；肺脾气虚，自汗，短气乏力，痰量不多，酌加党参、黄芪、白术、茯苓健脾益气固表。

若因外感风寒诱发，咳喘痰多，色白呈泡沫状，恶寒无汗，发热不渴，脉浮紧，为表寒里饮证，可用小青龙汤加干姜解表散寒、温肺化饮；饮郁而化热，烦躁而喘，脉浮，用小青龙加石膏汤兼清郁热；痰浊夹瘀，唇甲紫暗，苔浊腻，可用涤痰汤加丹参、地龙、桃仁、红花、赤芍、水蛭等活血化瘀。

2. 痰热郁肺证

证候：胸满气粗，咳嗽喘急，痰黄黏稠，不易咳出，烦躁口渴，或发热不恶寒，或微恶寒，溲黄便干，舌红苔黄或黄腻，脉滑数或数。

病机：痰浊内蕴，郁而化热，肺失清肃。

治法：清肺化痰，降逆平喘。

方药：桑白皮汤加减。

本方清肺化痰，止咳平喘。痰热内盛，黏稠不易咳吐者，可酌加鱼腥草、瓜蒌皮、海蛤粉清热化痰利肺；痰鸣喘息不得平卧，加射干、葶苈子泻肺平喘；痰热壅结，便秘腹满，加大黄泄热通便，以降肺气；痰热伤津，口舌干燥，痰量已少，酌减苦寒之药，加天花粉生津润燥。

若外感有表邪，内有饮热郁肺，喘咳上气，目如脱状，身热，脉浮大，可用越婢加半夏汤宣肺泄热。

3. 痰蒙神窍证

证候：神志恍惚，烦躁不安，表情淡漠，撮空理线，嗜睡，甚则昏迷，或伴肢体抽搐，咳逆喘促，咳痰不爽，舌质暗红或淡紫，苔白腻或黄腻，脉细滑数。

病机：痰蒙神窍，神明失用。

治法：涤痰开窍息风。

方药：涤痰汤加减。

本方涤痰开窍，息风止痉。痰蒙神窍时，若寒痰内闭，症见面色青黑、四肢发凉、神志恍惚或不清者，加服苏合香丸；痰热内闭，症见面赤谵语、烦躁不安、神志不清者，加服至宝丹或安宫牛黄丸；痰涎壅塞气道，痰鸣喘促不安者，加服猴枣散；痰热内盛，身热、烦躁、谵语、神昏、舌红苔黄者，加葶苈子、天竺黄、竹沥清热化痰；肝风内动，抽搐者，加钩藤、全蝎，另服羚羊角粉，以平肝息风止痉；血瘀明显，唇甲紫绀者，加丹参、红花、桃仁活血通脉；皮肤黏膜出血、咳血、便血鲜红者，加水牛角、生地黄、牡丹皮、紫珠草清热凉血止血。

4. 阳虚水泛证

证候：喘咳，咳痰清稀，面浮肢肿，腹满尿少，心悸，怕冷，食少，面唇青紫，舌胖质暗，苔白滑，脉沉细。

病机：脾肾阳虚，水饮内停。

治法：温肾健脾，化饮利水。

方药：真武汤合五苓散加减。

真武汤温阳利水，用于脾肾阳虚之水肿；五苓散通阳化气利水，合真武汤加强利尿消肿作用。阳虚血瘀，唇舌指甲青紫，脉结代，选加泽兰、丹参、红花、五加皮化瘀利水；咳喘吐痰清稀甚者，加细辛、半夏、五味子敛肺降逆、祛痰止咳平喘；水肿势剧，上凌心肺，心悸喘满，倚息不得卧，加沉香、黑丑、白丑、川椒目、葶苈子、万年青根行气逐水。

5. 肺肾气虚证

证候：呼吸浅短难续，声低气怯，甚则张口抬肩，倚息不得平卧，咳嗽，痰白如沫，胸闷心慌，形寒汗出，舌淡或暗紫，脉沉细数无力，或有结代。

病机：肺肾气虚，摄纳失常。

治法：补肺纳肾，降气平喘。

方药：平喘固本汤合补肺汤加减。

前方补肺纳肾、降气化痰，用于肺肾气虚，喘咳有痰者；后方补肺益气，用于肺气虚弱，喘咳短气不足以息者。肺虚有寒，畏寒怕冷，舌质淡，加肉桂、干姜、钟乳石温肺散寒；痰浊明显，咳痰量多，色白如沫，苔腻，加厚朴、杏仁、白芥子宣化痰湿；兼有阴虚，低热，舌红少苔，加麦冬、玉竹、生地黄滋养阴液；气虚瘀阻，面唇紫绀明显，加当归、川芎、红花、丹参活血通脉。

**【中医适宜技术】**

（一）单方验方

1. 杏仁胡桃肉粉　杏仁、胡桃肉各 60g，共研细末，加生蜂蜜少许调服，每次用药末 3g，每日 3 次。适用于肺肾气虚的肺胀。（《实用中医内科学》）

2. 紫河车粉　紫河车 1 具，焙干研末，每次 3g，每日 3 次。适用于脾肾阳虚之肺胀。（《实用中医内科学》）

3. **皂角丸** 皂荚 250g，刮去黑皮，涂以芝麻油，置火上烤焦黄，研为细末，炼蜜为丸，每丸重 9g，每天服 4 次，每次服 1 丸，以枣膏（大枣 30g，煮烂去皮核）和汤送服。可涤痰开窍，适用于痰浊壅肺所致肺胀。

（二）中成药

肺胀咳嗽痰多者，可用止咳化痰丸、肺力咳胶囊等；痰热郁肺者，可服肺络宁合剂、金荞麦片等；心血瘀阻者，选用肺宁片、心舒宁片、益脉康片等；气虚者，可服慢支固本颗粒、玉屏风颗粒；肺肾两虚者，可选用参蛤河车胶囊、至灵胶囊；出现喘脱危象，则急用参附汤送服蛤蚧粉或黑锡丹，以补气纳肾、回阳固脱。

（三）简易治疗技术

1. **穴位敷贴疗法** 三伏和三九的前 3 日，取穴大椎、双侧肺俞、双侧风门、双侧脾俞、双侧肾俞、命门、太冲、丰隆、定喘、天突、足三里、腰阳关、膻中、关元、气海、志室、天突等穴。白芥子、细辛、甘遂、延胡索，按 4：4：1：1 的比例共研细末，用生姜汁和蜂蜜调成糊状，敷贴于穴位上。

2. **穴位热敷疗法** 白芥子、苏子、延胡索各 30g，炒热包好热敷于背部肺俞、心俞、肾俞穴，每次敷 15～20 分钟。

3. **针刺疗法** 取双侧太渊、双侧尺泽、关元、气海、足三里穴，或取大椎、双侧肺俞、定喘、膈俞、膏肓穴。虚证用补法，热证用泻法。针刺后再行隔姜灸。14 天为 1 个疗程。

4. **艾灸疗法** 选穴命门、肾俞、气海、关元、神阙，施以悬灸，以节气前后施灸效果更佳。

## 【转归预后】

本病多因久病咳喘反复发作形成。病情随发作次数增加呈进行性加重。预后可受患者的体质、年龄、病程及治疗等因素影响。一般说来，体虚不甚、年轻、病程短、病情轻、治疗及时有力者，可使病情基本控制，病势减轻，但难以根治。如出现气不摄血，则可见咳吐泡沫血痰，或吐血、便血；或痰蒙神窍，肝风内动，而见谵妄昏迷、震颤、抽搐；或见肺肾气虚，面浮、喘息鼻翕；或见喘脱、神昧、汗出肢冷、脉微欲绝，内闭外脱等，皆属危急重症。若抢救及时，尚能使病情缓解；若反复多次，则预后不良。

## 【预防调护】

本病由慢性咳、喘迁延不愈发展而来，因此，防止经常感冒、咳嗽是阻止本病形成和发展的关键。同时应积极治疗原发病，防止他病转化而成肺胀。平常应加强锻炼、增强体质。饮食宜清淡，忌辛辣生冷及口味过重之品，忌烟酒及接触特殊气味的气体，室内空气应保持流通，温度、湿度适宜。尤其在秋冬季节、气候变化之际，应注意避免感受外邪，一旦发病，应及时治疗，以免加重或变生他病。体质虚弱者，可根据体质特点选用适合自己体质的药物长期服用，以增强身体抵御外邪的能力，减少疾病发作的次数，减轻发病的程度。

## 【小结】

肺胀是由多种慢性肺系疾病迁延发展而成，临床以喘咳上气、胸部膨满、心悸为主症。病久可见面唇紫绀、身肿，甚则昏迷抽搐，以至喘脱等危重证候。病位首先在肺，继则影响脾、肾，后期及心。病理性质为本虚标实。本虚多由气虚、气阴两虚发展为阳虚，标实多为痰浊、水饮、瘀血互为兼夹。辨治需分清标本虚实之主次。发作期偏于标实，以祛邪治标为主；缓解期偏于本虚，以扶正治本为主。临床根据证候特点分为痰浊壅肺、痰热郁肺、痰蒙神窍、阳虚水泛、肺肾气虚五证，痰浊壅肺证多属肺胀早期，迁延不已可转化为其他证候；痰热郁肺证病情多变，极易耗伤津液；痰蒙神窍证、阳虚水泛证、肺肾气虚证均较危重，如不及时控制，预后不良。本病一旦发生则难以根治，因此积极治疗原发疾病，避免感冒、咳喘慢性发作转为本病，是预防的关键。

## 【医案选粹】

郦某，男，68岁。

初诊：1991年11月25日。

主诉及现病史：咳喘20余年，加剧3年，3天前又因感冒诱发。刻下咳喘夜重，痰黏稠，咳吐不爽，咽燥口干。已往发病冬重夏轻，曾被诊为慢性喘息性支气管炎、肺气肿。

诊查：息急气短，动则喘甚，面暗，胸形如桶，膈下肿满，舌暗红苔黄，脉弦滑数。肺音低粗，两肺底有细湿啰音。X线片提示肺透亮明显增加，横膈明显下降，肺纹理明显增粗。

辨证：外感引动伏痰，痰热瘀血互阻肺络，肺失宣降。

治法：宣肺降气，涤痰逐瘀。

处方：炙麻黄9g，炙苏子15g，杏仁10g，川芎15g，白前10g，前胡10g，炒黄芩10g，炙紫菀15g，赤芍20g，川贝母末（分次另冲）6g，生甘草5g。5剂。

二诊：药后咳喘减轻，咳痰转爽，舌苔薄黄而滑，脉弦滑。前方有效，又加胆南星10g，全瓜蒌20g，再服6剂。

三诊：咳喘十去六七，痰减且易咳出，气短亦松，面色转红，苔薄。邪热已去，肺气已顺，原方去白前、前胡、炒黄芩，加熟地黄15g，紫石英（先煎）20g，黄芪20g，肉桂

3g，降香 10g，再服 10 剂。

三诊后患者连服上方 30 剂后停药。追访半年，咳喘未发，精神食欲颇佳。

【按语】患者素有伏痰，感受风寒而发。方中炙麻黄、杏仁疏外邪、宣降肺气；前胡、炒黄芩、炙紫菀清化痰热；川贝母、苏子降气化痰。病人咳喘夜间为甚，面暗舌质暗红，用赤芍、川芎行血化瘀。病情稳定后加用补肾纳气药熟地黄、肉桂、紫石英及补肺药黄芪，根本既固，则"邪不可干"矣。（《中国现代名中医医案精华》徐迪华医案）

**复习思考**

**A1 型题**

1.肺胀的病理性质多属（　　　）

　A.标本俱实　　　　B.标实本虚　　　　C.标本俱虚

　D.阴虚阳盛　　　　E.阳盛阴虚

2.下列哪一个不是肺胀后期所出现的病证（　　　）

　A.心悸　　　　　　B.水肿　　　　　　C.悬饮

　D.鼓胀　　　　　　E.消渴

3.肺胀痰蒙神窍的主症中，下列哪项是错误的（　）

　A.神志恍惚　　　　B.谵妄烦躁不安　　C.咳逆喘促

　D.咳痰不爽　　　　E.咳吐浊唾涎沫

**A2 型题**

1.某男，68 岁。咳喘病史多年，症见呼吸浅促难续，声低气怯，咳嗽，痰白如沫，胸闷，心慌，舌淡暗，脉沉细。治疗首选方剂为（　　　）

　A.真武汤　　　　　B.五苓散　　　　　C.平喘固本汤

　D.苏子降气汤　　　E.三子养亲汤

2.患者，男性，60 岁。症见咳嗽痰多，咳白色泡沫痰，喘息不能平卧，胸部膨满，憋闷如塞，面色紫暗，唇甲紫绀，舌质暗，舌下青筋明显，苔白腻，脉弦滑。此属肺胀何种证型（　　　）

　A.痰热郁肺　　　　B.痰瘀阻肺　　　　C.痰蒙神窍

　D.肺肾气虚　　　　E.阳虚水泛

3.肺胀见呼吸浅短难续，咳声低怯，胸满短气，倚息不能平卧，咳嗽，痰白如沫，咳吐不利，心悸，形寒汗出，面色晦暗，舌暗紫，脉沉细无力。当用何法治疗（　　　）

　A.温肺散寒，降逆涤痰　　　　　　B.清肺泄热，降逆平喘

C.涤痰祛瘀，泻肺平喘

D.补肺纳肾，降气平喘

E.温阳化饮，宣肺平喘

**B1 型题**

A.温肾健脾，化饮利水

B.清肺化痰，降逆平喘

C.涤痰开窍，息风止痉

D.补肺纳肾，降气平喘

E.化痰降气，健脾益肺

1.肺胀痰热郁肺证的治法是（　　　）

2.肺胀痰浊壅肺证的治法是（　　　）

3.肺胀肺肾气虚证的治法是（　　　）

扫一扫，知答案

扫一扫，看课件

# 第五章

# 心系病证

　　心居于胸腔，膈膜之上，有心包卫护于外。心为五脏六腑之大主，主血脉，藏神明，其华在面，开窍于舌，在志为喜，在液为汗，与小肠相表里。心的阴阳气血是心进行生理活动的基础，心气、心阳是血液循行的动力，心阴、心血可濡养心神。气血阴阳亏损或痰饮、气滞、瘀血等阻滞均可引起血脉运行不畅而导致心的功能失常和情志异常。若正虚邪扰，心神失宁，心中悸动，惊惕不安，则发为心悸；寒邪、痰饮、瘀血等痹阻心脉，胸阳不振，胸部疼痛，则为胸痹；阴阳失调，心肾不交，夜寐困难，则为不寐。

　　心主血，肺主气，共同维持气血的正常运行，久病咳喘累及于心，常可致心气不足、心脉瘀阻而为病。脾为气血生化之源，脾气虚弱，常可致心之气血不足；脾失健运，酿生痰饮，可致气血运行受阻，发为瘀血；心主血脉，脾主统血，心脾在血液运行方面有着相辅相成的关系。心为火之源，肾为水之主，心肾间水火相济，阴阳平衡则心肾相交，若肾阴不足，心火独亢，则可致心肾不交。

　　心之为病，不外虚实两端，虚多为气血阴阳亏虚，实则常见寒邪、痰饮、气滞、瘀血等阻滞，治疗常以补益气血、振奋心阳、活血化瘀、祛痰化饮、调理阴阳为主，并配合应用养心安神或镇心安神之品。心与小肠相表里，心火亢盛，则常在清心火时配以利小便之品。心与他脏关系密切，心之气血阴阳不足，治疗可用补肺气、健脾气、温肾阳、滋肝阴等法治之；心肾失交则应交通心肾、调理阴阳。另外，情志调摄在心系病证的防治中也具有重要作用。

　　本章主要学习心悸、胸痹、不寐三个病证，要求掌握各病证的概念、病因病机、诊断、辨证论治、转归预后及预防调护。

# 第一节 心 悸

心悸是指病人自觉心中悸动，惊惕不安，甚则不能自主的一种病证。临床常呈反复发作性，每因情志波动或劳累而诱发，且常伴胸闷、气短、失眠、健忘、眩晕、耳鸣等症。

心悸病名首见于汉代张仲景的《伤寒论》及《金匮要略》，认为其主要病因有惊扰、水饮、虚损及汗后受邪等，记载了心悸时出现的结、代、促脉及其区别，并提出了治疗心悸的常用方剂炙甘草汤，且沿用至今。《内经》虽无心悸相关病名，但有类似症状记载，如《素问·举痛论》："惊则心无所依，神无所归，虑无所定，故气乱矣。"

心悸包括惊悸和怔忡，《金匮要略》说："动即为惊，弱则为悸。"宋代严用和首创怔忡之名，《济生方》谓："怔忡者，此心血不足也。"清代《医林改错》论述了瘀血内阻导致心悸怔忡，记载了用血府逐瘀汤治疗心悸每多获效。

西医学的心律失常、心功能不全、心肌炎及心脏神经官能症等，凡以心悸为主要临床表现时皆可参考本节内容辨证论治。

## 【病因病机】

心悸的病因主要有体虚劳倦、七情所伤、感受外邪、药食不当等。

1. 体虚劳倦　禀赋不足、素体虚弱，或久病失养，劳倦过度，气血阴阳亏虚，脏腑功能失调，可致心神失养，而为心悸。

2. 七情所伤　平素心虚胆怯，突遇惊恐扰动心神，心神不宁发为心悸。长期忧思，心气郁结，化火生痰，"痰因火动"，上扰心神，而为心悸；或损伤心脾，暗耗阴血，心失所养而为心悸。大怒伤肝，大恐伤肾，怒则气逆，恐则精却，火逆于上，阴虚于下，扰动心神，以致心主不安，心神不宁，发为心悸。

3. 感受外邪　风、寒、湿邪侵袭人体，合而为痹，日久不愈复感外邪，内舍于心，痹阻心脉，心之气血运行受阻，发为心悸；或风、寒、湿、热之邪，由血脉内侵于心，耗伤心之气血阴阳，亦可引起心悸。温病、疫毒灼伤营阴，心失所养，或邪毒内陷，扰乱心神，可引起心悸。

4.**药食不当**　嗜食肥甘厚味、煎炸炙煿，蕴热化火生痰，痰火上扰心神，发为心悸；或药物过量或毒性较剧，损害心气，伤及心阴而引起心悸，如中药附子、乌头、麻黄等，西药洋地黄、阿托品、肾上腺素等。

本病的基本病机是气血阴阳亏虚、心失所养或邪扰心神而致心神不宁。心悸的病位主要在心，但与脾、肾、肺、肝四脏密切相关。脾不生血，心血不足，心神失养则动悸；脾失健运，痰湿内生，扰动心神，心神不安易发本病；肾阴不足，不能上制心火，或肾阳亏虚，心阳失于温煦，均可发为心悸；肺气亏虚，不能助心以主治节，心脉运行不畅则心悸不安；肝气郁滞，气滞血瘀，或气郁化火，致使心脉不畅，心神受扰，则可引发心悸。

心悸的病理性质主要有虚实两个方面。虚者为气血阴阳亏损，心神失养而致；实者多为痰火扰心，水饮凌心及瘀血阻脉而引起。虚实之间可以相互夹杂或转化。总之，本病为本虚标实之证，其本为气血不足，阴阳亏损，其标是气滞、血瘀、痰浊、水饮，临床表现多为虚实夹杂之证。

## 【诊断】

### （一）诊断要点

1.**临床特征**　自觉心慌不安，心跳剧烈，不能自主，心搏异常，或快速，或缓慢，或心跳过重，或忽跳忽止，呈阵发性或持续性。常伴有胸闷不舒、易激动、心烦、少寐、多汗、颤动、头晕乏力。中老年发作频繁者，可伴有心胸疼痛，甚则喘促、肢冷汗出，或见晕厥。脉象可见数、疾、促、结、代、沉、迟等。

2.**病史**　中老年常见，常有情志刺激、惊恐、紧张、劳倦过度、寒冷刺激、饮酒饱食史。

3.**相关检查**　心电图是检测心律失常有效、可靠、方便的手段，必要时记录24小时心电活动，即24小时动态心电监测，是心律失常诊断的重要方法。配合血压、X线胸部摄片、心脏超声等检查有助于明确诊断。

### （二）病证鉴别

心悸应与胸痹相鉴别。胸痹患者也可伴见心悸的症状，表现为心慌不安、脉结或代等，但以心前区或胸骨后刺痛，牵及肩胛、背部为主症，常因劳累、感寒、饱餐、情绪波动等而诱发，多呈短暂发作；而心悸是以自觉心中悸动、惊惕不安，甚则不能自主为主症，一般无心前区或胸骨后疼痛。心悸反复发作，经久不愈，可转为胸痹。

## 【辨证论治】

**（一）辨证要点**

**1. 惊悸与怔忡** 惊悸和怔忡都属于心悸的范畴。惊悸发病多有明显的诱因，常与情绪有关，可由骤遇惊恐、忧思恼怒、悲哀过极或过度紧张而诱发，多为阵发性，实证居多，病情较轻，可自行缓解；怔忡多由久病体虚、心脏受损所致，常持续心悸，心中惕惕，不能自控，活动后加重，虚证居多，或虚中夹实，病情较重。惊悸日久不愈亦可形成怔忡。虚者指脏腑气血阴阳亏虚；实者多指痰饮、瘀血、火邪之类。

**2. 辨病位** 病位在心，但也可导致其他脏腑功能失调或亏损；其他脏腑的病变也可直接或间接影响心，如慢性脾胃疾病、肺病、肾病、肝病均可导致心气、心血、心阳、心阴不足，痰饮、瘀血阻滞而发为心悸。

**3. 辨脉象** 心悸常见的异常脉象如结脉、代脉、促脉、涩脉、迟脉，应结合病史、症状，推断脉症从舍。一般认为，阳盛则促，数为阳热，若脉虽数、促而沉细、微细，伴有面浮肢肿、动则气短、形寒肢冷、舌淡者，为虚寒之象。阴盛则结，迟而无力为虚，脉象迟、结、代者，一般多属虚寒，其中结脉表示气血凝滞，代脉常为元气虚衰、脏气衰微。凡久病体虚而脉象弦滑搏指者为逆，病情重笃而脉象散乱模糊者常为病危之象。

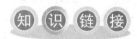

### 心悸之脉象变化

（1）快速型心悸：可有一息六至之数脉，一息七至之疾脉，一息八至之极脉，一息九至之脱脉，一息十至以上之浮合脉。

（2）过缓型心悸：可见一息四至之缓脉，一息三至之迟脉，一息二至之损脉，一息一至之败脉，两息一至之夺精脉。

（3）脉律不整型心悸：脉象可见数而时一止，止无定数之促脉；缓而时一止，止无定数之结脉；良久方来，止有定数之代脉；或见脉象乍疏乍数，忽强忽弱。

**（二）论治要点**

心悸虚证由脏腑气血阴阳亏虚、心神失养所致者，治当补益气血、调理阴阳，并配合应用养心安神之品。心悸实证常因痰饮、瘀血等所致，治当祛痰、化饮、清热、行瘀，并配合应用重镇安神之品。心悸若为虚实夹杂证，当攻补兼施，或以攻邪为主，或以扶正为主。

治疗时应注意：急性发作者应以西药治疗为主，而慢性相对平稳者可以西医辨病与中医辨证相结合治疗；出血性心悸慎用活血化瘀药物，以活血止血药物为佳；抗心律失常的药物可能会引起心律失常，对此要注意向患者及家属交代。

（三）分证论治

**1. 心虚胆怯证**

证候：心悸不宁，善惊易恐，坐卧不安，少寐多梦而易惊醒，恶闻声响，苔薄白，脉细略数或细弦。

病机：气血亏损，心虚胆怯，心神失养。

治法：镇惊定志，养心安神。

方药：安神定志丸加减。

本方益气养心，镇惊安神。心血不足，可加阿胶、何首乌、龙眼肉；心气郁结，心悸烦闷、精神抑郁加柴胡、郁金、合欢皮、绿萼梅；气虚夹湿，加泽泻，重用白术、茯苓；气虚夹瘀，加丹参、桃仁、红花、川芎；自汗，加麻黄根、浮小麦、山茱萸、乌梅。

**2. 心血不足证**

证候：心悸气短，头晕目眩，活动后易发，少寐多梦，健忘，面色无华，神疲乏力，或伴纳呆食少，腹胀便溏，舌淡红，脉细弱。

病机：心血亏耗，心失所养，心神不宁。

治法：补血养心，益气安神。

方药：归脾汤加减。

本方益气补血，健脾养心。阳虚甚而汗出肢冷、脉结或代者，加附子、肉桂；阴虚甚者，加麦冬、沙参、玉竹；失眠多梦者，加合欢皮、夜交藤、莲子心；气虚甚者重用人参、黄芪，少佐肉桂以少火生气；血虚甚者加熟地、白芍、阿胶。

若症见五心烦热、自汗盗汗、胸闷心烦、舌淡红少津、脉细数，为气阴两虚，用炙甘草汤加减。重用炙甘草，可用至早搏消失 1 个月后再缓慢停药。

**3. 阴虚火旺证**

证候：心悸易惊，心烦失眠，五心烦热，盗汗，口干，耳鸣，头晕目眩，舌红少津，苔少或无，脉细数。

病机：肝肾阴虚，水不济火，心火内动，扰动心神。

治法：滋阴降火，养心安神。

方药：天王补心丹合朱砂安神丸加减。

前方滋阴养血，补心安神；后方清心降火，重镇安神。肾阴亏虚，虚火妄动，遗精腰酸者，加知母、黄柏、龟甲、熟地黄；阴虚兼瘀热者，加赤芍、牡丹皮、桃仁、红花、郁金。

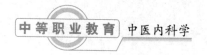

**4. 心阳不振证**

证候：心悸不安，或怔忡不已，胸闷气短，动则尤甚，面色苍白，形寒肢冷，舌淡苔白，脉虚弱，或沉细无力。

病机：心阳虚衰，心失温养。

治法：温阳益气，宁心安神。

方药：桂枝甘草龙骨牡蛎汤合参附汤加减。

前方温补心阳，安神定悸；后方益心气，温心阳。形寒肢冷者，重用人参、附子、桂枝；大汗出者，加黄芪、山茱萸、浮小麦；水饮内停者，加葶苈子、五加皮、车前子、泽泻；夹瘀血者，加丹参、赤芍、桃仁、红花等。

**5. 水饮凌心证**

病证：心悸，胸闷痞满，渴不欲饮，下肢浮肿，形寒肢冷，伴有眩晕、恶心呕吐、流涎、小便短少，舌淡胖苔滑，脉弦滑或沉细而滑。

病机：脾肾阳虚，水饮内停，上凌于心，扰乱心神。

治法：振奋心阳，化气行水，宁心安神。

方药：苓桂术甘汤加减。

本方通阳利水。恶心呕吐者，加半夏、陈皮、生姜；兼咳喘、胸闷者，加杏仁、前胡、桔梗、葶苈子、五加皮、防己；兼瘀血者，加当归、川芎、益母草。若肾阳虚衰，不能制水，水气凌心，症见心悸、咳喘、不能平卧、浮肿、小便不利，可用真武汤。

**6. 瘀阻心脉证**

证候：心悸，胸闷不适，心痛时作，痛如针刺，唇甲青紫，舌质紫暗或有瘀斑，脉涩或结或代。

病机：血瘀气滞，心脉瘀阻，心阳被遏，心失所养。

治法：活血化瘀，理气通络。

方药：桃仁红花煎合桂枝甘草龙骨牡蛎汤。

前方养血活血，理气通脉止痛；后方温通心阳，镇心安神。气滞血瘀者，加柴胡、枳壳；血虚者，加何首乌、枸杞子、熟地黄；阴虚者，加麦冬、玉竹、女贞子；阳虚者，加附子、肉桂、淫羊藿；胸痛甚者，加乳香、没药、蒲黄、五灵脂、三七粉；有痰浊者，加瓜蒌、薤白、半夏、陈皮等。

**7. 痰火扰心证**

证候：心悸时发时止，受惊易发作，烦躁不安，失眠多梦，口干口苦，大便秘结，小便短赤，舌红苔黄腻，脉弦滑。

病机：痰火扰心，心神不安。

治法：清热化痰，宁心安神。

方药：黄连温胆汤加减。

本方清心降火，化痰安中。临证可加栀子、黄芩、全瓜蒌以加强清火化痰之功；加生龙骨、生牡蛎、珍珠母、石决明以宁心安神。大便秘结者，加生大黄；火热伤阴者，加沙参、麦冬、玉竹、天冬、生地黄等。

**【中医适宜技术】**

**（一）单方验方**

1. 苦参煎剂　苦参、益母草各 20g，炙甘草 15g，水煎服。适用于心悸而脉数或促者。

2. 定心汤　龙眼肉 30g，酸枣仁 15g，山茱萸 15g，炒柏子仁 12g，生龙骨 12g，生牡蛎 12g，生乳香 3g，没药 3g，水煎服。适用于心气、心血亏虚之心悸。

3. 其他验方　朱砂 3g，琥珀 6g，每日 2 次，吞服。适用于各种心悸而脉数者。

**（二）中成药**

心悸气血亏虚者，可选用珍合灵片、养心定悸口服液；肾阴亏虚者，可选用定心丸、六味地黄丸；心阳不振者，可用心荣口服液；气阴两虚者，可选用西洋参含片、参脉饮；气阴两虚，心脉瘀阻者，可选用稳心颗粒；气滞血瘀者，可选用复方丹参滴丸、地奥心血康、心宁片等。

**（三）简易治疗技术**

1. 针刺疗法　①针刺内关、心俞、神门，可安神宁心，调整心率。针刺内关、间使、心俞等穴，可使心率减慢；针刺素髎、通里等穴，可使心率加快。针刺一般用补法。②内关透郗门，可治疗一切心病，特别是心动过速。

2. 耳针疗法　取心、神门、皮质下、胸区、交感穴，每次 2～3 穴，留针 20 分钟。

3. 饮食疗法　百合 60g，洗净，加水 3 碗煎至 2 碗，取鸡蛋 2 个，去蛋白，将蛋黄搅烂，倒入百合汤内搅匀，煮沸，再加白糖或冰糖适量，分 2 次一天内食完。养阴清心安神，适用于心悸阴虚火旺者。(《金匮要略》)

**【转归预后】**

心悸的转归预后主要取决于本虚标实的程度，以及治疗是否及时、恰当。心悸仅为偶发、短暂、阵发者，一般易治，或不药而解；反复发作或长时间持续发作者，较为难治。如患者气血阴阳虚损程度较轻，未见瘀血、痰饮之标证，病损脏腑单一，治疗及时得当，脉象变化不显著，病证多能痊愈；反之，脉象过数、过迟、频繁结代或乍疏乍数，预后较差。若出现喘促、水肿、胸痹心痛、厥证、脱证等变证，不能及时抢救治疗者，预后极差，甚至可发生猝死。

**【预防调护】**

保持心情舒畅，避免精神刺激；适当运动，增强体质；注意寒温变化，避免外邪侵袭；平素饮食不宜过饱，少食肥甘之品；起居有常，保证充足的休息和睡眠。劳逸结合是预防本病的关键。

心悸患者应保持心情愉悦、情绪稳定，坚定信心，坚持治疗。饮食宜营养丰富而易消化，宜低脂、低盐饮食，忌过饥过饱及进食辛辣炙煿、肥甘厚味。生活规律，适时添减衣物，防止外邪侵袭，特别要防止风寒湿邪诱发，加重病情。轻者可适当从事体力活动，避免剧烈活动；重者应卧床休息。注意观察病情变化，及早发现变证的先兆症状，结合心电监护，积极做好急救治疗的准备。

**【小结】**

心悸常由体虚久病、饮食劳倦、情志所伤、感受外邪、药物中毒等原因导致脏腑功能失调，致使心的气血阴阳不足，心神失养，或气滞、痰浊、血瘀、水饮扰动心神而发病。病位在心，与脾、肾、肺、肝有关，可由心之本脏自病引起，也可由他脏病及于心而成。多为虚实夹杂之证。虚证主要是气、血、阴、阳亏损，心神失养；实证主要有气滞、血瘀、痰浊、水饮扰动心神，心神不宁。辨证应首辨惊悸与怔忡，惊悸多实证，怔忡多虚证。虚者治以补气血、调阴阳，佐以养心安神之品；实者或行气化瘀，或化痰逐饮，或清热泻火，并配以重镇安神之品。患者应积极配合治疗，保持情绪稳定、饮食有节，养成良好、规律的生活习惯有助于本病的康复。

**【医案选粹】**

傅某，男，60 岁。

初诊：1976 年 9 月 23 日。

主诉及现病史：心悸，气短，胸闷，食欲不振，眠卧不宁。患者冠心病史 5 年，自 1974 年 3 月始阵发心房纤颤，至同年 7 月房颤持续。曾多次口服奎尼丁，量为每日 0.4 ～ 1g，但房颤始终未能控制。

诊查：体胖，舌稍暗，苔白腻，脉来沉细，三五不调。

辨证：胸痹，痰瘀闭阻。

治法：宣痹通阳，活血通络，健脾化痰。

处方：瓜蒌 15g，丹参 30g，丝瓜络 12g，苦参 15g，何首乌藤 24g，桑寄生 15g，山楂 15g，陈皮 9g，佛手 9g，白芷 15g，五灵脂 15g，功劳叶 12g，薏苡仁 18g，佩兰 12g，云茯苓 15g，生龙骨 24g，生牡蛎 24g，灯心草 15g。3 剂，每日 1 剂，水煎分 2 次服。

二诊：1976 年 9 月 30 日。房颤止已 2 天，胸闷痛及心悸诸症均明显减轻，奎尼丁从服汤剂时即自减为每日 0.2g。舌稍暗、苔腻大减，脉细弦而规整。因患者急于工作，无暇煎服汤剂，故以上方 5 剂研末炼蜜为丸，每丸 9g，每日早、晚各服 1 粒。

服丸药后停用奎尼丁，以后房颤未再发作。

【按语】患者素有痰湿，加之年事渐高，阳气不足而致痰湿瘀阻络脉。因此，在应用活血化瘀、祛痰通络药为主的基础上，加用治标之药苦参。苦参对快速型心律失常有显著疗效，且较西药奎尼丁副作用小。如此，病人标证虽得以很快解决，但仍以丸药继续调理，可缓图其本。(《中国现代名中医医案精华》肖琪医案)

## 复习思考

### A1 型题

1. 病人心悸，善惊易恐，坐卧不安，舌苔薄白，脉细弦，辨证为（　　　）

    A. 心血不足　　　　　B. 心虚胆怯　　　　　C. 饮邪上犯

    D. 心阴不足　　　　　E. 心阳衰弱

2. 心悸心阳不振证的主症特点是（　　　）

    A. 心悸不宁，善惊易恐　　　　　　　　B. 心悸气短，倦怠乏力

    C. 心悸不安，面白肢冷　　　　　　　　D. 心悸气急，胸闷痞满

    E. 心悸时作，胸闷烦躁

3. 阴虚火旺之心悸，最佳方剂为（　　　）

    A. 天王补心丹　　　　　　　　　　　　B. 桂枝甘草龙骨牡蛎汤

    C. 甘麦大枣汤　　　　　　　　　　　　D. 知柏地黄丸

    E. 生脉散

### A2 型题

1. 患者，女，40 岁。平素善惊易恐，因受惊而心悸 1 个月余，坐卧不安，少寐多梦，舌苔薄白，脉弦。治疗应首选（　　　）

    A. 归脾汤　　　　　B. 炙甘草汤　　　　　C. 朱砂安神丸

    D. 天王补心丹　　　E. 安神定志丸

2. 患者，女，55 岁。近 1 个月来其心悸不宁，少寐心烦，手足心热，耳鸣腰酸，舌红少苔，脉细数。此病人辨证当属（　　　）

    A. 心阳不足　　　　B. 肝阳上亢　　　　　C. 痰热扰心

    D. 水饮凌心　　　　E. 阴虚火旺

3.患者，女，48岁。心悸不宁，心烦少寐，口干，五心烦热。治疗方剂最宜选用（　　）

　　A.归脾汤　　　　　　B.朱砂安神丸　　　　　　C.知柏地黄丸

　　D.沙参麦冬汤　　　　E.六味地黄丸

**B1 型题**

　　A.桃仁红花煎加减

　　B.安神定志丸加琥珀、磁石、朱砂

　　C.归脾汤加减

　　D.苓桂术甘汤加减

　　E.黄连温胆汤加减

1.水饮凌心型心悸方选（　　）

2.痰火扰心型心悸方选（　　）

3.心血不足型心悸方选（　　）

# 第二节　胸　痹

【学习目标】

　　1. 掌握胸痹的概念、诊断与病证鉴别、辨证论治。

　　2. 熟悉胸痹的病因病机、转归预后、预防调护。

　　3. 了解胸痹的中医适宜技术。

　　胸痹是指胸部疼痛，甚则胸痛彻背，短气，喘息不能平卧为主症的一种疾病。轻者仅感胸闷如窒，呼吸欠畅，常能自行缓解；重者胸部满闷疼痛；甚者出现胸痛剧烈，心痛彻背，背痛彻心，持续不解，伴汗出、肢冷、面白、唇紫、手足青至节，脉微细或结代等危重证候，称为真心痛。

　　胸痹病名首见于《金匮要略》，书中将其病机归结为"阳微阴弦"，治疗上根据不同证候，制定了瓜蒌薤白白酒汤、瓜蒌薤白半夏汤等九首方剂，以温通散寒、宣痹止痛。此后，各代医家对本病病因病机、治法等进行了进一步探索总结，至清代王清任著《医林改错》创血府逐瘀汤治疗胸痹，为活血化瘀法治疗本病奠定了基础。

　　西医学的冠状动脉粥样硬化性心脏病（心绞痛、心肌梗死）与本病关系密切，其他如心包炎、病毒性心肌炎、心肌病、慢性阻塞性肺气肿等，出现心前区疼痛、短气、喘息不得卧等症状者，可以参照本节内容辨证论治。

**【病因病机】**

胸痹的发生多与寒邪内侵、饮食不当、情志失调、年老体虚等因素有关。

1. **寒邪内侵**　素体心气不足或心阳不振，阴寒之邪乘虚侵袭，寒凝气滞，痹阻心脉，而成胸痹。

2. **饮食不当**　过食肥甘、饮食生冷，或饮酒过度，脾胃损伤，运化失司，水聚湿停而酿生痰浊，阻遏胸阳，气机不畅，心脉闭阻，发为胸痹；痰浊久留，痰瘀交结，心脉痹阻，发为胸痹。

3. **情志失调**　忧思伤脾，脾虚气结，血行不畅；或脾伤失运，水湿聚为痰浊，痰瘀互结，痹阻心脉；或郁怒伤肝，肝郁气滞，甚则气郁化火，灼津为痰，气滞、痰浊痹阻脉道，发为本病。

4. **年老体虚**　中老年人肾气渐衰，或久病肾阳虚衰，不能温煦五脏，以致心阳不振，血脉不利，发为胸痹。肾阴亏虚不能上济心阳，心肾阴虚火旺，灼津为痰，亦可致心脉痹阻而发生胸痹。此外，久患心悸、咳喘等病，胸阳不振，痰浊痹阻，气血不利，亦可致本病。

胸痹的主要病机为心脉痹阻。病位在心，涉及肝、脾、肾等脏，主要病机为心脉痹阻。病理性质属于本虚标实，本虚是指心、脾、肝、肾及气血阴阳亏虚，机能失调；标实为寒凝、气滞、血瘀、痰阻等病理因素相互影响，且可相兼为病，如寒凝气滞、气滞血瘀、痰瘀交阻等。本病在病变过程中，常因实致虚或因虚致实，而致虚实夹杂。

**【诊断】**

（一）诊断要点

1. **临床特征**　膻中或心前区突发憋闷疼痛，疼痛可呈隐痛、胀痛、刺痛、绞痛、灼痛等，甚则牵引左肩背、咽喉、左上臂内侧、胃脘部等部位。疼痛短暂，一般持续几秒至数十分钟，经休息或服药后可缓解，常反复发作。本病常伴心悸、气短、自汗，甚则喘息不得卧，严重者胸痛剧烈，持续不解，汗出肢冷，面色苍白，唇甲青紫，脉象散乱或脉微欲绝，可发生猝死。

2. **病史**　多见于中老年人，常有劳累过度、抑郁恼怒、暴饮暴食史，也有无明显诱因或安静时发病者。

3. **相关检查**　心电图是必备的常规检查，必要时可做 24 小时动态心电监测、运动平板试验，有助于心肌缺血的诊断及疗效的评价。超声心动图、心肌酶谱、心脏冠状动脉造影等检查是确诊心肌疾病、冠状动脉病变的重要方法。核医学心肌血流灌注显像检查能明确心肌缺血的诊断和程度。

（二）病证鉴别

1. 胸痹与胃脘痛　胸痹不典型者可在胃脘部位出现疼痛，且易与胃脘痛混淆。但胃脘痛与饮食有关，以胀痛为主，局部有压痛，持续时间较长，常伴有泛酸、嘈杂、嗳气、恶心、呕吐等胃部症状；胸痹多伴有心悸、气短等症状。心电图检查有助于鉴别。

2. 胸痹与悬饮　两者病变部位都在胸部，均有疼痛。悬饮为饮停于胸胁间，以胸胁胀痛，持续不解，咳唾、呼吸、转侧时疼痛加重，肋间饱满，多伴有咳嗽、咳痰等肺系证候为主；胸痹为膻中或左胸部闷痛，持续时间短，反复发作，常伴有心悸等心系证候。胸部X线检查有助于鉴别。

3. 胸痹与胁痛　胁痛以一侧或两侧胁肋部疼痛为主要表现，多为肝胆病变，常以右胁肋部疼痛为主，肋缘下可有压痛点，可伴见厌油、黄疸、发热等症状。肝胆B超及肝功能检查有助于鉴别。

【辨证论治】

（一）辨证要点

1. 辨标本虚实　胸痹首先要分清标本虚实。一般发作期以标实为主，缓解期以本虚为主。标实有阴寒、痰浊、气滞、血瘀的不同；本虚又有阴阳气血亏虚的差异。

2. 辨病情轻重　一般疼痛时间短暂，瞬息即逝，偶发者，病情较轻；疼痛持续时间较长，频繁发作者病重；持续数小时至数日不休，为重症或危候；如见胸痛剧烈，持续不解，伴有汗出、肢冷、面白、唇紫、手足青至节、脉微欲绝或结代等，则为真心痛，病情危重。但也有发作次数不多而病情较重者，因此必须结合临床及全身情况，加以分析判断。

3. 辨疼痛性质　一般来说，闷痛最为常见，若闷重痛轻，痛无定处，与情绪有关，多为气滞。闷痛痰多，阴天易发，苔腻者为痰浊。心胸隐痛而闷，活动引发，气短心慌，为心气不足。刺痛，痛处固定不移，或伴舌质紫暗，有瘀斑，脉涩，多为血瘀。疼痛如绞，遇寒而发，伴畏寒肢冷，舌淡苔白，脉涩，为寒凝心脉。若畏寒蜷卧，舌淡而胖，则为阳虚内寒。灼热疼痛，多由火热所致，若伴烦躁、气粗，苔黄腻为痰火；伴心悸、眩晕、烦热，舌红少津，为阴虚内热。

（二）论治要点

胸痹发作期治标，以祛邪为主，采用活血化瘀、辛温通阳、泄浊豁痰之法；缓解期以扶正固本为主，治宜温阳补气、益气养阴、滋阴益肾。虚实夹杂者，则应攻补兼施，或视其偏颇，先补后攻或先攻后补。

紧急情况下可舌下含化硝酸甘油、速效救心丸、复方丹参滴丸等缓解疼痛。

### （三）分证论治

#### 1. 心脉瘀阻证

证候：胸部刺痛或绞痛，部位固定，常于夜间发作，甚则心痛彻背，背痛彻心，痛引肩臂，日久不愈，可因暴怒、劳累而加重，舌质紫暗有瘀斑，苔薄，脉弦涩或结、代、促。

病机：血行瘀滞，胸阳痹阻，心脉不通。

治法：活血化瘀，通络止痛。

方药：血府逐瘀汤加减。

本方祛瘀通脉，行气止痛。瘀血痹阻重症，胸痛剧烈者，可加乳香、没药、郁金、降香、丹参等；夹痰浊者，加薤白、石菖蒲；久病入络，一般活血化瘀药治疗无效者，可加地龙、水蛭等虫类药。

#### 2. 痰阻心脉证

证候：胸闷如窒而痛，或痛引肩背，气短乏力，痰多黏腻色白，形体肥胖，肢体沉重，舌苔腻浊，脉滑。

病机：痰浊壅塞，胸阳不展。

治法：通阳泄浊，豁痰宣痹。

方药：瓜蒌薤白半夏汤合涤痰汤加减。

前方偏于通阳行气；后方偏于健脾益气，豁痰开窍。临证可加干姜、桂枝、细辛，行气破结、温阳通脉。痰浊郁而化热，改用黄连温胆汤加郁金，以清化痰热、理气活血。痰浊与瘀血往往同时并见，通阳豁痰时应考虑加入适量丹参、三七、桃仁、红花等活血化瘀药。

#### 3. 寒凝心脉证

证候：猝然心痛如绞，心痛彻背，因感寒发作或加重，伴见胸闷气短、心悸、面色苍白、喘促不能平卧、四肢厥冷，舌苔白，脉沉紧或沉细。

病机：阴寒凝滞，气血痹阻，心阳不振。

治法：辛温散寒，宣通心阳。

方药：枳实薤白桂枝汤合当归四逆汤加减。

两方皆能辛温散寒、助阳通脉，前方偏于通阳理气，后方以温经散寒为主。阴寒极盛的胸痹重症，胸痛剧烈不休，身寒肢冷，气短喘息，脉沉紧或沉微，予乌头赤石脂丸加荜茇、高良姜、细辛等温中散寒；若痛剧而四肢厥冷，冷汗自出，立即舌下含化苏合香丸或麝香保心丸芳香化浊、理气开窍，常可收到快速止痛效果。

#### 4. 气滞心脉证

证候：心胸满闷，隐痛阵作，痛无定处，时欲太息，情志不遂时诱发或加重，可兼有脘腹胀满，得嗳气或矢气则舒，苔薄或薄腻，脉细弦。

病机：肝失疏泄，气机阻滞，心脉不通。

治法：疏肝理气，活血通络。

方药：柴胡疏肝散加减。

本方疏肝理气，活血止痛。胸闷、胸痛明显，为气滞血瘀之象者，可合用失笑散，以增强活血行瘀、散结止痛作用。气郁日久化热，心烦易怒、口干便秘，舌红苔黄，脉弦数，用丹栀逍遥散，以疏肝清热；肝郁化火而致便秘者，加当归芦荟丸清泻郁火。

5. 气阴两虚证

证候：心胸隐痛，时作时止，心悸气短，动则尤甚，倦怠乏力，声低息微，面色㿠白，易汗出，舌质偏红或有齿痕，脉细数或细弱。

病机：心气不足，阴血亏虚，血行瘀滞。

治法：益气养阴，活血通脉。

方药：生脉散合人参养荣汤加减。

前方益心气，敛心阴；后方补气养血，安神宁心。兼有气滞血瘀者，加川芎、郁金、延胡索行气活血；兼有痰浊者，合用茯苓、白术、豆蔻健脾化痰；心脾两虚者，合用茯神、远志、柏子仁、酸枣仁等健脾养心安神。

6. 心肾阴虚证

证候：心痛憋闷，虚烦不寐，心悸盗汗，头晕耳鸣，腰膝酸软，口干便秘，舌红少津，苔薄或剥，脉细数或促代。

病机：水不济火，虚热内灼，血脉不畅。

治法：滋阴清热，养心和络。

方药：天王补心丹合炙甘草汤加减。

前方养心安神为主，后方以养阴复脉见长。阴不敛阳，虚火内扰，虚烦不寐者，可用酸枣仁汤清热除烦、养血安神；头晕目眩，腰膝酸软，遗精盗汗，用左归丸以滋阴补肾、填精益髓。

7. 心肾阳虚证

证候：心悸心痛，胸闷气短，动则加剧，自汗，面白无华，神倦怯寒，四肢欠温或肿胀，舌质淡胖边有齿痕，苔白或腻，脉沉细而迟。

病机：阳气虚衰，气机痹阻，心脉瘀滞。

治法：温补阳气，振奋心阳。

方药：参附汤合右归饮加减。

前方大补元气，温补心阳；后方温肾助阳，补益精气。肾阳虚衰，不能制水，水饮上凌心肺，出现水肿、喘促、心悸等，用真武汤加黄芪、汉防己、猪苓、车前子温肾阳、利水饮。

阳虚欲厥脱者，用四逆加人参汤温阳益气、回阳救逆；亦可用参附注射液 40～60mL 加入 5% 葡萄糖注射液 250～500mL 静脉滴注，以增强疗效。

## 【中医适宜技术】

### （一）单方验方

1.延胡索、莪术（或郁金）、檀香各等份，研末吞服，每次 3～5g，每日 3 次。适用于胸痹气滞心脉证。

2.三棱、莪术粉等份，和匀吞服，每次 3g，每日 3 次。适用于胸痹气滞血瘀证。

3.三七粉、沉香粉、血竭粉（2：1：1 和匀）吞服，每次 3g，每日 3 次。适用于胸痹心脉瘀阻证。

4.柴胡 15g，枳实 15g，黄芩 15g，大黄 10g，半夏 10g，白芍 20g，丹参 20g，茯苓 20g，陈皮 20g，甘草 10g，水煎服，日 1 剂。化痰祛瘀、活血通络，适用胸痹痰阻血瘀证。

### （二）中成药

胸痹寒凝血瘀者，可选用苏合香丸、麝香保心丸、冠心苏合滴丸（胶囊、软胶囊）；气滞血瘀者，可选用复方丹参滴丸、地奥心血康胶囊、速效救心丸、心可舒片、血府逐瘀口服液；气虚血瘀者，可选用通心络胶囊、山海丹胶囊；阴虚血瘀者，可选用滋心阴口服液、复方血栓通胶囊；痰瘀阻滞者，可选用降脂通脉胶囊；肾虚血瘀者，可选用保心片、参附强心丸；心阳不振者，可选用参桂胶囊、芪苈强心胶囊；气阴两虚者，可选用参脉饮（胶囊）。

### （三）简易治疗技术

1.针刺疗法　针刺膻中、内关，或内关、间使。适用于胸痹疼痛剧烈者。

2.耳针疗法　取心、神门、交感、皮质下，配以内分泌、肾、胃，埋豆治疗。

3.穴位贴敷疗法　通心膏（徐长卿、当归、丹参、王不留行、鸡血藤、葛根、延胡索、红花、川芎、桃仁、姜黄、郁金、三七、血竭、椿皮、穿山甲、乳香、没药、樟脑、冰片、木香、人工麝香、硫酸镁、透骨草）贴敷心俞、厥阴俞或膻中。（《实用中医内科学》）

4.饮食疗法　桂皮粥：桂皮 6g，煎汤取汁，入粳米 50g，共煮粥服食，还可适当加入龙眼肉。温补心肾，适用于胸痹心肾阳虚证。（《中医食疗学》）

## 【转归预后】

胸痹总属本虚标实、虚实夹杂，病情变化多端。一般初期病情轻者，及时正确治疗，善于调养，基本都能得到控制或缓解。但本病多病情缠绵，反复发作，若患者失于调摄，病情可进一步发展，出现心胸猝然剧痛，持续不解，四肢厥冷，此为真心痛，病情危重，预后不佳，甚至"旦发夕死，夕发旦死"。心肾阳虚致水液运化障碍，水邪泛滥，则可致水饮凌心射肺，出现水肿、尿少、咳喘等。

## 【预防调护】

本病的诱发与气候的异常变化、情绪的波动有关，因此应注意生活起居，避免寒冷及大喜、大怒，保证充足的睡眠，保持心情平静愉快；饮食应避免膏粱厚味，忌烟酒，宜食用低盐清淡之品，勿过饱，多吃新鲜蔬菜、水果，保持大便通畅。

发作期应卧床休息，缓解期注意劳逸结合，做力所能及的活动，如散步、练太极拳及八段锦等。发病时应加强巡视，观察体温、呼吸、血压、舌脉及精神情志的变化，做好各种急救准备，必要时给予吸氧、心电监护及保持静脉通道通畅。

## 【小结】

胸痹的临床特征是胸部闷痛，甚则胸痛彻背，短气，喘息，不能安卧。其病因与寒邪内侵、饮食不节、情志失调、年老体虚等有关。其病位在心，与肺、肝、脾、肾有关，病机是心脉痹阻，病理性质主要是本虚标实。发作期以标实为主，缓解期以本虚为主，本虚为气血阴阳的亏虚，标实是瘀血、寒凝、痰浊、气滞相互为患。辨证时应分清标本虚实，按照补其不足、泻其有余的原则，实证用活血化瘀、辛温散寒、泄浊豁痰、宣通心阳等法；虚证用益气通脉、滋阴养肾、益气温阳等方法。但临床所见多虚实夹杂，故必须密切观察病情变化，灵活掌握，辨证施治。增强体质、调畅情志、调节饮食起居，对预防疾病的发作及康复有重大意义。

## 【医案选粹】

史某，男，55岁。

初诊：1965年10月11日。

主诉及现病史：患者病经10余载，常苦胸闷、头昏、少寐，在当地服药千余剂，疗效不著，故来求治。自觉胸膺痞闷，有窒塞感，呼吸不畅，腹部隐痛。大便日二三行，质软，夜寐不酣。

诊查：舌苔薄，脉细。西医检查为冠状动脉硬化、神经衰弱。

辨证：浊阴上乘，清阳被蒙。

治法：通阳泄浊，行气散结。

处方：全瓜蒌15g，干薤白10g，太子参15g，桂枝3g，半夏10g，陈皮6g，广郁金10g，白蒺藜12g，潞党参15g。

二诊：1965年10月17日。上药服5剂后胸膺痞闷减轻，头昏已瘥，唯夜寐欠安。患者喜甚，要求续服原方并加重剂量。原方去白蒺藜，加远志10g，续服。

【按语】脾弱之质，大便常溏，痰湿内生，浊阴上乘，清阳被蒙，阴踞阳位，气机痞塞。治以通阳泄浊，辛开苦降，滑利气机。方用全瓜蒌祛痰开胸，干薤白通阳散阳行气，桂枝通阳化气，半夏、陈皮化痰和中，潞党参健脾益气，广郁金行气宽胸。（《中国现代名中医医案精华》张泽生医案）

## 复习思考

### A1 型题

1.胸痹心痛发作时，疼痛可以放射到（　　）

　　A.右胸　　　　　　　B.肩背　　　　　　　C.左胁下

　　D.右胁下　　　　　　E.背正中

2.胸痹的病位在（　　）

　　A.肾　　　　　　　　B.肝　　　　　　　　C.脾

　　D.心　　　　　　　　E.肺

3.胸痹心痛之疼痛多以发作性闷痛为主，一般不会出现（　　）

　　A.灼痛　　　　　　　B.跳痛　　　　　　　C.绞痛

　　D.刺痛　　　　　　　E.隐痛

### A2 型题

1.患者心胸疼痛剧烈，如刺如绞，痛有定处，伴有胸闷，日久不愈，可因暴怒而加重，舌质紫暗，脉弦涩。证属（　　）

　　A.痰浊阻痹　　　　　B.寒凝心脉　　　　　C.气滞胸痹

　　D.瘀血痹阻　　　　　E.心阳不振

2.患者胸闷气短，甚则胸痛彻背，心悸汗出，腰酸乏力，畏寒肢冷，唇甲淡白，舌淡白，脉沉微欲绝。治疗应首选（　　）

　　A.参附汤合右归饮　　　　　　　　B.人参养营汤合左归饮

　　C.炙甘草汤合生脉散　　　　　　　D.苓桂术甘汤合左归丸

　　E.苏合香丸合左归饮

3.患者，男，48岁。胸闷痛反复发作3年，近日加重。现症见胸闷如窒，气短喘促，肢体沉重，头晕沉如裹，咯白痰，形体肥胖，苔浊腻，脉沉。其中医辨证为（　　）

　　A.阴寒凝滞　　　　　B.痰浊壅塞　　　　　C.气滞血瘀

D. 痰热中阻 　　　　E. 心脾两虚

**B1 型题**

A. 心胸隐痛，痛无定处 　　　　B. 心痛彻背，背痛彻心

C. 胸闷隐痛，时作时止 　　　　D. 胸痛彻背，感寒痛甚

E. 胸闷如窒，肢体沉重

1. 寒凝心脉型胸痹心痛的特点是（　　　）

2. 心脉瘀阻型胸痹心痛的特点是（　　　）

3. 痰阻心脉型胸痹心痛的特点是（　　　）

# 第三节　不　寐

【学习目标】

1. 掌握不寐的概念、诊断与病证鉴别、辨证论治。

2. 熟悉不寐的病因病机、预防调护。

3. 了解不寐的中医适宜技术、转归预后。

不寐又称失眠，是由于阳盛阴衰，阴阳失交引起的经常不能获得正常睡眠为特征的一类病证，主要表现为睡眠时间不足，深度不够，轻者入睡困难，或寐而不酣，时寐时醒，或醒后不能再寐，重则彻夜不寐，常影响人们的正常生活、工作、学习和健康。

不寐在《内经》中称为不得卧、目不瞑。《难经》最早提出"不寐"病名。《景岳全书·不寐》将其病机分为有邪、无邪两种类型。明代医家李中梓对不寐的病因及治疗进行了详细论述，认为不寐的病因有五，即气虚、阴虚、痰滞、水停、胃不和。

西医学的神经官能症、更年期综合征、脑震荡后遗症等以失眠为主要临床表现时，可参照本病辨证论治。

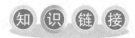

知 识 链 接

《内经》认为，睡眠的产生与卫气的循行有密切关系。《灵枢·营卫生会》曰："卫气行于阴二十五度，行于阳二十五度，分为昼夜，故气至阳而起，至阴而止。"正是卫气的这种运行规律使人体的卫气在夜间运行于阴分，阴气盛，产生睡眠；白昼行于阳分，阳气盛，人体处于清醒状态。

**【病因病机】**

导致不寐的病因主要有情志失调、饮食不节、劳逸失调、病后体虚等。

1.**情志失调**　情志不遂，肝气郁结，肝郁化火，邪火扰动心神，心神不安而不寐；或由五志过极，心火内炽，心神扰动而不寐；或由大喜大悲，心神激动，神魂不安而不寐；或暴受惊恐，心虚胆怯，夜不能寐；或思虑太过，损伤心脾，心血暗耗，神不守舍而不寐。

2.**饮食不节**　暴饮暴食，宿食停滞，胃气失和，阳气浮越于外而卧寐不安，即《素问》所谓"胃不和则卧不安"；或由过食肥甘厚味，酿生痰热，扰动心神而不眠；或饮酒、浓茶、咖啡，也可造成不寐。

3.**劳逸失调**　劳倦太过或过于安逸均可伤脾，致脾运化失健，生化乏源，营血亏虚，心神失养而不寐。体劳过度耗气伤阴，用脑过度致耗伤心血，均可引起阴阳失调而不寐。

4.**病后体虚**　年迈久病血虚、产后失血等，引起心血不足，心失所养，心神不安而不寐；或素体阴虚，房劳过度，耗伤肾阴，心肾不交，心火独亢，扰动心神，心神不安而不寐。

总之，本病因多种因素导致脏腑机能紊乱，气血失和，阴阳失调，阴虚不能纳阳，或阳虚不得入于阴而引起。其基本病机是阳盛阴衰、阴阳失交。其病位在心，但与肝、胆、脾、胃、肾关系密切。睡眠由心神所主，神安则寐，气血亏虚，心神失养则不寐；痰浊、郁火上扰心神，神不安则不寐；肾精上承于心，心气下交于肾，水火既济，则神志安宁，故不寐发病总与心、肾、肝、脾有关。病理性质分为实证、虚证及本虚标实证。虚证多由心脾两虚、心虚胆怯、阴血亏虚等引起心神失养所致；实证多由心火炽盛、肝郁化火、痰热内扰等引起心神不安所致；病程长久者可表现为虚实兼夹。

老年人由于中枢神经系统老化，睡眠结构也随之改变，一般表现为深睡眠期明显减少，夜间觉醒次数增多，入睡时间延长，常感睡眠不够，白天有疲乏感，伴有短暂小寐。由于睡眠时间减少，常很早上床，因而更加早醒，这种失眠称为相对性失眠。

**【诊断】**

（一）诊断要点

1.**临床特征**　轻者入睡困难，或睡而易醒，或时睡时醒，症状持续3周以上；重者彻夜难眠，常伴有头痛头昏、心悸、健忘、神疲乏力、心神不宁、多梦等。

2.**病史**　患者常有饮食不节、情志失常、劳倦、思虑过度、病后体虚史。

3.**相关检查**　多导睡眠图监测可判断不寐的类型。各系统体格检查及实验室检查可排除妨碍睡眠的其他器质性病变。

（二）病证鉴别

1. 不寐与生理性少寐　不寐是指单纯以失眠为主症，表现为持续的、严重的睡眠困难，醒后多伴头晕、乏力、记忆减退等症状；生理性少寐指睡眠时间减少，但白天精神、体力正常，无其他不适感觉，往往是个体体质差异，或见于老年人。

2. 不寐与暂时性失眠　暂时性失眠常因一时性情志影响或生活环境改变引起，如过度兴奋、悲伤或出差等，持续时间短，通过自我调节往往能恢复正常睡眠；不寐指无明显诱因即出现睡眠障碍，持续时间长。若暂时性失眠没有得到及时调节，即可转变为不寐。

【辨证论治】

（一）辨证要点

1. 辨虚实　虚证多属阴血不足，心失所养，往往病程长，临床特点为身体瘦弱、面色无华、神疲懒言、心悸健忘，多因脾失运化、肝失藏血、肾失藏精所致。实证多为火盛扰心，往往起病急，病程短，临床特点为心烦易怒、口苦咽干、便秘溲赤，多因心火亢盛或肝郁化火所致。

2. 辨脏腑　本病主要病位在心，但与肝、胆、脾、胃、肾的阴阳气血失调相关。如急躁易怒而失眠，多为肝火内扰；遇事易惊，多梦易醒，多为心胆气虚；面色少华，神疲肢倦而失眠，多为脾虚不运，气血亏虚，心神失养；嗳腐吞酸，脘腹胀满而失眠，多为胃有宿食，心神被扰；胸闷，头重目眩，舌苔腻，多为痰热内扰心神；心烦心悸，头晕健忘，多为阴虚火旺，心肾不交。

3. 辨睡眠　虽能正常入睡，但睡间易醒，醒后不易再睡者，多为心脾两虚；入睡后易惊醒，多为心虚胆怯或血虚肝旺；不易入睡，心烦口干，多为阴虚火旺；烦躁失眠，噩梦纷纭，痰多口苦，多为痰热内扰。

（二）论治要点

本病的治疗原则是补虚泻实，调整脏腑气血阴阳。实证宜泻其有余，如疏肝解郁、降火涤痰、消导和中。虚证宜补其不足，如益气、养血、健脾、补肝、益肾。临证无论虚证、实证均应配合养血安神、镇惊安神、清心安神等安神定志的方法。另外，需注意结合精神治疗，消除紧张、焦虑情绪，以保持情志舒畅、心情愉悦。

（三）分证论治

1. 肝火扰心证

证候：性情急躁易怒，不寐多梦，甚至彻夜不眠，伴有头晕头胀、目赤耳鸣、口干而苦、便秘溲赤，舌红苔黄，脉弦数。

病机：肝郁化火，上扰心神，心神不安。

治法：疏肝泻火，镇心安神。

方药：龙胆泻肝汤加减。

本方泻肝胆实火，清下焦湿热。临证可加朱茯神、生龙骨、生牡蛎镇心安神。若胸闷胁胀，善太息，加香附、郁金、佛手以疏肝解郁。

2. 痰热内扰证

证候：心烦不寐，或睡眠不实，时醒时寐，或噩梦纷纭，胸闷脘痞，腹胀，头晕目眩，口苦，舌红苔黄腻，脉滑数。

病机：湿食生痰，痰郁生热，扰动心神。

治法：清化痰热，和中安神。

方药：黄连温胆汤加减。

本方清心降火，化痰安中。临证可酌加远志、茯神宁心安神；神曲、山楂、莱菔子消食导滞。惊悸不眠者，加龙齿、珍珠母、磁石镇惊安神；痰热伤阴者，加麦冬、栀子、沙参、柏子仁养阴清热、除烦安神。

本证型的治疗一般不选用五味子、酸枣仁、何首乌藤等味酸收涩易敛邪之类的药物，因其不利于化痰清热。

3. 心脾两虚证

证候：不易入睡，多梦易醒，心悸健忘，神疲食少，头晕目眩，伴四肢倦怠、面色少华，舌淡苔薄，脉细无力。

病机：脾虚血亏，心神失养。

治法：补益心脾，养血安神。

方药：归脾汤加减。

本方益气补血，健脾养心。心血不足较甚者，加熟地黄、芍药、阿胶以补益心血；多梦易醒者，加合欢花、何首乌藤、龙骨、牡蛎以镇心安神；失眠较重者，加五味子、柏子仁以增强养心宁神功效；脘闷、纳呆、苔腻者，加半夏、陈皮、茯苓、厚朴以健脾理气化痰；心虚胆怯，多梦易惊者，可合用安神定志丸以宁心安神。

4. 心肾不交证

证候：心烦不眠，入睡困难，心悸多梦，头晕耳鸣，腰膝酸软，潮热盗汗，五心烦热，咽干少津，舌红少苔，脉细数。

病机：肾水亏虚，不能上济于心，心火炽盛，不能下交于肾，水火不济，阴阳失交。

治法：滋阴降火，交通心肾。

方药：六味地黄丸合交泰丸。

前方能滋补肾阴；后方能清心泻火，引火归元。遗精者，加黄柏、金樱子、莲子；盗汗多者，加麻黄根、浮小麦、煅龙骨、煅牡蛎；彻夜不眠者，加朱砂、磁石、龙骨、龙齿重镇安神；心阴不足者，可用天王补心丹滋阴养血。

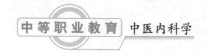

**5. 心胆气虚证**

证候：心烦不寐，多梦易醒，胆怯心悸，触事易惊，伴气短自汗、倦怠乏力，舌淡，脉弦细。

病机：心胆虚怯，心神失养。

治法：益气镇惊，安神定志。

方药：安神定志丸合酸枣仁汤。

前方重于镇惊安神，后方偏于养血清热除烦。若心悸甚，惊惕不安，加生龙骨、生牡蛎、朱砂镇惊安神；若惊悸汗出，加白芍、当归、黄芪补血养肝；兼胸闷，纳呆腹胀，加柴胡、陈皮、山药、白术疏肝健脾。

## 【中医适宜技术】

**（一）单方验方**

1. 酸枣仁 15～30g，麦冬 9g，五味子 5g，水煎服。适用于心肾不交，水火不济，五心烦热，夜难成眠，舌质红绛，脉弦细数。

2. 酸枣仁 15～30g，生地黄 12g，五味子 9g，水煎服。适用于气阴不足，夜寐不安，舌红少津，脉弦细数。

3. 酸枣仁 15～30g，半夏 9g，五味子 5g，水煎服。适用于心气不足，痰热内扰，失眠惊悸，口干黏腻，舌苔白腻，脉弦滑。

**（二）中成药**

不寐肝郁气滞者，可用逍遥丸、解郁安神颗粒；肝郁化火者，可用丹栀逍遥丸；心火炽盛者，可用朱砂安神丸；胃气不和者，可用保和丸；心脾两虚者，可用归脾丸、柏子养心丸；气血亏虚者，可用八珍颗粒、天王补心丹、养血安神片；肝肾阴虚者，可用精乌胶囊；阴虚火旺者，可用知柏地黄丸；脾肾阳虚者，可用刺五加片；心肾不交者，可用磁朱丸、交泰丸。证型不典型者，可用复方五味子糖浆。

**（三）简易治疗技术**

**1. 耳压疗法** 取皮质下、神门、心、交感等。肝火扰心加肝、枕、角窝上穴；心胆气虚加肾、胆穴。穴位上贴敷王不留行，每次每穴按压 2 分钟，每日 3～5 次。

**2. 熏洗疗法** 党参 10g，白术 10g，当归 10g，酸枣仁 20g，远志 20g，丹参 20g，何首乌藤 20g，白芍 10g，合欢皮 30g。上药煎汤足部熏洗，水温不超过 40℃，隔日 1 次，10 次为 1 个疗程。药物可连续煮煎使用 2～3 天。

**3. 饮食疗法** ①龙眼肉、莲子、大枣各 15g，煎汤，饮汤食龙眼肉、莲子、大枣；适用于不寐心脾两虚证。②鲜桑椹 1000g（或干品 500g），洗净，加水适量煎煮，取汁，再文火煎熬浓缩，至较稠黏时，加入蜂蜜 300g，收膏。每次 1 汤匙，沸水冲化饮用，每日 2

次。滋阴降火，适用于阴虚火旺不寐者。(《中医食疗学》)

4. **推拿疗法** 指揉印堂、攒竹、睛明、百会、太阳、角孙、风池、风府等穴，或推拿按揉膀胱经诸穴。适用于肝火上扰、忧思焦虑等诸多不寐。

5. **热敏灸法** 对穴位热敏高发部位百会、心俞、至阳、神阙、涌泉等穴区进行热敏探查，实施单点，或双点温和灸。(《热敏灸疗法》)

## 【转归预后】

本病病程短、病情轻者治疗效果好；病程较长、病情复杂者则治疗难以速效。若治疗得当，气血得养，精亏得复，邪气得祛，则病情可愈；若治疗不当，病情则可由实转虚，或由虚转实，往往导致虚实错杂，预后较差。若病久不愈，忧思久郁，心脾损伤，气滞痰聚，上蒙神窍，则可发为癫病；肝郁化火，或心火内炽，痰火扰心，则可使心神被扰，神志逆乱，发为狂病。

## 【预防调护】

本病属于心神病变，应重视精神调摄，保持精神舒畅，克服过度的紧张、兴奋、焦虑、抑郁、惊恐、愤怒等不良情绪，做到喜怒有节。注意睡眠卫生，养成良好的生活习惯，进行适当的体力活动或体育锻炼，增强体质，促进身心健康。晚餐要清淡，不宜过饱，睡前不饮浓茶、咖啡及吸烟，避免从事紧张和兴奋的活动，养成定时就寝的习惯，改善睡眠环境。睡前可听一些舒缓轻松的音乐。

不寐病人服药护理很重要，一般早晨或上午不服药，在午后或午休及晚上临睡前各服1次。

## 【小结】

不寐多为情志失调、饮食不节、劳逸失调、病后体虚等引起阴阳失调、阳不入阴而发病。病位主要在心，涉及肝、胆、脾、胃、肾。病性有虚实之分，且虚多实少。实证者，多因心火偏亢、肝郁化火、痰热内扰等引起心神不安所致，治当清心泻火、清肝泻火、清化痰热、和中导滞，佐以安神宁心，常用朱砂安神丸、龙胆泻肝汤、黄连温胆汤、保和丸等治疗；虚证者，多由阴虚火旺、心脾两虚、心胆气虚等引起心神失养所致，治当滋阴降火、补益心脾、益气镇惊，佐以养心安神，常用六味地黄丸、归脾汤、安神定志丸合酸枣仁汤等治疗。注意生活及情绪调节，对不寐的康复有重要意义。

## 【医案选粹】

潘某，男，42岁。

初诊：1965 年 11 月 20 日。

主诉及现病史：失眠已有 3 年之久，身体及饮食行动一切如常。服镇静安眠西药和养阴安神中药均不效。

诊查：舌淡红，脉缓。

辨证：不寐，营卫失和。

治则：和营阴，益卫气。

处方：

1. 生地黄 15g，熟地黄 15g，白芍 15g，当归 15g，磁石（先煎）90g，下午 4 时服。

2. 党参 15g，白术 15g，北黄芪 15g，炙甘草 5g，生铁落 90g，晚上睡前服。

药后安卧如常人，3 年不寐之苦一药而瘳。

【按语】盖寤寐之理，《内经》有论：营气夜行阴二十五度，日行阳二十五度，卫气日行阳二十五度，夜行阴二十五度。卫气不能入阴与营气和谐，故不寐。故用二地、归、芍和营，参、芪、术、草益气，和营益气重用重镇之磁石、生铁落，故一药而瘳。（《中国现代名中医医案精华》李翼龙医案）

## 复习思考

### A1 型题

1. 虚证不寐的病理因素主要是（　　　）

    A. 津液亏耗　　　　B. 阴血不足　　　　C. 阳气不足

    D. 脾气虚弱　　　　E. 肝郁脾虚

2. 下列除哪项外均为不寐的病因（　　　）

    A. 情志所伤　　　　B. 饮食不节　　　　C. 外邪侵袭

    D. 病后体虚　　　　E. 劳逸失调

3. 肝火扰心型不寐者，宜首选（　　　）

    A. 安神定志丸　　　B. 龙胆泻肝汤　　　C. 朱砂安神丸

    D. 柴胡疏肝散　　　E. 黄连阿胶汤

### A2 型题

1. 患者，女，30 岁。失眠多梦，易于惊醒，胆怯心悸，遇事善惊，气短乏力，舌淡，脉弦细。其治疗宜选用（　　　）

    A. 酸枣仁汤　　　　B. 琥珀多寐丸　　　C. 养心汤

    D. 朱砂安神丸　　　E. 安神定志丸

2.患者，男，36岁。其平日性情急躁易怒，近日因工作不顺致失眠，不思饮食，口渴喜饮，口苦目赤，小便黄，大便秘结，舌红苔黄，脉弦数。其最佳治疗方剂为（　　）

　　A.龙胆泻肝汤　　　　B.丹栀逍遥散　　　　C.滋水清肝饮

　　D.柴胡疏肝散　　　　E.黄连温胆汤

3.患者，男，50岁。心烦不寐，胸闷脘痞，泛恶，嗳气，伴口苦头重，舌红苔黄腻，脉滑数。治疗宜（　　）

　　A.安神定志丸　　　　B.交泰丸　　　　　　C.丹栀逍遥丸

　　D.黄连温胆汤汤　　　E.归脾汤

**B1 型题**

　　A.黄连温胆汤

　　B.归脾丸

　　C.黄连阿胶汤

　　D.天王补心丹

　　E.交泰丸

1.治疗痰热内扰之不寐宜选用（　　）

2.治疗心肾不交之不寐宜选用（　　）

3.治疗心脾两虚之不寐宜选用（　　）

扫一扫，知答案

扫一扫，看课件

第 六 章

# 脑系病证

　　脑居颅内，由髓汇集而成，称为髓海。脑主精神、意识、思维活动，为精明之府，又称元神之府；脑主感觉和运动，人体的视、听、嗅、味、言语应答、肢体活动等均由脑所支配。脑为奇恒之腑，内藏精气，其生理活动全赖于气、血、津液和水谷精微的充养，因此五脏的生理功能失调，均可引起脑的功能失调，出现精神情志活动异常。其病理主要有虚实两方面，虚为气血亏虚，脑脉失养，或阴精亏虚，脑髓失充；实主要是风、火、痰、瘀阻滞脑脉，上扰清窍，或蒙蔽清窍，以致元神失控，神机失用，发为头痛、眩晕、中风、癫狂、痫病、痴呆等病证。

　　脑系病证既有常见病证，又有危急重症。病因较复杂，既有外感，也有内伤，但总属脑窍失养、脑脉瘀阻、清窍不利，治疗多用补益肝肾、活血祛瘀、化痰祛风等治法。心主血，血生神，心为神明之所出，精神之所舍；肝主疏泄，调畅人的精神情志；肾藏精生髓充养于脑，因而脑之病变常从心、肝、肾诸脏论治。手足三阳经在头部交接，故在临床上，脑部疾病常配合针灸、推拿、刮痧、拔罐等方法治疗。另外，情志调畅、饮食有节、适度锻炼对脑系病证的预防和康复均有重要意义。

　　本章主要学习头痛、眩晕、中风、痫病、痴呆五个病证，要求掌握各病证的概念、病因病机、诊断、辨证论治、转归预后及预防调护。

# 第一节　头　痛

【学习目标】

1. 掌握头痛的概念、诊断与病证鉴别、辨证及分经论治。
2. 熟悉头痛的病因病机、转归预后。
3. 了解头痛的中医适宜技术、预防调护。

头痛是指由于外感与内伤，致使脉络拘急或失养，清窍不利所引起的以头部疼痛为主要临床特征的疾病。本病是临床上常见的自觉症状，可单独出现，亦可发生于多种急、慢性疾病过程中。

《内经》指出外感和内伤是导致头痛发作的主要原因。《伤寒论》论述了太阳、阳明、少阳、厥阴病头痛的表现和治疗方药。《丹溪心法·头痛》提出头痛"如不愈各加引经药，太阳川芎，阳明白芷，少阳柴胡，太阴细辛，厥阴吴茱萸"，至今仍指导着临床治疗。

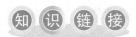

历代医书根据头痛发病情况、疼痛部位的不同，有不同的名称：

1. 头痛经久不愈，时作时止者，称为头风。
2. 剧烈头痛，痛引脑及巅，手足逆冷至肘、肢关节者，称为真头痛。
3. 头痛时头面起核块肿痛，伴有雷鸣之响声者，称为雷头风。
4. 痛势剧烈，呈间歇发作，偏于一侧者，称为偏头痛。
5. 痛在巅顶，干呕吐涎沫，四肢厥冷者，称为厥阴头痛。

西医学的头痛可见于内、外、神经、精神、五官等各科疾病中，如血管性头痛、紧张性头痛、三叉神经痛、外伤后头痛、部分颅内疾病、神经官能症等，均可参照本节内容辨证施治。

【病因病机】

头痛的病因有外感和内伤两大类。外感头痛多为外邪上扰清空，壅滞经络，络脉不通。内伤头痛多与肝、脾、肾三脏的功能失调有关。

1. 感受外邪　多因起居不慎，感受风、寒、湿、热等外邪，邪气上犯于头，清阳之气受阻，气血不畅，阻遏络道而发为头痛。外邪以风邪为主，风为阳邪，为百病之长，常夹寒、湿、热邪上袭。若夹寒邪，寒凝血滞，络道被阻，而为头痛；若夹热邪，风热上炎，侵扰清空，气血逆乱而为头痛；若夹湿邪，湿蒙清空，清阳不展，气血不畅而为头痛。

2.情志失调　忧郁恼怒，情志不遂，肝失疏泄，络脉失调，拘急而为头痛；肝郁化火，上扰清空，而为头痛；肝火郁久，耗伤阴血，肝肾亏虚，脑髓失充，亦可致头痛。

3.饮食不节　素嗜肥甘厚味，或暴饮暴食，以致脾失健运，痰湿内生，上蒙清空，阻遏清阳而为头痛；脾胃失和，气血生化乏源，致营血亏虚，不能上荣于头而为头痛。

4.先天不足或久病体虚　肾主骨生髓，髓上通于脑。若先天禀赋不足，或房劳过度，使肾精耗损，脑髓空虚，则可发生头痛；年老气血衰败，或久病不愈，产后、失血之后，营血亏损，气血不能上营于脑，髓海不充亦可致头痛。

5.头部外伤或久病入络　跌仆闪挫或久病后，气血瘀滞，瘀血阻于脑络，不通则痛，发为头痛。

头痛以脉络绌急或失养，清窍不利为其基本病机。病位在脑，与肝、脾、肾关系密切。肝主疏泄，调畅气机，气郁则脑脉不利；脾主运化水谷精微，脾失健运，气血亏虚，脑失所养，或痰浊内生，蒙蔽清窍；肾主藏精充髓，肾虚脑髓失养，均可发为头痛。病理性质有虚实之分，外感头痛属实，一般病程较短；内伤头痛大多起病缓慢，病程较长，病性复杂，气血亏虚、肾精不足所致之头痛多属虚证，肝阳、痰浊、瘀血所致之头痛多属实证。虚实在一定条件下又可相互转化，相互兼夹。久病气血亏虚，而致血行无力，气滞血虚，不通则痛，则可转化为实证；痰浊中阻日久，脾胃受损，气血生化不足，营血亏虚，不能上荣于头，则出现由实致虚，虚实夹杂之证。

【诊断】

（一）诊断要点

1.临床特征　本病以头痛为主要临床表现。头痛部位可在前额、额颞、巅顶、顶枕部或全头部；头痛性质可分为跳痛、刺痛、胀痛、灼痛、重痛、空痛、昏痛、隐痛；头痛发作形式可分为突然发作，或缓慢起病，或反复发作，时痛时止；疼痛的持续时间可长可短，可数分钟、数小时、数天或数周，甚则长期疼痛不已。

2.病史　外感头痛者多有起居不慎、感受外邪的病史；内伤头痛者常有饮食、劳倦、房事不节、病后体虚等病史。

3.相关检查　常规检查血常规、血压，必要时做脑脊液、脑血流图、脑电图检查，有条件者可做经颅多普勒、颅脑CT和MRI检查，有助于明确诊断。

（二）病证鉴别

1.头痛与类中风　类中风病多见于中老年人，表现为眩晕反复发作，突然头痛，急剧加重，伴耳鸣手颤、半身肢体活动不灵，或舌蹇语涩等。头痛一般不出现肢体活动和语言的异常。

2. **头痛与眩晕**　两者可单独出现，也可同时出现。头痛之病因有外感与内伤两方面；眩晕则以内伤为主。临床表现方面，头痛以疼痛为主，实证较多；而眩晕则以昏眩为主，虚证较多。

3. **头痛与真头痛**　真头痛常起病急骤，表现为突发的剧烈头痛，持续不解，伴有手足逆冷，甚至呕吐、抽搐，病情凶险，常见于西医学中因颅内压升高而致的以头痛为主要表现的各类危重症；而头痛一般没有颅内压升高。

4. **头痛与脑癌**　头痛是脑癌的初期主要症状。脑癌的头痛治疗效果不佳，还可因局部神经受压出现不对称的运动或感觉障碍；头痛一般不会出现运动、感觉障碍。头部 CT、MRI 有助于明确诊断。

## 【辨证论治】

### （一）辨证要点

1. **辨外感和内伤**　外感头痛一般发病较急，病程短，疼痛较剧，多表现为掣痛、跳痛、胀痛、重痛，痛无休止，伴有外感表证，多属实证；内伤头痛一般起病缓慢，病程长，反复发作，疼痛较缓，多表现为隐痛、空痛、昏痛，痛势悠悠，遇劳加剧，时作时止，多伴有脏腑功能失调的相关症状。

2. **辨疼痛性质**　掣痛、跳痛，多为阳亢、火热；重痛多为痰湿；剧痛，喜温喜热，多为寒凝；刺痛，痛处固定，多为瘀血；痛而胀者，多为阳亢；隐痛绵绵或空痛者，多为精血亏虚；痛而昏晕者，多为气血不足。

3. **辨经络**　太阳经头痛，多在头后部，下连于项；阳明经头痛，多在前额部及眉棱骨处；少阳经头痛，多在头之两侧，并连及耳；厥阴经头痛，多在巅顶部位，或连于目系。

### （二）论治要点

头痛的治疗需分内外和虚实。外感头痛属实证，以风邪为主，治疗当以祛风活络为主，可采用祛风、散寒、化湿、清热等法。内伤头痛多属虚证或虚实夹杂证，虚证以滋阴养血、益肾填精为主，虚实夹杂证应扶正祛邪并举。

临床上治疗头痛，在上述分证论治的基础上，还应根据头痛的部位在相应的方药中加入引经药，如太阳经头痛选加羌活、蔓荆子、川芎；阳明经头痛选加白芷、葛根、知母；少阳经头痛选用川芎、柴胡、黄芩；厥阴经头痛选用吴茱萸、藁本等。适当配合针灸、推拿、刮痧、拔罐等方法，能显著提高疗效，甚至有立竿见影之功。

### （三）分证论治

#### 1. 外感头痛

（1）风寒头痛

证候：头痛时作，痛连项背，畏寒恶风，遇风尤剧，口不渴，苔薄白，脉浮。

病机：风寒外袭，上犯巅顶，清阳之气被遏。

治法：疏风散寒。

方药：川芎茶调散加减。

本方疏风解表，散寒止痛。鼻塞流清涕，加苍耳子、辛夷散寒通窍；项背强痛，加葛根疏风解肌；头痛剧，无汗，寒象明显，加熟附子、麻黄以增强散寒止痛之效；兼见咳嗽，痰稀色白，加杏仁、前胡、苏叶宣肺止咳祛痰；巅顶痛甚，干呕，吐涎，甚则四肢厥冷，苔白，脉弦，治当用吴茱萸汤去人参、大枣，加藁本、半夏等，以温散寒邪、降逆止痛。

（2）风热头痛

证候：头痛而胀，甚则头痛如裂，发热或恶风，口渴欲饮，面红目赤，便秘溲黄，舌红苔黄，脉浮数。

病机：热为阳邪，其性炎上，风热阻于阳络，上扰清窍。

治法：疏风清热。

方药：芎芷石膏汤加减。

本方疏风清热止痛。烦热口渴、舌红少津者，可加知母、石斛、天花粉等清热生津止渴；痰黄稠、咽喉疼痛者，加川贝母、瓜蒌仁、沙参止咳化痰生津；大便秘结、口鼻生疮、腑气不通者，可合用黄连上清丸苦寒降火、通腑泄热。

（3）风湿头痛

证候：头痛如裹，肢体困重，胸闷纳呆，小便不利，大便或溏，苔白腻，脉濡。

病机：风湿外感，上蒙清窍，清阳不展。

治法：祛风胜湿。

方药：羌活胜湿汤加减。

本方祛风胜湿止痛。湿浊中阻，症见胸闷纳呆、便溏，可加苍术、厚朴、陈皮等燥湿宽中；恶心呕吐者，可加生姜、半夏等降逆止呕；纳呆食少者，加麦芽、神曲健胃助运；身热汗出不畅、胸闷口渴，为暑湿所致，宜清暑化湿，用黄连香薷饮加藿香、佩兰等。

#### 2. 内伤头痛

（1）肝阳头痛

证候：头痛而眩，心烦易怒，面赤口苦，夜眠不宁，或兼耳鸣胁痛，舌红苔薄黄，脉弦有力。

病机：肝失条达，肝阳偏亢，循经上扰清窍。

治法：平肝潜阳。

方药：天麻钩藤饮加减。

本方平肝息风潜阳，补益肝肾。肝肾阴虚，症见朝轻暮重，或遇劳加重，脉弦细，舌红苔薄等，酌加生地黄、何首乌、女贞子、枸杞子、旱莲草等滋养肝肾；头痛甚，口苦，胁痛，肝火偏旺者，加郁金、龙胆、夏枯草以清肝泻火。

（2）肾虚头痛

证候：头痛而空，每兼眩晕，腰膝酸软，遗精，带下，少寐健忘，舌红少苔，脉细无力。

病机：肾虚髓不上荣，髓海空虚，清窍失养。

治法：滋阴补肾。

方药：大补元煎加减。

本方重在滋补肾阴。腰膝酸软，可加续断、怀牛膝以壮腰膝；遗精，带下，加莲须、芡实、金樱子收敛固涩；头痛而晕，面颊红赤，证属肾阴亏虚，去人参，加知母、黄柏，或方用知柏地黄丸；头痛畏寒，面色㿠白，四肢不温，腰膝无力，舌淡，脉细无力，证属肾阳不足，当温补肾阳，可选用右归丸。待病情好转，可常服杞菊地黄丸补肾阴、潜肝阳，以巩固疗效。

（3）血虚头痛

证候：头痛而晕，面色少华，心悸不宁，神疲乏力，舌淡苔薄白，脉细弱。

病机：血虚不能荣养清窍。

治法：养血为主。

方药：加味四物汤加减。

本方养血调血，柔肝止痛。肝血不足致肝阴亏虚，可加何首乌、枸杞子、酸枣仁等滋养肝阴；血不养肝，阴不敛阳，肝阳上扰，头痛兼见耳鸣，虚烦少寐，去川芎，加石决明、女贞子、钩藤滋阴养血潜阳；心悸怔忡甚者，加酸枣仁、龙骨、牡蛎养心安神；兼见气短乏力，面色萎黄，遇劳头痛加剧，畏风怕冷，加黄芪、党参、白术，或选用人参养荣汤气血双补。

（4）痰浊头痛

证候：头痛昏蒙，胸脘满闷，呕恶痰涎，苔白腻，脉滑或弦滑。

病机：脾失健运，痰浊中阻，上蒙清窍。

治法：健脾燥湿，化痰降逆。

方药：半夏白术天麻汤加减。

本方健脾化痰，降逆止呕，平肝息风。临证可加白蒺藜、蔓荆子祛风止痛。痰湿阻滞，胸脘痞闷、纳呆，加厚朴、枳壳燥湿化痰、宽中理气；痰郁化热，口苦烦闷、尿赤，苔黄腻，去白术，加竹茹、枳实、黄连清化痰热。

（5）瘀血头痛

证候：头痛经久不愈，痛如锥刺，入夜尤甚，痛处固定不移，或头部有外伤史，舌紫，或有瘀点、瘀斑，苔薄白，脉细或细涩。

病机：瘀血阻窍，络脉滞涩，不通则痛。

治法：活血化瘀，通窍止痛。

方药：通窍活血汤加减。

本方活血化瘀，温经通络止痛。临证可酌加郁金、石菖蒲、细辛、白芷以理气宣窍、温经通络。头痛甚者，可加全蝎、蜈蚣、土鳖虫等虫类药以收敛风邪，活络止痛；兼夹寒邪者，可加细辛、桂枝温经通络散寒；气血亏虚者，加黄芪、当归、党参补益气血；若头痛如雷鸣，头面起核块或肿痛红赤，为湿热夹痰上冲所致雷头风，治疗可用清震汤加减；若头痛暴发，痛势甚剧，或左或右，或连及眼、齿，痛止则如常人，多系肝经风火所致的偏头痛，治宜平肝息风清热为主，常用菊花、天麻、川芎、白芷、蔓荆子、钩藤、全蝎等。

## 【中医适宜技术】

（一）单方验方

1.夏枯草汤　夏枯草30g，水煎服，每日1～2次。可清肝明目，适用于肝阳上亢之头痛。

2.苦丁茶　苦丁茶3～9g，沸水冲泡，代茶水饮用。可散风热、清头目，适用于风热头痛、目赤、齿痛。

3.川芎葱茶汤　茶叶、川芎各10g，葱白2段，水煎服，每日1～2次。疏风散寒止痛，适用于风寒头痛。

4.其他　全蝎、地龙、甘草各等份，研末，每次3g，每日3次。适用于顽固性头痛。（《实用中医内科学》）

（二）中成药

头痛风寒证，可用川芎茶调丸；风热证，可用芎菊上清丸；肝阳上亢证，可用天麻钩藤颗粒、脑立清；阴虚阳亢证，可用天麻首乌片；肝肾阴虚证，可用杞菊地黄丸；气虚证，可用补中益气丸；血虚证，可用养血清脑颗粒、八珍颗粒；痰浊中阻证，可用二陈丸；瘀血内阻证，可用血府逐瘀胶囊、通天口服液。

（三）简易治疗技术

1.刮痧疗法　头部（风池、风府、百会、太阳）、上肢肘外侧（曲池）、手腕外侧（列缺）、背部脊柱两侧（大椎、脾俞、膈俞、肾俞、肝俞）各刮痧 1～2 分钟。适用于外感头痛。

**2. 针刺疗法**

（1）按头痛部位分经取穴：太阳头痛取天柱、风池、后溪，少阳头痛取率谷、悬颅、外关，阳明头痛取上星、印堂、合谷，厥阴头痛取百会、前顶、太冲，针刺治疗。

（2）按外感、内伤辨证取穴：外感头痛取百会、太阳、风池、列缺，内伤头痛取百会、头维、风池，针刺治疗。

**3. 按摩疗法** ①足部按摩：在脚全息穴位区找压痛点，按揉 3～5 分钟。②头部按摩：按揉合谷、太阳穴各 2 分钟。前头痛加揉印堂穴 2 分钟；后头痛加揉双侧风池穴 2 分钟；头顶痛加揉百会穴 1 分钟。

**4. 耳针疗法** 取穴额、枕、神门、皮质下、枕小神经，以胶布固定王不留行贴压于上述穴位，每次保留 5 天。

## 【转归预后】

外感头痛，病性较简单，病程较短，治疗较易，预后较好；内伤头痛，病性复杂，病程较长，治疗较难，但大多经过正确治疗，可逐渐好转。若头痛持续加重，伴呕吐、项强，甚至神昏、抽搐，或伴视力、听力障碍，或伴肢体活动不利，多预后不良。头痛反复发作，经久不愈，可转为眩晕；若伴头昏、肢麻者，当防止中风发生。

## 【预防调护】

注意生活起居，顺应四时变化，寒温适宜，生活规律，积极参加体育锻炼，增强体质，抵御外邪侵袭，可预防外感头痛的发生。平素情绪调畅，饮食清淡，避免劳逸过度，可预防内伤头痛的发生。若有高血压、颈椎疾病者，积极治疗原发疾病，亦是预防头痛发生的重要措施。

头痛发作时，应适当休息，保持环境安静，不宜食用辛辣炙煿的厚味食品，同时限制烟酒。血虚头痛、肾虚头痛者，应注意休息，不宜过劳，并进食血肉有情之品，加强营养。肝阳头痛者，可用冷毛巾敷头部。长期忧虑、紧张或过度疲劳引起的头痛，患者可对颈部肌肉进行按摩、热敷以行气和血。

## 【小结】

头痛是一种常见病证，以自觉头痛为主要症状。脉络绌急或失养，清窍不利为其基本病机。病位在脑，与肝、脾、肾相关。辨证应首先分清外感、内伤，辨别虚实。外感头痛以风邪为主，夹寒、夹热、夹湿，其证属实；内伤头痛有虚有实，肾虚、血虚头痛属虚，肝阳、痰浊、瘀血头痛属实，或虚实兼夹。外感头痛以祛邪活络为主，内伤头痛以补虚为要。临证时还应在辨证基础上，根据病变的脏腑经络，选加适当的引经药，配合针灸及外治法等，常可提高疗效。加强锻炼，增强体质，调摄情志和生活起居，积极治疗原发疾病，对头痛的预防和康复有重大意义。

**【医案选粹】**

李某，女，42岁。

初诊：1987年6月25日。

主诉及现病史：患者偏头痛2年，每于月经前发作，每次发作头痛剧烈，持续1～3天，初用咖啡因、麦角胺有效，以后效果不明显，又因有高血压而停用。

诊查：舌淡苔白，脉浮弦。

辨证："风邪客于阳经，其经偏虚故也。邪气凑于一边，额连额角，久而不已"。

治法：清热祛风，蠲邪止痛。

处方：当归12g，川芎6g，白芷12g，细辛3g，羌活6g，独活6g，防风9g，菊花9g，蔓荆子9g，苍术9g，麦冬12g，黄芩9g，甘草6g。1剂，水煎服。

二诊：1987年7月22日。患者服上药1剂即痛止，此次月经来潮，头痛又作。嘱仍服上药1剂，并继服下方以养血扶正。

处方：生地黄18g，当归15g，白芍15g，川芎6g，黄芩9g，菊花9g，蔓荆子6g，香附12g。日1剂水煎服。

服上药15剂后，经行头痛未再复发。

【按语】用上药治疗经前、经期头痛，无不奏效。其运用要点为：①使用本方药不限于头晕心悸，舌淡及头痛左右、偏正、新久。②妇女月经来潮前发作，或因气候突变而诱发。③发作时头痛胀热，加生石膏30g，并增加黄芩用量。④痛止后，根据病情新久、轻重，继服加味四物汤15～20剂，可以预防复发。(《中国现代名中医医案精华》周次清医案）

**复习思考**

**A1型题**

1.除下列哪项外，均为外感头痛的表现（　　　　）

　　A.掣痛　　　　　　B.跳痛　　　　　　C.灼痛

　　D.胀痛　　　　　　E.空痛

2. 下列内伤头痛的诊断要点，错误的是（　　　）

    A. 痛势较缓　　　　　B. 起病较缓　　　　　C. 痛无休止

    D. 多表现为隐痛、空痛、昏痛　　　　　E. 劳累痛甚

3. 厥阴经头痛的部位是（　　　）

    A. 头后部及两侧　　　B. 枕部及项部　　　　C. 前额部及眉棱处

    D. 头两侧及耳部　　　E. 巅顶或连于目系

**A2 型题**

1. 患者，男，68 岁。头痛起病较急，疼痛剧烈，痛连项背，遇风尤剧，恶风畏寒，口不渴，舌苔薄白，脉浮紧，辨证为（　　　）

    A. 风热头痛　　　　　B. 风寒头痛　　　　　C. 风湿头痛

    D. 暑湿头痛　　　　　E. 肾虚头痛

2. 患者，女，46 岁。近日洗头后症见头痛如裹，肢体困重，纳呆胸闷，小便不利，大便溏泻，苔白腻，脉濡。治则宜（　　　）

    A. 疏散风寒　　　　　B. 疏风清热　　　　　C. 祛风胜湿

    D. 化痰降逆　　　　　E. 平肝潜阳

3. 患者，女，35 岁。1 年前头部外伤后出现头痛，经久不愈，痛处固定不移，痛如锥刺，舌紫苔薄白，脉细涩。方用（　　　）

    A. 通窍活血汤　　　　B. 血府逐瘀汤　　　　C. 加味四物汤

    D. 半夏白术天麻汤　　E. 川芎茶调散

**B1 型题**

    A. 黄芩、蔓荆子

    B. 柴胡、川芎

    C. 吴茱萸、藁本

    D. 葛根、白芷

    E. 羌活、川芎

1. 太阳经头痛的引经药为（　　　）

2. 厥阴经头痛的引经药为（　　　）

3. 阳明经头痛的引经药为（　　　）

# 第二节　眩　晕

【学习目标】

1. 掌握眩晕的概念、诊断与病证鉴别、辨证论治。

2. 熟悉眩晕的病因病机、转归预后、预防调护。

3. 了解眩晕的中医适宜技术。

眩是指眼花或眼前发黑；晕是指头晕，甚或感觉自身或外界景物旋转。二者常同时出现，故统称为眩晕。轻者闭目即止，重者如坐车船，旋转不定，不能站立，或伴有恶心、呕吐、汗出，甚则昏倒等症状。本病多见于中老年人，可反复发作，严重者可发展为中风、厥证或脱证而危及生命。

眩晕最早见于《内经》，认为"诸风掉眩，皆属于肝""髓海不足，则脑转耳鸣，胫酸眩冒""上虚则眩"。《丹溪心法·头眩》强调"无痰则不作眩"；《景岳全书·眩运》指出"无虚不能作眩"。《医学正传·眩运》提示"眩运者，中风之渐也"，认识到中风与眩晕之间的关系。

西医学中的高血压、低血压、低血糖、贫血、梅尼埃病、椎-基底动脉供血不足、神经衰弱等病，临床表现以眩晕为主要症状者，均可参考本节有关内容辨证论治。

## 【病因病机】

眩晕之病因主要有情志、饮食、体虚、外伤等，导致肝、脾、肾功能失调，痰湿中阻，清阳被蒙，或风阳痰火上扰清空或气血阴阳不足，脑失所养而发病。

1. 情志不遂　素体阳盛，加之恼怒过度，肝阳上亢，阳升风动，发为眩晕；或因长期忧郁恼怒，气郁化火，使肝阴耗伤，肝阳上亢，上扰清空，发为眩晕；或肝火灼津炼液为痰，肝阳夹痰上扰而发为眩晕。

2. 年高肾亏　年高肾精亏虚，髓海不足，无以充盈于脑；或体虚多病，损伤肾精肾气，或房劳过度，阴精亏虚，均可导致髓海空虚，发为眩晕。

3. 病后体虚　久病体虚，脾胃虚弱，或失血之后，耗伤气血，或饮食不节，忧思劳倦，均可导致气血两虚，气虚则清阳不升，血虚则清窍失养，故而发为眩晕。

4. 饮食不节　嗜酒肥甘，饥饱劳倦，损伤脾胃，以致健运失司，水湿内停，积聚生痰，痰阻中焦，则清阳不升，浊阴不降，发为眩晕。

5.跌仆损伤　跌仆坠损，头脑外伤，瘀血停滞，阻滞经脉，而致气血不能上荣于头目，则眩晕时作。

眩晕基本病理变化，不外虚实两端。虚者为髓海不足，或气血亏虚，清窍失养；实者为风、火、痰、瘀等上扰清空。本病病位在头，病变脏腑与肝、脾、肾三脏相关，其中又以肝为主。肝胆乃风木之脏，相火内寄，其性主升主动，肝阳上亢，上扰头目，或肝肾亏虚，水不涵木，阴虚风动，发为眩晕。脾胃为气血生化之源，脾虚气弱，运化不足，则气血亏虚，清窍失养；水运失司，聚湿为痰，痰浊中阻，蒙蔽清窍；或风阳夹痰，上扰清空，而发为眩晕。肾主骨生髓，肾精亏虚，髓海失充，亦可发为眩晕。风、火、痰、虚、瘀是其常见病理因素，其中以虚者居多。在病变过程中，虚实之间及各个证候之间常相互兼夹或转化，形成虚实夹杂、本虚标实之证。肝阳亢盛者日久伤阴，而致阴虚阳亢之证；肾精亏虚，水不涵木，阴不制阳，亦可致阴虚阳亢之虚风内动证；痰浊内阻，气血运行不畅，日久则可引起瘀血内停，而致痰瘀互结之难治证候。

【诊断】

（一）诊断要点

1.临床特征　头晕目眩，视物旋转，轻者闭目即止，重者如坐车船，甚则仆倒。严重者可伴有头痛、项强、恶心呕吐、汗出、面色苍白、眼球震颤、耳鸣耳聋等表现。

2.病史　多有情志不遂、饮食不节、跌仆损伤史，或年高体虚。

3.相关检查　应检查血压、心电图、眼底、肾功能、颈椎X线片、经颅多普勒超声等，必要时行头颅CT及MRI检查以进一步明确诊断。注意排除颅内肿瘤、血液病等。

（二）病证鉴别

1.眩晕与中风　两者均可出现猝然仆倒。中风以猝然昏仆，不省人事，伴有口眼㖞斜、半身不遂、失语，或不经昏仆，以口眼㖞斜和半身不遂为特征；眩晕无半身不遂、口眼㖞斜及舌强语謇等表现。眩晕反复发作可发生中风。

2.眩晕与厥证　两者均可出现猝然仆倒。厥证以突然昏仆，不省人事，或伴有四肢厥冷为特点，发作后一般在短时间内逐渐苏醒，醒后无偏瘫、失语、口眼㖞斜等后遗症；眩晕发作重者也有欲仆或晕眩仆倒表现，但一般无昏迷表现。

3.眩晕与痫病　痫病以突然仆倒，昏不知人，口吐涎沫，两目上视，四肢抽搐，或口中如做猪羊叫声，移时苏醒，醒后一如常人为特点，而眩晕无上述特征。

【辨证论治】

（一）辨证要点

1.辨脏腑　眩晕病位虽在清窍，但与肝、脾、肾三脏功能失常关系密切。肝阳上亢之眩晕兼见头胀痛、面色潮红、急躁易怒、口苦脉弦等症状；脾胃虚弱，气血不足之眩晕，兼有纳呆、乏力、面色㿠白等症状；脾失健运，痰湿中阻之眩晕，兼见纳呆呕恶、头痛、苔腻诸症；肾精不足之眩晕，多兼有腰酸腿软、耳鸣如蝉等症。

2. **辨虚实**　一般新病多实，久病多虚；情志诱发者多实，遇劳而发者多虚；体壮者多实，体弱者多虚；呕恶、面赤、头胀痛者多实，体倦乏力、两目干涩、耳鸣如蝉者多虚；发作期多实，缓解期多虚。眩晕以虚证居多，常形成本虚标实之证。本虚以气血两虚、肾精不足为主，标实有风阳、痰火、痰浊、痰湿、痰饮。眩晕病久常虚中夹实，虚实夹杂，应注意辨别。

3. **辨舌、脉**　气血亏虚者，多见舌质淡嫩，脉细弱；肾阴虚者，舌嫩红少苔，脉弦细数；肾阳虚者，舌胖嫩淡暗，脉沉细弱；痰湿者，舌苔厚腻或白滑，脉濡滑；肝阳上亢者，舌质红，舌苔黄而脉弦数有力；瘀血者，舌质紫暗或有瘀斑、瘀点，脉涩。

## （二）论治要点

眩晕的治疗原则是补虚而泻实，调整阴阳。虚者当滋养肝肾、健脾和胃、补益气血、填精生髓；实者当平肝潜阳、清肝泻火、化痰行瘀。

治疗中应密切关注患者血压情况，必要时给予降压治疗。

## （三）分证论治

### 1.肝阳上亢证

证候：眩晕耳鸣，头目胀痛，遇烦劳郁怒而加重，甚则仆倒，肢麻震颤，颜面潮红，急躁易怒，口苦，失眠多梦，舌红苔黄，脉弦或数。

病机：肝阳上亢，上扰清窍。

治法：平肝潜阳，清火息风。

方药：天麻钩藤饮加减。

本方平肝潜阳，清火息风，滋养肝肾。肝火亢盛，面部烘热者，加用龙胆、夏枯草清肝泻火；阴虚较盛，舌红少苔，脉弦细数较为明显者，加用生地黄、麦冬、玄参、何首乌、生白芍等滋补肝肾之阴；便秘者，可选加大黄、芒硝以通腑泄热；眩晕剧烈、手足麻木或震颤者，加羚羊角、石决明、龙骨、牡蛎、全蝎等镇肝息风、清热止痉；肝阳上亢，热极动风，可用羚角钩藤汤。

### 2.气血亏虚证

证候：眩晕遇劳而发，动则加剧，面色㿠白，唇甲不华，心悸少寐，神疲乏力，纳少腹胀，舌淡，脉细弱。

病机：气虚则清阳不展，血虚则脑失所养。

治法：补益气血，调养心脾。

方药：归脾汤加减。

本方补益气血，健脾养心。自汗时出，易于感冒者，重用黄芪，加防风、浮小麦益气固表敛汗；脾虚湿盛，泄泻或便溏者，加薏苡仁、泽泻以健脾利湿；若见畏寒肢冷、腹中冷痛等阳虚症状，加桂枝、干姜温中散寒；血虚较甚，面色㿠白无华，加熟地黄、阿胶、紫河车等养血补血，并重用参芪以补气生血；中气不足，清阳不升，兼见气短乏力、纳少神疲、便溏下坠、脉象无力者，宜升清降浊，可用补中益气汤加减。

### 3. 肾精不足证

证候：眩晕日久不愈，精神萎靡，腰酸膝软，耳鸣齿摇。偏于阴虚者，颧红咽干，五心烦热，舌红少苔，脉弦细数；偏于阳虚者，面色㿠白，形寒肢冷，舌淡，脉沉细无力。

病机：肾精不足，髓海空虚，不能上充于脑，脑失所养。

治法：滋养肝肾，益精填髓。

方药：左归丸加减。

本方滋补肝肾，养阴填精。阴虚火旺而见潮热、舌红少苔，可加鳖甲、知母、黄柏、牡丹皮、地骨皮等；兼失眠、多梦、健忘等症，加阿胶、鸡子黄、酸枣仁、柏子仁等交通心肾、养心安神。偏于阳虚，见四肢不温、舌淡脉沉者，可用右归丸加减温补肾阳；兼见下肢浮肿、尿少等症，可加桂枝、茯苓、泽泻等温肾利水；兼见便溏、腹胀少食，可加白术、茯苓以健脾止泻。

### 4. 痰湿中阻证

证候：眩晕，头重昏蒙，视物旋转，胸闷作恶，食少多寐，苔白腻，脉濡滑。

病机：痰浊中阻，上蒙清窍，清阳不升。

治法：化痰祛湿，健脾和胃。

方药：半夏白术天麻汤加减。

本方燥湿化痰，平肝息风。眩晕较甚，呕吐频作，视物旋转，可酌加赭石、竹茹、生姜、旋覆花以止呕；脘闷纳呆，加砂仁、豆蔻等和胃；耳鸣、重听者，加葱白、郁金、石菖蒲等通阳开窍；痰郁化火，头痛头胀、心烦口苦、渴不欲饮、舌红苔黄腻、脉弦滑者，宜用黄连温胆汤清化痰热。

### 5. 瘀血阻窍证

证候：眩晕头痛，兼见健忘、失眠、心悸、精神不振、耳鸣耳聋，面唇紫暗，舌暗有瘀点或瘀斑，脉弦涩或细涩。

病机：瘀血阻络，气血不畅，脑失所养。

治法：祛瘀生新，活血通窍。

方药：通窍活血汤加减。

本方活血化瘀，通窍止痛。若见神疲乏力、少气自汗等气虚证者，重用黄芪，以补气固表、益气行血；兼畏寒肢冷而感寒加重者，加附子、桂枝温经活血。

## 【中医适宜技术】

### （一）单方验方

1. 钩藤汤　钩藤 30g，水煎，早晚分服，30 日为 1 个疗程。清热平肝、息风定眩，适用于肝阳上亢型眩晕。本品不宜久煎。

2. 黄芪饮　黄芪 10～15g，加水 500mL，浸泡 40 分钟后煮沸，频频代茶饮，每日 1 剂。益气升阳，适用于气血亏虚引起的头晕眼花、无力。

### （二）中成药

眩晕肝阳上亢者，可用松龄血脉康胶囊、脑立清胶囊、清脑降压片、山菊降压片、强力定眩片、复方罗布麻颗粒；痰湿中阻者，可用二陈丸、香砂六君子丸；气血亏虚者，可用归脾丸、八珍颗粒、驴胶补血颗粒；脾肾虚损者，可用还少丹；瘀血阻窍者，可用通心络胶囊、心脉通胶囊、逐瘀通脉胶囊。

### （三）简易治疗技术

1. 艾灸疗法　艾灸百会穴，可治各种虚证眩晕急性发作。

2. 针刺疗法　取穴太冲，适用于眩晕急性发作；气血亏虚者，加脾俞、肾俞、关元、足三里穴；肝阳上亢者，加风池、行间、侠溪穴；痰湿中阻者，加内关、丰隆、解溪穴。（《实用中医内科学》）

3. 刮痧疗法　头部（百会、太阳、风池）、背部（肝俞、肾俞）、前臂内侧（内关）、下肢外侧（足三里），各 1～2 分钟。适用于眩晕实证。

4. 外敷疗法　①填脐疗法。黄芪、五味子各 10g，研为细末，加清水适量调为稀糊状，外敷于脐孔处，敷料包扎，胶布固定，每日换药 1 次，连续 3～5 天。可健脾益气，适用于气血亏虚所致的眩晕。②敷涌泉法。吴茱萸 20g，肉桂 2g，共研细末，米醋调匀，捏成饼状，于睡前贴敷于双足心涌泉穴；可引热下行，适用于眩晕耳鸣、烦躁多梦、颜面潮红。

5. 饮食疗法　①车前子 15g，布包煎水去渣，入粳米 60g 煮粥，玉米粉适量用冷水调和，调入粥内煮熟即可。每日 1 剂，常食。适用于高血压痰湿中阻之眩晕。②山茱萸、茯苓、当归、桑椹、熟地、补骨脂、菟丝子、旱莲草、五味子、枸杞子、地骨皮、黑芝麻各 10g，分煎 4 次，去渣留汁，入黑豆（温水泡胀）500g，煎煮至药液干涸，再将黑豆炒干备用，随量嚼食。适用于眩晕肝肾亏虚者。（《景岳全书》）

## 【转归预后】

眩晕预后，与病情轻重有关。病情较轻，治疗护理得当，预后多良好；病重经久不愈，发作频繁，持续时间较长，则难以根治。肝阳上亢者，阳愈亢而阴愈亏，阴亏更不能涵木潜阳，则致阳化风动，血随气逆，夹痰夹火，横窜经络，蒙蔽清窍，即成中风危证，预后不良。内伤眩晕患者，还可因肝血、肾精耗竭，耳目失其荣养，发为耳聋或失明之病证。

## 【预防调护】

增强人体正气，避免和消除可能导致眩晕发病的各种因素是预防的关键。如坚持适当的体育锻炼，增强体质；保持心情舒畅、情绪稳定，防止七情内伤；保证充足的睡眠，注意劳逸结合，避免过度劳累；饮食以清淡易消化为宜，多吃蔬菜、水果，防止暴饮暴食、过食肥甘厚腻之品，忌烟酒、油腻、辛辣之品等。有高血压、糖尿病、低血糖、颈椎疾病者，积极治疗原发疾病，亦是预防眩晕发生的重要措施。

有眩晕史的病人，应避免突然、剧烈的体位改变和头颈部运动，避免高空作业，注意生活和饮食的调理。眩晕发作时应卧床休息，闭目养神，少做或不做旋转、弯腰等动作，以免诱发或加重病情。重症病人要密切注意血压、呼吸、神志、脉搏等变化，以便及时处理。

## 【小结】

眩晕是临床上常见的病证，以头昏目花，甚则眼前发黑、视物旋转为主要临床表现。病情有轻有重。本病的病因病机可归纳为风、火、痰、虚四个方面。本病的病位主要在清窍，病变脏腑与肝、脾、肾三脏有关。多属本虚证或本虚标实之证，各证候之间又常可出现转化，或不同证候相兼出现。辨证重在辨证候之虚实和标本主次。针对本病各证候的不同，治疗可根据标本缓急分别采取平肝、息风、潜阳、清火、化痰、化瘀等法以治其标，补益气血、滋补肝肾等法以治其本。

## 【医案选粹】

管某，女，57 岁。

初诊：1973 年 4 月 5 日。

主诉及现病史：头晕、泛恶 2 个月，曾服中西药治疗，其效不显。近日来症情加剧，头眩且重，若坐舟车之中，泛恶欲吐，终日嗜睡，胸闷纳呆，困惫委顿而来诊。

诊查：体形丰腴，苔白腻，舌质淡，脉象濡细。血压 130/80mmHg。

辨证：痰湿上蒙，清阳不升之眩晕（梅尼埃病）。

治法：温化痰湿，升清降浊。

处方：姜半夏 9g，炒白术 12g，明天麻 3g，化橘红 6g，胆南星 45g，茯苓 12g，白附子 1～5g，鸡内金 9g，莱菔子 9g，甘草 3g。5 剂。

二诊：1973 年 4 月 10 日。药后诸象均见瘥解。药既奏效，毋庸更张，药方续服 4 剂。数月后随访已愈，迄未再作。

【按语】体禀素丰，阳气偏虚，乃多痰、多湿之体。方选半夏白术天麻汤以健脾燥湿、化痰息风。半夏、天麻二药，乃治风痰头眩之要药；白附子辛甘而温，既祛风痰，又逐寒湿。痰湿蕴遏已久，虑其夹有痰热，稍佐胆南星；鸡内金助白术运脾消食；莱菔子伍于茯苓、姜半夏、炒白术、化橘红之燥湿健脾剂中，则善化痰湿而不伤正。(《中国现代名中医医案精华》朱良春医案)

**复习思考**

**A1 型题**

1.眩晕的发生与下列哪些脏腑功能失调密切相关（　　　）

　　A.心、肝、脾　　　　B.肺、脾、肾　　　　C.心、肝、肾

　　D.肝、脾、肾　　　　E.心、脾、肾

2.治疗痰湿中阻之眩晕的主方应选（　　　）

　　A.二陈汤　　　　B.半夏白术天麻汤　　　　C.天麻钩藤饮

　　D.异功散　　　　E.参苓白术丸

3.眩晕的特点是（　　　）

　　A.坐立不安　　　　B.头重如裹　　　　C.头痛头胀

　　D.头晕眼花　　　　E.恶心呕吐

**A2 型题**

1.患者突发眩晕，耳鸣，头目胀痛，口苦，失眠多梦，遇烦劳、郁怒而加重，甚则仆倒，颜面潮红，急躁易怒，肢麻震颤，舌红苔黄，脉弦或数。证属（　　　）

　　A.肾精不足　　　　B.痰火上扰　　　　C.痰湿阻窍

　　D.肝阳上亢　　　　E.气血亏虚

2.患者凌某，男，40 岁。1 年前头部外伤后常自觉头晕头痛，健忘失眠，耳鸣，精神不振，面唇紫暗，舌暗红，脉弦涩。本病治疗方药宜首选（　　　）

　　A.血府逐瘀汤　　　　B.身痛逐瘀汤　　　　C.桃红四物汤

　　D.补阳还五汤　　　　E.通窍活血汤

3.患者张某，男，65 岁。症见眩晕，动则加剧，劳累即发，心悸少寐，面色苍白，神疲懒言，饮食减少，舌淡，脉细弱。治疗首选（　　　）

　　A.大定风珠　　　　B.归脾汤　　　　C.温胆汤

　　D. 天麻钩藤饮　　　　E. 左归丸

**B1 型题**

　　A. 天麻钩藤饮

　　B. 归脾汤

　　C. 左归丸

　　D. 半夏白术天麻汤

　　E. 通窍活血汤

1. 眩晕肝阳上亢证宜首选（　　　）

2. 眩晕气血亏虚证宜首选（　　　）

3. 眩晕肾精不足证宜首选（　　　）

# 第三节　中风

【学习目标】
　　1. 掌握中风的概念、诊断与病证鉴别、辨证论治。
　　2. 熟悉中风的病因病机、转归预后、预防调护。
　　3. 了解中风的中医适宜技术。

　　中风是以猝然昏仆、不省人事、半身不遂、口眼㖞斜、语言不利为主症的病证，病轻者可无昏仆而仅见半身不遂、口眼㖞斜等症状。本病多见于中老年人，四季皆可发病，但以冬、春两季最为多见。

　　由于本病发生突然，起病急骤，变化多端而迅速，与"风性善行而数变"的特征相似，故古代医家名之为"中风"，因其发病突然，又称为卒中。

　　有关中风的记载，始于《内经》，有大厥、薄厥、仆击、偏枯、痱风等不同名称。后世医家对中风的认识分为两个阶段。唐宋以前主要以"外风"学说为主，多以"内虚邪中"立论。唐宋以后，突出以"内风"立论，刘河间提出"心火暴甚"、李东垣认为"正气自虚"、朱丹溪主张"湿痰生热"，等等。王履从病因归类，提出"真中""类中"。张景岳提出"内伤积损"观点。李中梓将中风分为闭、脱二证。叶天士提出"精血衰耗，水不涵木……肝阳偏亢，内风时起"的发病机理，治疗上提出：水不涵木，内风时起时，治宜滋液息风、补阴潜阳；阴阳并损者，治宜温柔濡润；后遗症，治宜益气血、清痰火、通经络，以及闭证开窍以至宝，脱证回阳以参附。王清任专以气虚立说，立补阳还五汤治疗偏瘫，沿用至今。

西医学中的急性脑血管疾病与本病相近，包括缺血性中风和出血性中风，如短暂性脑缺血发作、局限性脑梗死、原发性脑出血和蛛网膜下腔出血等，均可参照本节进行辨证论治。

## 【病因病机】

本病多是在内伤积损的基础上，复因劳逸失度、情志不遂、饮酒饱食或外邪侵袭等引起。

1. **内伤积损** 年老体衰，肝肾亏虚，或久患眩晕、消渴之病，致气血亏虚，脑脉失养，瘀血阻络；或素体阴血亏虚，复因生活失调，致使阴虚阳亢，气血上逆，上蒙神窍，突发本病。

2. **劳欲过度** 烦劳过度，伤耗阴精，阴虚而火旺，引动风阳上旋，气血上逆，壅阻清窍；或纵欲过度，耗伤肾水，阳亢风动，上扰清窍，而致突然昏仆。

3. **饮食不节** 嗜食肥甘厚味，饥饱失宜，或饮酒过度，致使脾失健运，聚湿生痰，痰湿郁久化热，热极生风，终致风火痰热内盛，壅滞经脉，上阻清窍，而致突然昏仆，歪僻不遂。

4. **情志不遂** 五志过极，心火暴甚，或素体阴虚，水不涵木，复因情志所伤，则肝阳暴亢，引动心火，风火相煽，气血上冲于脑，神窍闭阻，而致突然昏仆。其中尤以暴怒引发本病者最为多见。

5. **气虚邪中** 气血不足，脉络空虚，风邪乘虚入中，气血痹阻；或痰湿素盛，形盛气衰，外风引动痰湿，闭阻经络而引发本病。

中风的基本病机总属阴阳失调，气血逆乱，归纳起来不外虚（阴虚、血虚）、火（肝火、心火）、风（肝风、外风）、痰（风痰、湿痰）、气（气逆、气滞）、血（血瘀）六端。病理因素主要为风、火、痰、气、瘀，其形成与脏腑功能失调有关。病理基础为肝肾阴虚，肝阳易亢，加之饮食起居不当、情志刺激或感受外邪，气血上冲于脑，清窍闭阻，而发猝然昏仆，不省人事。病理性质多属本虚标实，上盛下虚。肝肾阴虚，气血衰少为致病之本，风、火、痰、气、瘀为发病之标，两者可互为因果。发病之初，邪气乖张，风阳痰火炽盛，气血上冲，故以标实为主；如病情剧变，在病邪的猛烈攻击下，正气急速溃败，以正虚为主，甚则出现正气虚脱；后期因正气未复而邪气独留，常留有不同程度的后遗症。本病病位在心、脑，与肝、脾、肾密切相关。

## 【诊断】

### （一）诊断要点

1.临床特征　突然昏仆，不省人事，半身不遂，偏身麻木，口眼㖞斜，言语謇涩。轻者仅见偏身麻木，口眼㖞斜，半身不遂。发病之前多有头晕、头痛、肢体一侧麻木等先兆症状。

2.病史　多急性起病，好发于 40 岁以上年龄。常有眩晕、头痛、心悸等病史，多有情志失调、饮食不当或劳累等诱因。

3.相关检查　血压、眼底、颅脑 CT 及 MRI 等检查，有助于本病的诊断。

### （二）病证鉴别

1.中风与口僻　两者均可出现口眼㖞斜。口僻俗称"吊线风"，主要症状是口眼㖞斜，常伴耳后疼痛、口角流涎、言语不清，而无半身不遂或神志障碍等表现，多因正气不足，风邪入中脉络，气血痹阻所致，不同年龄均可罹患；中风口眼㖞斜者多伴有肢体瘫痪或偏身麻木，多由气血逆乱，血随气逆，上扰脑窍而致，以中老年人为多。

2.中风与厥证　厥证一般神昏时间短暂，发作时常伴有面色苍白、四肢逆冷，移动时多可自行苏醒，醒后无半身不遂、口眼㖞斜、言语不利等症。

3.中风与痉证　痉证以四肢抽搐、项背强直，甚至角弓反张为主症，或见昏迷。但痉证之神昏多出现在抽搐之后，而中风患者多在起病时即有神昏，而后可以出现抽搐；痉证抽搐时间长，中风抽搐时间短；痉证患者无半身不遂、口眼㖞斜等症状。

4.中风与痿证　痿证一般起病缓慢，以双下肢瘫痪、四肢瘫痪、肌肉萎缩为主症，起病时无突然昏倒、不省人事、口眼㖞斜、言语不利；中风多起病急骤，常有不同程度的神昏。

5.中风与痫病　两者均有猝然昏仆的症状。痫病为发作性疾病，昏迷时四肢抽搐、口吐涎沫、双目上视，或作异常叫声，醒后一如常人，且肢体活动多正常，发病以青少年居多；中风则仆地无声，一般无四肢抽搐及口吐涎沫的表现。痫病之神昏持续时间短暂，移动可自行苏醒，醒后一如常人，但可再发；中风患者常昏仆倒地，其神昏症状严重，持续时间长，难以自行苏醒，需及时治疗方可逐渐清醒，且多伴有半身不遂、口眼㖞斜等症。

## 【辨证论治】

### （一）辨证要点

1.辨中经络与中脏腑　中经络者虽有半身不遂、口眼㖞斜、语言不利，但意识清楚；中脏腑则昏不知人，或神志昏蒙，伴见半身不遂、口眼㖞斜等症。中经络者，病位较浅，病情较轻；中脏腑者，病位较深，病情较重，经积极抢救治疗，方可使病人脱离危险，神

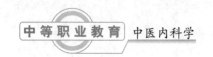

志渐趋清醒。

**2.辨闭证与脱证**　中脏腑又可分为闭证和脱证两类。闭证属实，常骤起发病，因邪气内闭清窍所致，症见神志昏迷、牙关紧闭、口噤不开、两手握固、肢体强痉等；脱证属虚，乃为五脏真阳散脱，阴阳即将离决之候，常由闭证恶变转化而来，临床可见神志昏迷、目合口开、四肢瘫软、手撒肢冷、汗多、二便自遗、鼻息低微等。

闭证还应当辨阳闭和阴闭。阳闭有瘀热痰火之象，如身热面赤、气粗鼻鼾、痰声如拽锯、便秘溲黄、舌苔黄腻、舌绛、脉弦滑而数；阴闭有寒湿痰浊之象，如面白唇紫、痰涎壅盛、四肢不温、舌苔白腻、脉沉滑等。阳闭和阴闭可相互转化，当依据临床表现、舌象、脉象的变化综合辨证。

**3.辨病期**　根据病程长短，分为三期。急性期为起病后3周以内，中脏腑可至1个月；恢复期为起病2周后或1个月至半年内；后遗症期指起病半年以上。

**（二）论治要点**

**1.急性期**　此期治疗当以祛邪为主，常用平肝息风、清化痰热、化痰通腑、活血通络、醒神开窍等治疗方法。中经络以平肝息风、化痰祛瘀通络为主。中脏腑证，治当清热息风、豁痰开窍、通腑泄热；脱证急宜救阴回阳固脱。必要时以西医的急救设备和药物进行抢救治疗。

**2.恢复期及后遗症期**　多为虚实兼夹，当扶正祛邪，标本兼顾，常平肝息风、化痰祛瘀与滋养肝肾、益气养血并用。辅以针灸、推拿、理疗、功能锻炼等康复治疗方法，可促进患者肢体、语言功能的恢复。病情稳定后尽早进行功能锻炼，是患者康复的最重要方面。

**（三）分证论治**

**1.中经络**

**（1）风痰入络证**

证候：肌肤不仁，手足麻木，突然发生口眼㖞斜，语言不利，口角流涎，舌强语謇，甚则半身不遂，或兼见恶寒发热、手足拘挛、关节酸痛，舌苔薄白，脉浮数。

病机：脉络空虚，风邪乘虚入中，气血闭阻。

治法：祛风化痰通络。

方药：真方白丸子加减。

本方祛风，化痰，通络。言语不利者，加石菖蒲、远志祛痰宣窍；痰瘀交阻，舌紫有瘀斑、脉细涩者，可酌加丹参、桃仁、红花、赤芍等活血化瘀；风痰明显，口眼㖞斜、流涎不止者，加白附子、白僵蚕祛风化痰通络。

**（2）风阳上扰证**

证候：平素头晕头痛，耳鸣目眩，突然发生口眼㖞斜，舌强语謇，或手足重滞，甚则半身不遂，舌质红苔黄，脉弦。

病机：肝火偏旺，阳亢化风，夹痰走窜经络，脉络不畅。

治法：平肝潜阳，活血通络。

方药：天麻钩藤饮加减。

本方平肝息风，镇肝潜阳。肝经实火明显，口苦咽干，去杜仲、桑寄生，加羚羊角、夏枯草以清泻肝火；肝阳上亢较甚，眩晕头痛，加桑叶、菊花以清热祛风；大便秘结，加大黄以通腑泄热。

（3）阴虚风动证

证候：平素头晕耳鸣，腰酸，突然发生口眼㖞斜，言语不利，手指瞤动，甚或半身不遂，舌红苔腻，脉弦细数。

病机：肝肾阴虚，风阳内动，风痰瘀阻经络，脉络不畅。

治法：滋阴潜阳，息风通络。

方药：镇肝熄风汤加减。

本方既补肝肾之阴，又能息风潜阳。临证常加天麻、钩藤平肝息风。肝阳亢旺，头痛眩晕明显，面红目赤，加菊花、石决明、珍珠母、夏枯草清肝息风潜阳；痰热较重，泛恶，苔黄腻，加胆南星、竹沥、川贝母、天竺黄清热化痰；心中烦热，加栀子、黄芩清热除烦。

2.中腑脏

（1）闭证

1）痰热腑实证

证候：素有头痛眩晕，心烦易怒，突然发病，半身不遂，口眼㖞斜，言语不利，神志不清，痰多而黏，伴腹胀、便秘，舌质暗红，或有瘀点、瘀斑，苔黄腻，脉弦滑或弦涩。

病机：痰热阻滞，风痰上扰，腑气不通。

治法：通腑泄热，息风化痰。

方药：桃仁承气汤加减。

本方通腑泄热，通降气血。头痛、眩晕严重者，加钩藤、菊花、珍珠母平肝降逆；烦躁不安、彻夜不眠者，加生地黄、沙参、夜交藤养阴安神。

2）痰火瘀闭证

证候：突然发病，半身不遂，口眼㖞斜，言语不利，面赤身热，气粗口臭，躁扰不宁，苔黄腻，脉弦滑而数。

病机：肝阳暴张，阳亢风动，痰火壅盛，气血上逆，神窍闭阻。

治法：息风清火，豁痰开窍。

方药：羚角钩藤汤加减。

本方凉肝息风，清热化痰，养阴舒筋。痰热阻于气道，喉间痰鸣辘辘，可服竹沥水以豁痰镇惊；面红目赤，脉弦有力，宜酌加龙胆、栀子、夏枯草、赭石等清肝镇摄之品；腑实热结，腹胀便秘，苔黄厚，宜加生大黄、枳实等；痰热伤津，舌干红苔黄糙，宜加沙参、麦冬、石斛等。另可服至宝丹或安宫牛黄丸以清心开窍，亦可用醒脑静或清开灵注射液静脉滴注。

3）痰浊瘀闭证

证候：突然发病，半身不遂，口眼㖞斜，言语不利，面白唇暗，静卧不烦，四肢不温，痰涎壅盛，苔白腻，脉沉滑缓。

病机：痰浊偏盛，上壅清窍，内蒙心神，神机闭塞。

治法：化痰息风，宣郁开窍。

方药：涤痰汤加减。

本方涤痰开窍。风痰壅盛，口角流涎，加天麻、全蝎、僵蚕息风化痰；痰浊蒙蔽心窍，神志呆滞不清，宜先灌服苏合香丸1粒；有化热之象者，加黄芩、黄连，或选用黄连温胆汤；面色浮红，脉浮大，按之空虚无力，属戴阳证，病情恶化，宜重用通脉四逆汤、白通加猪胆汁汤救治。

（2）脱证（阴竭阳亡）

证候：突然昏仆，不省人事，目合口张，鼻鼾息微，手撒肢冷，汗多，大小便自遗，肢体软瘫，舌痿，脉细弱或脉微欲绝。

病机：阳浮于上，阴竭于下，阴阳离决。

治法：益气回阳，救阴固脱。

方药：参附汤合生脉散加减。

前方补气回阳，用于阳气衰微，汗多肢冷欲脱；后方益气养阴，用于气津耗竭。两方同用可益气回阳、救阴固脱，主治阴竭阳亡之证。亦可用参附注射液或生脉注射液静脉滴注。如汗多不止，可加黄芪、龙骨、牡蛎、山茱萸以敛汗固脱；阴精亏耗，舌干红，加石斛、玉竹救阴护津。

3. 后遗症　中脏腑者经过积极救治神志清醒后，多留有后遗症，如半身不遂、口眼㖞斜、语言不利等，应积极治疗并加强护理。

（1）风痰阻络证

证候：口眼㖞斜，舌强语謇，肢体麻木，半身不遂，舌暗紫苔白腻，脉弦滑。

病机：风痰阻络，络道不畅。

治法：搜风化痰，化瘀通络。

方药：解语丹加减。

本方祛风化痰，宣窍通络。痰阻脉络，半身不遂日久难复，加丹参、红花、豨莶草、鸡血藤祛风活血通络；兼有风阳上扰，头痛头晕，舌红苔黄，脉弦，去白附子、羌活、木香等温燥之品，加钩藤、夏枯草、石决明平肝息风潜阳；痰热偏盛，加全瓜蒌、竹茹、川贝母清化痰热；咽干口燥，加天花粉、天冬养阴润燥。风痰留阻而以口眼㖞斜为主要表现者，可选用牵正散。

（2）气虚络瘀证

证候：半身不遂，肢软无力，面色无华，言语謇涩，口眼㖞斜，舌淡苔白，脉细涩无力。

病机：气虚不能运血，气血瘀滞，脉络痹阻。

治法：补气活血，通经活络。

方药：补阳还五汤加减。

本方补气养血，活血通络。腰膝酸软，可加桑寄生、杜仲、续断补肾壮骨；肢冷者，加桂枝温经通脉；手足浮肿甚者，可加茯苓、泽泻、薏苡仁等利水渗湿以消肿。阳气不足，络脉瘀阻者，可选用黄芪桂枝五物汤。

（3）肝肾亏虚证

证候：半身不遂，舌强不语，患侧僵硬拘挛变形，或软瘫，肌肉萎缩不用，舌红或淡红，脉细数或沉细。

病机：肝肾亏虚，筋脉失养。

治法：滋养肝肾。

方药：左归丸合地黄饮子加减。

前方滋补肝肾之阴；后方滋肾阴，补肾阳。阴虚内热，可去肉桂、巴戟天、附子、肉苁蓉等温阳之品，加牡丹皮、生地黄清热养阴；腰膝酸软较甚，加杜仲、桑寄生、续断补肾壮腰。

**【中医适宜技术】**

（一）单方验方

1. **皂角膏**　皂角60g，去皮研细末，用陈醋少许，调成膏状。口眼向右斜者贴左面，向左斜者贴右面，每日2次，连贴5日，勿入眼内。适用于中风后遗症口眼㖞斜者。

2. **黑豆膏**　黑豆适量，将其洗净加水煮汁，煎至稠为饴膏状，用时先含于口中不咽，片刻后再饮下，每日3～4次。除热活血，适用于中风后不语者。

（二）中成药

中风阳闭证，可用安宫牛黄丸、至宝丸、醒脑静注射液；中风阴闭证，可用苏合香丸；中风脱证，可用参附注射液、生麦注射液；中风后遗症之气虚络瘀证，可用华佗再造丸、大活络丸、脑心通胶囊；肝肾亏虚者，可用杞菊地黄丸合血府逐瘀胶囊或脉络宁注射液。

（三）简易治疗技术

**1. 推拿疗法**　常用手法有推、按、捻、搓、拿、擦等。以患侧颜面部、背部、肢体为重点，常用穴有上肢的风池、肩井、天宗、肩髃、曲池、手三里、合谷等；下肢的环跳、阳陵泉、委中、承山等。适用于治疗中风后遗症半身不遂者。

**2. 拔罐疗法**　常用穴位有肩髃、曲池、合谷、环跳、伏兔、阳陵泉、足三里。口眼㖞斜加地仓、颊车。病程日久，上肢加肩髎、肩外俞；下肢配腰阳关、白环俞。肘部拘挛配曲泽；腕部拘挛配大陵；膝部拘挛加曲泉；踝部拘挛加太溪。言语謇涩加廉泉。用于治疗中风后遗症。

**3. 针刺疗法**

（1）中风急救：选穴水沟、素髎、百会、内关。闭证加刺十宣、合谷、太冲；脱证加灸关元、气海、神阙。闭证只针不灸，泻法；脱证重用灸法，补法。内关用捻转泻法，持续运针1～3分钟；素髎、水沟用雀啄法，以患者面部表情出现反应为度；十宣用三棱针点刺出血；太冲、合谷用泻法，强刺激。关元、气海用大艾炷灸法，神阙用隔盐灸法，直至四肢转温为止。

（2）半身不遂：取手足阳明经穴为主，辅以太阳、少阳经穴；或以百会、风池、曲池、外关、合谷、环跳、阳陵泉、足三里为主穴。随症配穴：足内翻加丘墟透照海；便秘加天枢；语言不利加廉泉。

（3）口角㖞斜：取手足阳明经穴为主，取穴颊车、地仓。随症配牵正、下关、水沟、四白等穴。

（4）透穴刺法治疗中风后小脑共济失调技术：脑空透风池、玉枕透天柱、脑户透风府、风池透风池，每次治疗30分钟，每日治疗1次，30次为1个疗程。适用于中风后小脑共济失调，脑出血急性期或大面积脑梗死病情尚未稳定者禁用。

**【转归预后】**

中风的转归预后与体质的强弱、正气的盛衰、邪气的浅深、病情的轻重及治疗的正确及时与否、调养是否得当等都有密切的关系。

中经络无神志障碍，以半身不遂为主，病情轻者，3～5日即可稳定并进入恢复期，半个月左右可望痊愈；病情重者，如调治得当，约于2周后进入恢复期，预后较好；少数中经络重症，可在3～7日内恶化，不仅偏瘫加重，甚至出现神志不清而成中脏腑之证。中脏腑者一般预后欠佳。中脏腑之闭证，经抢救治疗而神志转清，预后较好；如由闭证转为脱证，是病情恶化之象。中风后遗症往往不能短期恢复和完全恢复，且有复中的可能，如复中病情重者，预后更差。

**【预防调护】**

预防中风，关键在于慎起居、节饮食、远房事、调情志。慎起居，指生活规律，劳逸适度，进行合宜的体育锻炼。节饮食，指避免过食肥甘厚味、忌烟酒及辛辣刺激食品。远房事，指节制性生活。调情志，指经常保持情绪稳定，心情舒畅。对于平素经常出现眩晕、肢麻患者，要及时治疗；有糖尿病、高血压的患者应积极治疗原发疾病，并随时关注病情变化；已发生过中风的病人，要谨防复中。

定期体检，根据体检结果，结合患者体质，选取 3 ～ 4 味中药，制成丸、散等制剂，长期服用，可以预防中风发生。

既病之后，应加强护理。中脏腑者应密切观察病情，注意神志、呼吸等变化，保持呼吸道通畅，加强口腔护理，及时清除痰涎。喂服或鼻饲食物或中药，应少量多次频服。恢复期应积极进行各种功能锻炼。语言不利者，宜加强语言训练；肢体偏瘫者，加强偏瘫肢体的被动活动，配合推拿、针灸、理疗及功能训练，促进患肢功能的恢复；长期卧床者，应经常翻身，注意卫生，防止发生压疮。

**【小结】**

中风属危急重症，临床极为常见，是目前难治疾病之一。其病因以积损正衰为主，诱发因素主要为烦劳、恼怒、醉饱无常、气候变化等。病位在心、脑，与肝、脾、肾密切相关。病理基础为肝肾阴虚，病理因素为肝风、痰火和血瘀。病机主要为阴阳失调，气血逆乱，上冲于脑。病性多为本虚标实。辨证应首先根据是否有神志改变分清中经络、中脏腑。治疗宜采用活血化瘀、化痰通络、平肝息风、益气活血、醒神开窍、回阳固脱等法，中脏腑急性期配合西医西药进行抢救，恢复期配合针灸、推拿治疗，同时加强康复训练，促进功能恢复。本病在未发之前，如有中风先兆和原发疾病，必须积极进行防治。

**【医案选粹】**

王某，男，52 岁。

初诊：1973 年 4 月 21 日。

主诉及现病史：患者于 1972 年 10 月因蛛网膜下腔出血而致右侧偏瘫，经治疗年余，基本恢复健康。本月 8 日因与家人争吵，致病情复发加重，神志模糊，不能言语，吞咽困难，右侧肢体完全瘫痪。他医曾用补阳还五汤、地黄饮子等方治疗无效。

诊查：右侧肢体瘫痪，苔薄白，脉细弦。

辨证：肝气上逆，痰阻经络。

治法：调理气机，化痰通络。

处方：乌药 10g，沉香 3g，木瓜 10g，青皮 5g，苏梗 10g，天麻 10g，胆南星 10g，橘红 5g，酸枣仁 10g，太子参 12g。煎汤鼻饲，每日 1 剂。

上方共进 30 余剂，神志转清，吞咽困难消失，右侧肢体瘫痪亦有所减轻。原方略增损继进半年余，右侧肢体活动亦基本恢复。

【按语】本例为气机不畅，气逆上冲，通过调气降气，既可调畅气机，同时也有利风阳痰火的下泄。以沉香、乌药、青皮等理气降气药为主，同时佐以苏梗、木瓜、天麻等祛风通络，临证加用胆南星等化痰开窍之品则更宜。(《中国现代名中医医案精华》汪履秋医案)

## 复习思考

### A1 型题

1. 中风之发生病理复杂，其病理基础在于（ ）

    A. 气逆血滞     B. 肝火心火     C. 风痰湿痰

    D. 肝风外风     E. 肝肾阴虚

2. 中风之中经络与中脏腑之分在于（ ）

    A. 有无神志不清     B. 有无后遗症     C. 外风与内风

    D. 夹痰与夹瘀     E. 邪浅与邪深

3. 中风脱证的临床表现除下列哪项外均是（ ）

    A. 突然昏仆，不省人事     B. 目合口开，汗多不止

    C. 手撒肢冷，二便自遗     D. 肢体强痉

    E. 舌痿，脉微欲绝

### A2 型题

1. 患者，女，51 岁。其平素头晕头痛，耳鸣目眩，少寐多梦，突然发生口眼㖞斜，舌强语謇，半身不遂，舌质红，脉弦细数。治疗方剂宜选（ ）

    A. 大秦艽汤     B. 镇肝熄风汤     C. 安宫牛黄丸

    D. 至宝丹     E. 涤痰汤

2. 老年男性，中风偏枯不用，肢软乏力，面色萎黄，或肢体麻木，舌淡紫或有瘀斑，苔白，脉细涩或虚弱。治用何方最佳（ ）

    A. 桃仁红花煎     B. 天麻钩藤饮     C. 当归四逆汤

    D. 黄芪桂枝五物汤     E. 补阳还五汤

3. 患者，女，61 岁。突然昏仆，不省人事，目合口张，手撒肢冷，肢体软瘫，汗出

甚多，二便自遗，脉微欲绝。治疗首选（　　）

    A. 左归丸　　　　　B. 右归丸　　　　　C. 镇肝熄风汤

    D. 地黄饮子　　　　E. 参附汤合生脉散

**B1 型题**

    A. 真方白丸子

    B. 血府逐瘀汤

    C. 膈下逐瘀汤

    D. 镇肝熄风汤

    E. 天麻钩藤饮

1. 中风中经络属风痰入络证宜选方（　　）

2. 中风中经络属风阳上扰证宜选方（　　）

3. 中风中经络属阴虚风动证宜选方（　　）

# 第四节　痫　病

【学习目标】

1. 掌握痫病的概念、诊断与病证鉴别、辨证论治。

2. 熟悉痫病的病因病机、转归预后、预防调护。

3. 了解痫病的中医适宜技术。

痫病是一种反复发作性神志异常的病证，临床以突然意识丧失，甚则仆倒，不省人事，强直抽搐，口吐涎沫，两目上视或口中怪叫，移时苏醒，一如常人为特征，又称为痫证、癫痫、羊痫风等。

痫病首见于《内经》。《素问·奇病论》曰："人生而有病癫疾者……病名为胎病，此得之在母腹中时，其母有所大惊，气上而不下，精气并居，故令子发为癫疾也。"指出发病与先天因素有关。《诸病源候论·癫狂候》将痫病分为风痫、惊痫、食痫、痰痫等。

西医学的癫痫包括原发性癫痫和继发性癫痫，有大发作、小发作、局限性发作、精神运动性发作等不同类型，均可参考本节内容辨证论治。

**【病因病机】**

本病的发生，多因七情失调、先天因素、脑部外伤、饮食不节、劳累过度，或患他病后，脏腑失调，痰浊阻滞，气机逆乱，风阳内动，扰乱神明，元神失控所致。

1. 七情失调 突受大惊大恐，气机逆乱，损伤脏腑，肝肾受损，以致阴不敛阳而生热生风；脾胃受损，健运失司，痰浊内聚，遇诱因而相兼为患，或随气上逆，或随火炎，或随风动，蒙蔽心神清窍而发生本病。小儿脏腑娇嫩，形气未充，更易受惊恐而患病。

2. 先天因素 妇女在孕期突受惊恐，导致气机逆乱，或致精伤而肾亏，影响胎儿的正常发育，成为发病的潜在因素。母体孕期服药不当，损及胎儿，亦是本病发生的潜在因素。此谓"病从胎气而得之"。

3. 脑部外伤 由于跌仆撞击，或出生时难产，导致颅脑损伤，瘀血阻络，经脉不畅，脑神失养，而发本病。

4. 其他因素 外感六淫之邪、饮食失调、患他病后均可导致脏腑受损，积痰内伏，一旦劳累过度、生活起居失宜，便可致气机逆乱，触动积痰，痰浊上扰，壅塞经络，闭塞心窍，发为本病。

本病主要病机为痰浊内阻，脏气不平，阴阳偏胜，神机受累，元神失控。病理性质为本虚标实，常以心脑神机失用为本，风、火、痰、瘀为标，其中尤以痰为重要因素。病理因素以顽痰为主，常随风气而聚散，胶固难化，使其病情反复发作，缠绵难愈。痫病病位主要责之于心肝，与五脏均有关联。顽痰闭阻心窍，肝经风火内动是痫病主要病机特点。病久耗伤精气，则致心肾亏虚，气血不足，而见心脾两虚。

**【诊断】**

（一）诊断要点

1. 临床特征 典型发作时表现为突然昏倒，不省人事，两目上视，四肢抽搐，口吐涎沫，或有异常叫声，醒后如常人，醒后对发作时的情况一无所知。不典型表现主要有突然呆木，两眼瞪视，呼之不应，或头部下垂，肢软无力，面色苍白等。局限性发作表现为多种形式，如口、眼、手等局部抽搐而无突然昏倒，或凝视，或语言障碍，或无意识动作等。本病发作呈反复性，多在数秒至数分钟即止。发作前多有先兆症状，如眩晕、胸闷等，且发病有明显诱因。

2. 病史 多有家族史，或脑部外伤史。

3. 相关检查 脑电图是最有效的检查方法，在发作期可描记到对称性同步化棘波或棘慢波等阳性表现。必要时可做头颅 CT、MRI 或脑血管造影等检查。

（二）病证鉴别

1. 痫病与中风 痫病典型发作时与中风均可出现突然昏倒，昏不知人。但痫病有反复发作史，发作时口吐涎沫，两目上视，四肢抽搐，或作怪叫声，可自行苏醒，醒后无半身不遂、口眼㖞斜；中风发作时仆倒无声，昏迷持续时间长，醒后常有半身不遂等后遗症。

2. 痫病与厥证　两者均有突然昏倒，不省人事。但厥证面色苍白，四肢厥冷，或见口噤、握拳、手指拘挛，而无口吐涎沫、两目上视、四肢抽搐和口中怪叫等症。

## 【辨证论治】

### （一）辨证要点

1. 辨病情轻重　病发持续时间长者病重，短者病轻；发作间隔时间久者病轻，短者病重。

2. 辨病性　情志抑郁，常因情志刺激而诱发，发前有头晕、气逆先兆者属气郁；来势急骤，神昏猝倒，不省人事，口噤牙紧，颈项强直，四肢抽搐者属风；发作时口吐涎沫，气粗痰鸣，呆木无知，发作后情志错乱，幻听，幻觉，错觉，或有梦游者属痰；猝倒啼叫，面赤身热，口流血沫，平素或发作后大便秘结，口臭，苔黄者属热；发作时面色潮红、紫红，继则青紫，口唇紫绀，或有颅脑外伤、产伤者属瘀。

### （二）论治要点

发作时应治标，以清肝泻火、豁痰息风、开窍定痫为主；平时应治本，即补虚，以益气养血、健脾化痰、滋补肝肾、宁心安神为主。大发作时可用针刺疗法，以促进患者病情尽快缓解，同时保持呼吸道畅通以防窒息。

### （三）分证论治

1. 风痰闭阻证

证候：发作前常有眩晕、胸闷、乏力等症。发作时突然跌倒，神志不清，抽搐吐涎，或伴尖叫、二便失禁，舌苔白腻，脉弦滑。

病机：痰浊素盛，肝阳化风，痰随风动，风痰闭阻，上扰清窍。

治法：涤痰息风，开窍定痫。

方药：定痫丸加减。

本方豁痰开窍，息风定惊。口苦目赤，便秘，脉弦有力，去半夏，加大黄、龙胆清肝泻火；痰黏咳吐不利，加瓜蒌仁滑痰；痰涎清稀，去麦冬、贝母，加干姜、细辛温化寒痰。

2. 痰火扰神证

证候：发作时昏仆抽搐，吐涎，或有吼叫，平时急躁易怒，心烦失眠，咳痰不爽，口苦咽干，便秘，舌红苔黄腻，脉滑数。

病机：痰浊蕴结，气郁化火，痰火内盛，上扰脑神。

治法：清热泻火，化痰开窍。

方药：龙胆泻肝汤合涤痰汤加减。

前方可清肝泻火，调气开窍；后方以涤痰开窍见长。阳亢风动者，加钩藤、生石决明、地龙、全蝎潜阳息风；大便秘结者，加大黄、青礞石通腑逐痰。

3. 瘀阻脑络证

证候：平素头晕头痛，常伴单侧肢体抽搐，或一侧面部抽动，颜面、口唇青紫，舌质暗红或有瘀斑，舌苔薄白，脉弦或涩。

病机：瘀血阻窍，脑络闭塞，脑神失养而风动。

治法：活血化瘀，息风通络。

方药：通窍活血汤加减。

本方活血化瘀，醒脑通窍。临证可加石菖蒲、胆南星、半夏，化痰息风开窍。血虚较重，夜寐不安，加酸枣仁、珍珠母，安神定志；肝郁气滞较甚，加香附、郁金、合欢皮，疏肝解郁。

4. 心脾两虚证

证候：痫病反复发作，神疲乏力，心悸气短，面色苍白，形体消瘦，纳呆，大便溏薄，舌淡苔白腻，脉沉细而弱。

病机：痫病发作日久，耗伤气血，心神失养。

治法：补益气血，健脾养心。

方药：六君子汤合归脾汤加减。

前方能健脾益气，化痰降逆；后方能益气养血，补心安神。痰多者，加制南星、瓜蒌增加化痰之功；恶心呕吐者，加竹茹、旋覆花增强和胃降逆之力；气短明显者，加柴胡、升麻益气升阳。

5. 心肾亏虚证

证候：痫病反复发作，心悸，健忘失眠，头晕目眩，两目干涩，面色晦暗，腰膝酸软，舌质淡红，脉沉细而数。

病机：痫病日久，心肾精血亏损，髓海不足，脑失所养。

治法：补益心肾，潜阳安神。

方药：左归丸合天王补心丹加减。

前方能滋补肝肾，填精益髓；后方能滋阴养血，安神宁心。兼有痰热之象者，加贝母、天竺黄、竹茹清化痰热；心中烦热者，加焦栀子、莲子心清心降火；大便干结者，加火麻仁润肠通便。

**【中医适宜技术】**

（一）单方验方

1.痫病汤　丹参 30g，赤芍 12g，红花 4.5g，夜交藤 30g，酸枣仁 15g，地龙 9g，珍珠母 30g。适用于瘀阻脑络，心神不宁之痫病。

2.气痫汤　丹参 30g，合欢皮 30g，赤芍 12g，红花 4.5g，川楝子 9g，青皮 9g，陈皮 9g，白芷 6g。适用于气滞血瘀之痫病。

3.风痫汤　丹参、大青叶、珍珠母各 30g，赤芍 12g，红花 4.5g，葛根 9g，薄荷 3g，地龙 9g。适用于肝阳化风，瘀阻脑络之痫病。

4.痰痫汤　丹参、夜交藤、珍珠母各 30g，川芎、半夏、地龙、僵蚕各 9g，红花 4.5g，胆南星 6g。适用于风痰闭阻、肝风内动之痫病。

5.加味磁朱丸　琥珀 25g，磁石 250g，朱砂 250g，赭石 50g，三七 30g，炼蜜为丸，每服 5g，每日 2 次。可活血安神镇痉，适用于脑外伤之痫病。

（二）中成药

痫病痰火扰神证，可用滚痰丸；风痰闭阻证，可用白金丸；心脾两虚证可用补心丹；心肾亏虚证，可用河车片；痫病发作四肢抽搐者，可用紫雪丹；发作神志昏迷者，可用苏合香丸。

（三）简易治疗技术

针刺疗法取穴以督脉、心经及心包经为主，选取百会、印堂、人中、内关、神门、三阴交，或鸠尾、中脘、内关、间使、太冲等穴，针刺用泻法；适用于痫病发作期。

**【转归预后】**

痫病的转归预后取决于患者的体质强弱、正气盛衰与感邪轻重。风痰闭阻，肝火痰热者，为正邪俱盛，及时治疗，可控制发作，病情多可好转。久病失治，正虚邪实，常迁延不愈。但总体来说，本病证有反复发作的特点，病程一般较长，多数患者终生难愈。病情发作时痰涌喉间，阻塞气道而窒息，如抢救不及时可有生命危险。本病发作不择时日、地点，往往易造成意外死亡。

**【预防调护】**

控制诱因是防止发作的重要措施。痫病发生多与母亲在孕期外感、七情、饮食、劳倦等因素有关，或胎儿在出生过程中因头部外伤所致。因此，注意加强孕期保健，保持心情舒畅，起居有时、有节，避免胎气受损，是预防本病的关键。此外，在小儿生长发育过程中预防高热、外伤、中毒等所致的脑部损伤，亦能有效避免痫病的发生。

痫病发作时，应观察神志变化、抽搐频率、脉搏快慢、瞳孔变化、有无发绀或呕吐、二便情况等，保持呼吸道通畅；应除去义齿，保护唇舌；应加床挡，以免翻坠下床；侧卧位，利于痰涎排出。休止期患者应保持心情舒畅，避免劳欲过度，可适当调补脾胃、补益脑髓、顺气涤痰、活血化瘀等，禁忌不加以辨证而用人参、鹿茸等大补之品；注意不宜驾车，不宜高空作业，以防止意外发作。生活上饮食宜清淡，起居有常，劳逸适度，保证充足的睡眠，保持大便通畅。

## 【小结】

痫病是一种短暂性反复发作性神志异常疾病，多因骤受惊恐、先天禀赋不足、脑部外伤等因素致使脏腑功能失调，风痰闭阻、痰火扰神、心肾亏虚，造成清窍被蒙，神机受累，元神失控而发病。本病病位在心、脑，但与肝、脾、肾密切相关。基本病理因素为风、火、痰、瘀，以痰为主。辨证首辨病情轻重，再辨病性。治疗时当以急则开窍醒神豁痰以治其标，控制其发作，缓则祛邪补虚以治其本，多以调气豁痰、平肝息风、通络解痉、清泻肝火、补益心脾肝肾等法治之。注意孕期保健是预防本病的重要措施，配合精神及饮食调养有利于疾病的康复。

## 【医案选粹】

徐某，男，24岁。

初诊：1962年10月27日。

主诉及现病史：癫痫频频发作，服用苯妥英钠控制症状。现患者痫厥发作频繁，手足抽搐，头颤心悸，厥仆不省人事。

诊查：神呆面，齿龈肿胀，苔腻，脉细滑。

辨证：肝阳化风，夹痰上蒙清窍，阻遏灵机。

治法：息风化痰，镇心安神。

处方：龙齿30g，天竺黄6g，茯神12g，牡蛎30g，钩藤12g，沉香片3g，石决明30g，川贝母6g，地龙干3条，石菖蒲6g，青礞石12g。

上方连服1个月，癫痫少发。

【按语】病者自幼即发癫痫，服用苯妥英钠控制症状，就诊时即使不发病，亦神呆面、齿龈肿胀。服上方1个月后，症状减轻，已是可喜。（《中国现代名中医医案精华》余翰石医案）

## 复习思考

**A1 型题**

1. 痫病发生以下列何项最为重要（　　）

    A. 脏腑失调　　　　　B. 气机逆乱　　　　　C. 气滞血瘀

    D. 痰邪作祟　　　　　E. 风阳内动

2. 痫病风痰闭阻证治法为（　　）

    A. 清热泻火，化痰开窍　　　　　　　B. 涤痰息风，开窍定痫

    C. 补益心肾，潜阳安神　　　　　　　D. 活血化瘀，息风通络

    E. 补益气血，健脾宁心

3. 下列哪项不属于痫病的特征（　　）

    A. 四肢厥冷　　　　　B. 突然仆倒　　　　　C. 不省人事

    D. 强直抽搐　　　　　E. 口吐涎沫

**A2 型题**

1. 患者，女，35 岁。其平素性情急躁，每因情绪激动诱发痫病，发则昏仆不省人事，伴有四肢抽动、口吐涎沫、口苦咽干、尿赤便干，舌红苔黄腻，脉弦滑数。其辨证为（　　）

    A. 痰火扰神　　　　　B. 心火扰动　　　　　C. 肝火内郁

    D. 肝风内动　　　　　E. 风痰扰动

2. 某患者有痫病病史 16 年。近 2 年来，症状发作日益频繁，伴神疲乏力、失眠多梦、心悸气短、大便溏薄，舌苔腻，脉细弱无力。该病例治疗方剂可选用（　　）

    A. 六君子汤合归脾汤　　　　　　　　B. 归脾汤

    C. 养心汤　　　　　　　　　　　　　D. 天王补心丹

    E. 定痫丹

3. 患者，男，16 岁。煤气中毒 1 个月后，出现突发昏仆、肢体抽搐、口吐涎沫，约 5 分钟后神志转清，自述疲乏，舌苔白腻，脉象弦滑。该病例中医治法应为（　　）

    A. 理气化痰　　　　　B. 涤痰息风　　　　　C. 平肝息风

    D. 化痰开窍　　　　　E. 化痰消饮

**B1 型题**

    A. 定痫丸

    B. 龙胆泻肝汤合涤痰汤

    C. 左归丸合天王补心丹

    D. 竹沥达痰丸

    E. 通窍活血汤

1. 痫病风痰闭阻证主方为（　　　）

2. 痫病心肾亏虚证主方为（　　　）

3. 痫病瘀阻脑络证主方为（　　　）

# 第五节　痴　呆

【学习目标】

1. 掌握痴呆的概念、诊断与病证鉴别、辨证论治。

2. 熟悉痴呆的病因病机。

3. 了解痴呆的中医适宜技术、转归预后、预防调护。

痴呆是由髓减脑消、神机失用所导致的一种神志异常的疾病，以呆傻愚笨、智能低下、善忘等为主要临床表现。轻者可见神清淡漠，寡言少语，反应迟钝；重者可见终日不语，或闭门独居，或口中喃喃，言辞颠倒，行为失常，或不欲饮食，不知饥饿等。本病是老年人的多发病。

中医古籍对本病的专论较少。《景岳全书·杂证谟》有"癫狂痴呆"专篇论述，指出本病由郁结、不遂、思虑、惊恐等多种病因积渐而成，临床表现有"千奇万怪""变易不常"的特点，病位在心及肝、胆二经，认为预后"有可愈者，有不可愈者，亦在乎胃气元气之强弱"。陈士铎《辨证录》有"呆病门"，认为本病"痰气聚于胸腹之中"，提出"治呆无奇法，治痰即治呆"的治法。王清任指出"年高无记性者，脑髓渐空"。

西医的老年性痴呆、早老性痴呆、血管性痴呆、混合性痴呆、代谢性脑病、中毒性脑病、麻痹性痴呆等出现以智能减退为主要临床特征者，均可参照本节内容辨证论治。小儿先天性痴呆不在本节讨论范围。

【病因病机】

痴呆的病因以内因为主，主要有年迈体虚、久病耗损、情志所伤、痰浊蒙窍、瘀阻脑络等。

1. **年迈体虚**　脑为元神之府，一身之主，肾主骨生髓而通于脑。年老肾衰，脑髓空虚，则神机失用，而使智能、思维活动减退，甚至失常。或年高气血运行迟缓，血脉瘀滞，痹阻脑络，使神机失用，发为痴呆。

2. **久病耗损**　久病，或失治、误治，积损正伤，耗伤气血，或思虑过度，劳伤心脾，或脾胃虚衰，气血生化乏源，导致心之气血虚衰，肾精不足，神明失养而心神涣散，脑髓失养，呆滞善忘；久病入络，脑络痹阻，均可发为痴呆。

3.情志所伤　情志不畅，肝郁气滞，气滞血瘀，蒙蔽清窍；或肝郁气滞，横逆犯脾，脾胃功能失调，酿生痰湿，痰蒙清窍，而发痴呆。或惊恐伤肾，"恐则精却"，亦可导致神明失用，发为痴呆。

痴呆的基本病机为髓减脑消，神机失用。其病位在脑，与心、肝、脾、肾功能失调密切相关。心为五脏六腑之大主，心之气血亏虚则无以主宰神明；肝肾阴虚，无以濡养脑髓；脾虚后天生化乏力，痰浊内生，均可致神机失用，发为痴呆。病理性质多属本虚标实，本虚为阴精、气血亏虚，标实为气、火、痰、瘀内阻于脑。虚实之间、病理因素之间常相互转化，相兼为病，而致虚实夹杂、痰瘀交结，使病情缠绵难愈。

## 【诊断】

（一）诊断要点

1.临床特征　智力低下，以记忆力、理解力、判断力、计算力、思维能力等均明显减退为主。记忆近事及远事的能力减退，理解别人语言和有条理地回答问题的能力障碍，计算力与识别空间位置结构的能力减退，常伴性格与精神行为障碍。

2.病史　起病隐匿，发展缓慢，渐进加重，病程一般较长。可有中风、头晕、外伤等病史。

3.相关检查　头颅 CT、MRI、脑电图、精神及血生化检查等有助于本病的明确诊断。

（二）病证鉴别

1.痴呆与健忘　健忘是指记忆力差，遇事善忘，常不伴有神志障碍的一种病证；痴呆以神情呆滞、反应迟钝、动作笨拙为主要表现。痴呆是根本不知前事，健忘是知道前事而易忘。精神检查、CT、MRI 检查有助于两者的鉴别。

2.痴呆与脏躁　脏躁多发于青中年女性，多在精神因素的刺激下呈间歇性发作，不发作时可如常人，且无智能、人格方面的变化；痴呆多见于中老年人，其心神失常症状不能自行缓解，并伴有明显的智力、记忆力、计算力及人格情感的变化。

3.痴呆与癫病　癫病为精神失常疾病，以沉默寡言、语无伦次、表情淡漠、静而多喜为主症，多发于中青年人；痴呆为智能活动障碍，以神情呆滞、愚笨迟钝为主要特征，多发于老年人。重证痴呆与癫病在临床症状上有许多相似之处，难以区分。头颅 CT 有助于鉴别诊断。

## 【辨证论治】

### （一）辨证要点

1. 辨虚实　虚是指髓海不足，肝肾亏虚，脾肾两虚；实是指痰浊、瘀血、风火。虚者，以神气不足、面色失荣、形体消瘦、言行迟弱为特征；实者，以智能减退、表情呆滞、表情淡漠为特征，多伴有痰浊、瘀血、风火等诸实邪引起的相应症状。

2. 辨诱因　因外伤、中风后发病者，多属痰阻血瘀，随病情迁延，正气渐损，常表现为气虚血瘀证；癫病、痫病引起者，多兼肝风痰浊，或肝气郁结，日久肝肾俱虚；年老而发病者，多是肾精亏虚，气血虚弱，兼痰浊、血瘀，证属本虚标实。

### （二）论治要点

虚者补之，实者泻之。虚者宜补虚扶正、填补肾精、健脾益气；实者宜开郁逐痰、活血通窍、平肝泻火。此外，移情易性、智力和功能训练与锻炼，以及针灸、推拿疗法有助于疾病康复与延缓病情。治疗本病药物多需长期服用，一般多制作蜜丸或膏剂，以图缓治。

### （三）分证论治

1. 髓海不足证

证候：智能减退，记忆力、计算力及定向力明显减退，头晕耳鸣，齿枯发焦，腰膝酸软，步履艰难，舌瘦色淡，苔薄白，脉沉细弱。

病机：肾精亏虚，髓海失养。

治法：补肾益髓，填精养神。

方药：七福饮加减。

本方益气养血、滋阴补肾，兼有化痰宣窍之功。临证可酌加鹿角胶、龟甲胶、阿胶、紫河车等血肉有情之品，以填精补髓。肝肾阴虚，年老智能减退、腰膝酸软、头晕耳鸣者，去人参、白术，加怀牛膝、生地黄、枸杞子、女贞子、制首乌等补益肝肾；兼肾阳虚，面白无华、形寒肢冷、口中流涎、舌淡者，加熟附片、巴戟天、益智仁、淫羊藿、肉苁蓉等温补肾阳。

2. 脾肾两虚证

证候：表情呆滞，沉默寡言，记忆力减退，失认失算，口齿含糊，词不达意，伴气短懒言、食少纳呆、口涎外溢、腰膝酸软、泄泻，舌质淡白，舌体胖大，苔白，或舌红，苔少或无苔，脉沉细弱。

病机：气血亏虚，肾精不足，髓海失养。

治法：补肾健脾，益气生精。

方药：还少丹加减。

本方补益脾肾。肾亏甚者，同时配用参茸地黄丸；脾肾两虚，偏于阳虚者，出现四肢不温、形寒肢冷、五更泄泻等症，改用金匮肾气丸加减；肝肾阴虚，伴腰膝酸软、颧红盗汗、耳鸣如蝉、舌红少苔、脉弦细数，可改用知柏地黄丸滋养肝肾。

3. 痰浊蒙窍证

证候：表情呆钝，智力减退，或哭笑无常，喃喃自语，或终日无语，伴不思饮食、脘腹胀痛、痞满不适，舌质淡，苔白腻，脉滑。

病机：痰浊上蒙，清窍被阻。

治法：豁痰开窍，健脾化浊。

方药：涤痰汤加减。

本方重在豁痰开窍，兼益气健脾。脾虚明显者加党参、白术、麦芽、砂仁健脾益气；痰浊化热，上扰清窍，舌红苔黄腻，脉滑数，将制南星改为胆南星，加瓜蒌、栀子、黄芩、天竺黄等清热化痰。风痰瘀阻，见眩晕或头痛，失眠或嗜睡，或肢体无力或肢体僵硬，脉弦滑，可用半夏白术天麻汤。

4. 瘀血内阻证

证候：反应迟钝，言语不利，善忘，易惊恐，或思维异常，行为古怪，伴肌肤甲错、口干不欲饮、双目晦暗，舌质暗或有瘀点、瘀斑，脉细涩。

病机：瘀血阻滞，脑脉痹阻。

治法：活血化瘀，开窍醒脑。

方药：通窍活血汤加减。

本方活血化瘀，开窍醒脑。久病气血不足，加党参、黄芪、熟地黄、当归以补益气血；瘀血日久，郁而化热，症见头痛、呕恶、舌红苔黄等，加丹参、牡丹皮、夏枯草、竹茹等清热凉血、清肝和胃；痰瘀交阻者，加半夏、橘红、枳实、杏仁、胆南星加强化痰之力；病久入络者，加蜈蚣、僵蚕、全蝎、水蛭、地龙等活血通络；兼肾虚，见口中流涎、舌淡紫胖、苔腻或滑者，加益智仁、补骨脂、山药补益肾气。

## 【中医适宜技术】

（一）单方验方

1. 桃仁复苏汤　桃仁、生大黄、玄明粉（分冲）、桂枝、石菖蒲、远志各10g，龙骨、牡蛎（先煎）各30g，朱茯神15g，蜈蚣2g，炙甘草6g，水煎服，日1剂。逐瘀宁神、醒脑开窍，适用于痴呆瘀血内阻证。

2. 加味四逆散　柴胡5g，白芍15g，枳实6g，甘草3g，丹参15g，石菖蒲5g，益智仁6g，茯苓9g，半夏9g，远志6g，红枣6g枚，水煎服，日1剂。开郁健脾、化痰宣窍，适用于痴呆肝郁脾虚证。

3. **补肾健脑汤**　生地黄 20g，熟地黄 20g，巴戟天 10g，山茱萸 10g，菟丝子 12g，枸杞子 12g，远志 12g，制首乌 15g，太子参 15g，黄芪 15g，炒酸枣仁 30g。适用于老年性痴呆。

**（二）中成药**

痴呆髓海不足者，可用补肾益脑片、健脑补肾丸、龟苓膏、抗脑衰胶囊、安神补脑液等；肾阴阳两虚者，可用六味地黄丸、强肾片；肝肾亏损者，可用五子衍宗丸、天麻醒脑胶囊；气血两虚者，可用人参归脾丸、八珍颗粒；脾虚痰浊阻滞者，可用参乌胶囊。

**（三）简易治疗技术**

1. **针刺疗法**　取穴大椎、安眠、足三里，或哑门、安眠、内关，二组交替，每日 1 次，强刺激，10 天为 1 个疗程，休息 3～4 天后行第 2 个疗程。

2. **耳针疗法**　取神门、皮质下、肾、脑点、枕等耳穴，每日 1 次，每次 2～3 穴（双耳取穴），20 次为 1 个疗程。

3. **饮食疗法**　用大枣 5 枚，桑椹 15g，煮水 300mL，送服胡桃肉 30g，每日 1 次。适用于轻中度痴呆患者。

【转归预后】

本病病程较长，一般不易根治。虚证患者若坚持接受多种治疗，部分精神症状可有明显改善；因外伤或中毒引起者，经治疗病情可得到不同程度的改善；由精神暴怒引起者，可获治愈。虚实夹杂者，往往病情缠绵难愈。治疗不及时或者治疗不当的重症患者，预后较差。

【预防调护】

精神调摄、智能训练、调节饮食起居，既是预防措施，又是治疗的重要环节。医护人员应帮助病人正确地认识和对待疾病，解除思想顾虑；对病人耐心细致地进行智能训练，使之掌握一定的生活和工作技能；对重症病人则应注意生活照顾，防止压疮、感染等，防止病人自伤或伤人。提醒病人要养成规律的生活习惯，饮食宜清淡，少食肥甘厚味，多食具有补益肾精作用的食疗之品，如核桃、黑芝麻、山药等，并戒烟酒。

【小结】

痴呆属老年常见病。其病因以年迈体虚、久病耗损、情志所伤为主。病位在脑，与心、肝、脾、肾相关。基本病机为髓减脑消，神机失用，病性以阴精、气血亏虚，气、火、痰、瘀内阻于脑的本虚标实为主。辨证应首辨虚实，再辨诱因。治疗原则是虚则补之，以补益气血和补益阴精为主；实则泻之，以豁痰化瘀为主。此外，在治疗的同时，还应重视精神调摄与智能康复训练。

【医案选粹】

冯某，女，43 岁。

初诊：1983 年 6 月 30 日。

主诉及现病史（代诉）：患者因丧夫逐渐发生精神异常，反应迟钝，两腿活动无力，走路困难。近 2 年来，上述症状加重，意识有时模糊，缺乏思维能力，经常失眠，神情呆钝，行为拙笨，语声低微不清，走路需人搀扶，上肢活动尚可。近 2 个月下肢出现轻度浮肿。

诊查：伸舌颤动，仅能伸出舌尖，舌润苔薄白，脉弦缓无力。两手平伸震颤。

辨证：肝气郁结，肝风内动。

治法：疏肝解郁，息风定志。

处方：合欢花 10g，夜交藤 15g，潼蒺藜 10g，青竹茹 10g，竹叶 10g，莲子心 5g，生龙齿 15g，益智仁 10g，紫贝齿 15g，云茯神 15g。7 剂。

二诊：1983 年 7 月 7 日。患者精神明显好转，有喜笑表情，答话较前稍迅速，且多准确，能安静睡眠，行走较前利落，唯伸舌欠利，舌及两手平伸震颤减轻。仍继前法治之。上方加石菖蒲 6g，陈皮 10g。6 剂。

三诊：1983 年 7 月 14 日。精神、饮食、睡眠尚好，手颤亦轻，下肢浮肿已消，活动较前灵活。上方去竹叶，仍服 6 剂。

四诊：1983 年 7 月 21 日。患者一般情况仍好，现已有说有笑，且语言较流利，原卧床不能翻身，现已翻身活动，原方不变，再服 6 剂。

五诊：1983 年 7 月 28 日。对答自如，舌尖伸出较长，两手平伸已不颤动，唯下肢活动感乏力。

处方：桑寄生 25g，牛膝 10g，合欢花 10g，夜交藤 15g，潼蒺藜 10g，莲子心 5g，益智仁 10g，紫贝齿 15g，茯神 10g。6 剂。

服药后患者独自一人来诊，精神好，走路自如，已不感乏力，语言流利，伸舌自如，并已能做家务，偶尔失眠。以上方加竹叶 10g，酸枣仁 10g 善后，以巩固疗效。

【按语】肝气郁结，克伐脾胃，以致痰湿内生，蒙蔽心窍；气郁日久，损及肝肾阴血，以致虚风内动。其起病因于郁，故以疏肝解郁为主，兼以息风化痰、安神定志，遂获得较好的效果。（《中国现代名中医医案精华》何世英医案）

**复习思考**

**A1 型题**

1. 痴呆的基本病机为（　　）

    A. 心气虚衰，心血不足　　　　　　　　B. 以虚为本，虚实夹杂

    C. 气机不畅，血行瘀滞　　　　　　　　D. 肾精亏损，痰蒙清窍

    E. 髓减脑消，神机失用

2. 脾肾两虚型痴呆的治法是（　　）

    A. 补肾益髓，填精养神　　　　　　　　B. 健脾化湿，豁痰开窍

    C. 活血化瘀，开窍醒脑　　　　　　　　D. 益气养血，清心宣窍

    E. 补肾健脾，益气生精

3. 痴呆常见的病因病机不包括（　　）

    A. 年迈体虚　　　　　B. 情志所伤　　　　　C. 久病耗损

    D. 痰浊蒙窍　　　　　E. 肝阳上亢

**A2 型题**

1. 患者，男，65 岁。近 1 年来，家人发现其记忆力、计算力、定向力、判断力明显减退，神情呆钝，词不达意，头晕耳鸣，懒惰思卧，齿枯发焦，腰酸骨软，步履艰难，舌瘦色淡，苔薄白，脉沉细弱。可诊断为（　　）

    A. 髓海不足证　　　　B. 脾肾两虚证　　　　C. 痰浊蒙窍证

    D. 肝肾阴虚证　　　　E. 瘀血内阻证

2. 患者，女，75 岁。1 年来，患者头晕且常发耳鸣，渐渐出现寡言少语，记不住近期发生的事情，以致对往事也记忆模糊，常穿错衣服，分辨不清自己的孩子，懒散嗜卧，齿枯发稀，腰酸骨软，不欲行走，舌瘦色淡，苔薄白，脉沉细弱。其中医诊断是（　　）

    A. 痫病　　　　　　　B. 郁证　　　　　　　C. 癫病

    D. 痴呆　　　　　　　E. 健忘

3. 患者，男，70 岁，1 年来，其常沉默寡言，记忆减退，口齿含糊，词不达意，伴气短懒言、食少纳呆、泄泻，舌质淡白，脉沉细弱。该患者证属（　　）

    A. 髓海不足证　　　　B. 脾肾两虚证　　　　C. 痰浊蒙窍证

    D. 肝肾阴虚证　　　　E. 瘀血内阻证

**B1 型题**

    A. 七福饮

    B. 还少丹

    C. 涤痰汤

D. 通窍活血汤

E. 天王补心丹

1. 髓海不足型痴呆主治方为（　　　）

2. 痰浊蒙窍型痴呆主治方为（　　　）

3. 脾肾两虚型痴呆主治方为（　　　）

# 第六节 癫 狂

【学习目标】

1. 掌握癫狂的概念、诊断、辨证论治。

2. 熟悉癫狂的病因病机。

3. 了解癫狂的中医适宜技术、转归预后、预防调护。

癫与狂都是指精神错乱、神志失常的疾病。癫病以精神抑郁、表情淡漠、语无伦次、静而少动为特征，俗称"文痴"；狂病以精神亢奋、狂躁不安、动而多怒、打人毁物为特征，俗称"武痴"。因二者在临床症状上不能截然分开，又能相互转化，故以癫狂并称。本病以青壮年患者为多见。

癫狂病名出自《内经》。《难经》指出"重阴者癫""重阳者狂"，对癫病与狂病进行了鉴别。《丹溪心法·癫狂》提出痰在癫狂发病中的关键作用。清代王清任的《医林改错》开创了从瘀治疗癫狂的先河。

西医学中的精神分裂症、躁狂抑郁症，其临床表现具有本病证特征者，均可参照本节内容辨证论治。由于感染、高热，或中毒等出现的谵语、狂躁、精神错乱症状，不属于本节讨论内容。

【病因病机】

癫狂的发生与七情内伤、饮食失节、先天不足、颅脑外伤相关，其中以七情内伤为主。

1. 七情内伤 恼怒郁愤不解，肝失疏泄，胆气不平，心胆失调，心神扰乱而致病；或肝郁不解，气郁痰结，阻塞心窍而致病；或暴怒不止，引动肝胆木火，郁火上升，冲心犯脑，神明无主而致病；或肝气郁结，气滞血瘀，痰瘀互结，气血不能上荣脑髓，神机失用而致病。

2. **饮食失节** 嗜食肥甘厚腻，脾胃运化失司，痰浊内生，郁而化火，上扰心神；或痰与气结，阻闭神明；或痰瘀互结，痹阻心窍，均可致神志失常而发病。

3. **先天不足** 胎儿在母腹中禀赋异常，脏气不平，生后一有所触，或遇情志刺激，则气机逆乱，阴阳失调，神机失常而发病。

4. **颅脑外伤** 脑部外伤以致血瘀阻络，气血不能正常充养元神，上荣脑髓，以致神机逆乱而发病。

癫狂的基本病机是心神被蒙，神机逆乱。病变脏腑主要在心、肝，涉及脾、胃，病久及肾。心主神明，肝主疏泄，脾主运化，心脾气结，肝气不舒，可生痰、化火、致瘀，久而伤肾。病理因素以气、痰、火、瘀为主，四者有因果兼夹关系，常以气郁为先。癫病以痰气为主，病在心脾；狂病以痰火为主，病在心肝。病理性质初病属实，久病常因痰火、气火、瘀热伤阴耗气，而致虚实夹杂。

## 【诊断】

### （一）诊断要点

1. **临床特征** 癫病者精神抑郁，表情淡漠，沉默痴呆，或喃喃自语，语无伦次，以静而多喜为特征；狂病者突然狂奔，喧扰不宁，打人毁物，逾垣上屋，弃衣裸体，不避亲疏，以动而多怒为特征。

2. **病史** 有癫狂家族史，或脑外伤史。多发于青壮年女性，平时性格内向，近期情志不遂或突遭某些变故，惊恐而致心绪不宁。

3. **相关检查** 目前没有特定的客观的诊断标准，主要根据病史及临床症状进行诊断。头颅 CT、MRI、外周血白细胞计数、脑脊液等检查可排除其他相关疾病，如药物、中毒、热病所致者。

### （二）病证鉴别

1. **癫病与郁病** 两者均与七情内伤有关，均可有精神抑郁、喜怒无常等症状表现。郁病以心情抑郁、情绪不宁、胸胁胀闷、急躁易怒、心悸失眠、喉中如有异物等自我感觉为主，或悲伤欲哭，时时欠伸，但神志清楚，有自制能力，不会自伤或伤及他人；癫病语无伦次，多语或不语，一般已失去自控能力，神明逆乱，神志失常。

2. **癫病与痴呆** 两者均可有表情淡漠、沉默痴呆等临床表现。痴呆以智能低下为突出表现，以神情呆滞、愚笨迟钝为主要特征，其部分症状可自制；癫病则为失去自控能力，神明逆乱。

## 【辨证论治】

### （一）辨证要点

**1. 辨癫病与狂病**　癫病属阴，主静，多为痰气郁结；狂病属阳，主动，多为痰火内扰。二者临床表现大不相同，癫病以表情淡漠、寡言呆滞为主，多见舌淡苔白腻或薄白，脉弦滑或细弱；狂病以喧扰不宁、动而多怒为主，多见舌红苔黄腻或少苔，脉滑数或细数。

**2. 辨虚实**　本病初起以邪实为主，病久则虚实夹杂。癫病初起多为气郁、痰阻、血瘀，久延则脾气、心血亏虚。精神抑郁，哭笑无常，喜太息，胸胁胀闷，属气滞；神情呆滞，沉默痴呆，胸闷痞满，属痰阻；久病，表情淡漠，气短乏力，属气虚；沉默少动，善悲欲哭，肢体困乏，属脾虚；神志恍惚，多疑善惊，心悸健忘，为血虚。狂病为火郁、痰壅、热瘀，久延则心肾阴伤，而致阴虚火旺。初起，狂暴无知，情绪亢奋，多为痰火；日久伤阴，多言善惊，时而烦躁，形瘦面红，多为火盛伤阴，心神失养。

### （二）论治要点

癫病为重阴之病，主气与痰，治疗以解郁化痰、宁心安神、补养气血为主要大法；狂病为重阳之病，主痰火、瘀血，治疗宜降其火、化其痰，或化其瘀血，后期宜滋养心肝阴液，兼清虚火。

### （三）分证论治

**1. 癫病**

**（1）痰气郁结证**

证候：精神抑郁，表情淡漠，沉默痴呆，时时叹息，或喃喃自语，语无伦次，喜怒无常，秽洁不分，不思饮食，舌淡苔白腻，脉弦滑。

病机：气郁痰结，蒙蔽神窍。

治法：理气解郁，化痰醒神。

方药：逍遥散合顺气导痰汤加减。

前方疏肝气，解郁结；后方涤痰开窍。临证加石菖蒲、远志、郁金化痰开窍。睡眠不实或不眠者，加合欢皮、何首乌藤、茯神养心安神；大便秘结者，加大黄通腑降浊；烦躁易惊、舌尖红、苔微黄者，加黄连、龙齿、磁石泻心火而镇惊安神；若神情淡漠、不动不语、呆若木鸡、舌苔白腻者，为痰迷心窍，病情较重，应先予苏合香丸芳香开窍；若不寐易惊、烦躁不安、舌红苔黄、脉滑数者，为痰郁化火，上扰心神，宜清热化痰，可用温胆汤或黄连合白金丸。

**（2）心脾两虚证**

证候：癫病日久，神思恍惚，多梦不寐，心悸易惊，善悲易哭，肢体困乏，饮食减少，面色萎黄，舌淡苔薄白，脉细弱无力。

病机：心脾两虚，心神失养。

治法：健脾益气，养心安神。

方药：养心汤加减。

本方健脾安神。神思恍惚，心悸易惊明显，加龙齿、磁石镇惊安神；情感淡漠，不言不语，加石菖蒲、郁金宣窍开郁；饮食减少，加白术、鸡内金助脾胃运化；若兼见畏寒蜷卧，小便清长，下利清谷，宜加补骨脂、淫羊藿、巴戟天温补肾阳。若心神恍惚，善悲欲哭，合用甘麦大枣汤；气机郁滞，合用越鞠丸行气解郁、调畅气机。

### 2. 狂病

（1）痰火扰心证

证候：起病急，性情急躁，面红目赤，两目怒视，头痛失眠，或突然狂乱无知，打骂号叫，不避亲疏，或毁物伤人，或哭笑无常，登高而歌，弃衣而走，不眠不食，大便秘结，舌红苔黄，脉弦大滑数。

病机：痰火上扰，蒙蔽心窍。

治法：清肝泻火，涤痰醒神。

方药：生铁落饮加减。

本方清肝泻火，镇心涤痰。临证加黄连、栀子清心降火，龙胆草清泻肝火。烦热渴饮者，加石膏、知母、天花粉清热生津；痰火甚者，去石菖蒲、橘红，加竹茹、天竺黄、礞石清火逐痰，或加用滚痰丸泻火逐痰，再用安宫牛黄丸清心开窍；大便秘结，舌红苔黄燥，脉实大，加大黄、芒硝通腑泄热。

（2）痰热瘀结证

证候：狂病日久，面色晦暗，头痛少寐，情绪躁扰不宁，多言善怒，甚至登高而歌，弃衣而走，妄见妄闻，舌质紫暗，有瘀斑，少苔或薄黄而干，脉弦细或细涩。

病机：痰瘀互结，蒙蔽神窍。

治法：豁痰化瘀，通神利窍。

方药：癫狂梦醒汤加减。

本方重在调畅气血，豁痰化瘀。临证加川芎、红花、丹参增其活血化瘀之力，加石菖蒲以宣窍。有蕴热者，加黄芩、黄连以清热；寒象明显者，去桑白皮、木通，加干姜、附子以助阳温经；瘀血内结者，加服大黄䗪虫丸以祛瘀生新；不饥不食者，加白金丸以化顽痰、祛恶血。

（3）火盛伤阴证

证候：狂病日久，时作时止，病势渐减，妄言妄为，呼之可以自止，但有疲惫之象，多言善惊，少食少寐，舌红苔少，脉细数。

病机：火盛伤阴，心神失养。

治法：滋阴降火，安神定志。

方药：二阴煎加减。

本方滋阴降火安神。兼有痰热者，舌红苔黄腻，加瓜蒌、胆南星、天竺黄等清化痰热；舌质偏暗，加龟甲、枸杞子、阿胶滋养胃阴；心火亢盛者，加朱砂安神丸。

## 【中医适宜技术】

（一）单方验方

1. 巴豆霜 1～3g，分 2 次隔半小时服完，10 次 1 个疗程，一般服 2 个疗程，第 1 个疗程隔日一行，第 2 个疗程隔 2 日一行。适用于狂病痰火扰心为主者。

2. 生铁落 30g，灯心草 3 扎，竹沥汁 30g。先煎生铁落半小时，次入灯心草，煎 5 分钟，去药渣后兑入竹沥汁，1 次服完，每日 2 次。适用于痰火扰心之狂病。

3. 大黄（后下）15g，黄连、黄芩、远志、芒硝（冲服）各 10g，枳实、川厚朴各 12g，炒酸枣仁 25g，珍珠母 20g，礞石 30g，朱砂（分 3 次冲服）6g，每日 1 剂，水煎服。适用于狂病。

4. 白矾 3g，郁金 15g，白芍 12g，柴胡 6g，石菖蒲 10g，丹参 15g，水煎服，亦可按比例加倍，制散剂、丸剂，每次服 9g，每日 2 次。适用于癫病。

（二）中成药

癫病之痰气郁结证，可用逍遥丸、木香顺气丸；心脾两虚证，可用柏子养心丸、归脾丸。狂病之痰火扰心证，可用白金丸、滚痰丸、牛黄清心丸；痰热瘀结证，可用大黄䗪虫丸；火盛伤阴者，可用朱砂安神丸、大补阴丸、天王补心丹。

（三）简易治疗技术

1. 针刺疗法 ①癫病取鸠尾、神门、太冲、涌泉等穴，平补平泻。狂病取大椎、大陵、丰隆等穴，强刺激，持续捻针至病人安静后，留针 20 分钟，每日 1～2 次。②孙思邈的"鬼穴十三针"是治疗一切情志疾病的最好针法，特别是狂病。

2. 穴位注射 疗法取心俞、膈俞、间使、足三里、三阴交，用 25～50mg 氯丙嗪注射液穴位注射，每日一行，每次选用 1～2 穴，各穴交替使用。

3. 耳针疗法 取穴心、皮质下、肾、枕、额、神门，每次选用 3～4 穴，留针 30 分钟。癫病用轻刺激，狂病用强刺激。

## 【转归预后】

本病的转归预后，关键在于早期诊断，及时治疗，重视精神调护，避免精神刺激。失治误治，或多次反复发作，则病情加重，形神俱坏，难以逆转。

癫病日久，痰气郁而化火，可转为狂病；狂病日久，郁火渐泻，痰气留结，又可转为癫病；气滞血瘀者多见狂病，病久气虚血瘀者，可转为癫病。癫病病程较短者，预后较好，但难以根治。狂病初起，痰火扰心，急投泻火逐痰之法，病情多可迅速缓解。

【预防调护】

移情易性等精神疗法是预防和治疗癫狂的有效方法。加强妇幼保健工作，母孕期间，避免受到惊恐等精神刺激；对有癫狂病家族史者，应劝其慎重生育子女。注意患者的精神护理，包括情志舒畅，起居、饮食、劳逸调摄规律。对重症病人要采取防护措施，注意安全，防止意外，必要时专人照顾。对拒食病人，应进行劝导、督促，可喂食或鼻饲，以保持营养。

【小结】

癫狂是一种精神失常的疾病。病因主要是情志内伤，并与体质遗传有关。病位在心，与肝、脾有密切的关系。基本病机是痰浊（痰火）蒙心，神志失常。癫病多静属阴，以痰气郁结为主；狂病多动属阳，以痰火扰心为主。辨证应首辨癫与狂，再辨虚与实。治疗以治痰为先，分清痰浊与痰火，佐以镇心安神或活血化瘀。此外，精神护理与心理治疗对本病的治疗有相当重要的作用，不能忽视。

【医案选粹】

徐某，男，16岁。

初诊：1972年10月5日。

主诉及现病史（代诉）：患者于1972年8月中旬，因有不如意事，致精神呆滞，不语，常一人面墙而立。其父亦知医，曾予服药多剂未效而来门诊。

诊查：表情淡漠，沉默寡言，舌苔白腻，脉象弦滑。

辨证：抑郁不舒，气滞痰凝，清窍被阻。

治法：豁痰开窍，镇肝降逆。

处方：生龙齿25g，生牡蛎25g，天竺黄10g，矾郁金10g，石菖蒲10g，清半夏10g，陈皮10g，茯苓12g，枳实10g，竹茹12g，旋覆花10g，赭石10g，胆南星10g，朱砂（冲服）1.5g；滚痰丸2剂，布包同煎。

二诊：前方连服5剂，患者精神正常。原方去滚痰丸，嘱其再服3剂停药观察。

【按语】癫病多因忧思过度，郁闷不舒，气结痰凝，心窍被蒙所致，俗所谓痰迷心窍。故治疗当以祛痰为要，痰去则神清。本例即以重剂豁痰开窍加镇肝降逆之品而使其痊愈。（《中国现代名中医医案精华》王季儒医案）

## 复习思考

### A1 型题

1. 下列哪项不是狂病的特点（　　）

　　A. 狂躁不安　　　　B. 精神亢奋　　　　C. 喧扰不宁

　　D. 动而多怒　　　　E. 语无伦次

2. 癫狂的临床共有特征为（　　）

　　A. 精神失常　　　　B. 精神抑郁　　　　C. 独语

　　D. 记忆力差　　　　E. 易怒

3. 癫狂的病理因素以何者为先（　　）

　　A. 痰凝　　　　　　B. 气郁　　　　　　C. 火郁

　　D. 血瘀　　　　　　E. 痰气郁结

### A2 型题

1. 黄某，女，42 岁。患者因长期忧郁出现表情淡漠，神情呆钝，喃喃自语，喜怒无常，言语污秽，不避亲疏，终日不思饮食，舌苔腻，脉弦滑。该病的中医诊断应为（　　）

　　A. 脏躁　　　　　　B. 郁证　　　　　　C. 痫病

　　D. 癫病　　　　　　E. 痴呆

2. 向某，男，32 岁。患者患狂病日久，心中烦躁，多言善惊，失眠多梦，形体瘦削，面色潮红，舌暗红，脉细而数。该病中医辨证应为（　　）

　　A. 阴虚火旺证　　　B. 痰火内扰证　　　C. 气阴两虚证

　　D. 肾阴不足证　　　E. 以上都不是

3. 姜某，中年女性。抑郁成疾，神志痴呆，语无伦次，喜怒无常，舌苔白腻，脉弦滑。考虑为痰气郁结之癫病。其与郁证鉴别的关键是（　　）

　　A. 有无胸胁胀满、疼痛症状　　　　　B. 有无精神抑郁、情绪不宁症状

　　C. 有无神志迷乱、精神失常症状　　　D. 有无梅核气症状

　　E. 是中青年还是老年患者

### B1 型题

　　A. 生铁落饮

　　B. 癫狂梦醒汤

　　C. 顺气导痰汤

　　D. 二阴煎

　　E. 天王补心丹

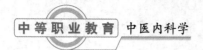
1. 狂病痰火扰心证的代表方是（　　　）

2. 狂病痰热瘀结证的代表方是（　　　）

3. 狂病火盛伤阴证的代表方是（　　　）

扫一扫，知答案

扫一扫，看课件

## 第 七 章

# 脾胃病证

　　脾胃同居中焦，因经脉络属而互为表里，为后天之本，气血生化之源。脾胃五行属土，脾为阴土，胃为阳土。脾主运化，主升清，主统血，喜燥而恶湿，以升为健；胃主受纳腐熟水谷，喜润恶燥，以降为顺。脾与胃，一纳一化，一升一降，燥湿相济，共同完成生化气血之功。若脾胃功能失常，则主要表现在受纳、腐熟、运化和升降等方面的异常。脾病多虚，有气虚、阳虚之分，易被湿困，致脾失健运，发生泄泻；胃病多实，常为寒热、饮食所伤，易化燥伤阴，致胃失和降，出现胃痛、痞满、腹痛、呕吐、呃逆、噎膈等。此外，湿邪疫毒阻滞于肠，肠道传导失司而为痢疾；燥屎内结于肠，腑气不通而为便秘。

　　脾胃与肝、大肠、小肠同处于腹腔，共同完成水谷、津液的代谢。肝主疏泄，协调脾升胃降，使运化纳腐功能健旺；小肠受盛化物，泌别清浊，是人体饮食物消化吸收的重要场所；大肠燥化和传导糟粕，与胃气的降浊功能密切相关。肾为先天之本，脾胃为后天之本，先后天之间相互滋生，相互促进，肾阳温煦脾阳，则脾司运化，胃司腐熟。

　　治疗上，应重视"脾升则健，胃降则和"的原则，治脾勿忘调胃，治胃勿忘健脾。脾喜燥恶湿，多用醒脾化湿之剂，少用甘润滋腻之品，以免助湿；脾气主升，常用健脾、益气、升提之品；脾病多虚、多寒，常用健脾、补气、温中之品。胃病以通为用，以降为和，多用和中、益胃、降逆之药；胃喜润恶燥，常用甘凉滋润之剂、慎用辛香燥热之药。久病入络，久痛入络，脘腹久痛、噎膈等病证，当以活血通络、散结消瘀为法。肝脾同居腹腔，常出现肝气犯脾（胃）、肝郁脾虚等证，多用调和肝脾（胃）、扶土抑木之法治之；肾阳虚衰，脾失温煦，常致脾肾阳虚之证，多用益火补土之法治之；小肠泌别清浊功能失司而致泄泻，常治以"利小便以实大便"之法。同时，注意饮食有节在脾胃病的防治中有着极其重要的作用。

　　本章主要学习胃痛、痞满、呕吐、呃逆、噎膈、腹痛、泄泻、痢疾、便秘九个病证，要求掌握各病证的概念、病因病机、诊断、辨证论治、转归预后及预防调护。

## 第一节　胃　痛

胃痛又称胃脘痛，是指以上腹胃脘部近心窝处疼痛为主症的病证。疼痛性质有胀痛、刺痛、隐痛、剧痛，或痛连胁背等。

胃脘痛之病名首见于《内经》，书中提出胃痛的发生与肝、脾有关。古代文献中所谓的"心痛""心腹痛""心口痛""心下痛"等均指胃脘痛。张仲景奠定了辨证论治基础，《金匮要略》记载"按之心下满痛者，此为实""按之不痛者为虚，痛者为实"，并载有大建中汤、小建中汤、黄芪建中汤、理中汤、吴茱萸汤、芍药甘草汤等治疗胃痛行之有效的处方。

西医学的急慢性胃炎、消化性溃疡、胃痉挛、胃下垂、胃黏膜脱垂症、胃神经官能症等疾病，以上腹部疼痛为主要表现时，均可参考本节辨证论治。

### 【病因病机】

胃痛因外邪客胃、饮食伤胃、情志失调导致胃气郁滞，胃失和降，不通则痛；或因脾胃虚弱，胃失濡养，不荣亦痛。

1. 外邪客胃　寒、热、湿等病邪，内客于胃，致使气机凝滞，胃气不和，不通作痛，其中以寒邪为多。《素问·举痛论》曰："寒气客于肠胃之间，膜原之下，血不得散，小络急引，故痛。"

2. 饮食伤胃　暴饮暴食，损伤脾胃，内生食滞；肥甘厚腻，蕴湿生热，均可伤及脾胃，使胃中气机阻滞，胃气失和，不通作痛；或五味过极，辛辣无度，耗伤阴津，胃失濡养，不荣则痛。

3. 情志失调　忧思恼怒，情志不遂，肝失疏泄，横逆犯胃，胃中气机阻滞，而发胃痛。肝郁日久，化火生热，邪热犯胃，肝胃郁热，而发胃痛。若肝气不疏，气滞日久，血行瘀滞，或久病入络，胃络受阻，均可导致瘀血内停，发生胃痛。

4. 脾胃虚弱　素体脾胃虚弱，或劳倦过度，或饮食所伤，或久病脾胃受损，或肾阳不足，火不温土，均可引起脾胃虚弱，中焦虚寒，使胃失温养而发胃痛。或热病伤阴，或胃热炽盛，灼伤胃阴，或久服香燥理气之品，耗伤胃阴，胃失濡养，亦致胃痛。此外，本证也可因过服寒凉药物，伤及脾胃之阳而引起疼痛。

胃痛的基本病机是胃气失和，络脉不利，不通则痛，或不荣则痛。病理因素主要有气滞、寒凝、热郁、湿阻、血瘀。病位在胃，与肝、脾密切相关。脾气主升，胃气主降，胃之受纳腐熟，赖脾之运化升清，所以胃病常累及脾，脾病常累及胃。肝木与胃土相克，胃之和降有赖于肝之疏泄，即"土得木而达"，肝失疏泄，气机郁结，则可致肝气横逆犯胃，胃失和降而为痛。病理性质有虚实之别，早期多由外邪、饮食、情志所伤，多为邪实；后期常见脾胃虚弱之证，脾胃失运往往导致水液积聚，致虚实夹杂；病久入络，或肝郁日久，化火伤阴，致瘀血阻络，病情加重，缠绵难愈。

## 【诊断】

### （一）诊断要点

1. 临床特征　胃脘部疼痛，疼痛性质有胀痛、刺痛、冷痛、灼痛、绞痛、隐痛、剧痛，或痛连胁背等。常伴有食欲不振、胃脘痞闷或胀满、恶心呕吐、吞酸嘈杂、纳呆便溏等。

2. 病史　发病常与情志不遂、饮食不节、劳累、受寒等因素有关。起病或急或缓，常有反复发作的病史。

3. 相关检查　上消化道钡餐造影、电子胃镜检查、病理组织活检、胃液分析、幽门螺杆菌（Hp）检查等有助于诊断。

### （二）病证鉴别

1. 胃痛与胃痞　两者病位同在心下。胃痞是指心下痞塞，胸膈满闷，触之无形，按之不痛的病证。胃痛以痛为主，胃痞以满为患，且病及胸膈，两者不难区别。

2. 胃痛与真心痛　心居胸中，其痛常及心下，出现胃痛的表现，应注意与胃痛鉴别。典型真心痛为当胸而痛，其痛多闷痛、刺痛，疼痛剧烈，且痛引肩背，常伴有心悸、气短等心系疾病的症状，病情急重，老年人既往无胃痛病史而突发胃痛者，当注意真心痛的发生。胃痛部位在胃脘，病势不急，多为隐痛、胀痛等，常有反复发作史，多伴有脘痞、恶心、纳呆等脾胃疾病之症。

3. 胃痛与胁痛　肝气犯胃所致的胃痛常攻撑连胁，应与胁痛鉴别。胃痛以胃脘部疼痛为主，伴有食少、恶心、呕吐、泛酸、嘈杂等脾胃疾病之症；胁痛以胁肋疼痛为主，伴胸闷、喜长叹息等肝系疾病之症。在病位和兼症上有明显差别。

4. 胃痛与腹痛　两者病位同在腹部。腹痛以胃脘以下、耻骨毛际以上部位的疼痛为主，与胃痛所表现的上腹部近心窝处疼痛，在疼痛部位上不难区别。但胃处腹中，与肠相连，有时腹痛可以伴有胃痛症状，胃痛又常兼有腹痛表现，临证应从起病、临床表现及伴见症状等方面加以区分。

## 【辨证论治】

### （一）辨证要点

**1. 辨虚实** 新病体壮，暴痛，痛势剧烈，痛而拒按，食后痛作或痛处不移，属实，多因外感寒邪，或饮食伤胃，以致寒伤中阳，积滞不化，胃失和降，不通则痛；久病年老，疼痛日久，痛势缠绵，痛而喜按，食后痛减或痛无定处，属虚。

**2. 辨寒热** 胃痛暴作，痛而拒按，遇冷加重，得温则舒，舌淡苔白，脉弦紧，为寒邪客胃；若隐隐作痛，痛而喜按，四肢不温，舌淡苔薄，脉细弱，为脾胃虚寒；胃脘灼痛，痛势急迫，遇热加重，得冷则痛减，舌红苔黄少津，脉弦数，为热结火郁。

**3. 辨气血** 初痛在气，久痛在血；以胀痛为主，痛无定处，时痛时止，属气滞；持续刺痛，痛有定处，舌质紫暗，属血瘀。在气者，有气滞、气虚之分。气滞者，多见胀痛，或涉及两胁，或兼有嗳气、恶心，疼痛与情志因素有关；气虚者，多见隐痛，兼有饮食减少、食后腹胀、大便溏薄、舌淡脉弱等。

### （二）论治要点

胃痛治疗以理气和胃止痛为原则。实证以祛邪为急，根据寒凝、气滞、血瘀、胃热之不同，分别采用散寒止痛、疏肝理气、通络化瘀、清泄肝胃等法；虚证以扶正为先，根据虚寒、阴虚不同，分别采用温中补虚、滋养胃阴之法。虚实夹杂者，应治以扶正祛邪之法。

古有"通则不痛"的治痛大法，但在辨治胃痛时，不能把"通"狭义地理解为通下之法，散寒、消食、理气、泄热、化瘀、除湿、养阴、温阳等治法，均可起"通"的作用。在审因论治的同时，适当配合辛香理气之品，共奏"通则不痛"之功。但服用此类药物，应中病即止，不可太过，以免伤津耗气。应"谨守病机，各司其属"，辨证运用通法。古人所说的"胃以通为补"亦应同样理解。

若伴有消化道溃疡、胃酸增多、胆汁反流，应适当给予抑酸、保护胃黏膜、促进胃动力的药物配合治疗。

### （三）分证论治

**1. 寒邪客胃证**

证候：胃痛暴作，疼痛剧烈，遇寒加重，得温痛减，口淡不渴，或喜热饮，舌质淡，舌苔薄白，脉弦紧。

病机：寒邪内客于胃，气机凝滞，不通作痛。

治法：温胃散寒，理气止痛。

方药：良附丸加味。

本方行气疏肝，祛寒止痛。寒重者，可加吴茱萸、干姜以助温胃散寒；气滞重者，可加木香、陈皮以助理气止痛；兼见寒热身痛等表寒证者，可加紫苏、生姜，或加香苏散疏风散寒；兼见胸脘痞闷不食、嗳气呕吐等夹食滞者，可加枳壳、神曲、鸡内金、半夏以消食导滞、温胃降逆。郁久化热，寒热错杂者，可用半夏泻心汤，辛开苦降，寒热并调。若胃寒较轻者，可局部温熨，或服生姜红糖汤止痛散寒。

### 2. 饮食停滞证

证候：胃脘疼痛，胀满拒按，嗳腐吞酸，或呕吐不消化食物，其味腐臭，吐后痛减，不思饮食，大便不爽，得矢气及便后稍舒，舌淡苔厚腻，脉滑。

病机：食滞胃脘，胃失和降，不通作痛。

治法：消食导滞，和胃止痛。

方药：保和丸加减。

本方消食导滞和胃。脘腹胀甚，可加枳壳、厚朴、槟榔行气消滞；食积化热，可加黄芩、黄连清热泻火；大便秘结，可合用小承气汤通腑气、泄积热；胃痛急剧而拒按、大便秘结、苔黄燥，为食积化热成燥，可合用大承气汤通腑泄热、荡积导滞。还可辨证选用枳实导滞丸、木香槟榔丸等。

### 3. 肝气犯胃证

证候：胃脘胀满，攻撑作痛，脘痛连胁，胸闷嗳气，喜长叹息，大便不畅，得嗳气、矢气则舒，遇烦恼郁怒则痛作或痛甚，舌淡苔薄白，脉弦。

病机：肝郁气滞，横逆犯胃，不通作痛。

治法：疏肝理气，和胃止痛。

方药：柴胡疏肝散。

本方疏肝解郁，行气止痛。胀重，可加青皮、郁金、木香助理气解郁之功；痛甚，加川楝子、延胡索理气止痛；痛而纳呆，兼食滞，可加焦山楂、神曲、麦芽、鸡内金、莱菔子消积和胃降逆；嗳气频作者，可加半夏、旋覆花，亦可用沉香散降气解郁。

### 4. 肝胃郁热证

证候：胃脘灼痛，痛势急迫，心烦易怒，泛酸嘈杂，口干口苦，舌红苔黄，脉弦数。

病机：肝郁化火，邪热郁胃，热灼而痛。

治法：疏肝泄热，和胃止痛。

方药：丹栀逍遥散加减。

本方疏肝清热，健脾养血。临证可加左金丸，以黄连清泻胃火，以吴茱萸辛散肝郁。肝体阴用阳，阴常不足，阳常有余，郁久化热，易伤肝阴，此时应忌刚用柔，慎用过于香燥之品，宜选用当归、白芍、香橼、佛手等理气而不伤阴的解郁止痛药。若火热内盛，灼伤胃络，而见吐血，并出现脘腹灼痛痞满、心烦便秘、面赤舌红、脉弦数有力等症，此乃肝胃郁热，迫血妄行，可用《金匮要略》泻心汤，苦寒泄热，直折其火，使火降气顺，吐血自止。还可辨证选用化肝煎、滋水清肝饮等。

### 5. 瘀血停滞证

证候：胃脘疼痛日久，如针刺、似刀割，痛有定处，按之痛甚，痛时持久，食后加剧，入夜尤甚，或见吐血、黑便，舌质紫暗或有瘀斑、瘀点，脉涩。

病机：气滞血瘀，或久痛入络，胃络瘀阻，不通作痛。

治法：活血化瘀，和胃止痛。

方药：失笑散合丹参饮加减。

前方活血祛瘀，后方化瘀止痛。痛甚，可酌加延胡索、三棱、莪术、枳壳、木香、郁金以行气活血化瘀；血瘀胃痛，伴吐血、黑便时，当辨寒热虚实，并参考血证有关内容辨证论治。

### 6. 湿热中阻证

证候：胃脘疼痛，脘闷灼热，嘈杂，口干口苦，渴不欲饮，头重如裹，身重肢倦，纳呆恶心，小便色黄，大便不畅，舌红苔黄腻，脉滑数。

病机：湿热蕴结，胃失和降，不通作痛。

治法：清热化湿，理气和胃。

方药：清中汤加减。

本方清热化湿，理气和胃。热盛便秘者，加大黄、枳实通腑泄热；气滞腹胀者，加厚朴、大腹皮行气消胀；寒热互结，干噫食臭、心下痞硬者，可用半夏泻心汤，亦可选用温胆汤、三仁汤等。

### 7. 胃阴亏虚证

证候：胃脘隐隐灼痛，似饥而不欲食，口燥咽干，五心烦热，消瘦乏力，口干不多饮，大便干结，舌质红少苔，脉细数。

病机：胃阴耗伤，胃失濡养，不荣则痛。

治法：滋阴益胃，和中止痛。

方药：一贯煎合芍药甘草汤加减。

前方养阴益胃，后方缓急止痛。痛甚，可加香橼、佛手行气止痛；脘腹灼痛，嘈杂反酸，可酌加左金丸以制酸止痛；胃热偏盛，可加生石膏、知母、玉竹、芦根清胃泄热，或用清胃散；日久肝肾阴虚，可加山茱萸、玄参、牡丹皮滋补肝肾。还可选用益胃汤、玉女煎等。

### 8. 脾胃虚寒证

证候：胃痛隐隐，绵绵不休，喜温喜按，空腹痛甚，得食痛缓，劳累或受凉发作，泛吐清水，手足不温，倦怠乏力，大便溏薄，舌淡苔薄白，脉软弱无力。

病机：脾胃虚弱，中焦虚寒，胃失温养，不荣则痛。

治法：温中健脾，和胃止痛。

方药：黄芪建中汤加减。

本方温中补气，和中缓急。泛吐清水较多，去饴糖，加干姜、陈皮、茯苓温胃化饮；泛酸，去饴糖，加黄连、吴茱萸、海螵蛸制酸和胃止痛。痛止后，常服香砂六君子汤调理。

## 【中医适宜技术】

### （一）单方验方

1. **生姜红糖汤**　生姜 3～5 片煮水，沸后加适量红糖饮用。适用于胃痛寒邪犯胃证。

2. **胃酸丸**　海螵蛸 30g，浙贝母 12g，白及 30g，共研细末，每次服 6g，每日服 4 次。适用于胃酸过多的消化道溃疡。

3. **三合汤**　高良姜 12g，香附 15g，百合 30g，丹参 30g，砂仁 12g，乌药 12g，水煎服。适用于胃痛日久不愈之寒热错杂证。

4. **乌贝散**　乌贼骨、浙贝各等量，打碎成粉，每次 6g，温开水冲服，早晚各一次，空腹服用。适用于胃痛伴有泛酸者。

5. **其他**　三七粉 3g，大黄粉 1.5g，白及粉 4.5g，均匀混合，每服 3g，呕血时服用。适用于胃脘痛瘀血证见呕血者。

### （二）中成药

胃痛寒邪客胃证，可用温胃舒冲剂、良附丸等；饮食停滞证，可用保和丸、山楂丸、枳实导滞丸等；肝气犯胃证，可用气滞胃痛颗粒、保济丸、胃苏颗粒、三九胃泰颗粒等；脾胃虚弱证，可用养胃舒胶囊、温胃舒胶囊；脾胃虚寒证，可用香砂养胃丸、附子理中丸等；肝胃郁热证，可用左金丸、胃宁冲剂、丹栀逍遥丸；瘀血停滞证，可用血府逐瘀丸；虚实夹杂，可用摩罗丹。

### （三）简易治疗技术

1. **按摩法**　将中指和拇指分别放在患者的外关穴和内关穴上，二指相对用力按压 0.5～1 分钟；或者将双手拇指指尖放在足三里穴上，其余 4 指附在小腿后侧，适当用力掐按 0.5～1 分钟；对急性胃痛可在背部的脾俞、胃俞周围寻找压痛点，每个压痛点用力按揉 2～3 分钟。

2. **外敷疗法**　食盐（原粗盐为好）50g，花椒 50g，细辛 50g，肉桂 50g，小茴香 50g，丁香 50g。共炒至食盐呈黄色时，倒入布袋内，敷患处，上盖棉被保温，一般 15～30 分钟即可止痛。适用于胃痛寒证。

3. 针刺疗法 取穴内关、中脘、足三里，适用于各种胃痛。暴痛实证用泻法，久痛虚证用补法。

4. 艾灸疗法 急性期用艾条灸两侧足三里或梁丘，每穴15分钟；慢性期灸中脘20～30分钟。

5. 耳针疗法 以胃、十二指肠、大肠、小肠、神门穴为主穴。食欲不振、气虚加脾；反复发作伴呕吐脘闷，加交感、皮质下、三焦。用王不留行贴敷后，每穴按压1分钟，每穴重复操作2～3遍。双侧耳穴轮流使用，隔日交换。

## 【转归预后】

一般胃痛实证治疗及时正确，注意饮食调理，均能获痊愈，预后良好。若调治不当，则可衍生变证，病久耗伤正气，则可由实证转虚证，或阳虚，或阴虚，或转为虚劳之证，使病情缠绵难愈，反复发作。若气滞血瘀，胃失和降，胃气上逆，可致呕吐、反胃；痰瘀互结，癥瘕内生，则可发生胃癌、噎膈；久瘀伤络，或血热妄行，或脾不统血则可引起便血、吐血，若出血量大，兼见大汗淋漓、四肢不温、脉微欲绝者，为气随血脱的急危之候，如不及时救治，亦可危及生命。

## 【预防调护】

本病发作多与情志不遂、饮食不节有关，因而重视精神与饮食方面的调摄是预防本病的关键。应保持精神愉悦，劳逸结合；饮食有节，忌暴饮暴食，或饥饱无常，少食辛辣、刺激食物，慎用水杨酸、肾上腺皮质激素等西药。

胃痛持续不已，疼痛剧烈，应卧床休息，一定时间内进流质或半流质食品，恢复期饮食应少食多餐，宜清淡易消化之品，忌粗糙多纤维饮食，尽量避免食用浓茶、咖啡、烟酒和辛辣食物。内服汤药时，虚寒性胃痛宜温服，并宜在发作前服药；虚热性胃痛宜稍凉服。

## 【小结】

胃痛是指上腹胃脘部近心窝处经常发生疼痛的病证。多由外感寒邪、饮食所伤、情志不遂等病因而引发。本病的主要病变脏腑在胃，常与肝、脾等有关。胃气失和，气机不利，不通则痛或胃失濡养，不荣亦痛是发生胃痛的主要病机。辨证应注意辨寒热、虚实，在气、在血。胃痛初期，病变脏腑单一，久则相互影响，由实转虚，虚实错杂，迁延不愈。寒邪、食积、气滞、热郁、血瘀、湿阻等多属实证；脾胃虚寒、胃阴亏虚等多为虚证。各证型之间可合并出现，亦可相互转化，由实转虚，或因虚致实，终致虚实夹杂；可由寒化热，寒热错杂；可因气滞而血瘀，可由瘀血阻遏气机而气滞。治疗原则为和胃理气止痛，实证以祛邪为急，虚证以扶正为先。胃痛患者平时应注意精神、饮食调摄，以利于病体康复，并可防止反复发作。

**【医案选粹】**

乐某，男，52 岁。

初诊：1977 年 5 月 25 日。

主诉及现病史：胃痛而胀半年，近来夜间加重，嗳气，不吐酸水，痛处拒按，牵引两胁，急躁易怒，不能多食，不能进干硬食物，食则胃痛发作。

诊查：舌苔薄，脉弦。经某医院钡餐造影检查，诊断为胃溃疡。

辨证：肝气犯胃，气滞血瘀。

治法：疏肝和胃，理气化瘀。

处方：川楝子 10g，生白芍 15g，吴茱萸 3g，炒枳壳 10g，木香 10g，生蒲黄 6g，五灵脂 12g。6 剂。

二诊：药后胃痛已轻，胀势亦缓，食欲转佳，但大便少而干硬，色黑红，舌尖红，苔薄腻，脉弦。患者肝气渐舒，肠腑瘀滞未行。上方去吴茱萸、枳壳，加香附 10g，桃仁 12g，当归 12g，熟军 9g，生甘草 6g。6 剂。

三诊：胃痛、胀已除，食欲大增，大便正常，能进较干硬食物，精神舒畅。肝气已舒，腑气通利，唯脾胃尚弱，改用六君子丸调理。

**【按语】**本病为肝气犯胃，而痛处拒按，进硬食则痛作，乃血瘀之象，即气滞而致血瘀。川楝子、香附、木香疏肝理气；失笑散活血化瘀；吴茱萸配白芍为柔肝缓急泻肝之意。(《中国现代名中医医案精华》夏锦堂医案)

## 复习思考

### A1 型题

1. 胃痛是由于哪些脏腑功能失调造成的（　　　）

A.肺、肝、肾　　　B.心、肝、肾　　　C.胃、肝、脾

D.脾、肝、肾　　　E.肺、脾、肝

2. 下列哪项不是胃痛虚证特点（　　　）

A.痛势绵绵　　　B.痛处固定　　　C.喜按

D.脉虚　　　E.拒按

3. 胃痛的治疗，以下何者为主（　　　）

    A. 疏肝和胃止痛　　　B. 调和脾胃止痛　　　C. 理气和胃止痛

    D. 理气活血止痛　　　E. 益气健脾止痛

**A2 型题**

1. 某患者，胃痛暴作，疼痛剧烈，得温痛减，遇寒加剧，口淡不渴，或喜热饮，舌淡苔薄白，脉弦紧。其主要病机为（　　　）

    A. 寒邪犯胃，胃气不通　　　　　　　　B. 饮食停滞，胃失和降

    C. 肝气郁滞，胃失和降　　　　　　　　D. 湿热中阻，胃失和降

    E. 瘀血内停，脉络不通

2. 陆某，男，35 岁。近 1 周来，患者胃脘胀痛，连及两胁，嗳气频频，舌苔薄白，脉弦。此属胃痛何种证型（　　　）

    A. 肝气犯胃　　　B. 寒邪客胃　　　C. 瘀血停滞

    D. 饮食停滞　　　E. 湿热中阻

3. 患者杜某，男，40 岁。反复胃痛 10 余年，近 2 天因进食生冷后胃痛复发且加剧，疼痛隐隐，进食后缓解，喜温喜按。治疗最佳方剂为（　　　）

    A. 保和丸　　　B. 良附丸　　　C. 化肝煎

    D. 黄芪健中汤　　　E. 香砂六君子汤

**B1 型题**

    A. 冷痛拒按而喜温

    B. 胀痛引两胁

    C. 冷痛喜温喜按

    D. 刺痛固定不移

    E. 灼痛隐隐

1. 胃痛脾胃虚寒证的疼痛特征是（　　　）

2. 胃痛瘀血停滞证的疼痛特征是（　　　）

3. 胃痛肝气犯胃证的疼痛特征是（　　　）

# 第二节　痞　满

【学习目标】

1. 掌握痞满的概念、诊断与病证鉴别、辨证论治。

2. 熟悉痞满的病因病机、预防调护。

3. 了解痞满的中医适宜技术、转归预后。

痞满是指以自觉心下痞塞、胸膈胀满、触之无形、按之柔软、压之不痛为主要症状的病证；按部位可分为胸痞、心下痞等。本节主要讨论以胃脘部出现上述症状的痞满，即心下痞，又称胃痞。

《内经》中"痞""满""痞塞""痞膈"等均指痞满。痞满病名首见于《伤寒论》，"满而不痛者，此为痞"，"若心下满而硬痛者，此为结胸也"，并创泻心汤治疗，一直为后世医家沿用。张介宾《景岳全书·痞满》对本病进行了详细的辨证。

西医学的慢性胃炎、功能性消化不良、胃下垂、胃神经官能症等疾病，若以上腹胀满不舒为主症时，可参照本节内容辨证论治。

## 【病因病机】

导致痞满的原因主要有感受外邪、内伤饮食、情志失调、脾胃虚弱等。

1. 感受外邪　外感六淫之邪，邪盛入里，或误下伤正，损伤中气，邪气乘虚内侵，结于胃脘，阻塞中焦气机，升降失司，遂成痞满。

2. 内伤饮食　暴饮暴食，或恣食生冷，或过食肥甘，或嗜酒无度，损伤脾胃，纳运失职，食滞中焦；或痰湿阻中，气机被阻，而生痞满。

3. 情志失调　抑郁恼怒，悲恐忧伤，思虑过度，致肝失疏泄，气机逆乱，脾胃升降失常，发为痞满。

4. 脾胃虚弱　脾胃素虚，纳运无力，或饮食不节，劳倦内伤，或过用寒凉药物，损伤脾胃，致脾胃运化失司，中焦气机不利，致气虚痞满；若热病后期阴伤未复，或过食辛辣香燥之品，耗伤阴液，或呕吐不止，可导致胃阴不足，濡养失职，升降失司，则成阴虚之痞满。

痞满的病机关键为中焦气机不利，脾胃升降失职。病位在胃，涉及肝、脾等脏。肝、脾、胃同居中焦，脾升胃降，清升浊降，则气机调畅，纳运正常。肝失疏泄，中焦气机不利则生痞满；脾气虚弱，或为邪所困，可致气机升降失职，中焦痞塞不畅而生痞满。痞满的病理性质不外虚、实两端，实为外邪、食积、痰湿、气滞等实邪相干于胃；虚为气虚或阴虚等脾胃虚弱之证。痞满初期多为实证，实痞日久，可致虚痞。虚实之间常相互转化，相兼为病。

## 【诊断】

### （一）诊断要点

1.**临床特征** 胃脘痞塞，满闷不舒，按之柔软，压之不痛，触之无形，望无胀形，常伴有食少纳呆、不知饥、不欲食等症。

2.**病史** 发病缓慢，时轻时重，反复发作，病程漫长，多由饮食、情志、起居、寒温失调等因素诱发。

3.**相关检查** 上消化道 X 线钡餐、电子或纤维胃镜、病理组织活检、胃液分析、幽门螺杆菌（Hp）等检查有助于进一步诊断。

### （二）病证鉴别

1.**痞满与胃痛** 两者病位同在胃脘部，且常相兼出现。胃痛以疼痛为主；胃痞以满闷不适为患。胃痛病势多急，压之可痛，胃痞起病较缓，压无痛感。

2.**痞满与鼓胀** 两者均有自觉胀满症状。鼓胀以腹部胀大如鼓，皮色苍黄，脉络暴露为主症，胃痞则以自觉胃脘部满闷不舒、外无胀形等为特征；鼓胀发于大腹，胃痞则在胃脘；鼓胀按之腹皮绷急，胃痞却按之柔软。如《证治汇补·痞满》曰："痞与胀满不同，胀满则内胀而外亦有形，痞满则内觉满塞而外无形迹。"

3.**痞满与胸痹** 两者均有自觉痞塞满闷不适之症。胸痹是以心前区胸闷、胸痛、短气为主症，多伴有心悸等心系证候；痞满则以脘腹满闷不舒为主症，多兼饮食纳运无力等脾胃证候。

4.**痞满与结胸** 两者病位皆在脘部。结胸以心下至小腹硬满而痛、拒按为特征；痞满则以满而不痛、触之无形、按之柔软、压之不痛为特点。

## 【辨证论治】

### （一）辨证要点

1.**辨虚实** 外邪所犯、食滞内停、情志失调等所致之痞皆为实痞；脾胃气虚，无力运化，或胃阴不足，失于濡养所致之痞，则属虚痞。痞满能食、食后尤甚、饥时可缓、满而拒按、便秘者为实；痞满不能食、食少不化、喜揉喜按、大便利者为虚。舌苔厚腻，脉实有力者为实痞；舌淡苔薄或苔少，脉虚无力者为虚痞。

2.**辨寒热** 痞满绵绵，得热则减，口淡不渴，或渴不欲饮，舌淡苔白，脉沉迟或沉涩者属寒；痞满势急，口渴喜饮，恶心，口苦，舌红苔黄，脉数者属热。

**（二）论治要点**

痞满的治疗原则为调理脾胃升降，行气除痞消满。根据其虚、实、寒、热，虚者补之，实者泻之，寒者热之，热者寒之，虚实夹杂者补消并用，寒热错杂者苦辛通降。扶正重在健脾益胃、补中益气，或养阴益胃。祛邪则视具体证候，分别施以消食导滞、除湿化痰、理气解郁、清热祛湿等法。治疗中应注意不可用香燥理气之品，以防伤津耗液。

**（三）分证论治**

1. 实痞

（1）饮食内停证

证候：脘腹痞闷而胀，进食尤甚，拒按，嗳腐吞酸，恶食呕吐，或大便不调，矢气频作，味臭如败卵，舌苔厚腻，脉滑。

病机：饮食停滞，胃腑失和，气机壅塞。

治法：消食和胃，行气消痞。

方药：保和丸加减。

本方消食导滞，和胃降逆。临证可加枳实、厚朴、槟榔等理气除满。食积较重者，可加鸡内金、谷芽、麦芽以消食；食积化热、大便秘结者，加大黄、枳实通腑消胀，或用枳实导滞丸推荡积滞、清利湿热；兼脾虚便溏者，加白术、扁豆等健脾助运、化湿和中，或用枳实消痞丸消除痞满、健脾和胃。

（2）痰湿中阻证

证候：脘腹痞塞不舒，胸膈满闷，头晕目眩，身重困倦，呕恶纳呆，口淡不渴，小便不利，舌苔白厚腻，脉沉滑。

病机：痰浊阻滞，脾失健运，气机不和。

治法：除湿化痰，理气和中。

方药：二陈平胃散加减。

本方燥湿健脾，化痰利气。痰湿盛而胀满甚者，可加枳实、紫苏梗、桔梗等，或合用半夏厚朴汤以加强化痰理气之效；痰湿郁久化热而口苦、舌苔黄腻者，改用黄连温胆汤；兼脾胃虚弱者，加用党参、白术、砂仁健脾和中。

（3）湿热阻胃证

证候：脘腹痞闷，或嘈杂不舒，恶心呕吐，口干不欲饮，口苦，纳少，舌红苔黄腻，脉滑数。

病机：湿热内蕴，困阻脾胃，气机不利。

治法：清热化湿，和胃消痞。

方药：泻心汤合连朴饮加减。

前方泄热破结；后方清热燥湿，理气化浊。两方合用可增强清热除湿、散结消痞之功。恶心呕吐明显者，加竹茹、生姜、旋覆花以止呕；纳呆不食者，加鸡内金、谷芽、麦芽以开胃导滞；嘈杂不舒者，可合用左金丸泄热降逆；便溏者，去大黄，加扁豆、陈皮以化湿和胃。寒热错杂者，用半夏泻心汤苦辛通降。

（4）肝胃不和证

证候：脘腹痞闷，胸胁胀满，心烦易怒，善太息，呕恶嗳气，或吐苦水，大便不爽，舌淡红苔薄白，脉弦。

病机：肝气犯胃，肝胃不和，气机逆乱。

治法：疏肝解郁，和胃消痞。

方药：越鞠丸合枳术丸加减。

前方长于疏肝解郁，善解气、血、痰、火、湿、食六郁；后方消补兼施，长于健脾消痞。合用能增强行气消痞功效。气郁明显、胀满较甚者，酌加柴胡、郁金、厚朴等，或用五磨饮子加减以理气导滞消胀；郁而化火、口苦而干者，可加黄连、黄芩等泻火解郁；呕恶明显者，加制半夏、生姜等以和胃止呕；嗳气甚者，加竹茹、沉香等以和胃降气。

2. 虚痞

（1）脾胃虚弱证

证候：脘腹满闷，时轻时重，喜温喜按，纳呆便溏，神疲乏力，少气懒言，语声低微，舌淡苔薄白，脉细弱。

病机：脾胃虚弱，健运失职，升降失司。

治法：补气健脾，升清降浊。

方药：补中益气汤加减。

本方健脾益气，升举清阳。胀闷较重者，可加枳壳、木香、厚朴以理气运脾；四肢不温、阳虚明显者，加制附子、干姜温胃助阳，或合理中丸以温胃健脾；纳呆厌食者，加砂仁、神曲等理气开胃；舌苔厚腻，湿浊内蕴者，加制半夏、茯苓，或改用香砂六君子汤加减以健脾祛湿、理气除胀。

（2）胃阴不足证

证候：脘腹痞闷，嘈杂，饥不欲食，恶心嗳气，口燥咽干，大便秘结，舌红少苔，脉细数。

病机：胃阴亏虚，胃失濡养，胃失和降。

治法：养阴益胃，调中消痞。

方药：益胃汤加减。

本方滋养胃阴，行气除痞。津伤较重者，可加石斛、天花粉等加强生津之效；腹胀较著者，加枳壳、厚朴花理气消胀；食滞者，加谷芽、麦芽等消食导滞；便秘者，加火麻仁、玄参润肠通便。

**【中医适宜技术】**

（一）单方验方

1.谷芽、山楂、槟榔、枳壳各等份，共研细末；或鸡内金晒干研碎过筛。每次服3～5g，每日3次。适用于食积气滞之脘腹胀满等。

2.砂仁5g，陈皮5g，红糖6g，水煎服。适用于脾胃虚寒所致痞满。

3.黄连3g，陈皮10g，沸水浸泡饮服。适用于胃热之痞满。

（二）中成药

痞满饮食内停证，可用保和丸、山楂丸、和中理脾丸等；痰湿中阻证，可用香砂平胃丸、二陈丸等；湿热阻胃证，可用三九胃泰颗粒、胃热清胶囊等；肝胃不和证，可用舒肝健胃丸、木香顺气丸等；肝胃郁热证可用左金丸；脾胃虚弱证，可用六君子丸、开胃健脾丸、香砂枳术丸、香砂养胃颗粒、补中益气丸、人参健脾丸等；脾胃虚寒者可用理中丸、附子理中丸；胃阴不足证，可用养胃舒颗粒等；脾虚气滞，可用枳术宽中胶囊；脾虚湿滞，可用枳术丸。

（三）简易治疗技术

1.针刺疗法　取穴中脘、上脘、建里、内关、公孙、脾俞、胃俞。饱胀嗳气加用足三里、承满穴；疼痛不舒者加足三里、梁门穴；便稀黏溏加用天枢、水分、阴陵泉穴；嘈杂反酸加用太冲、行间；厌恶饮食、矢气臭秽加用天枢、梁门穴。

2.耳针疗法　取胃、交感、神门，用0.5寸的短柄毫针，留针2～3分钟。

3.中药封包疗法

（1）麸皮50g拌炒生姜渣25g，炒热后用布包裹，揉熨患处。适用于脾胃虚弱之痞满。

（2）花椒20g，胡椒20g，丁香20g，小茴香20g，粗盐20g，炒热后用布包裹，揉熨患处。适用于胃寒之痞满、疼痛。

4.热敏灸疗法　对穴位热敏高发部位天枢、中脘、关元、肝俞、膈俞、上巨虚等穴区进行穴位热敏探查，选择1～2组穴位进行双点温和灸，每天1次，10次为1个疗程，疗程间休息2～5天，共2～3个疗程。适用于功能性消化不良的痞满。(《热敏灸疗法》)

**【转归预后】**

本病发病缓慢，病程漫长，时轻时重，迁延反复，但只要坚持治疗，注意饮食、情志的调节及体育锻炼，一般预后较好，乃至痊愈。若久病失治，或治疗不当，常使病程迁延，并可渐渐发展为胃痛、胃癌、虚劳等疾患。

【预防调护】

注意情志和饮食调摄是预防、护理本病的关键。养成良好的饮食卫生习惯，忌暴饮暴食，忌肥甘厚味、辛辣醇酒及寒凉之品。生活中，患者应保持乐观开朗，心情舒畅，避免情志刺激。慎起居，适寒温，防六淫，注意腹部保暖，适当参加体育锻炼，增强体质。

【小结】

痞满以胃脘痞塞、满闷不痛、按之软而无物、外无胀形为主要表现。发于胃脘，责之肝、脾，形成原因有食、气、痰、湿、热、虚等，病理改变以中焦气机不利，脾胃升降失宜为枢机。病性有虚实，虚为脾胃气虚、阴虚，实为气滞、痰阻、湿滞、食积。辨证应辨虚实、寒热。临证治疗以调和脾胃、行气消痞为基本法则，尤应重视醒脾健脾。尽管本病病情迁延反复，但只要坚持治疗，注意饮食、情志的调摄及体育锻炼，一般预后较好，乃至痊愈。

【医案选粹】

患者，男，54岁，干部。

初诊：1987年2月。

主诉及现病史：患者反复胃满腹胀10年。10年前，患者因情志不畅出现胃满腹胀，以后常因饮食失宜或情志不畅使病情加重。1986年2月胃镜检查及病理活检示：慢性萎缩性胃炎伴轻度肠上皮化生。多年来经常出现胃满腹胀，时轻时重，嗳气频作，喜温喜按，饮食减少，食后胀满，下午及夜间尤甚，大便溏，日行1～2次，四肢倦怠乏力。

诊查：形体消瘦，面色无华，皮肤干燥；舌质淡，舌体胖大，边有齿痕，苔薄白；脉弦细无力。

辨证：肝郁脾虚，中阳不足，胃失和降。

治法：疏肝理气，温中健脾，降气和胃，除胀消痞。

处方：党参12g，白术10g，茯苓10g，陈皮10g，半夏10g，香附10g，砂仁8g，厚朴10g，乌药9g，丁香5g，干姜10g，山楂15g，神曲12g，麦芽12g，炙甘草3g。15剂，水煎服。嘱忌食辛辣、油腻、生冷及不易消化之物。

二诊：1987年4月。胃满腹胀明显减轻，已无嗳气，饮食增加，大便正常，舌质淡红，舌体肥大，脉象细弦。上方去丁香、厚朴，党参改为15g，继服20剂。

三诊：1987年5月。胃满腹胀基本消失，纳食复常，脾、肝、胃之虚滞已大为改善。因其病程较久，故在上方基础上随其脉证略作调整治疗至年底，诸症消失，体重增加，面色红润。经胃镜及胃黏膜病理活检示：慢性浅表性胃炎。

【按语】本病乃情志失调、饮食所伤，导致肝郁脾虚，中阳不足，胃失和降。取香砂温中汤加减治之。方中党参、白术、茯苓、干姜、炙甘草温中健脾益气；香附、乌药疏肝理气解郁；陈皮、半夏、砂仁、厚朴、丁香降气和胃消痞；山楂、神曲、麦芽消食化积开胃。全方针对肝郁、脾虚、胃滞的病机特点，通中有补，补中寓行，使脾虚得健，肝郁得疏，胃滞得和，而收佳效。[ 郭淑云 . 李振华教授治疗痞满经验 . 中医研究，2007，20（7）：49]。

## 复习思考

### A1 型题

1. 痞满的基本病位在（　　　）

　　A. 肝、脾　　　　　　　B. 脾、胃　　　　　　　C. 胃

　　D. 脾　　　　　　　　　E. 肝、胆

2. 痞满病久郁而化热，致病人出现寒热错杂、虚实并见证候者，应首选下列何方（　　　）

　　A. 二陈汤加减　　　　　B. 保和丸加减　　　　　C. 泻心汤加减

　　D. 越鞠丸加减　　　　　E. 枳实消痞丸加减

3. 痞满治疗的基本法则是（　　　）

　　A. 疏肝解郁行气，化湿和胃消痞

　　B. 清热化湿行气，健脾和胃消痞

　　C. 理气宽胸止呕，补泻升降并用

　　D. 补气健脾化湿，升清降浊和胃

　　E. 调理脾胃升降，行气除痞消满

### A2 型题

1. 张某，女，45 岁。因胃脘痞闷不适 3 个月就诊。患者近 3 个月来经常脘腹痞闷，重时满闷如塞，但不疼痛，饮食减少，恶心嗳气，大便不爽，喜长叹息，有时心烦易怒，胸胁胀满，每因生气恼怒而使症状加重，苔薄白，脉弦。其证型为（　　　）

　　A. 饮食内停证　　　　　B. 肝胃不和证　　　　　C. 痰湿中阻证

　　D. 湿热阻胃证　　　　　E. 脾胃虚弱证

2. 许某，女，56 岁。患者现心下痞满，干噫食臭，肠鸣下痢，舌淡红苔薄白，脉弦。治疗方剂首选（　　　）

　　A. 保和丸　　　　　　　B. 补中益气汤　　　　　C. 生姜泻心汤

　　D. 四逆散　　　　　　　E. 大黄黄连泻心汤

3.刘某，女，61岁。患者反复脘痞4年余，现感脘腹不舒，痞塞胀满，时缓时急，喜温喜按，纳差，体倦乏力，大便稀溏，舌质淡苔白，脉沉弱。其治法是（　　）

　　A.消食和胃，行气消痞　　　　　　B.泄热消痞，和胃开结

　　C.除湿化痰，理气和中　　　　　　D.疏肝解郁，理气消痞

　　E.补气健脾，升清降浊

**B1 型题**

　　A.痞满饮食内停证

　　B.痞满痰湿中阻证

　　C.痞满湿热阻胃证

　　D.痞满肝胃不和证

　　E.痞满胃阴不足证

1.脘腹痞闷，嘈杂，饥不欲食，恶心嗳气，口燥咽干，大便秘结，舌红少苔，脉细数。证属（　　）

2.脘腹痞闷，或嘈杂不舒，恶心呕吐，口干不欲饮，口苦，纳少，舌红苔黄腻，脉滑数。证属（　　）

3.脘腹痞满不舒，胸膈满闷，头晕目眩，身重困倦，呕恶纳呆，口淡不渴，小便不利，舌苔白厚腻，脉沉滑。证属（　　）

# 第三节　呕　吐

【学习目标】

　　1. 掌握呕吐的概念、诊断与病证鉴别、辨证论治。

　　2. 熟悉呕吐的病因病机、预防调护。

　　3. 了解呕吐的中医适宜技术、转归预后。

　　呕吐是胃失和降，气逆于上，迫使胃中之物从口中吐出的一种病证。一般有声有物谓之呕，有物无声谓之吐，无物有声谓之干呕，临床呕与吐常同见，故合称为呕吐。呕吐病名最早见于《内经》。张仲景在《伤寒论》和《金匮要略》中对呕吐的脉证及治疗进行了详尽阐述。

　　西医学的神经性呕吐、急性胃炎、胃黏膜脱垂、贲门痉挛、幽门痉挛、幽门梗阻、不完全性肠梗阻、急性胆囊炎、胆石症、胆道蛔虫症、颅脑疾病、内耳性眩晕及一些急性传

染性疾病早期，以呕吐为主要临床表现时可参考本节辨证论治，必要时结合辨病处理。

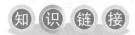

　　《伤寒论》《金匮要略》治疗呕吐的方剂：桂枝汤治太阳中风之"干呕"；小柴胡汤治少阳病之"心烦喜呕"；乌梅丸治厥阴病之"吐蛔"；干姜黄芩黄连人参汤治伤寒病"寒格"之呕吐；半夏干姜汤治"干呕吐逆，吐涎沫"；吴茱萸汤治"干呕，吐涎沫，头痛者"；大黄甘草汤治"食已即吐者"；半夏泻心汤治"呕而肠鸣，心下痞者"；小半夏汤治"诸呕吐，谷不得下者"；茯苓泽泻汤治"胃反，吐而渴欲饮水者"；黄芩加半夏生姜汤治"干呕而利者"；猪苓散治"呕吐而病在膈上，后思水者"；大半夏汤治"胃反呕吐者"；四逆汤治"呕而脉弱，小便复利，身有微热，见厥者"。

## 【病因病机】

呕吐的主要病因有外感、七情、饮食、劳倦、久病等。

1.外邪犯胃　六淫之邪，或秽浊之气，侵犯胃腑，邪客于胃，胃失和降，气逆于上，水谷随气上出，发生呕吐。

2.饮食不节　暴饮暴食，或醇酒辛辣，或过食肥甘油腻，或食入不洁之物，伤胃滞脾；或多食生冷瓜果，脾失健运，痰饮内生，阻滞气机，胃气不降，上逆而为呕吐。

3.情志失调　恼怒伤肝，肝失疏泄，横逆犯胃，胃气上逆；忧思伤脾，脾失健运，食停难化，胃失和降，胃气上逆，均可发生呕吐。

4.久病体虚　脾胃素虚、病后脾弱、劳倦过度，耗伤中气，胃虚不能盛受，脾虚不能化生，导致中焦升降失常，胃气上逆，发生呕吐；脾阳不足，中焦虚寒，胃失温养，上逆而呕；久呕伤津，或热病伤阴，使胃阴亏乏，胃失濡润，上逆而呕。

5.其他因素　误食毒物、药物过量，或蛔虫扰胃等使中焦气机逆乱，胃气上逆，而发呕吐。

呕吐的主要病机为胃失和降，胃气上逆。病变脏腑主要在胃，与肝、脾有密切的关系。胃之和降，有赖于肝之疏泄和脾之升清，肝失疏泄，脾运失健，均可致胃失和降，发生呕吐。病理表现有虚实之分，因外邪、饮食、痰饮、肝郁所致者为实；脾胃气虚，或阳虚，或胃阴不足所致者为虚。虚实可互为转化与兼夹而致虚实夹杂之证。

## 【诊断】

### （一）诊断要点

1. **临床特征**　呕吐食物、痰涎、水液，或干呕无物，持续或反复发作，常伴有脘腹不适、恶心纳呆、泛酸等症。

2. **病史**　起病或缓或急，常有胃受风寒、饮食不节、恼怒气郁，或久病不愈等病史。

3. **相关检查**　上消化道 X 线钡餐、胃镜、腹部 B 超、肝功能、肾功能、头部 CT、MRI、电解质检查等有助于进一步诊断。停经 25 天以上育龄期妇女，应做妊娠试验。

### （二）病证鉴别

1. **呕吐与反胃**　两者同属胃部的病变，其病机都是胃失和降，气逆于上，都有呕吐的临床表现。反胃是脾胃虚寒，胃中无火，难以腐熟食人之谷物，导致朝食暮吐，暮食朝吐，终至完谷尽吐而始感舒畅；呕吐为吐出胃中食物、水液，或食入即吐，或不食亦吐，或仅干呕恶心，并无规律。

2. **呕吐与噎膈**　两者均可出现呕吐之症。噎膈进食梗噎不顺或食不得入，或勉强吞下，必阻塞于胸膈之间，随即吐出，大多病情深重，病程较长，预后欠佳；呕吐进食顺畅，吐无定时，大多病情较轻，病程较短，预后尚好。噎膈病位在食道，呕吐病位在胃。

## 【辨证论治】

### （一）辨证要点

1. **辨虚实**　实证多由感受外邪、饮食停滞所致，发病较急，病程较短，呕吐量多，味酸臭，多伴脘腹胀满，或寒热表证，脉实有力。虚证多属内伤，有气虚、阴虚之别，呕吐物量少，酸臭味不甚，常伴有精神萎靡、倦怠乏力、脉弱无力等症。

2. **辨呕吐物**　呕吐物酸腐量多、气味难闻者，多属饮食停滞，食积内腐；呕吐苦水、黄水者，多属胆热犯胃，胃失和降；呕吐物为酸水、绿水者，多属肝气犯胃，胃气上逆；呕吐物为清水痰涎者，多属痰饮中阻，气逆犯胃；泛吐黏液量少者，多属胃阴不足；呕吐量少、味淡、时作时止者，多属脾胃虚寒。

### （二）论治要点

呕吐治疗以和胃降逆为原则。实证以祛邪为主，邪去则呕吐自止，分别采用解表、消食、化痰、解郁等法；虚证以扶正为主，正复则呕吐自愈，分别采用健脾和胃、益气养阴、温中散寒等法；虚实兼夹者当审其标本缓急之主次而治之。

呕吐治疗应注意药物气味的选择。油质较多、有腥臊恶臭气味的药物，如阿魏、桃仁等，不应选用。半夏、生姜、橘皮、代赭石等，为治呕吐之常用药物，可随证选用。

（三）分证论治

1. 实证

（1）外邪犯胃证

证候：突然呕吐，胸脘满闷，发热恶寒，头身疼痛，舌苔白腻，脉濡缓。

病机：外邪犯胃，胃气上逆。

治法：疏邪解表，化浊和中。

方药：藿香正气散加减。

本方芳香化浊，散寒解表。风寒偏重，症见寒热无汗，头痛身楚，可加荆芥、防风、羌活祛风寒、解表邪；脘痞嗳腐，饮食停滞，可去白术、甘草、大枣，酌加鸡内金、神曲以消食导滞；兼气机阻滞，脘闷腹胀，可加木香、枳壳行气消胀。外感风热，可用银翘散加竹茹、竹沥、半夏、旋覆花；外感暑湿，可用新加香薷饮；若干呕吐涎沫，巅顶痛，为寒邪客于足厥阴肝经，可用吴茱萸汤加减。

（2）食滞内停证

证候：呕吐酸腐，嗳气厌食，脘腹胀满，大便或溏或结，舌苔厚腻，脉滑实。

病机：食积内停，胃失和降，胃气上逆。

治法：消食化滞，和胃降逆。

方药：保和丸加减。

本方消食和胃，兼理气降逆。因肉食而吐者，重用山楂；因酒食而吐者，加豆蔻、葛花，重用神曲；因鱼、蟹食而吐者，加苏叶、生姜；因豆制品而吐者，加生萝卜汁；因面食而吐者，重用莱菔子，加麦芽；因米食而吐者，加谷芽。若食物中毒呕吐者，用烧盐方探吐，防止腐败毒物被吸收。食积较重，发热、呕吐、腹胀拒按、便秘、苔黄腻，为食积与湿热交阻，治宜导滞通腑，兼以清热化湿，可用枳实导滞丸治疗。

（3）痰饮内阻证

证候：呕吐清水痰涎，脘闷纳呆，头眩，心悸，舌苔白腻，脉滑。

病机：痰饮内停，中阳不振，胃气上逆。

治法：温中化饮，和胃降逆。

方药：小半夏汤合苓桂术甘汤加减。

前方祛痰化饮；后方健脾化湿，温化痰饮。脘腹胀满、舌苔厚腻者，去白术，加苍术、厚朴、枳壳以行气除满；脘闷不食者，加豆蔻、砂仁理气化浊、醒脾开胃；胸膈烦闷、口苦、失眠、恶心呕吐者，为痰饮久郁化热，可去桂枝，加黄连、胆南星清热化痰，亦可用黄连温胆汤；呕吐兼眩晕、耳鸣者，可用泽泻汤加味。

（4）肝气犯胃证

证候：呕吐吞酸，或干呕泛恶，嗳气频繁，胸胁胀痛，每因情志不遂而发作或加重，舌红苔薄腻，脉弦。

病机：肝郁犯胃，胃失和降，胃气上逆。

治法：疏肝理气，和胃降逆。

方药：四七汤加减。

本方理气宽中，和胃降逆止呕。胸胁胀痛较甚，可加川楝子、郁金、香附、柴胡疏肝解郁；肝郁化火，呕吐酸水，心烦口渴，宜清肝和胃，辛开苦降，可酌加左金丸及栀子、黄芩等；胸胁刺痛，或呕吐不止，舌有瘀斑，诸药无效，可酌加桃仁、红花等活血化瘀。

2. 虚证

（1）脾胃气虚证

证候：恶心呕吐，食入难化，食欲不振，脘部痞闷，大便不畅，舌苔白滑，脉虚弦。

病机：脾胃气虚，胃失和降，胃气上逆。

治法：益气健脾，和胃降逆。

方药：香砂六君子汤加减。

本方健脾益气，理气祛痰，和胃止呕。呕吐频作，噫气脘痞，可加旋覆花、代赭石以镇逆止呕；呕吐清水较多，脘冷肢凉，可加附子、肉桂、吴茱萸以温中化饮、降逆止呕；呕吐伴气短懒言、倦怠乏力，可酌加升麻、柴胡、生黄芪以补中益气。

（2）脾胃阳虚证

证候：饮食稍多即吐，时作时止，大便溏薄，面色㿠白，喜暖恶寒，四肢不温，倦怠乏力，口干不欲饮，舌质淡，脉濡弱。

病机：脾胃虚寒，运纳无权，胃气上逆。

治法：温中健脾，和胃降逆。

方药：理中汤加减。

本方健脾和胃，甘温降逆。呕吐甚者，可加砂仁、半夏等理气降逆止呕；呕吐清水不止，可加吴茱萸、生姜以温中降逆止呃；久呕不止，呕吐之物完谷不化，汗出肢冷，腰膝酸软，舌质淡胖，脉沉细，属脾肾阳虚，可加制附子、肉桂等温补脾肾。

（3）胃阴不足证

证候：呕吐反复发作，呕吐量少，或时作干呕，似饥而不欲食，口燥咽干，舌红少津，脉细数。

病机：胃阴不足，胃失润降，气逆于上。

治法：滋养胃阴，降逆止呕。

方药：麦门冬汤加减。

本方滋阴养胃，降逆止呕。呕吐较剧者，可酌加桔梗、竹茹、枇杷叶以和降胃气；口干舌红热甚者，可加黄连、连翘清热止呕；兼大便干结者，加瓜蒌仁、火麻仁、白蜜以润肠通便；伴倦怠乏力、纳差舌淡者，加党参、山药益气健脾。

**【中医适宜技术】**

（一）单方验方

1. 砂仁 5g，生姜 5 片，于稀饭熬好时加入煮 2 分钟，进食稀饭。可用于治疗妊娠恶阻。

2. 苏叶 10g，藿香 10g，高良姜 6g，水泡代茶饮，频频服之。适用于治疗外感寒邪之呕吐。

3. 鲜芦根 90g，切碎，水煎服。适用于胃热呕吐。

4. 乌梅去核、蜂蜜各等量熬膏，每日 3 次，每日 20mL。适用于胃阴亏虚之呕吐。

5. 饭锅巴 1 块，焙焦研末，用生姜汤送服。适用于饮食停滞之呕吐。

（二）中成药

呕吐外邪犯胃证，可用藿香正气水、藿香正气软胶囊、藿香正气滴丸、玉枢丹等；食滞内停证，可用保和丸、沉香化滞丸、和中理脾丸等；痰饮内阻证，可用二陈丸、六君子丸、半夏天麻丸、山楂内消丸等；肝气犯胃证，可用木香顺气丸、舒肝平胃丸、舒肝丸等；脾胃气虚证，可用摩罗丹、香砂养胃丸；脾胃阳虚证，可用丁蔻理中丸、温胃舒颗粒；胃阴不足证，可用琼玉膏、二冬膏、滋阴甘露丸、养胃舒颗粒。

（三）简易治疗技术

1. 针刺疗法 取中脘、胃俞、内关、足三里为主穴，寒吐者加上脘、公孙；热吐者加商阳、内庭，并可用金津、玉液点刺出血；食滞加梁门、天枢；痰饮者加膻中、丰隆；肝气犯胃加肝俞、太冲；脾胃虚寒加脾俞、神阙；肠鸣加脾俞、大肠俞；泛酸干呕加建里、公孙。

2. 耳针疗法 选胃、贲门、食道、交感、神门、脾、肝等耳穴，每次以 3 ～ 4 穴毫针刺，中等刺激，亦可用揿针埋藏或王不留行贴压。

3. 穴位注射疗法 选穴参照针刺疗法主穴，用维生素 $B_1$ 或维生素 $B_{12}$ 注射液，每穴注射 0.5 ～ 1mL，每日或隔日 1 次。

4. 艾灸疗法 灸隐白、脾俞、中脘、天枢、神阙。健脾温胃、和中止呕，适用于脾胃虚寒之呕吐。

**【转归预后】**

暴病呕吐，多属邪实，治疗较易，预后良好。久病呕吐，多属正虚，或虚实夹杂，病程较长，易反复发作，较为难治。如失治或误治，呕吐不止，则可使病情发生转变，甚至加重而变生他病，预后不良。长期呕吐而食不得入，气血亏虚，可致内伤发热、虚劳；若致形体消瘦，面色苍白，肢厥不温，脉微细欲绝，则是阴损及阳，脾胃衰败，真阳欲脱之危象。

## 【预防调护】

本病的发生与饮食关系密切，平时应注意饮食卫生，定时定量，不食生冷不洁之物，不过食辛辣肥腻之物。注意精神调摄，保持心情舒畅，避免情志刺激。适寒温，加强体育锻炼，增强体质，亦是预防本病的关键。

呕吐的病人应适当休息，密切观察病情变化。饮食宜少量多餐，清淡无刺激性及异常气味。呕吐严重者应禁食，或进流质、半流质饮食；呕吐后用温开水漱口。服用中药汤剂应浓煎，并少量多次频服。进食即吐者，可于药液中放入少许姜汁，或根据病情采用冷饮或热饮，以防病邪与药物格拒。必要时配合西医治疗，纠正水、电解质平衡紊乱。

## 【小结】

呕吐是因胃失和降，气逆于上，使胃中食物从口中吐出的病证。其病位在胃，与肝、脾相关。临床辨证以虚实为纲，再辨呕吐物。暴病呕吐多属实证，久病呕吐多属虚证，虚实之间常可互相转化或相互兼夹。治疗以和胃降逆为原则。实证以祛邪为主，配合解表、消食、解郁、化痰等法；虚证以扶正为主，辨证运用益气、温阳、养阴等法。一般来说，实证易治，虚证及虚实夹杂者，病程长，且易反复发作，较为难治。

## 【医案选粹】

任某，女，43岁。

初诊：1967年2月25日。

主诉及现病史：患者反复呕吐20余天，滴水不能进，头晕，头昏，头痛。10年前，患者曾发此病1次，经治好转。此次发病前有精神创伤史。自觉口臭，无饥饿感，睡眠差。住院后，其每日静脉输液以维持电解质平衡，曾给镇静剂、解痉药等仍不能止吐。钡餐透视、胃液分析、反复大便隐血试验均未发现异常。

诊查：形体瘦削无力，面色苍白，反应迟钝，呈烦躁状。脉沉迟弱，舌前光净无苔，舌中、舌根苔白厚。血压112/84mmHg。

辨证：肝脾不和，湿滞中宫，胃气上逆。

处方：吴茱萸6g，党参10g，生姜15g，大枣6枚。

二诊：服药6剂呕止。嘱少量进食，继服上方药10剂，停止静脉输液。诸症遂愈。

【按语】本例乃肝气犯胃，头痛、头晕为厥阴之寒气内攻，心烦乃阳气内争。治疗抓住主证，温中焦、降浊逆、暖肝肾，故诸症除。（《中国现代名中医医案精华》吴一纯

医案）

···········

**复习思考**

**A1 型题**

1. 下列哪项不是肝气犯胃型呕吐的临床表现（　　）

　　A. 呕吐吞酸　　　　B. 嗳气频作　　　　C. 胸胁胀满

　　D. 舌红苔薄腻　　　E. 脉沉细

2. 治疗胃阴不足呕吐的主方为（　　）

　　A. 麦门冬汤　　　　B. 益胃汤　　　　　C. 一贯煎

　　D. 玉女煎　　　　　E. 沙参麦冬汤

3. 治疗脾胃气虚呕吐的最佳方剂为（　　）

　　A. 一贯煎　　　　　B. 理中汤　　　　　C. 旋覆代赭汤

　　D. 香砂六君子汤　　E. 以上均不是

**A2 型题**

1. 患者戴某，女，30 岁。其昨晚受凉后，突然出现呕吐，吐出胃内容物及清水，伴有恶寒发热、头身疼痛、无汗、口不渴、胸脘满闷、舌苔白腻、脉濡缓。此时应诊断为何种病证（　　）

　　A. 脾胃虚寒型呕吐　　B. 食滞内停型呕吐　　C. 痰饮内阻型呕吐

　　D. 外邪犯胃型呕吐　　E. 肝气犯胃型呕吐

2. 患者常某，出现呕吐反复发作，或时作干呕，似饥而不欲食，口燥咽干，舌红少津，脉细数。治法宜选用（　　）

　　A. 疏邪解表，芳香化浊　　　　　　B. 滋养胃阴，降逆止呕

　　C. 燥湿化痰，健脾和胃　　　　　　D. 温养脾胃，降逆止呕

　　E. 舒肝和胃，降逆止呕

3. 患者温某，呕吐清水痰涎，脘闷纳呆，头眩，心悸，舌苔白腻，脉滑。治疗最佳方剂为（　　）

　　A. 小半夏汤合苓桂术甘汤　　　　　B. 理中汤

　　C. 小半夏汤　　　　　　　　　　　D. 温胆汤

　　E. 益胃汤

**B1 型题**

　　A. 疏邪解表，化浊和中

B. 温中化饮，和胃降逆

C. 疏肝理气，和胃降逆

D. 健脾益气，和胃降逆

E. 温中健脾，和胃降逆

1. 痰饮内阻型呕吐的治法是（　　　）

2. 脾胃气虚型呕吐的治法是（　　　）

3. 脾胃阳虚型呕吐的治法是（　　　）

# 第四节　呃　逆

【学习目标】

1. 掌握呃逆的概念、诊断与病证鉴别、辨证论治。

2. 熟悉呃逆的病因病机。

3. 了解呃逆的中医适宜技术、转归预后、预防调护。

呃逆是指胃气上逆动膈冲喉，以喉间呃呃连声，声短而频，难以自制为主要表现的病证。

《内经》记载的"哕"即指本病，书中叙述了其病因病机、病位，并提出了取嚏、闭气、惊吓等简易治疗方法。元代称之为"呃"，至明代张介宾始称为"呃逆"。清代医家李中梓所著《证治汇补·呃逆》对本病提出了系统的治疗法则："治当降气化痰和胃为主，随其所感而用药。气逆者，疏导之；食滞者，消化之；痰滞者，涌吐之；热郁者，清下之；血瘀者，破导之；若汗吐下后，服凉药过多者，当温补；阴火上冲者，当平补；虚而夹热者，当凉补。"

呃逆相当于西医学的单纯性膈肌痉挛，其他疾病如胃肠神经官能症、胃炎、胃扩张、胃癌、肝硬化晚期、脑血管疾病、尿毒症，以及胃、食道手术后等所引起的膈肌痉挛之呃逆，均可参考本节辨证论治。

【病因病机】

呃逆的病因多由感受外邪、饮食不当、情志不遂、正气亏虚等所致。

1. 感受外邪　寒邪直中胃肠，或外感风寒之邪犯胃，胃阳被遏，气机阻滞，胃失和降，胃气上逆动膈而发呃逆。

**2.饮食不当**　过食生冷，或滥服寒凉药物，寒气客于脾胃，胃气上逆动膈，导致呃逆；或过食辛热，醇酒厚味，或过用温补，燥热内生，腑气不通，胃火上逆动膈，可致呃逆。

**3.情志不遂**　恼怒伤肝，肝气郁结，气机不利，横逆犯胃，胃失和降，气逆动膈；或气郁化火，灼津成痰，或肝郁乘脾，忧思伤脾，脾失健运，滋生痰浊，可致气滞与痰浊互结，胃气上逆动膈发为呃逆。

**4.正气亏虚**　素体不足，或年高体弱，或大病久病，或吐下太过，均可导致脾肾阳气虚弱，胃气衰败，或胃阴耗伤，胃失和降，以致清气不升，浊气不降，气逆动膈，发生呃逆。

胃失和降，胃气上逆，动膈冲喉是呃逆的主要病机。病位在膈，与肺、胃、脾、肝、肾等脏腑病变有关。肺居膈上，胃居膈下，均以降为顺，肺失宣肃，胃失和降，则膈间气机不利，气逆上冲动膈；肝失条达，脾胃升降失职，肾失摄纳，均可致肺胃之气失于和降，浊气上冲，挟胃气上逆动膈，而致呃逆。病理性质有虚实之分，实证多为寒凝、火郁、气滞、痰阻；虚证多为脾肾阳虚、胃阴耗损。虚实之间可相互转化、相互兼夹，出现虚实夹杂之证。

## 【诊断】

（一）诊断要点

**1.临床特征**　气逆上冲，喉间呃呃连声，声短而频，不能自制。其呃声或疏或密，或高或低，或急或缓。常伴有胸膈痞闷、脘中不适、情绪不宁等症状。

**2.病史**　本病多有饮食、受凉、情志等诱发因素，起病多急。

**3.相关检查**　单纯性膈肌痉挛不需做理化检查。胃肠 X 线钡餐、消化道内镜、B 超、CT，以及肝、肾功能检查有助于诊断与鉴别诊断。

（二）病证鉴别

**1.呃逆与干呕**　两者同属胃气上逆。干呕属于呕吐的一种，以有声无物，或仅吐出少许黏液为特征，乃胃气上逆，冲咽而出之声；呃逆以呃呃连声，短促而频为特征，为气从膈间上逆，气冲喉间之声。

**2.呃逆与嗳气**　两者病机均为胃气上逆。嗳气为胃气上逆，冲咽而出，发生沉缓而长的声音，常伴酸腐气味，食后多发，故张介宾称之为"饱食之息"；呃逆为气逆动膈而发出的呃呃之声。

## 【辨证论治】

### （一）辨证要点

1. 辨生理性呃逆与病理性呃逆　若一时性气逆而作呃逆，无明显兼证者，可不药而愈，属暂时的生理现象。若呃逆持续或反复发作，兼证明显，或出现在其他急慢性病证过程中，需服药治疗才能止呃，可视为呃逆病证。

2. 辨虚实寒热　呃声时断时续，气怯声低乏力，多属虚证；呃声响亮，气涌有力，连续发作，多属实证。呃声沉缓有力，得寒则甚，得热则减，面青肢冷，舌苔白滑，多属寒证；呃声洪亮，声高短促，胃脘灼热，口臭烦渴，面赤便秘，舌苔黄厚，多属热证。

3. 辨轻重　新病、体壮、正气未损者，为轻；年老体虚，或急重症后期，呃逆时断时续，发作频繁，呃声低微，饮食难进，脉沉细伏，为元气衰败，胃气将绝之危候。

### （二）论治要点

呃逆治疗以理气和胃、降逆止呃为基本治法。根据寒热虚实，分别施以祛寒、清热、补虚、泻实之法。顽固性呃逆的治疗需注重理气活血。对于重危病证中出现的呃逆，治当大补元气，急救胃气。

适当配合穴位按压、针灸、取嚏等治疗方法能取得良好疗效。

### （三）分证论治

1. 胃中寒冷证

证候：呃声沉缓有力，得热则减，遇寒更甚，胸膈及胃脘不舒，喜食热饮，进食减少，口淡不渴，舌苔白润，脉迟缓。

病机：寒客中焦，气机不利，胃气上逆动膈。

治法：温中散寒，降逆止呃。

方药：丁香散加减。

本方温中祛寒降逆。气逆较甚，呃逆频作者，加刀豆子、旋覆花、代赭石以理气降逆；寒凝气滞，脘腹痞满者，加枳壳、厚朴以行气消痞；寒气较重，脘腹胀痛者，加吴茱萸、肉桂、乌药、沉香散寒降逆；寒凝食滞，脘闷嗳腐者，加莱菔子、制半夏、槟榔行气降逆导滞。亦可辨证选用丁香柿蒂散等。

2. 胃火上逆证

证候：呃声洪亮有力，冲逆而出，脘腹满闷，多喜冷饮，口臭烦渴，大便秘结，小便短赤，苔黄燥，脉滑数。

病机：热积胃肠，气机不畅，胃火上冲动膈。

治法：清胃泄热，降逆止呃。

方药：竹叶石膏汤加减。

本方清热生津,和胃降逆。胸膈烦热,大便秘结,可用凉膈散以攻下泄热;腑气不通,痞满便秘,可合用小承气汤通腑泄热;湿热中阻,脘痞,苔黄腻者,可去生石膏、麦冬、沙参,加黄连、黄芩、吴茱萸苦辛通降;热盛伤津,烦渴引饮,可重用生石膏,另加生地黄、天花粉、知母生津止渴。

### 3. 气机郁滞证

证候:呃逆连声,胸胁满闷,脘腹胀满,常因情志不畅而诱发或加重,嗳气纳减,肠鸣矢气,苔薄白,脉弦。

病机:肝郁犯胃,胃气上逆动膈。

治法:顺气解郁,和胃降逆。

方药:五磨饮子加减。

本方理气宽中。临证可加丁香、柿蒂、代赭石以增强降逆止呃之功。肝郁明显者,加郁金、川楝子疏肝解郁;心烦口苦,气郁化热者,加栀子、黄连泻肝和胃;气滞日久成瘀,瘀血内结而久呃不止者,可用血府逐瘀汤加减以活血化瘀;气逆痰阻,昏眩恶心者,可用旋覆代赭汤加陈皮、茯苓,以顺气降逆、化痰和胃。

### 4. 脾胃阳虚证

证候:呃声低长无力,气不得续,泛吐清水,面色苍白,手足不温,脘腹不舒,喜温喜按,食少乏力,大便溏薄,舌淡苔薄白,脉细弱。

病机:中阳不足,胃失和降,气逆动膈。

治法:温补脾胃止呃。

方药:理中丸加减。

本方温中健脾,降逆止呃。临证可加丁香、吴茱萸、柿蒂、代赭石,加强温中降逆止呃之功。呃声难续,气短乏力,中气大亏者,可加黄芪、党参补益中气;脘腹胀满,脾虚气滞者,可加法半夏、陈皮理气化浊;嗳腐吞酸,夹有食滞者,可加神曲、麦芽消食导滞;病久及肾,肾阳亏虚,可加肉桂、补骨脂、山茱萸、刀豆子补肾纳气。

### 5. 胃阴不足证

证候:呃声短促而不得续,不思饮食,或食后饱胀,烦躁不安,口干咽燥,大便干结,舌红苔少而干,脉细数。

病机:阴液不足,胃失濡养,气失和降。

治法:养胃生津,降逆止呃。

方药:益胃汤合橘皮竹茹汤加减。

前方养胃生津,后方益气清热。神疲乏力,为气阴两虚者,可加西洋参、党参、山药以益气生津;咽喉不利,阴虚火旺,胃火上炎者,可加石斛、芦根以养阴清热。

**【中医适宜技术】**

**（一）单方验方**

1. 枇杷叶（鲜品）30～60g，刷去毛，水煎服。适用于气机郁滞型呃逆。

2. 荜澄茄、高良姜各等份为末，每次6g，水煎，加醋少许服。适用于寒证呃逆。

3. 炒连翘心60g，水煎服。治疗热证呃逆。

4. 人参20g，丁香7g，柿蒂10g，水煎服，每日2次；或荔枝7个，连壳烧为末，开水送服。适用于呃逆虚证。

5. 韭菜子（生用或炒用）研末，每次9g，开水送服，每日服2次。适用于顽固性呃逆。

**（二）中成药**

呃逆胃中寒冷证，可用丁蔻理中丸、安中片、藿香正气胶囊等；胃火上逆证，可用九制大黄丸、大黄清胃丸、三黄片、清泻丸等；气机郁滞证，可用宽胸舒气化滞丸、舒肝丸等；痰饮内阻证，可用二陈丸；脾胃阳虚证，可用桂附理中丸、附子理中丸等；胃阴不足证，可用养胃舒颗粒（胶囊）、阴虚胃痛颗粒、琼玉膏、二冬膏、养阴清肺膏。

**（三）简易治疗技术**

1. **导引疗法** 口含温开水，并将手指掩住耳鼻，然后吞下温开水，稍等片刻放开手指，如1次不效，可行2～3次。

2. **取嚏疗法** 取纸捻捅鼻，取嚏即止，或以草刺鼻取嚏，气达而哕可止。

3. **转移疗法** 以他事惊之、思之，哕可止。缘于惊恐之、思之，则上焦闭结，其气下行，故气逆可平。

4. **穴位按压疗法** 指压内关穴或睛明穴约10分钟，呃逆可止。

5. **针灸疗法** 取穴以天突、膻中、中脘、膈俞、内关、足三里为主穴，胃寒积滞加胃俞、建里；胃火冲逆加胃俞、内庭；胃阴不足加胃俞、三阴交；脾胃阳虚加脾俞、胃俞；肝气郁滞加期门、太冲；大便秘结、肠鸣腹胀，加天枢、上巨虚。

6. **耳针疗法** 取膈、胃、神门及相应病变脏腑之耳穴，以毫针强刺激，也可埋针或用王不留行贴压。

7. **穴位贴敷疗法**

（1）麝香粉0.5g放入神阙穴内，以伤湿止痛膏固定。适用于实证呃逆，尤其以肝气郁滞者取效更捷。

（2）吴茱萸10g，研细末，用醋调成膏状，敷于双侧涌泉穴，以胶布或伤湿止痛膏固定。引气火下行，适用于各种呃逆，对肝、肾气逆引起的呃逆尤为适宜。

## 【转归预后】

呃逆之证，预后差别较大。如属于单纯性呃逆，偶然发作，大多轻浅，甚至可不药而愈，预后良好；如果出现在急、慢性疾病过程中，往往是胃气衰败的征象，则病情多较重。见于重病后期，正气甚虚，呃逆不止，呃声低微，气不得续，多属胃气将绝，元气欲脱的危候，极易生变。

## 【预防调护】

本病患者平时应注意寒温适宜，避免外邪犯胃。注意饮食有节，定时定量，不过食生冷及辛辣刺激之物，不过服寒凉药物和温燥之剂。保持心情舒畅，避免精神刺激。

呃逆轻症，可逐渐痊愈。若呃逆频作，宜进半流食，并可加入姜汁少许，以降逆止呃。危重病人出现呃逆时，要密切观察病情变化，做好急救准备。

## 【小结】

呃逆以喉间呃呃连声、声短而频、令人不能自制为主症。病因有饮食不当、情志不遂、体虚病后等。发病在膈，与脾、胃、肺、肝、肾等脏腑病变有关，基本病机为胃气失降，上逆动膈。治疗以理气和胃、降逆平呃为原则，辨证应分清寒热虚实，在辨证论治的同时，适当加入降逆止呃之品，以标本兼治。若在一些急、慢性疾病的严重阶段出现呃逆不止，往往是胃气衰败的危象，预后不佳，应以警惕。

## 【医案选粹】

邵某，男，54 岁。

初诊：1991 年 4 月 1 日。

主诉及现病史：患者素无胃疾，呃逆频作 5 个月不已，诸方医治乏效。呃逆频作，寐而惊惕，当脐筑动，而饮食不减，二便如常。

诊查：舌苔微黄罩灰，脉弦左手较细。

辨证：肾虚气逆，痰阻于胃。

治法：滋肾镇冲，和胃止呃。

处方：玄精石（先煎）15g，石决明（先煎）20g，煅赭石（先煎）15g，制半夏 10g，大白芍 10g，茯苓 10g，陈皮 6g，沉香 2g，刀豆子 10g，咸秋石 1g。3 剂。

嘱药汁分少量频服。

二诊：1991 年 4 月 4 日。脘中气逆已平，呃逆大减，脐跃告缓，寐而惊惕亦宁，舌苔灰黄腻已化，脉细弦。原方去咸秋石。继服 3 剂，呃止病愈。

【按语】本例呃中虽有痰阻，但无有形之邪滞。其脐跃、寐而惊惕、脉弦左手较细者，乃肾虚冲肝偏旺、气逆上升之象。但胃有浊阻，滋药难进，故用玄精石合咸秋石，咸寒滋肾降逆，而无助浊碍气之弊。(《中国现代名中医医案精华》夏奕钧医案)

## 复习思考

**A1 型题**

1. 呃逆的病机主要是（ ）

    A. 胃失和降，气逆于上           B. 胃失和降，胃气上逆动膈

    C. 阳明腑实，气不顺行           D. 肝气逆乘犯胃

    E. 耗伤中气，胃失和降

2. 呃逆的病位与下列哪项无关（ ）

    A. 心                   B. 胃                C. 肺

    D. 肝                   E. 肾

3. 脾胃阳虚型呃逆的特征是（ ）

    A. 呃声沉缓              B. 呃声洪亮          C. 呃声连声

    D. 呃声低长              E. 呃声短促

**A2 型题**

1. 女性患者，20 岁。昨日过食冰水后，症见呃逆，声音沉缓有力，膈间及胃脘不舒，喜热饮，纳食减少，舌苔白润，脉迟缓。此时辨证属于呃逆（ ）

    A. 胃火上逆证           B. 气机郁滞证         C. 气逆痰阻证

    D. 胃中寒冷证           E. 脾胃阳虚证

2. 患者，男，19 岁。呃声沉缓有力，得热则减，遇寒更甚，喜食热饮，进食减少，胸膈及胃脘不舒，口淡不渴，舌苔白润，脉迟缓。下列治法何者最宜（ ）

    A. 温中祛寒止呃       B. 清降泄热止呃      C. 生津养胃止呃

    D. 温补脾胃，和中降逆     E. 以上都不是

3. 患者，女，36 岁。呃逆连声，胸胁满闷，脘腹胀满，常因情志不畅而诱发或加重，嗳气纳减，肠鸣矢气，苔薄白，脉弦。治疗方剂宜用（ ）

    A. 丁香散           B. 理中丸          C. 益胃汤

    D. 丁香透膈散         E. 五磨饮子

**B1 型题**

    A. 胃火上逆

B. 胃中寒冷

C. 气机郁滞

D. 脾胃阳虚

E. 胃阴不足

1. 呃逆连声，胸胁胀闷，常因情志不畅而加重，嗳气频频，纳食减少，昏眩恶心，舌苔薄腻，脉弦滑。此证属（　　　）

2. 呃声短促而不连续，口干舌燥，烦躁不安，舌红而干且有裂纹，脉细数。此证属（　　　）

3. 呃声洪亮有力，冲逆而出，口臭烦渴，多喜冷饮，大便秘结，苔黄燥，脉滑数。此证属（　　　）

# 第五节　噎膈

【学习目标】

1. 掌握噎膈的概念、诊断与病证鉴别、辨证论治。

2. 熟悉噎膈的病因病机。

3. 了解噎膈的中医适宜技术、转归预后、预防调护。

噎膈是指吞咽食物时梗噎不顺，饮食难下，或纳而复出或食入即吐的病证。噎即噎塞，指吞咽之时梗噎不顺；膈为格拒，指饮食不下，或食入即吐。噎虽可单独出现，亦可为膈的前驱症状，故有"噎为膈之始，膈为噎之渐"之说，临床往往以噎膈并称。

膈之病名首见于《内经》。唐宋以后始将噎膈并称。清代医家李中梓在《证治汇补·噎膈》中指出噎"有气滞者，有血瘀者，有火炎者，有痰凝者，有食积者，虽有五种，总归七情之变"，并提出"化痰行瘀"治法。叶天士《临证指南医案·噎膈反胃》明确指出噎膈的病机为"脘管窄狭"。

西医学中的食管癌、贲门癌、贲门痉挛、食管贲门失弛缓症、食管憩室、食管炎、食管狭窄、胃神经官能症等，均可参照噎膈辨证论治。

【病因病机】

噎膈的病因复杂，主要与酒食不节、七情内伤、久病年老有关，致使气、痰、瘀交阻，津气耗伤，胃失通降而成。

1. 饮食不节　嗜酒无度，或过食肥甘，致胃肠积热，津液耗损，痰热内结；或饮食过热，或食物粗糙，或常食发霉之物，损伤食道、胃脘而致。胃伤者，胃气不顺；食道脉络受损者，气血凝滞，瘀阻食道，均可致吞咽困难，发为噎膈。

2. 七情内伤　忧思伤脾，脾伤气结，水湿内生，湿聚成痰，气结与痰浊相搏，阻于食道，以致吞咽之时梗噎不顺；恼怒伤肝，肝气郁滞，气滞而血行不畅，积为而瘀。因此，忧思郁怒可致痰、气、瘀三者阻塞食道，使饮食难下，形成噎膈。

3. 久病年老　胃痛、呕吐等疾病日久不愈，饮食减少，气血化源不足，胃脘枯槁；或年高体衰，房劳过度，精血亏损，气阴渐伤，津气失布，痰气瘀阻，而成本病。

噎膈的基本发病机理总属气、痰、瘀交结，阻隔于食道而致。病位在食道，属胃气所主，与肝、脾、肾三脏关系密切。脾为胃行其津液，肝气之疏泄及肾阳的温煦有助于胃气和降，肾之阴精循少阴之脉濡润咽嗌。因而，三脏功能失常，可累及胃与食道渐生噎膈。噎膈病理性质为本虚标实，本虚指阴津损伤，食道干涩，甚至阴损及阳而形成气虚阳微之证；标实为痰、气、火、瘀阻塞食道。本病初期，以标实为主，由痰气交阻于食道和胃，继则瘀血内结，痰、气、瘀三者交互搏结，胃之通降阻塞，上下不通。久则气郁化火，或痰瘀生热，伤阴耗液，病由标实转为正虚为主，病情由轻转重。本病虽有轻重或新久之异，但本虚标实贯穿整个病变过程。

## 【诊断】

### （一）诊断要点

1. 临床特征　轻症患者主要为胸骨后不适，烧灼感或疼痛，食物通过有滞留感或轻度梗阻感，咽部干燥或有紧缩感。重症患者见持续性、进行性吞咽困难，或食入即吐，吐出黏液或白色泡沫黏痰，严重时伴有胸骨后或背部肩胛区持续性钝痛，进行性消瘦。轻证多伴有胃脘不适、胸脘痞闷等症状。重证多有大便燥结、形体消瘦、肌肤甲错、精神衰惫等。

2. 病史　常有酒食不节、情志不畅、年老肾虚等病史。

3. 相关检查　上消化道 X 线钡餐、胃镜、腹部 CT 及病理组织活检等检查有助于本病的诊断与鉴别诊断。

### （二）病证鉴别

1. 噎膈与反胃　两者皆有呕吐的症状。噎膈的病机多系阴虚有热，主要表现为吞咽困难，阻塞不下，往往即食即吐，或徐徐吐出；反胃的病机多属阳虚有寒，主要表现为食尚能入，但经久复出，朝食暮吐，暮食朝吐。

2. 噎膈与梅核气　两者均见咽中梗塞不舒的症状。噎膈系有形之物瘀阻于食道，吞咽困难；梅核气则系无形之气痰阻于咽喉，无吞咽困难及饮食不下的症状。

**【辨证论治】**

**（一）辨证要点**

**1. 辨轻重**　噎膈早期轻症仅有吞咽之时哽噎不顺，全身症状不明显，对工作及生活起居影响不大，为轻症；若吞咽困难呈进行性加重，食入复出，甚则胸膈疼痛，滴水难入，形体消瘦，为重证；吐出物如赤豆汁，或食入即作呛咳，痰涌气逆，则为危重症。

**2. 辨标本**　初起以标实为主，当辨气结、痰阻、血瘀三者之主次。气结为主者，多表现为梗塞不舒，胸膈痞胀，嗳气则舒；痰阻者，可见泛吐痰涎，胸膈满闷；血瘀者，常见胸膈疼痛或痛如针刺，痛处固定不移。病久由实转虚，表现以正虚为主，多责之于阴津枯槁，表现为形体消瘦，皮肤干枯，舌质干红有裂纹；或气虚阳微，表现为面色㿠白，形寒气短，面浮足肿。

**（二）论治要点**

本病的治疗应权衡本虚标实的程度，辨证论治。初期重在治标，宜理气、化痰、消瘀、降火为主；后期重在治本，宜滋阴润燥，或补气温阳为主。噎膈之病乃积渐而成，即使病处初期，阴津未必不损，故治疗当固护津液，辛散香燥之药不可多用；后期津液枯槁，阴血亏损，治当滋阴补血，但滋腻之品亦不可过用，当时时固护胃气。

本病的根治关键在于早期诊断、早期治疗，必要时应配合手术、放疗、化疗等进行综合治疗。

**（三）分证论治**

**1. 痰气交阻证**

证候：吞咽梗阻，胸膈痞满，甚则疼痛，情志舒畅时稍可减轻，情志抑郁时则加重，呕吐痰涎，嗳气呃逆，口干咽燥，大便艰涩，舌红苔薄腻，脉弦滑。

病机：肝郁气滞，痰湿交阻于食道，胃气上逆。

治法：开郁化痰，润燥降气。

方药：启膈散加减。

本方有化痰解郁、润燥和胃之功效，适用于噎膈初起。泛吐痰涎甚多者，加半夏、陈皮，以加强化痰之功，或含化玉枢丹；嗳气呕吐明显者，酌加旋覆花、代赭石，以增降逆和胃之力；若心烦口干、气郁化火者，加山豆根、栀子以增清热解毒之功效；大便不通者，加生大黄、莱菔子，便通即止，防止伤阴。

**2. 瘀血内结证**

证候：饮食难下，或虽下而复吐出，甚或呕出物如赤豆汁，形体消瘦，胸膈疼痛，固着不移，肌肤枯燥，舌质紫暗，脉细涩。

病机：蓄瘀留着，阻于食道，通降失司。

治法：滋阴养血，破血行瘀。

方药：通幽汤加减。

本方滋阴养血，破血行瘀。瘀阻显著者，酌加炙穿山甲、三棱、莪术、急性子，增强其破结消积之力；呕吐较甚、痰涎较多者，加法半夏、瓜蒌、海蛤粉等以化痰止呕；呕吐物如赤豆汁者，服云南白药化瘀止血；如服药即吐，难于下咽，可先服玉枢丹，可用烟斗盛该药，点燃吸入，以开膈降逆，随后再服汤药。

### 3. 津亏热结证

证候：食入格拒不下，入而复出，甚则水饮难进，形体消瘦，皮肤干枯，心烦口干，胃脘灼热，大便干结，小便短赤，舌质光红，干裂少津，脉细数。

病机：气郁化火，阴津枯竭，胃失润降。

治法：滋阴养血，润燥生津。

方药：沙参麦冬汤加减。

本方滋阴养血，润燥生津。临证可用生地黄、知母、玄参增加清热之功，加山豆根、紫草根、徐长卿解毒散结。烦渴咽燥，噎食不下，或食入即吐，吐物酸热，改用竹叶石膏汤加大黄泄热存阴；胃火偏盛者，加栀子、黄连清胃中之火；肠腑失润，大便干结，坚如羊屎，宜加全瓜蒌、火麻仁润肠通便；食管干涩，口燥咽干，可饮五汁安中饮以生津养胃。

### 4. 气虚阳微证

证候：水饮不下，泛吐多量黏液白沫，面浮足肿，形寒气短，精神疲惫，面色苍白，腹胀，舌质淡苔白，脉细弱。

病机：脾肾阳虚，气不化津。

治法：温补脾肾，益气回阳。

方药：补气运脾汤加减。

本方具有补气健脾运中的作用。临证可加服右归丸以补肾阳而滋精血。中气下陷，少气懒言，可用补中益气汤；脾虚血亏，心悸气短，可用十全大补汤加减；胃虚气逆，呕吐不止，可加旋覆花、代赭石和胃降逆；泛吐白沫，加吴茱萸、丁香、豆蔻温胃降逆；口干咽燥，形体消瘦，大便干燥，可加石斛、麦冬、沙参滋养津液。

噎膈至脾肾俱败阶段，一般宜先进温脾益气之剂，以救后天生化之源，待能稍进饮食与药物，再以暖脾温肾之方，汤丸并进，或两方交替服用。

## 【中医适宜技术】

### （一）单方验方

1. 韭汁、牛乳各等份，调匀，频频呷服。适用于噎膈阴津枯槁证。

2. 干壁虎若干，煅存性为末，每日 3 次，每次 2～3g，开水送服。适用于早、中期噎膈吞咽困难者。

3. 水蛭 10g，海藻 30g，共研为末，每日 2 次，每次 6g，黄酒送服。适用于瘀血内阻之噎膈。

4. 八仙膏　藕汁、姜汁、梨汁、萝卜汁、甘蔗汁、白果汁、竹沥、蜂蜜等份和匀蒸熟，任意食之。适宜各种证型噎膈。

**（二）中成药**

噎膈痰气交阻证，可用开郁顺气丸、利膈丸、宽中丸、启膈散等；瘀血内结证，可用血府逐瘀丸、四物丸合二陈丸、平消片等；瘀毒内结证可用复方天仙胶囊；津亏热结证，可用滋阴甘露丸、六味地黄丸、二冬膏、琼玉膏、新癀片等；气虚阳微证，可用右归丸、参莲胶囊等。

**（三）简易治疗技术**

1. 针刺疗法　噎膈吞咽困难者，取穴天鼎、巨阙、上脘、中脘为主，配足三里、内关、风门、厥阴俞、督俞（右）、膈俞、肝俞（左）、脾俞（右）、胆俞、渊液等穴。

2. 饮食疗法　梨汁、藕汁各 15g，韭汁、姜汁各 5g，牛乳 250g，和匀炖热饮用。适用于噎膈津亏血瘀者。

## 【转归预后】

本病初起为实证，正气未大虚，仅有吞咽困难，或食后胸膈痞满，灼热疼痛；日久由实转虚，或虚实夹杂，饮食难入，或食入即吐，终至脾肾衰败，阳消阴竭，多不治。

本病预后与病情发展有关。如病情始终停留在噎证的阶段，只表现为吞咽之时梗噎不顺，不向膈证发展，一般预后尚好；如病情继续发展成膈，阴损及阳，中气衰败，脾虚失其健运，胃虚失于受纳，以致正气不支，预后极差；甚则脾肾衰败，转为关格，此为阳竭于上而水谷不入，阴竭于下而二便不通，系开阖之机已废，为阴阳离决的一种表现，当积极救治。

## 【预防调护】

改善不良饮食习惯，戒烟酒，避免进烫食、霉变食物，少食酸菜、泡菜等，管好用水，防止污染，减少水中亚硝酸盐含量；及时治疗食管慢性疾病，均是预防本病的关键。

即病患者，嘱其每餐进食后，可喝少量的温开水或淡盐水预防食管黏膜损伤和水肿。加强营养，宜食清淡、新鲜、易消化、含水丰富之品，避免辛辣刺激性食品，戒烟酒。做好心理护理工作，帮助病人克服悲观、紧张、恐惧等不良情绪。保持心情舒畅，适当锻炼身体，增强体质。

## 【小结】

噎膈是以进食梗塞不顺，甚则食物不能下咽到胃，食入即吐为主要表现的一类病证。噎膈的病因主要为七情内伤、饮食所伤、年老肾虚，脾、胃、肝、肾功能失调等，病位在食管，属胃气所主，与肝、脾、肾有密切关系。基本病机是脾、胃、肝、肾功能失调，导致气郁、痰阻、血瘀、津枯血燥互结，而致食管干涩，食管、贲门狭窄。临证当辨标本缓急、虚实寒热。治疗以理气开郁、化痰消瘀、滋阴养血润燥为主。初起以标实为主，重在治标，以理气开郁、化痰消瘀为法，可少佐滋阴养血润燥之品；后期以正虚为主，或虚实并重，治疗重在扶正，以滋阴养血润燥、益气温阳为法，也可少佐理气开郁、化痰消瘀之品。保护胃气，固护津液，在噎膈的辨证论治过程中有着特殊的意义。

## 【医案选粹】

严某，女，68 岁。

初诊：1980 年 5 月 13 日。

主诉及现病史：患者因患胃贲门癌，曾在某医院手术治疗，尔后又进行放疗。现症见心烦口干，大便状如羊屎，小便黄少，皮肤干燥。

诊查：舌质红少津，脉细数。

辨证：胃阴耗损，虚火上炎。

治法：滋养胃阴，润燥生津。

处方：北沙参 10g，麦冬 10g，玉竹 10g，生地黄 10g，石斛 10g，白蜜（冲服）15g，全瓜蒌 10g，乌梅 5g，甘草 6g。3 剂。

二诊：药后心烦口干减轻，大便易解。上方去瓜蒌，续服 3 剂，并以此增损调治月余，诸症减轻，病情处于稳定阶段。

【按语】噎膈极期多见阴虚之证，尤其手术与放疗之后，胃阴暗耗，故用甘凉、甘平之剂滋养胃阴，这与"胃喜柔润"的机理是一致的。（《中国现代名中医医案精华》任达然医案）

## 复习思考

**A1 型题**

1.噎膈的发病机理是（　　　）

　A.脾胃俱伤　　　　　B.肺胃两虚　　　　　C.气血郁结

D. 本虚标实　　　　　　E. 气痰瘀交结，阻于食道、胃脘

2. 噎膈后期的治疗原则以何法为主（　　　）

　　A. 补气温阳　　　　B. 理气　　　　　　C. 化痰

　　D. 降火　　　　　　E. 以上都不是

3. 在治疗噎膈时，时刻要考虑的是（　　　）

　　A. 开郁化痰　　　　B. 破血行瘀　　　　C. 补气养血

　　D. 固护津液及胃气　E. 温补脾肾

**A2 型题**

1. 近 1 周来，患者吞咽之时梗噎不顺，不能进食固体食物，食入即吐，伴有胸膈痞塞满闷，情志不畅时更甚，口干咽燥，舌偏红苔薄腻，脉弦滑。辨证属于（　　　）

　　A. 痰气交阻　　　　B. 津亏热结　　　　C. 瘀血内结

　　D. 气虚阳微　　　　E. 以上都不是

2. 患者饮食难下，或虽下而复吐出，甚或呕出物如赤豆汁，形体消瘦，胸膈疼痛，固着不移，肌肤枯燥，舌质紫暗，脉细涩。治法是（　　　）

　　A. 滋阴养血，润燥生津　　　　　　B. 开郁化痰，润燥降气

　　C. 滋养津液，泄热散结　　　　　　D. 滋阴养血，破结行瘀

　　E. 健脾益气，滋养津液

3. 患者食入格拒不下，入而复出，甚则水饮难进，形体消瘦，皮肤干枯，心烦口干，胃脘灼热，大便干结，小便短赤，舌质光红干裂少津，脉细数。治疗最佳方剂为（　　　）

　　A. 启膈散　　　　　B. 沙参麦冬汤　　　C. 通幽汤

　　D. 补气运脾汤　　　E. 右归丸

**B1 型题**

　　A. 通幽汤
　　B. 启膈散
　　C. 丁香透膈散
　　D. 沙参麦冬汤
　　E. 补气运脾汤

1. 痰气交阻型噎膈选用（　　　）
2. 气虚阳微型噎膈选用（　　　）
3. 津亏热结型噎膈选用（　　　）

**附：反胃**

反胃，又称胃反，是指饮食入胃，宿谷不化，经过良久，由胃返出之病。

本病的病因多由饮食不当，饥饱无常，或嗜食生冷，损及脾阳，或忧愁思虑，伤及脾胃，中焦阳气不振，寒从内生，致脾胃虚寒，不能腐熟水谷，饮食入胃，停留不化，逆而向上，终至尽吐而出。其病机关键在于脾胃阳气虚衰。

治疗原则是温中健脾，降逆和胃。若反复呕吐，津气并虚，可加益气养阴之品；日久不愈，宜加温补肾阳之品。

**脾胃虚寒证**

证候：食后脘腹胀满，朝食暮吐，暮食朝吐，宿谷不化，吐后则舒，大便溏泻，神疲乏力，面色少华，手足不温，舌淡苔白滑，脉细缓无力。

病机：脾胃虚寒，饮食不化，停滞胃中，胃气上逆。

治法：温中健脾，降气和胃。

方药：丁香透膈散加减。

本方具有温中和胃、健脾补益、降逆理气之效。胃虚气逆而呕吐甚者，加旋覆花、赭石镇逆止呕；吐甚而气阴耗伤者，去丁香、砂仁、豆蔻，酌加沙参、麦冬养胃润燥；肾阳虚弱者，加附子、肉桂以益火之源。

# 第六节 腹 痛

【学习目标】

1. 掌握腹痛的概念、诊断与病证鉴别、辨证论治。
2. 熟悉腹痛的病因病机、转归预后、预防调护。
3. 了解腹痛的中医适宜技术。

腹痛是指胃脘以下、耻骨毛际以上部位发生疼痛的病证。

腹痛病名最早见于《内经》，认为寒邪、热邪客于肠胃可引起腹痛。《古今医鉴》针对各种病因提出了不同的治疗原则，"是寒则温之，是热则清之，是痰则化之，是血则散之，是虫则杀之，临证不可惑也"。

西医学中的胃肠功能紊乱、胃肠痉挛、肠炎、消化不良、急慢性胰腺炎、不完全性肠梗阻、结核性腹膜炎、肠道寄生虫、肠易激综合征等疾病，凡以腹痛为主要临床表现，并能排除外科、妇科疾病时，皆可参考本节内容辨证论治。

**【病因病机】**

腹痛主要是因外感时邪、饮食不节、情志失调及阳气虚弱等原因，导致腹内脏腑气机阻滞，络脉痹阻或经络失养而发病。

1. **外感时邪**　外感六淫，侵入腹中，均可引起腹痛，其中以寒邪为多见。寒性收引凝滞，损伤阳气，导致气血运行不畅，经脉痹阻，不通则痛。若寒邪不解，郁而化热，或外感暑热，或湿热浸淫，邪气壅滞于内，腑气不通，气机阻滞，亦可引起腹痛。

2. **饮食不节**　暴饮暴食，脾胃受损，运化失司，饮食停滞于胃肠，腑气阻滞不通；或过食生冷，损伤脾阳，寒湿内生，阻碍气血运行；或过食肥甘、辛辣，或食入腐败变质食物，酿生湿热，湿热阻滞，气机不通，均可引发腹痛。

3. **情志失调**　情志不遂，抑郁恼怒，使肝失条达，气血郁滞；或肝气横逆犯脾，肝脾不和；或忧思伤脾，脾运失健，气机不利，导致腹部脏腑、经络、气血运行不利，发为腹痛。

4. **阳气虚弱**　素体阳虚，脾阳不足，阴寒内盛，气血生化不足；或肾阳虚衰，寒从内生，脏腑经络失于温煦和濡养，不荣则痛。

此外，外伤及腹部术后，血络受损，腹中血瘀，不通则痛，亦可发生腹痛。

腹痛的基本病机为气机郁滞，脉络痹阻，不通则痛；或久病脾虚，脏腑经络失养，不荣则痛。其病理因素主要有寒凝、火郁、食积、气滞、血瘀。病理性质可归纳为寒热虚实，寒邪、湿热、食积、气滞、血瘀等邪气壅滞于腹内，气机不畅，腑气不通，络脉痹阻，不通则痛，属实证；脾肾阳虚，或气血亏虚，不能温养腹部经脉，不荣则痛，属虚证。病位在腹，腹部内有肝、胆、脾、肾、大肠、小肠、膀胱、胞宫等脏腑，并为手足三阴、手少阳、手足阳明，以及冲、任、带等经脉循行之处，以上脏腑及有关经络发生病变，均可产生腹痛。寒、热、虚、实之间相互影响，相互转化，或相兼为病，可致病变复杂。

**【诊断】**

**（一）诊断要点**

1. **临床特征**　胃脘以下、耻骨毛际以上的部位疼痛。疼痛性质各异，起病缓急不一。突然起病，痛剧，或伴呕吐、拒按，多为急性腹痛；起病缓慢，痛势缠绵，喜按喜揉，多为慢性腹痛。

2. **病史**　可有饮食不慎、外感受寒、情志不遂等病史，亦可无任何诱因而出现腹痛。

3. **相关检查**　腹部B超、肠镜，以及血常规、大便常规、尿常规、血淀粉酶等理化检查有助于诊断和鉴别诊断。

（二）病证鉴别

1. 腹痛与胃痛　因胃肠同处腹中，腹痛时常伴有胃痛的症状，胃痛时亦会伴有腹痛的表现。胃痛部位在上腹胃脘近心窝处，常伴有脘闷、恶心、嗳气、泛酸等症状；腹痛在胃脘以下、耻骨毛际以上的部位，常伴有腹胀、矢气、泄泻或便秘等症状。

2. 腹痛与内科其他疾病中的腹痛症状　内科许多疾病中会出现腹痛的表现，但腹痛只是该病的一个症状，其临床表现以该病的特征为主，如痢疾虽有腹痛，但以里急后重、下痢赤白脓血为特征；积聚虽有腹痛，但以腹中有包块为特征。而腹痛则以腹中疼痛为主要表现。如这些内科疾病以腹痛为首发症状时，应注意鉴别，必要时应行相关检查。

3. 内科腹痛与外科、妇科腹痛　内科腹痛常先发热后腹痛，疼痛不剧，压痛不明显，痛无定处，腹部柔软；外科腹痛多先腹痛后发热，疼痛剧烈，痛处固定，压痛明显，伴有腹肌紧张和反跳痛。若为女性患者，应注意与妇科腹痛鉴别，妇科腹痛多在小腹部，与经、带、胎、产有关，如痛经、流产、异位妊娠、输卵管破裂等，若疑为妇科腹痛，应及时进行妇科检查，以明确诊断。

## 【辨证论治】

（一）辨证要点

1. 辨急缓　起病急骤，病程短，疼痛较剧，多因外感时邪或饮食不节而致者，为急性腹痛；起病缓慢，病程长，疼痛绵绵，痛势不甚，多由情志内伤，脏腑虚弱，气血不足所致者，为慢性腹痛。

2. 辨部位　腹痛偏少腹，多属肝经病变；若右少腹痛，按之痛剧，多为肠痈；若少腹拘挛疼痛，痛引睾丸者，多为疝气；大腹痛，多属脾胃；小腹痛，多为肾与膀胱病变；脐腹疼痛，多为大小肠病证；脐周疼痛，多属虫病。

3. 辨病性　痛势急剧，暴痛拒按，疼痛持续不减，属实；痛势绵绵，喜揉喜按，时缓时急，属虚；腹痛拘急，疼痛暴作，持续不止，遇寒加剧，得热则减，属寒；腹痛急迫，腹胀便秘，得热痛势不减，属热；腹痛胀满，攻冲走窜，时轻时重，痛处不定，属气滞；痛如针刺，痛无休止而拒按，痛处固定不移，入夜加重，属血瘀。

（二）论治要点

腹痛的治疗以通为大法。所谓"通"，并非单指攻下通利而言，应根据寒热虚实、在气在血的不同，分别给予"实则泻之""虚则补之""热者寒之""寒者热之""滞者通之""瘀者散之"等不同治法。实证疼痛是因不通则痛，治宜通利祛邪；虚证疼痛则因不荣则痛，治宜温补扶正；久痛入络，瘀血阻滞，治宜辛润活血通络之法。

### （三）分证论治

**1.寒邪内阻证**

证候：腹痛暴作，痛势剧烈，得温痛减，遇寒加重，怕冷蜷卧，手足不温，口淡不渴，小便清长，大便溏，舌淡苔薄白，脉沉紧。

病机：寒邪内阻，气机凝滞。

治法：温里散寒，行气止痛。

方药：良附丸合正气天香散加减。后方温中理气。两方合用温中散寒，行气止痛。腹中冷痛，手足逆冷，又兼身体疼痛，为内外皆寒，用乌头桂枝汤温里散寒；腹中雷鸣切痛，胸胁逆满，呕吐，为寒气上逆，用附子粳米汤温中降逆；夏月感受寒湿，伴见恶心呕吐、胸闷纳呆、身重、倦怠、舌苔白腻，为寒湿内盛，加藿香、佩兰、苍术、厚朴、半夏温中散寒、化湿运脾；少腹拘急冷痛，属寒凝肝脉，用暖肝煎暖肝散寒；腹痛冷痛，大便秘结，用大黄附子汤以泻寒积。

**2.湿热积滞证**

证候：腹部胀痛，痞满拒按，得热痛增，遇冷则减，胸闷不舒，烦渴喜冷饮，大便秘结，或溏滞不爽，身热自汗，小便短赤，苔黄燥或黄腻，脉滑数。

病机：湿热壅滞，气机不畅。

治法：通腑泄热，行气导滞。

方药：大承气汤加减。

本方峻下热结，软坚润燥。燥热不甚而湿热偏甚，大便溏滞不爽，苔黄腻，去芒硝，加栀子、黄芩、黄柏清热燥湿；腹痛连及两胁，加柴胡、郁金理气止痛；少阳阳明合病，腹痛剧烈，两胁胀痛，寒热往来，大便秘结，可用大柴胡汤表里双解；兼食积，可加莱菔子、山楂、神曲消食导滞。

**3.饮食停滞证**

证候：脘腹胀痛、拒按，嗳腐吞酸，厌食，痛而欲泻，泻后痛减，或大便秘结，粪便臭如败卵，舌苔厚腻，脉滑实。

病机：宿食停滞，壅阻气机。

治法：消食导滞。

方药：枳实导滞丸加减。

本方消食导滞，清热祛湿。大便秘结者，加大黄通腑荡积；脘腹胀痛较甚者，加厚朴、枳实理气止痛；食滞较轻而脘腹胀闷者，可用保和丸消食化滞。

**4.气机郁滞证**

证候：脘腹胀闷疼痛，痛无定处，痛引两胁或少腹，得嗳气、矢气则舒，遇恼怒加重，苔薄白，脉弦。

病机：肝气郁结，气机不畅。

治法：疏肝解郁，理气止痛。

方药：柴胡疏肝散加减。

本方疏肝解郁，行气止痛。气滞较重而胁肋胀痛，加川楝子、郁金、延胡索疏肝理气止痛；痛引少腹、睾丸，加橘核、川楝子理气散结止痛；气郁日久化热而舌红苔黄，加黄芩、栀子、知母、黄柏清肝泄热；肝气横逆犯脾而腹痛肠鸣，用痛泻要方疏肝调脾、理气止痛；少腹绞痛而阴囊寒疝，可用天台乌药散温经散寒、理气止痛。

5. 瘀血阻滞证

证候：腹痛如刺，痛势较剧，痛处固定而拒按，经久不愈，舌质紫暗或有瘀斑、瘀点，脉细涩。

病机：瘀血内阻，脉络不通。

治法：活血化瘀，和络止痛。

方药：少腹逐瘀汤加减。

本方活血化瘀，温经止痛。瘀血日久化热，瘀热互结，可去肉桂、干姜，加丹参、赤芍、牡丹皮化瘀清热；腹部术后作痛，可加泽兰、红花、三棱增强活血化瘀之功；跌仆损伤，加丹参、王不留行，或吞服三七粉活血化瘀；少腹胀满刺痛，大便色黑，为下焦蓄血，可用桃核承气汤活血化瘀、通腑泄热。

6. 中虚脏寒证

证候：腹痛绵绵，时作时止，按之痛减，得温则舒，神疲乏力，气短懒言，形寒肢冷，大便溏薄，面色不华，舌淡苔薄白，脉沉细。

病机：脾阳不振，经脉失于温养。

治法：温中补虚，缓急止痛。

方药：小建中汤加减。

本方温中补虚，缓急止痛。气虚较重、气短懒言、疲乏无力者，加黄芪、党参、白术健脾益气；血虚，面色萎黄、心悸、失眠者，加当归养血止痛；食少、食后腹胀者，可加谷芽、麦芽、鸡内金健胃消食；大便溏薄者，可加芡实、山药健脾止泻；若形寒肢冷、肠鸣便稀、手足不温，为脾肾阳虚者，用附子理中汤温中散寒止痛；腹中大寒痛、呕吐肢冷者，可用大建中汤温中散寒。

**【中医适宜技术】**

（一）单方验方

1. 生姜 10g，大枣 6 枚，艾叶 9g，红糖、白糖各 15g，水煎服。适用于寒邪内阻之腹痛。

2. 干姜 10g，红枣 10 枚，饴糖 30g，将干姜、红枣共煎，去渣取汁，再调入饴糖，稍煮片刻即可，每日分 2 次调服。适用于虚证腹痛。

3. 艾叶 10g，香附 10g，肉桂 6g，水煎服。适用于虚寒腹痛。

4. 五灵脂 9g，蒲黄 9g，共研细末，醋水各半煮透，连渣服之。适用于血瘀腹痛。

5. 莱菔子 15g，木香 10g，共研细末，开水冲服。适用于气滞腹痛。

**（二）中成药**

腹痛寒邪内阻证，可用藿香正气软胶囊、良附丸等；湿热积滞证，可用枳实导滞丸、牛黄清火片、牛黄解毒丸、腹可安片；饮食停滞证，可用大山楂丸、保和丸、木香槟榔丸、枳实导滞丸等；气机郁滞证，可用木香顺气丸、越鞠丸、逍遥丸等；瘀血阻滞证，可用失笑散、止痛紫金丸、元胡止痛片等；中虚脏寒证，可用附子理中丸、纯阳正气丸、小建中颗粒等。

**（三）简易治疗技术**

1. 针刺疗法　腹痛取内关、支沟、照海、巨阙、足三里等穴位；脐腹痛取阴陵泉、太冲、足三里、支沟、中脘、关元、天枢、公孙、三阴交、阴谷等穴位。

2. 艾灸疗法　灸神阙、关元、气海。适用于虚寒性腹痛。

3. 外敷疗法　食盐 50g，吴茱萸 20g，小茴香 20g，花椒 20g，丁香 20g，共炒热，装在布袋内，熨肚脐周围；或用热水袋、暖宝宝等贴敷在腹部。适用于寒邪内阻的腹痛。

## 【转归预后】

腹痛之转归和预后决定于其所属疾病的性质和患者的体质。一般来说，体质好、病程短、正气尚足者预后良好；体质较差、病程较长、正气不足者预后较差；身体日渐消瘦，正气日衰者难治。若腹痛急暴，伴大汗淋漓、四肢厥冷、脉微欲绝者，为虚脱之象，如不及时抢救则危殆立至。

## 【预防调护】

预防腹痛的发生，平时应注意起居有节，适寒温，注意防寒保暖；节制饮食，防止暴饮暴食，进食易于消化的食物，饭后不做剧烈运动；保持心情舒畅，适当锻炼，增强体质。

腹痛之时应注意休息，痛势严重者，可暂时禁食，或少吃多餐，以易消化食物为宜。寒凝腹痛者，要注意防寒，或用热水袋放腹部热敷；脾阳虚弱者，宜进食甘温食物；湿热积滞者，忌食肥甘厚味和醇酒辛辣；饮食积滞者，要注意节制饮食；肝郁气滞者，要保持心情舒畅。疼痛剧烈者，应卧床休息，并加强护理与临床观察。

**【小结】**

　　腹痛主要因感受外邪、情志失调、饮食不节、中虚脏寒等原因，导致腹内脏器和经络气机阻滞，络脉痹阻，不通则痛，或脏腑经络失养，不荣则痛。腹痛病位在腹，腹痛有大腹、胁腹、少腹、小腹之分，病变涉及脾、大小肠、肝、胆、肾、膀胱等多脏腑和多经脉，在辨别脏腑、经络病位时应综合考虑。腹痛在临床上以寒、热、虚、实、在气、在血为辨证纲领，几者之间互为因果，相互转化，相互兼杂。治疗上以通为大法，实则泻之，虚则补之，热者寒之，寒者热之，滞者通之，瘀者散之。腹痛诊断时应注意与胃痛，尤其是外科腹痛、妇科腹痛等相鉴别。

**【医案选粹】**

　　黄某，男，24岁。

　　初诊：1976年10月13日。

　　主诉及现病史：1976年10月7日上午，患者因食用未发酵好的馒头后左上腹剧烈疼痛，并呕吐、腹胀，体温38℃，在急诊室诊断为急性胰腺炎，经用链霉素、青霉素、静脉滴注葡萄糖液、禁食等治疗后疼痛减，但仍阵发左上腹痛。昨日进食少许后，腹痛又加剧并放射至腰背部，伴恶心呕吐。自发病以来已6天未大便。

　　诊查：急性病容，就诊时需人扶持，强迫体位，弯腰捧腹，呻吟不绝。左上腹压痛明显，肠鸣音弱，舌红苔薄黄而黏，脉沉弦。血清淀粉酶128U/L，尿淀粉酶16U/L，白细胞$19.2×10^9$/L。

　　辨证：少阳邪热未解，阳明热结中焦。

　　治法：外解少阳，内泄热结。

　　处方：柴胡12g，黄芩12g，白芍12g，半夏12g，炒枳壳6g，大黄6g，紫花地丁15g，败酱草15g，郁金12g，炒栀子12g，陈皮9g，竹茹6g，玄明粉（冲）9g。2剂，日1剂，水煎分2次服。

　　二诊：1976年10月15日。13日患者服药半小时后即解大便，大便先干后稀，便时肛门有灼热感。14日大便2次，质稀有结块，便后腹痛大减，食欲顿增，已能进食，食后略有腹胀。前方去大黄、玄明粉，加焦山楂12g，炒麦芽12g，3剂继服。

　　**【按语】**大柴胡汤主治少阳邪热未解，阳明里热炽盛，以柴胡、黄芩和解少阳。因急性胰腺炎病情发展较快，且病势险恶，常危及患者生命，不顿挫其势恐生变证，除用大黄外，枳壳易枳实，加玄明粉以急下腹中热结，故仅服药2剂即症随药减，收效迅捷。（《中国现代名中医医案精华》肖琪医案）

## 复习思考

**A1 型题**

1. 腹痛绵绵，时作时止，痛时喜按者为（　　　）

    A. 气痛　　　　　　　B. 虚痛　　　　　　　C. 寒痛

    D. 虫痛　　　　　　　E. 热痛

2. 感受寒邪引起腹痛的病机为（　　　）

    A. 气滞血瘀　　　　　B. 寒凝气滞　　　　　C. 寒凝血瘀

    D. 寒凝痰瘀　　　　　E. 气滞痰瘀

3. 血瘀腹痛宜选（　　　）

    A. 血府逐瘀汤　　　　B. 少腹逐瘀汤　　　　C. 复元活血汤

    D. 失笑散　　　　　　E. 桃红四物汤

**A2 型题**

1. 患者女性，36 岁。腹部胀满疼痛，攻窜不定，痛引少腹，每于情绪不良时加重，得矢气后疼痛可减，舌苔薄白，脉弦。该病例辨证为（　　　）

    A. 瘀血阻滞　　　　　B. 气机郁滞　　　　　C. 寒邪内阻

    D. 气滞化热　　　　　E. 饮食停滞

2. 某女性患者，因受凉诱发腹痛，腹冷痛，得热稍减，小便清利，大便可，舌苔白，脉沉紧。该病例应用（　　　）

    A. 黄芪建中汤　　　　B. 附子理中丸　　　　C. 良附丸合正气天香散

    D. 乌头桂枝汤　　　　E. 通脉四逆汤

3. 叶某，男，55 岁。久病腹痛，时作时止，喜温喜按，伴有神疲乏力、畏寒肢冷、便溏，舌淡苔白，脉沉细。该病例当用（　　　）

    A. 良附丸合正气天香散　　　　　　　　B. 大黄附子汤

    C. 小建中汤　　　　　　　　　　　　　D. 附子理中丸

    E. 保和丸合良附丸

**B1 型题**

    A. 遇寒痛甚，得温痛减

    B. 腹痛拒按，胀满不舒

    C. 腹痛畏寒，喜温喜按

    D. 腹痛胀满，攻窜不定

    E. 腹部刺痛，固定不移

1. 瘀血阻滞腹痛的证候特点是（　　　）

2.寒邪内阻腹痛的证候特点是（　　　）

3.中虚脏寒腹痛的证候特点是（　　　）

# 第七节　泄　泻

泄泻又称为腹泻，是指大便次数增多，粪质稀薄，甚至泻出如水样的病证。大便溏薄而势缓者为泄；大便清稀如水而直下者为泻，两者统称为泄泻。本病一年四季均可发生，但以夏、秋两季较为多见。

泄泻在《内经》称为泄，张仲景将"泄泻"和"痢疾"统称为"下利"，宋代以后统称为"泄泻"。《内经》对泄泻的病因病机进行了详尽的论述，认为湿、热、寒、风皆能引起泄泻。《景岳全书·泄泻》指出："肾为胃关，开窍于二阴，所以二便之开闭，皆肾脏之所主，今肾中阳气不足，则命门火衰……阴气盛极之时，即令人洞泄不止也。"治疗上，李中梓《医宗必读·泄泻》提出治泄九法：淡渗、升提、清凉、疏利、甘缓、酸收、燥脾、温肾、固摄。

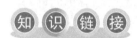

中医古籍中，以泄下特点命名的有：泻下完谷不化谓之"飧泻"；泻下溏垢污浊谓之"溏泄"；泻下澄沏清冷谓之"鹜泄"；泻下水多者谓之"濡泄"；久泻不禁谓之"滑泻"。以发病脏腑命名的有"胃泄""脾泄""肾泄""大肠泄"等。以发病病因命名的有"暑泄""食泄""酒泄""气泄""痰泄"等。

西医学中的急慢性肠炎、肠结核、肠易激综合征、吸收不良综合征等疾病，以泄泻为主要表现时，均可参考本节内容辨证论治。

**【病因病机】**

泄泻的病因主要有感受外邪、饮食不节、情志失调及体虚久病等因素。

1.**感受外邪**　外感六淫，均可引起泄泻，而以湿邪为主，其中又有寒湿和湿热的不同。汗出入水，或坐卧湿地，或居处潮湿，属寒湿，易困遏脾阳；夏月感受暑湿或湿热之邪，属湿热，均可导致脾健运失职，小肠泌别失司，大肠传导失常，以致清浊不分，混杂而下，发为本病。

2.**饮食不节**　暴饮暴食，或饥饱失宜，损伤脾胃，饮食不消，停滞肠胃；或恣食肥甘厚味，嗜酒无度，酿生湿热；或过食生冷，损伤中阳，寒湿内生；或误食腐败、变质等不洁食物等，致脾胃受损，水反为湿，谷反为滞，清浊不分，发生泄泻。

3.**情志失调**　郁怒伤肝，肝气郁滞，横逆犯脾；或忧思伤脾，脾气不运，土虚木乘，均可导致脾失健运，水谷不归正化，下趋肠道，而成泄泻。

4.**体虚久病**　劳倦过度，或久病体虚，或素体脾、胃、肠虚弱，或年老肾阳衰微，不能温煦脾阳，使脾胃功能减弱，不能纳运水谷精微，水湿内生，而致泄泻。

泄泻发病的原因既有外感又有内伤，外邪致病和饮食所引起的泄泻多起病急，常为急性腹泻；因情志失调和体虚久病引起的泄泻多起病缓，常为慢性腹泻。外邪致病中，湿邪为重，湿邪入侵，损伤脾胃，运化失常；内伤致病中，脾虚最为关键，脾虚失运，水谷不化精微，湿浊内生，混杂而下，发生泄泻。其病机关键为脾虚湿盛。湿盛与脾虚往往互为因果，湿盛可以困遏脾运，脾虚又可生湿。其病位在肠，主脏在脾，与肝、肾关系密切。大肠传导糟粕，小肠泌别清浊，脾主运化水谷，肝主疏泄，肾阳温煦脾土，共同维持饮食物的正常传化，其中任何脏腑功能失常，均可导致运化失常，而致泄泻发生。病理性质有虚实之分，急性泄泻属实证；慢性泄泻多偏于虚，或本虚标实证。虚实之间可以相互转化、兼夹，出现虚实夹杂之证。

**【诊断】**

**（一）诊断要点**

1.**临床特征**　大便次数增多，粪质稀薄，甚至泻出如水样，常伴有腹胀、腹痛、肠鸣、纳呆等症状。

2.**病史**　急性泄泻起病突然，病程短，多有暴饮暴食或误食不洁食物的病史；慢性泄泻起病缓，病程长，常反复发作，多由平素脾胃虚弱，复因外感、饮食、劳倦、情志等因素诱发。

3.**相关检查**　大便常规、大便细菌培养、血常规、肠镜检查等有助于诊断和鉴别诊断。

（二）病证鉴别

1. 泄泻与痢疾　两者均有大便次数增多、粪质稀薄的症状。痢疾以腹痛、里急后重、便下赤白脓血为主症；泄泻以大便次数增多、粪质稀薄甚至泻出如水样为主症，大便中无脓血，也无里急后重。泄泻也可有腹痛，但泻后痛减，痢疾之腹痛泻后疼痛不减。实验室检查有助于鉴别。

2. 泄泻与霍乱　霍乱是一种发病急骤、变化迅速、病情凶险的急性传染病，以猝然剧烈上吐下泻、吐泻交作为主症，常先突然腹痛，继之吐泻交作，泻下物如米泔水，呕吐常呈喷射性，或伴恶寒发热，因频繁剧烈吐泻，重伤津液，可迅速出现气随津脱的阴竭阳亡的危候。泄泻只是以大便次数增多，粪质稀薄，甚至泻出如水样为主症，无米泔水样便，亦无呕吐，一般预后良好。

【辨证论治】

（一）辨证要点

1. 辨寒热　虚实大便清稀，或完谷不化，多属寒证；大便色黄褐而味臭，泻下急迫，肛门灼热，多属热证。起病急，病程短，泻势急迫，腹痛拒按，泻后痛减，多属实证；起病缓，病程较长，腹痛不甚，喜温喜按，多属虚证。

2. 辨证候特点　外感所致泄泻多伴表证，其中大便清稀，或如水样，苔白腻而脉濡缓，多属寒湿证；大便稀溏，色如败酱，多属湿热证。食滞胃肠之泻，以腹痛肠鸣，大便溏垢，臭如败卵为特点。大便时溏时泻，稍有饮食不慎或劳倦过度即泻，面色萎黄，倦怠乏力，多脾胃虚弱；久泻，腹痛肠鸣即泻，泻后痛减，胸胁胀闷，嗳气，每因情志不舒而发作或加重，多属肝郁乘脾；黎明之前，腹痛泄泻，完谷不化，泻后则安，腰酸肢冷，多属肾阳虚衰。

（二）论治要点

泄泻的治疗，应以运脾化湿为原则。急性泄泻以湿盛为主，重在化湿，辅以淡渗，根据寒湿和湿热的不同，分别采用温化寒湿或清化湿热的治法。有表证者，佐以疏解；有暑湿者，佐以清暑；兼伤食者，佐以消导。脾虚之慢性泄泻，治应运脾补虚为主，辅以祛湿。根据证候不同，分别治以益气健脾、温肾健脾或抑肝扶脾。久泻不止者，宜当固涩；中气下陷者，宜益气升提。

治疗时，应注意急性泄泻不可骤用补涩，以免闭门留寇；慢性泄泻不可分利太过，以免耗伤津气；清热不可过用苦寒，以免损伤脾阳；补虚不可纯用甘温，以免助湿。

泄泻治疗应慎用抗生素，以免引起肠道菌群紊乱。暴泄应注意防治水、电解质紊乱的发生。

（三）分证论治

1. 急性泄泻

（1）寒湿困脾证

证候：泄泻大便清稀，甚如水样，腹痛肠鸣，脘闷食少，若兼外感风寒，则可见恶寒、发热、头痛、肢体疼痛等表证，舌苔白滑，脉濡缓。

病机：寒湿困脾，运化无权。

治法：芳香化湿，疏风散寒。

方药：藿香正气散加减。

本方解表化湿，理气和中。兼风寒表证而见发热恶寒者，加荆芥、防风疏风散寒；寒湿困阻而腹胀肠鸣者，加砂仁、炮姜、木香温中化湿，行气消胀；寒重于湿，腹胀冷痛、畏寒者，加草豆蔻、吴茱萸、砂仁温中散寒化湿。

（2）湿热内蕴证

证候：腹痛即泻，泻下急迫，或泻而不爽，粪色黄褐而味臭秽，肛门灼热，身热，小便黄短，舌苔黄腻，脉濡数或滑数。

病机：湿热中阻，传化失司。

治法：清热化湿。

方药：葛根黄芩黄连汤加减。

本方解表清里，升阳止泻。兼风热表证，发热、头痛、脉浮者，加金银花、连翘、薄荷清热解表；热邪偏重，身热口苦者，加金银花、马齿苋、黄柏等增强清热解毒之力；湿邪偏重，脘腹满闷、苔微黄厚腻者，可加薏苡仁、厚朴、茯苓、车前子等增强利湿之力；夹食积者，加神曲、山楂、麦芽消食导滞；时值盛夏，暑湿侵袭，发热身重、烦渴自汗者，可用新加香薷饮以解暑清热、利湿止泻。

（3）食滞肠胃证

证候：脘腹胀满，腹痛肠鸣，泻后痛减，大便臭如败卵，夹有不消化食物，嗳腐吞酸，不思饮食，苔垢浊或厚腻，脉滑。

病机：食积内停，脾运失健。

治法：消食导滞。

方药：保和丸加减。

本方消食导滞。脘腹胀满、泻而不爽者，加大黄、枳实、槟榔通腑导滞或用枳实导滞丸；舌苔黄腻，为食积化热者，加黄连以清热；恶心呕吐者，加半夏、生姜和胃降逆止呕。

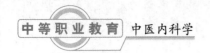

2. 慢性泄泻

（1）脾胃虚弱证

证候：大便时泻时溏，迁延不愈，稍进油腻食物或进食稍多，大便次数即明显增多，伴有不消化食物，饮食减少，食后脘腹胀闷不舒，面色萎黄，倦怠乏力，舌淡苔白，脉细弱。

病机：脾胃虚弱，运化无权。

治法：健脾益气，化湿止泻。

方药：参苓白术散加减。

本方益气健脾，化湿止泻。脘腹胀闷者，加乌药、木香理气温中；脾阳虚衰，症见腹中冷痛、手足不温者，可用附子理中汤温中散寒；久泻不止，中气下陷，症见腹中重坠，甚则脱肛者，可用补中益气汤去当归，重用黄芪、党参以益气健脾、升清止泻。

（2）肾阳虚衰证

证候：泄泻多在黎明之前，脐下冷痛，肠鸣即泻，完谷不化，泻后则安，形寒肢冷，腰膝酸软，舌淡苔白，脉沉弱。

病机：肾阳虚衰，不能温煦，脾失运健。

治法：温补脾肾，固涩止泻。

方药：四神丸加减。

本方温肾止泻。年老体衰，久泻不止致中气下陷者，加黄芪、党参、白术、赤石脂、诃子益气升阳、固涩止泻，附子、炮姜增强温肾暖脾之力；泻下滑脱失禁者，可用真人养脏汤。

（3）肝郁乘脾证

证候：腹痛泄泻，腹中雷鸣，攻窜作痛，泻后痛减，每因情志不畅而发作，胸胁胀闷，嗳气食少，舌淡红苔薄白，脉弦。

病机：肝气郁结，横逆犯脾，运化失司。

治法：抑肝扶脾，调中止泻。

方药：痛泻要方加减。

本方补脾柔肝，祛湿止泻。胸胁胀满者，加柴胡、川楝子、青皮疏肝行气；脘腹胀满者，加厚朴、枳实行气消胀；脾虚食少者，加黄芪、党参、山药健脾益气；久泻不止者，加乌梅、五倍子、诃子收涩止泻；便秘与泄泻交替出现者，可加砂仁、木香调和脾胃。

## 【中医适宜技术】

（一）单方验方

1. 炮姜 6g，研末，米汤调服。可温中止泻，适用于寒证泄泻。

2. 莲子、扁豆各 60g，研为细末，每次 6g，米汤送服，每日 2 次。补脾止泻，适用于脾虚泄泻。

3. 石榴皮 5g，研末，米汤服下，每日 2 ～ 3 次。适用于脾虚久泻。

4. 五味子 60g，吴茱萸 15g，将吴茱萸用水泡 7 天，晒干后同五味子炒研细末，每次服 6g，日服 3 次，温开水冲服。适用于五更泻。

5. 山药 30g，薏苡仁 20g，芡实 20g，加水煮粥，每服 1 碗，日服 3 次。适用于脾虚久泄。

（二）中成药

泄泻寒湿困脾证，可用藿香正气丸、藿香正气液；湿热内蕴证，可用香连丸、葛根芩连丸、黄连素片、枫蓼肠胃康颗粒；脾胃虚弱证，可用参苓白术丸、补中益气丸、香砂六君丸、补脾益肠丸；肾阳虚衰证，可用四神丸、固肠止泻丸、固本益肠丸、肠胃宁片；肝郁乘脾证，可用逍遥丸；食滞肠胃证，可用保和丸、枳实导滞丸、楂麦健脾颗粒；久泻，可选用乌梅丸。

（三）简易治疗技术

1. 艾灸疗法

（1）悬灸：取穴以天枢、足三里为主。胃脘胀痛者，加中脘、内关；湿盛者，加上巨虚、阴陵泉；脾胃虚弱者，加脾俞、公孙、气海；命门火衰者，加命门、肾俞、关元、神阙；肝木乘脾者，加脾俞、太冲。每次选 2 ～ 4 穴，每穴每次艾灸 15 ～ 20 分钟，每日 1 次，10 次为 1 个疗程。

（2）隔盐灸：取神阙穴，用纯净食盐填敷于脐部，于盐上再置一薄姜片，中间以针刺数孔，上置大艾炷施灸，当患者感觉灼烫时，可将姜片稍提起，稍停后放下再灸。当艾炷燃尽，易炷再灸，每次艾灸 7 ～ 10 壮，每日 1 次，5 ～ 7 次为 1 个疗程。

2. 针刺疗法　取穴上巨虚（双）、天枢（双）、足三里（双）。适用于急性泄泻。

【转归预后】

急性泄泻经过恰当治疗，绝大多数能够治愈；只有少数患者失治误治，或反复发作，导致病程迁延，日久不愈，由实转虚，变为慢性泄泻；亦有极少数患者因暴泻无度，耗气伤津，造成亡阴亡阳之变。慢性泄泻复感外邪，或因饮食所伤，可由虚证转为虚实夹杂证，但一般经正确治疗，亦能获愈；部分病例反复发作，可由脾虚而致中气下陷；脾虚可以及肾，或脾肾相互影响，以致脾肾同病，则病情趋向加重；久泻者，突见泄泻无度、水浆不入、呼吸微弱、形体消瘦、身寒肢冷、脉微细欲绝，是脾气下陷，肾失固摄，阴阳离绝之危候，预后多不良。

## 【预防调护】

适当锻炼，增强体质，提高防病抗病能力，使脾旺不易受邪；养成良好的卫生习惯，加强饮食卫生和水源管理，不食腐馊变质及不洁的食物，不过食生冷、肥甘厚味，养成饭前便后洗手的习惯，是预防泄泻发生的关键。

泄泻患者饮食宜新鲜、清淡、富有营养、易于消化，必要时可食流质或半流质饮食，忌食生冷、油腻、辛辣、肥甘等不易消化的食物。急性泄泻耗伤气阴，应注意及时补充体液，可食淡盐汤、米粥、米汤、菜汤等养胃气、滋胃阴。虚寒泄泻可食淡姜汤，以振脾阳、调胃气。

## 【小结】

泄泻是以大便次数增多，粪质稀薄，甚至泻出如水为临床特征的病证，在诊断上应注意与痢疾、霍乱的鉴别。其因外感时邪、饮食不节、情志失调及体虚久病等因素，导致脾虚湿盛，脾失健运，升降失调，肠道传导失司，清浊不分，而成泄泻。病机关键是湿盛脾虚。病位在肠，主脏在脾，涉及肝、肾。辨证上要注意分辨寒热虚实和证候特点。治疗上以运脾化湿为基本原则。

## 【医案选粹】

张某，女，40岁。

初诊：1979年4月7日。

主诉及现病史：腹泻月余，日四五行，饥不欲食，渴不欲饮，身倦无力，无腹部胀满窘迫之感。

诊查：面黄少泽，少气懒言，舌淡红苔薄糙，脉弦细。腹平软，肝脾不大，无压痛及反跳痛。

辨证：肾阳不足，脾虚不运。

治法：温肾补脾。

处方：熟地黄30g，生白术15g，生山药15g，生扁豆15g，炙甘草15g，炮姜3g，吴茱萸3g。

二诊：1979年4月10日。上方服1剂后泻止，便软，日一行。服药3剂后大便恢复正常。

【按语】泄泻长期不愈，不仅脾阳受损，且久病及肾，阴津不足。本方根据张介宾之胃关煎化裁而成。方中熟地黄补肾益精；生白术、生扁豆、生山药、炙甘草益脾安中，生用意在走脾阴；取少量炮姜、吴茱萸温阳，乃阳生阴长、育阴和阳之义。(《中国现代名中

医医案精华》柴彭年医案）

- - - - - - - - - - - - - - - - - - - - - - - - - - - - - - - - - - - - - - - - - -

## 复习思考

**A1 型题**

1. 导致泄泻发生的重要因素在于（　　　）

  A. 脾胃虚弱    B. 肾阳虚衰    C. 感受外邪

  D. 食滞肠胃    E. 脾虚湿盛

2. 治疗久泻，不宜过用（　　　）

  A. 分利之品    B. 健脾之品    C. 补肾之品

  D. 升提之品    E. 固涩之品

3. 湿热泄泻的粪便特点为（　　　）

  A. 泄泻清稀    B. 泻下如水样便    C. 泻下粪色黄褐而臭

  D. 泻下粪便臭如败卵      E. 时溏时泻，水谷不化

**A2 型题**

1. 病人，男，34 岁。患者饱食后腹痛肠鸣，泻下粪便臭如败卵，泻后痛减，泻而不爽，伴有不消化食物，脘腹胀满，嗳气酸腐，不思饮食，舌苔黄厚腻，脉滑。最佳治法为（　　　）

  A. 清热利湿    B. 清暑化湿    C. 燥湿运脾

  D. 消食导滞    E. 消导积滞，清热化湿

2. 患者王某，反复泄泻 10 余年。患者稍进油腻或生冷之品，大便次数增多，水谷不化，脘腹胀闷不舒，面色萎黄，肢倦乏力，纳食减少，舌淡苔白，脉细弱。此时选用何方最为适宜（　　　）

  A. 附子理中汤    B. 参苓白术散    C. 胃苓汤

  D. 六君子汤    E. 藿香正气散

3. 章某，男，28 岁。患者昨晚贪凉后出现泄泻，大便如水样，伴腹痛肠鸣、脘闷纳呆、鼻塞流涕、肢体疼痛，舌苔薄白，脉濡缓。证属（　　　）

  A. 寒湿泄泻    B. 湿热泄泻    C. 暑湿泄泻

  D. 食滞泄泻    E. 脾虚泄泻

**B1 型题**

  A. 大便清稀，完谷不化，腹部喜温

  B. 大便色黄褐而臭，泻下急迫，肛门灼热

  C. 泻下腹痛，痛势急迫拒按，泻后痛减

　　D. 大便时溏时泻，完谷不化，腹痛不甚，喜温喜按

　　E. 每因抑郁恼怒或情绪紧张时即发生腹痛泄泻

1. 虚证泄泻的特征是（　　　）

2. 实证泄泻的特征是（　　　）

3. 热证泄泻的特征是（　　　）

# 第八节　痢　疾

【学习目标】

1. 掌握痢疾的概念、诊断与病证鉴别、辨证论治。

2. 熟悉痢疾的病因病机、转归预后、预防调护。

3. 了解痢疾的中医适宜技术。

　　痢疾是以大便次数增多、腹痛、里急后重、痢下赤白脓血便为主要临床表现的病证。一年四季均可发病，以夏、秋季节多见，具有一定的传染性，可散在发生，也可形成流行。

　　痢疾在《内经》中称为肠澼、赤沃，《难经》称为大瘕泄、小肠泄。《伤寒论》《金匮要略》将泄泻统称为下利，其有效方剂白头翁汤被沿用至今。东晋《肘后备急方》称为痢，《诸病源候论》有赤白痢、脓血痢、休息痢、蛊注痢等二十一候，至宋代《济生方·痢疾论治》首提"痢疾"病名。清代有《痢证汇参》《痢疾论》等痢疾辨证论治的专著。

　　西医学中的细菌性痢疾、阿米巴痢疾、细菌性食物中毒、非特异性溃疡性结肠炎、结肠直肠恶性肿瘤等出现与本病相似的临床表现，均可参照本节内容辨证论治。

## 【病因病机】

　　痢疾的病因有外感时邪和饮食不节两个方面。

　　1. 外感时邪　痢疾多因感受湿热、疫毒之邪而起，亦可由寒湿之邪内侵而发。湿热或疫毒之邪侵及肠胃，蕴结肠中，导致传导失司，气血壅滞，热毒壅盛，肠道脂膜血络受损，而致痢下赤白，发为"湿热痢""疫毒痢"。寒湿侵入肠胃，寒性凝滞，湿性黏滞，寒湿相兼，导致气滞血涩，肠液凝滞，与肠中秽浊之物相结，可发为寒湿痢疾。

　　2. 饮食不节　误食馊腐不洁的食物，或过食肥甘厚味，酿生湿热，留滞胃肠，气血凝滞，腐败化为脓血，发为湿热痢疾。或因夏月恣食生冷瓜果，损伤脾胃，寒湿内生，阻滞

肠道，壅滞气血，化为白冻脓血，形成寒湿痢疾。

痢疾的发生主要有外感及饮食两方面，二者常相互影响，内外合邪而发病。其病机是邪蕴肠腑，气血壅滞，肠道脂膜血络受损。邪气积滞于大肠，气机阻滞，不能正常传导糟粕，故出现腹痛和大便次数增多；肠中滞而不通，闭塞滞下，故腹痛、里急后重；肠间脂膜受损则下痢赤白。病位在肠，与脾、胃有关，可涉及肾。

病理因素有湿热、疫毒、寒湿，病理性质有虚有实。初期多实证，疫毒内侵，毒盛于里，熏灼肠道，下痢鲜紫脓血，为疫毒痢；疫毒上冲于胃，胃虚气逆，胃不纳食，称为噤口痢；外感湿热或湿热内生，壅滞肠道，下痢赤白、肛门灼热，则为湿热痢；寒湿邪气，内困脾土，脾失健运，邪留肠中，则为下利白多赤少之寒湿痢。下痢日久，多由实转虚或虚实夹杂。痢久，正虚邪恋，或治疗不当，收涩太早，则成时作时止的休息痢；湿热耗伤阴血，或阴虚之体感邪，则可成阴虚痢；素体阳虚，或感受寒湿，或过用寒凉药物致中焦阳虚，则致虚寒痢；脾胃虚寒，化源不足，日久累及肾阳，致肾关不固，下痢滑脱失禁。

## 【诊断】

### （一）诊断要点

1.临床特征　大便次数增多，腹痛，里急后重，痢下赤白黏冻或脓血。暴痢起病突然，病程短，可伴恶寒、发热等症状；久痢起病缓慢，反复发作，迁延不愈；疫毒痢，病情严重，病势凶险，多发于儿童，起病急骤，迅速出现高热神昏、四肢厥冷、呼吸表浅，而下痢、腹痛可不严重。

2.病史　多有不洁饮食史。急性痢疾常见于夏、秋季节，或有与痢疾患者接触史。慢性痢疾则四季皆可发病。

3.相关检查　血常规检查，急性细菌性痢疾可有白细胞总数及中性粒细胞增多，慢性细菌性痢疾可有轻度贫血。大便常规可见大量脓细胞和红细胞，并有吞噬细胞，培养出致病菌是确诊的关键。肠阿米巴痢疾在新鲜大便可查到阿米巴滋养体或包囊。肠镜检查等有助于溃疡性结肠炎的诊断。

### （二）病证鉴别

痢疾与泄泻两者都可因外感时邪、内伤饮食而发病，病位在胃、肠，多发于夏、秋季节，都可见大便次数增多。痢疾是以腹痛、里急后重、便下赤白脓血为主症；泄泻是以大便次数增多、粪质稀薄，甚至泻出如水样为主症，大便中无脓血，也无里急后重。其中有无下痢脓血为鉴别要点。大便常规检查及肠镜检查有助于鉴别。

## 【辨证论治】

### （一）辨证要点

**1.辨久暴**　暴痢，起病急骤，病程短，多见于夏、秋之季，腹痛胀满，痛而拒按，里急后重，便后得减，多属实证；久痢，起病缓慢，病程长，反复发作，腹痛绵绵，痛而喜按，里急后重，便后不减，多属虚证或虚中夹实证。

**2.辨寒热**　下痢脓血，色鲜红，或黄色，甚至紫黑，浓厚臭秽，腹痛，里急后重明显，口渴喜冷饮，舌红苔黄腻，脉滑数，属热；下痢赤白清稀，白多赤少，不甚臭秽，腹痛喜按，里急后重不明显，舌淡苔白，脉沉细，属寒。

**3.辨在气在血**　下痢白多赤少，湿邪伤及气分；下痢赤多白少，或以血为主，热邪伤及血分。

### （二）论治要点

痢疾总以肠中有滞为其病机关键。因此，去滞、调气、行血为各类痢疾的基本治则。初起实证、热证，治宜清热导滞、调气行血，忌用收涩之品；有表证者，兼以解表；兼里实热证，辅以泻下；夹食滞者，佐以消积导滞。久痢虚证，治宜补虚固涩，忌用攻伐之品。虚实夹杂者，宜调补脾肾，兼以清肠。总之热痢清之，寒痢温之，初痢实则通之，久痢虚则补之，寒热交错者清温并用，虚实夹杂者攻补兼施。赤多者重用血药，白多者重用气药。治疗过程中，应始终固护胃气，不可过用寒凉攻下之品，亦不可过用甘温滋腻之剂。

疫毒痢病情危重，应配合西医急救进行治疗，以维持生命体征平稳。艾灸对痢疾的治疗有显著效果。

**知 识 链 接**

1.金代医家刘河间提出："调气则后重自除，行血则便脓自愈。"

2.《名医指掌·痢疾》指出："善治者，审其冷、热、虚、实、气、血之证，而行汗、吐、下、清、温、补、兜、涩之法可也。"

### （三）分证论治

#### 1.湿热痢

证候：腹痛，里急后重，便后痛缓，下痢赤白脓血，黏稠腥臭，肛门灼热，小便短赤，或见恶寒发热，头身困重，舌红苔黄腻，脉滑数。

病机：湿热蕴结，留滞肠腑，气血壅滞。

治法：清肠化湿，调气行血。

方药：芍药汤加减。

本方清热解毒，调气活血。湿邪偏重，痢下白多赤少者，去黄芩、当归，加藿香、佩兰、苍术化湿和中；热邪偏重，痢下赤多白少者，可加白头翁、马齿苋、牡丹皮、连翘、金银花清热解毒；痢下鲜红者，加地榆、牡丹皮、仙鹤草、侧柏叶等凉血止血；兼食积者，加枳实、莱菔子、山楂、神曲消食导滞。痢疾初起，兼见表证恶寒发热、头痛身重者，可用解表法，选方荆防败毒散，解表举陷，逆流挽舟。

2. 疫毒痢

证候：发病急骤，腹痛剧烈，下痢鲜紫脓血，腐臭难闻，里急后重，恶心呕吐，壮热口渴，头痛烦躁，舌质红绛，苔黄腻或燥，脉滑数。甚者下痢前即出现高热、神昏痉厥等危证。

病机：疫毒弥漫，蕴结肠道，燔灼气血。

治法：清热解毒，凉血止痢。

方药：白头翁汤加减。

本方清热凉血解毒。临证可加金银花、黄芩、马齿苋、牡丹皮、地榆、贯众等增强清热解毒凉血的作用。腹痛、大便不爽者，加大黄通腑泄热；高热神昏者，合用犀角地黄汤，另服至宝丹或紫雪丹以清营凉血，开窍醒神；痉厥抽搐者，加羚羊角、钩藤、石决明等息风镇痉；面色苍白、四肢厥逆、脉细欲绝者，急服参附汤回阳救逆，或加用参附注射液静脉滴注。

3. 寒湿痢

证候：腹痛，下痢赤白黏冻，白多赤少，或纯为白冻，里急后重，脘腹胀满，头身困重，口黏不渴，舌苔白腻，脉濡缓。

病机：寒湿内盛，壅滞肠间，气血凝滞。

治法：温化寒湿，调气和血。

方药：不换金正气散加减。

本方燥湿健脾行气。寒邪偏重者，加砂仁、吴茱萸、炮姜等温中散寒；湿邪偏重者，改用胃苓汤温中化湿健脾；兼有表证者，加荆芥、苏叶、葛根解表散寒；夹食滞者，加枳实、山楂、神曲、麦芽消食导滞。

4. 虚寒痢

证候：腹部绵绵，喜按喜温，痢下赤白清稀，无腥臭，或纯白色黏冻，肛门坠胀，便后更甚，甚则滑脱失禁，食少神疲，形寒肢冷，面黄少华，腰膝酸软，舌淡苔薄白，脉沉细而弱。

病机：脾肾阳虚，寒湿内阻。

治法：温补脾肾，收涩固脱。

方药：桃花汤合真人养脏汤加减。

前方温中涩肠，后方补虚固脱。两方合用温中补虚，涩肠固脱。肾阳虚衰者，加附子、干姜、乌药温补肾阳；中气下陷，肛门坠胀者，去木香，加黄芪、升麻益气升提；大便不爽者，去诃子、罂粟壳，加山楂、槟榔导滞除积；滑脱不禁者，加芡实、龙骨、牡蛎收敛固脱。

### 5. 休息痢

证候：下痢时发时止，日久难愈，常因饮食不当、受凉或劳累而发。发作时，痢下赤白黏冻，腹痛隐隐，里急后重。不发时，食少腹胀，疲乏无力，倦怠嗜卧，舌淡苔腻，脉濡软或虚数。

病机：痢久伤正，邪气留恋，传导失常。

治法：温中清肠，调气化滞。

方药：连理汤加减。

本方温中补脾兼清湿热。临证加木香、槟榔、枳实调气行滞，加当归和血。湿热之象明显者，加白头翁、黄柏、马齿苋清利湿热；偏于寒湿者，加苍术、草果温化寒湿；寒热错杂，虚实互见者，可用乌梅丸治疗；若偏于脾阳不足者，可用温脾汤加减；偏于肾阳虚者，加吴茱萸、补骨脂、草豆蔻温补肾阳。

### 6. 阴虚痢

证候：痢下赤白脓血，或鲜血黏稠，日久不愈，脐腹灼痛，虚坐努责，量少难出，心烦口干，舌红绛少津，苔腻或花剥，脉细数。

病机：阴虚邪滞，肠络受损。

治法：养阴清肠。

方药：黄连阿胶汤合驻车丸加减。

前方坚阴清热；后方坚阴养血，清热化湿。两方合用，可增强坚阴清热之效。虚热灼津而见口渴、尿少、口干者，可加沙参、麦冬、石斛养阴生津；痢下血多者，可加牡丹皮、栀子、地榆炭凉血止血；气津两伤而虚坐努责者，加诃子肉收涩固脱；湿热尚盛，口苦、肛门灼热者，可加黄柏、秦皮清化湿热。

临床上，下痢而不能进食，或呕恶不能食者，为噤口痢。其病机是大实或大虚，导致胃失和降，气逆不降。属实者，多由湿热或疫毒上犯于胃，胃失和降所致，症见痢下频繁，赤多白少，气味臭秽，胸闷脘痞，呕恶不食，舌苔黄腻，脉滑数，治宜泄热和胃、苦辛通降，方用开噤散加减，浓煎少量频服。属虚者，痢久气阴耗伤，胃虚气弱，失于和降所致，症见痢下无度，呕恶不食，或食入即吐，神疲乏力，舌淡苔白，脉细弱无力，治宜健脾和胃，方用六君子汤加减。

【中医适宜技术】

（一）单方验方

1. 独头蒜、黄连各等份，共为细末，每次 6g，每日 3 次。适用于湿热痢。

2. 马齿苋 100～150g，加水煎服，每日两次；或鲜马齿苋捣汁半杯，加蜂蜜两匙，隔水炖，空腹分两次服。治疗湿热痢。

3. 生萝卜汁 3 杯，生姜汁半杯，生蜂蜜 1 杯，陈细茶 6g，用水浓煎 1 杯，上四味混匀，细细呷服。适用于噤口痢。

4. 赤石脂 30g，炮姜 10g，水煎服。适用于下痢滑脱不禁。

（二）中成药

湿热痢，可用香连丸、葛根芩连丸、穿心莲片；寒湿痢，可选藿香正气散、六合定中丸；虚寒痢，可选理中丸、附子理中丸、归脾丸；休息痢，可选人参健脾丸；疫毒痢，可选安宫牛黄丸、紫雪丹。

（三）简易治疗技术

1. 艾灸疗法 ①隔药饼灸治疗溃疡性结肠炎技术：取穴神阙、天枢、气海、关元等穴。将附子 10g，肉桂 2g，丹参 3g，红花 3g，木香 2g，黄酒 3g 调成糊状，做成直径2.3cm，厚度 0.5cm 药饼放置穴位上，再施以艾灸疗法。适用于轻、中度脾胃虚弱型痢疾。②悬灸：取穴神阙、双天枢、双关元，施以温和灸。适用于各类痢疾。

2. 灌肠疗法 苦参、马齿苋 1∶2 之比例，或蒲公英、败酱草、红藤、穿心莲等份，黄柏适量，水煎成 150mL，温度 30～40℃，保留灌肠，能保留 8 小时以上者效佳。用于大便次数多，下痢赤白脓血者。

【转归预后】

痢疾的转归预后取决于患者体质强弱、感邪轻重与治疗是否及时得当。急性痢疾，治疗及时得当，预后良好。若感邪较重，或素体虚弱，或失治误治，亦可转为慢性痢疾。慢性痢疾反复发作，病情缠绵，治疗不易，预后较差，日久可渐至虚劳，甚至出现癌变。疫毒痢，邪毒炽盛，如治不及时，或失治误治，毒邪内陷心肝，热入营血，可出现高热神昏、痉厥、内闭外脱，或噤口不食等危症，需积极抢救。

【预防调护】

痢疾的预防主要应注意饮食卫生，不食腐败变质及不洁食物，不过食肥甘厚味、生冷瓜果，起居有常，避免感受外邪。在流行季节，可适当食用生大蒜进行预防。急性痢疾患者，一经发现，应及时隔离。

饮食调养在痢疾患者的护理中尤其重要。患者饮食宜新鲜、清淡、易消化，忌食荤腥油腻等难消化之物，急性期应半流质或流质饮食，恢复期仍应以素食为主，直至痊愈。疾病发作时，患者应适当休息，避免情志刺激。

## 【小结】

痢疾多发于夏、秋季节，具有一定的传染性，以腹痛、里急后重、下痢赤白脓血为特征。病因主要是外感时邪、饮食不节。病位在肠，与脾、胃有密切关系，可涉及肾。其病机为湿热、疫毒、寒湿之邪积滞于肠腑，传导失司，气血壅滞，肠道脂膜血络受损，腐败化为脓血而成痢。辨证应分清久暴、寒热，以及在气在血。一般说来，急性痢疾多实，慢性痢疾多虚。实证有湿热痢、疫毒痢和寒湿痢，以湿热痢为多见，疫毒痢病情凶险，宜及早抢救；虚证有虚寒痢、休息痢和阴虚痢。若下痢不能进食或呕恶不能食者，为噤口痢。治疗上总以祛邪导滞、调气和血为法，暴痢以祛邪为主，久痢以扶正为先，整个病程中，应重视调气活血、固护胃气。急性痢疾一般预后良好；久痢者，病情缠绵，反复发作，治疗较难。

## 【医案选粹】

王某，男，46岁。

主诉及现病史：大便下利达1年之久，先后用多种抗生素，收效不大。每日腹泻3～6次，呈水样便，并夹有少量脓血，伴有里急后重。

诊查：腹部有压痛，以左下腹为甚，畏寒，发热，舌红苔白，脉沉弦。粪便镜检可见大量红细胞、白细胞及少量巨噬细胞。西医诊断为慢性菌痢。

辨证：脾脏气血凝滞，木郁土中所致。

治法：调脾胃阴阳，疏通气血，并于土中伐木。

处方：桂枝10g，白芍30g，炙甘草10g，生姜10g，大枣12枚。

服汤2剂，患者下利次数显著减少，腹中颇觉轻松；3剂后，大便基本成形，少腹里急消失；服至4剂则诸症霍然而瘳。

【按语】患痢日久，致脾胃不和，气血不调。治用桂枝加芍药汤以调和脾胃，疏通气血，益脾阴，平肝急，兼能疏泄肝木。本方用于太阴病之下利、腹痛别具一格，临床运用本方时，如能抓住脾胃不和、气血不利和肝木乘土三个环节，则用之不殆，历验不爽。（《刘渡舟验案精选》）

## 复习思考

**A1 型题**

1. 下列哪项不是痢疾的主要病理变化（　　　）

　　A. 脾虚湿盛伤寒　　　B. 湿热壅滞肠中　　　C. 肠道传导失司

　　D. 气血壅滞肠中　　　E. 寒湿滞留肠中

2. 下列哪项不是痢疾的必有症状（　　　）

　　A. 里急后重　　　　　B. 腹痛　　　　　　　C. 下痢赤白脓血

　　D. 痢下白冻　　　　　E. 肛门灼热

3. 痢疾初起，用药当忌（　　　）

　　A. 疏散表邪之品　　　B. 清热凉血之品　　　C. 调气行血之品

　　D. 理气化滞之品　　　E. 收敛止泻之品

**A2 型题**

1. 某患者下痢赤白黏冻，腹痛，里急后重，肛门灼热，小便短赤，舌红苔黄腻，脉滑数。首选治疗方为（　　　）

　　A. 葛根芩连汤　　　　B. 白头翁汤　　　　　C. 连理汤

　　D. 芍药汤　　　　　　E. 黄连阿胶汤

2. 某患者下痢赤白黏冻，腹痛，里急后重，伴有发热恶寒、头身重痛。宜选用（　　　）

　　A. 藿香正气散　　　　B. 荆防败毒散　　　　C. 白头翁汤

　　D. 芍药汤　　　　　　E. 连理汤

3. 谢某，女，47 岁。下痢反复发作 4 年余。3 天前，患者食海鲜后，出现腹痛腹泻，大便每天 3～4 次，大便为黏液血便，纳食减少，倦怠怯冷，舌质淡苔白腻，脉虚数。首选治疗方为（　　　）

　　A. 连理汤　　　　　　B. 理中汤　　　　　　C. 桃花汤

　　D. 补中益气汤　　　　E. 真人养脏汤

**B1 型题**

　　A. 清肠化湿

　　B. 清热凉血止痢

　　C. 散寒燥湿化浊

　　D. 温中清肠

　　E. 温补固涩

1. 湿热痢的治法是（　　　）

2. 疫毒痢的治法是（　　　）

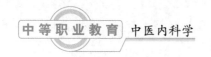 

3. 休息痢的治法是（　　　）

# 第九节　便　秘

【学习目标】

1. 掌握便秘的概念、诊断与病证鉴别、辨证论治。
2. 熟悉便秘的病因病机、预防调护。
3. 了解便秘的中医适宜技术、转归预后。

便秘是因大肠传导功能失常导致的以大便排出困难，排便时间或排便间隔时间延长，粪质干燥坚硬，或大便虽软，但排便艰涩不畅为临床特征的一种病证。

便秘病名在《伤寒论》中有"阳结""阴结""脾约"之称。宋代《圣济总录》将本病分为寒、热、虚、实四个方面。金元时期，张洁古首论实秘、虚秘之别，主张"实秘责物，虚秘责气"。

西医学中的习惯性便秘、肠神经官能症、肠易激综合征、肠炎恢复期等肠道蠕动减弱所致便秘，以及全身衰弱、排便无力和药物所致便秘等，均可参照本节内容辨证论治。

## 【病因病机】

便秘的病因主要有饮食不当、情志失调、病后体虚、感受外邪等。

1. **饮食不当**　过食辛辣厚味，或过食醇酒，或过服热药，均可致肠胃积热，灼伤津液，肠道失润，粪质干燥，难以排出，形成便秘。暴饮暴食，食积胃肠，蕴而化热伤津，燥屎内结，亦可形成便秘。过食生冷，或过服凉药，损伤阳气，均可导致阳气虚衰，气虚则大肠传导无力，阳虚则肠道失于温煦，阴寒内结，便下无力，形成便秘。

2. **情志失调**　忧愁思虑过度，脾失健运，气机郁结；或抑郁恼怒，肝失疏泄，肝气郁滞；或久坐少动，气机不畅，均可导致肠腑气滞，传导失职，糟粕内停，不得下行而致大便秘结。

3. **病后体虚**　素体虚弱，或久病、产后，或年老体弱，均可导致气血阴阳亏虚，气虚则大肠传导无力，阳虚则肠道失于温煦，水津不布，肠道失润；阴血亏虚则肠道失于润滑，大便排出困难而成便秘。

4. **感受外邪**　外感寒邪，直中肠胃，阴寒内盛，凝滞其中，糟粕不行而成便秘。热病之后，津液耗伤，肠道干涩亦可出现便秘。

便秘多缓慢发病，其病机为气滞、热结、寒凝或气血阴阳亏虚，导致大肠传导功能失常。病位在大肠，与脾、胃、肺、肝、肾密切相关。胃肠相连，胃热炽盛，燔灼津液，肠道失润，燥屎内结；肺脾气虚，传送无力，糟粕内停，大便难下；肝气郁滞，气机不利，腑气不通；肾阴不足，肠道失润；肾阳不足，大肠失于温煦，均可使大肠传导失司，导致便秘的发生。病性可分为寒、热、虚、实四个方面。胃肠积热，燥热内结者属热秘；阴寒内盛，腑气不通者属冷秘或寒秘；气机郁滞者属气秘；气血阴阳亏虚者属虚秘。热秘、冷秘、气秘属实；阴阳气血不足所致的虚秘则属虚。虚实之间可以相互兼夹或转化，可由实转虚，因虚致实，而虚实并见。

## 【诊断】

### （一）诊断要点

**1.临床特征**　大便排出困难，排便时间或排便间隔时间延长，粪质干燥坚硬，或大便虽软，但排便艰涩不畅。本病起病缓慢，多表现为慢性病变过程，常伴有腹胀、腹痛、头晕、口臭、心烦失眠、肛裂出血、痔疮、自汗、气短乏力、心悸及头晕等症状。

**2.病史**　发病常与外感寒热、饮食不当、情志内伤、坐卧少动、年老体衰等因素有关。

**3.相关检查**　直肠指检、结肠镜等有关检查有助于便秘原因的诊断和鉴别诊断。

### （二）病证鉴别

**便秘与肠结**　两者均为大便秘结不通。肠结多为急性起病，因大肠通降受阻，大便完全不通，且无肠鸣和矢气，腹痛拒按，严重者可出现呕吐粪便；便秘多为慢性起病，因大肠传导失司，通而不畅，大便排出困难，腹部胀痛，大便干结，或大便虽软但排出艰涩，可有肠鸣和矢气。

## 【辨证论治】

### （一）辨证要点

便秘辨证当分清虚实。实证有热秘、气秘之分；虚证有气虚、血虚、阳虚、阴虚之别。热秘以大便干结、面赤身热、口臭唇疮、尿赤、苔黄燥为特点；气秘以欲便不得、胸胁痞满、嗳气腹胀、脉弦为特点；气虚便秘以排便困难、大便并不干硬、神疲气怯、面色㿠白为特点；血虚便秘以便干、面色无华、头眩心悸为特点；阳虚便秘以大便艰涩、腹中冷痛、面色㿠白、喜热恶凉、四肢不温为特点；阴虚便秘以大便干结如羊屎、形体消瘦、潮热盗汗、五心烦热、舌红少苔为特征。

### （二）论治要点

便秘的治疗以通下为法，但并非单纯用泻下药，而需审证求因，辨证论治。实秘以祛邪为主，当以清热、顺气、温散之法，辅以润肠通下之品；虚证以扶正为先，治以益气、温阳、滋阴、养血之法，酌用润肠通便之药；虚实错杂者，应分清主次，攻补兼施。

（三）分证论治

1. 实秘

（1）热秘

证候：大便干结，腹部胀满，腹痛拒按，面赤身热，口干口臭，口渴欲饮，心烦不安，小便短赤，舌红苔黄燥，脉滑数。

病机：燥热内结，津伤便结。

治法：泄热导滞，润肠通便。

方药：麻子仁丸加减。

本方润肠泄热，行气通便。津液已伤，口渴欲饮者，加生地黄、玄参、麦冬、芦根以养阴生津；肝火犯胃，易怒目赤者，加龙胆、芦荟、黄芩、栀子清肝泻火；痰热蕴肺，而致大肠热结便秘者，可加瓜蒌仁、黄芩清肺泄热通便。

（2）气秘

证候：大便干结，或不甚干结，欲解不得，或便而不畅，肠鸣矢气，腹中胀痛，胸胁满闷，嗳气频作，舌苔薄腻，脉弦。

病机：气机郁滞，腑气不通。

治法：顺气导滞。

方药：六磨汤加减。

本方调理肝脾，理气导滞。气郁日久化火，口苦咽干、苔黄者，加黄芩、栀子、龙胆清肝泻火；胃气上逆，呕吐者，可去槟榔，加半夏、旋覆花、赭石降逆止呕；兼有血瘀者，可加桃仁、红花、赤芍活血化瘀。

（3）冷秘

证候：大便艰涩，腹痛拘急，胀满拒按，手足不温，呃逆呕吐，舌苔白腻，脉弦紧。

病机：阴寒内结，传导失常。

治法：温里散寒，通便导滞。

方药：大黄附子汤加减。

本方温中散寒，通便导滞。便秘腹痛，可加枳实、厚朴、木香行气导滞；腹痛拘急，手足不温，加干姜、小茴香温中散寒。

2. 虚秘

（1）气虚秘

证候：排便困难，粪质不干，虽有便意，但临厕无力努挣，挣则汗出气短，便后乏力，面白神疲，倦怠懒言，舌淡苔白，脉弱。

病机：肺脾气虚，传导无力。

治法：补脾益气，润肠通便。

方药：黄芪汤加减。

本方补益肺脾，润肠通便。气虚较重，可加党参、白术增强补气作用；脾虚便溏者，加白术健脾益气；气虚下陷脱肛者，可用补中益气汤益气升提；兼血虚者，加制何首乌、鸡血藤养血润肠。

（2）血虚秘

证候：大便干结，排出困难，面色萎黄无华，头晕心悸，失眠健忘，唇舌色淡，脉细涩。

治法：养血润肠。

方药：润肠丸加减。

本方养血滋阴，润肠通便。头晕心悸，可加玄参、何首乌、枸杞子增强养血润肠之效；兼气虚，可加白术、党参、黄芪益气生血；血虚有热，症见口干心烦，手足心热，苔剥，脉细数，可加何首乌、知母、玄参、玉竹清热生津、滋阴润燥。若血虚已复，大便仍干燥，可用五仁丸润滑肠道。

（3）阴虚秘

证候：大便干结如羊屎，形体消瘦，头晕耳鸣，心烦失眠，潮热盗汗，腰酸膝软，舌红少苔，脉细数。

治法：滋阴通便。

方药：增液汤加减。

本方滋阴增液，润肠通便。临证可加芍药、玉竹、石斛以助养阴，加火麻仁、柏子仁、瓜蒌仁以助润肠。血虚甚，可加当归、熟地黄、阿胶、枸杞子等养血润肠；胃阴不足而口干口渴，可用益胃汤；肾阴不足，腰酸膝软，可用六味地黄丸；阴亏燥结，热盛伤阴津，可用增液承气汤。

（4）阳虚秘

证候：大便或干或不干，排出困难，小便清长，四肢不温，腹中冷痛，得热痛减，腰膝酸冷，舌淡苔白，脉沉迟。

病机：阳气虚衰，阴寒内盛。

治法：温阳通便。

方药：济川煎加减。

本方温补肾阳，润肠通便。寒凝气滞，腹中冷痛较重者，可加肉桂、木香、高良姜增强温阳之力；兼气虚者，可加黄芪补气；脾阳不足，可用温脾汤，温阳通便；老年人偏于肾阳虚，可用半硫丸，温补肾阳、通阳开秘。

**【中医适宜技术】**

（一）单方验方

1. 火麻仁 15g，当归 10g，桑椹 30g，水煎服，加蜂蜜 20g，调匀 1 次服下。适用于阴虚便秘。

2. 当归 15g，火麻仁 15g，水煎服。适用于老年津亏血虚便秘。

3. 肉苁蓉 30g，锁阳 30g，水煎 300mL，每次 100mL，每日 3 次口服，服时加蜂蜜适量。适于脾肾阳虚之便秘。

4. 鲜芦荟 15～30g，洗净，去皮，切成小块后加入蜂蜜适量，用搅拌机搅成鲜芦荟汁饮用。用于热秘。

（二）中成药

热秘，可用黄连上清丸、牛黄上清丸、大承气颗粒、麻仁润肠丸等；气秘，可用木香槟榔丸、槟榔四消丸、四磨汤口服液等；冷秘，可用理中丸、大黄附子丸等；气虚秘，可用补中益气丸、香砂六君丸等；阳虚秘，可用金匮肾气丸、苁蓉通便口服液、便通胶囊等；血虚秘，可用当归养血丸、八珍颗粒、苁蓉通便口服液等；阴虚秘，可用麦味地黄丸、知柏地黄丸等。

（三）简易治疗技术

1. 针灸疗法　取穴大肠俞、天枢、支沟等。实秘用泻法；虚秘用补法；冷秘可加艾灸；热秘可加针刺合谷、曲池；气秘加针刺中脘、行间；气血虚弱加针刺脾俞、胃俞；阳虚可加灸神阙、气海。

2. 热敏灸疗法　对探查穴位热敏度高发部位天枢、大肠俞、次髎、上巨虚等穴区，进行双点温和灸，每次选取 1～2 组穴位，每天 1 次，10 次为 1 个疗程，疗程间休息 2～5天，共 2～3 个疗程。适用于功能性便秘。

**【转归预后】**

便秘日久，大便干结，排出困难，可引起肛裂、痔疮，并影响胃肠的传导功能，甚至浊气上逆，引起腹胀、腹痛、食欲减退、头晕头胀、睡眠不安，甚至导致呕吐、肠结等证。便秘若能积极治疗，并结合饮食、情志、运动等调护，多能在短期内治愈；年老体弱及产后病后等体虚便秘，多为气血不足，阴寒凝聚，治疗宜缓缓图之，难求速效。

**【预防调护】**

便秘的预防，须养成定时排便的习惯，并保持心情舒畅，注意饮食调节，适当多食富含纤维素的粗粮、蔬菜、水果，勿食辛辣燥热；适当锻炼，避免久坐少动。

便秘者，不可滥用泻药，否则使用不当，耗伤津液，损伤正气，反使病情加重。热病或他病所致便秘者，需积极治疗原发疾病，调养正气，不必急于通便，待邪去正复，大便自能正常。虚秘患者，特别是老年、产后气血亏虚者，排便宜应用坐式便器为宜，以防临厕久蹲，用力努挣而致虚脱。

## 【小结】

便秘是因大肠传导功能失常导致的以大便排出困难，排便时间或排便间隔时间延长，粪质干燥坚硬，或大便虽软，但排便艰涩不畅为临床特征的一种病证。诊断时应注意与肠结相鉴别。便秘的病因主要有饮食不当、情志失调、病后体虚、感受外邪等。病位在大肠，并与脾、胃、肺、肝、肾关系密切。其基本病机是邪滞大肠，腑气闭塞不通或肠失温润，传导无力，导致大肠传导功能失常。辨证以寒热虚实为要点，其中又以虚实为纲。便秘的治疗当分虚实加以治疗，并辅以润肠通下之品。实秘以祛邪为主，根据热秘、气秘、冷秘之不同，分别给予通腑泄热、理气、温通之法；虚秘以扶正为主，根据阴阳气血亏虚的不同，采用益气、温阳、滋阴、养血之法。

## 【医案选粹】

陆某，女，26岁。

主诉及现病史：患者自1992年元月初产后，大便一直3～7日一行，经常服用麻仁丸、润肠丸等。就诊时，体质肥胖，头目晕眩，心烦急躁，脘腹胀满，纳食不佳，下肢轻度水肿，大便近2周未行。

诊查：舌红苔白腻，脉濡滑且数。

辨证：湿热积滞于胃肠，升降失常。

治法：疏调气机升降，除湿清热通便。

处方：蝉衣6g，片姜黄6g，枳壳6g，防风6g，僵蚕10g，大腹皮10g，槟榔10g，焦三仙各10g，瓜蒌30g，大黄2g。嘱其忌食肥甘厚腻。

服药7剂后，大便日行2次，偏稀，余症皆减。原方大黄改为1g，去瓜蒌加莱菔子10g，隔日1剂。连服3周，诸症皆愈，体重亦有所减轻。

【按语】此为肠胃传导之病，湿热积滞壅阻，致三焦气机不畅，故治疗以升降散调理气机，槟榔、焦三仙、枳壳疏导三焦，气机调畅则传导自分。故药后便秘即除，肥胖亦减矣。(《赵绍琴验案精选》)。

**复习思考**

**A1 型题**

1. 便秘的病理关键是（　　）

    A. 热盛伤津，肠道津枯 　　　　　B. 大肠传导功能失常

    C. 气机阻滞，胃肠障碍 　　　　　D. 气血亏虚，大肠无力

    E. 阴寒内生，胃肠凝滞

2. 增液汤治疗便秘，适用于（　　）

    A. 阴虚秘 　　　　B. 阳虚秘 　　　　C. 血虚秘

    D. 气虚秘 　　　　E. 热秘

3. 气虚便秘的治法为（　　）

    A. 行气通便 　　　　B. 润肠通便 　　　　C. 益气润肠

    D. 温阳通便 　　　　E. 理气导滞

**A2 型题**

1. 张某，男，42 岁，机关职员。大便数日不行，欲便不得，伴有胸胁胀满、腹中胀痛、善太息、食后腹胀尤甚、嗳气频作，舌苔略腻，脉弦。证属（　　）

    A. 热秘 　　　　B. 气秘 　　　　C. 冷秘

    D. 气虚便秘 　　　　E. 阳虚便秘

2. 肖某，女，46 岁。大便干结，小便短赤，面红身热，伴有脘腹胀痛、口干口臭，舌红苔黄，脉滑数。其治法当为（　　）

    A. 清热润肠 　　　　B. 增液行舟 　　　　C. 滋阴养血

    D. 泄热行气 　　　　E. 泄热消食

3. 李某，男，75 岁。素有胃疾。大便秘结，质干燥，数日一行，面色无华，头晕眼花，心悸失眠，爪甲色淡，唇舌淡，脉细。该病例辨证当为（　　）

    A. 血虚便秘 　　　　B. 气虚便秘 　　　　C. 阳虚便秘

    D. 气血两虚便秘 　　　　E. 气滞便秘

**B1 型题**

    A. 面赤身热，口臭唇焦，尿赤，苔黄燥，脉滑实

    B. 嗳气频作，胸胁痞满，腹胀，苔薄腻，脉弦

    C. 神疲气短，临厕努挣乏力，大便不燥，脉虚

    D. 面色无华，头晕心悸，舌淡，脉细

    E. 面色发白，畏寒肢冷，尿清，舌苔白，脉沉迟

1. 血虚便秘的辨证特点是（　　　）

2. 阳虚便秘的辨证特点是（　　　）

3. 气虚便秘的辨证特点是（　　　）

扫一扫，知答案

扫一扫，看课件

# 第八章
# 肝胆病证

　　肝胆同居腹腔，肝位于右胁下，胆附于肝，足厥阴肝经与足少阳胆经相通，肝与胆互为表里。肝为将军之官，肝主疏泄，主藏血，主筋，开窍于目，其华在爪，在志为怒，在液为泪；胆内藏"精汁"，主决断勇怯，胆汁的正常分泌、排泄，依赖肝之正常疏泄。肝胆气机受阻，疏泄失常，胆汁外溢，则为黄疸；肝失疏泄，络脉失和，则为胁痛；肝脾受损，脏腑失和，气机阻滞，瘀血内停，或兼痰湿凝滞，则成积聚；肝、脾、肾受损，气血水积于腹中，则成鼓胀。此外，肝之疏泄太过，或肝阴不足，可致肝阳上亢，甚至肝风内动，发为眩晕、颤证等；肝之疏泄不及，可致肝气郁结，发为郁证。

　　肝之疏泄正常，气机条达，对维持人体各脏腑的功能正常有重要作用。而他脏功能失常，可导致肝之阴阳失调，其中尤与脾、胃、肾关系密切。肝主藏血，脾主统血；肝主筋，脾主肌肉；脾胃纳运水谷，为气血生化之源，脾胃失健，或使气血乏源，或使痰浊内生，导致肝阴、肝血不足，或水湿、痰浊积聚体内；肝肾乙癸同源，肾阴虚常导致肝阴虚。

　　肝为刚脏，性喜条达，体阴而用阳，临床常见阳常有余而阴常不足之证。肝之实证，多为气郁、肝火，宜疏、宜泄、宜利，但不可久用，以防香燥伤阴。肝之虚证，多为血虚、阴虚，宜养血、滋阴。湿热注于肝胆，宜清热利湿、疏肝利胆；气滞血瘀者，宜疏肝解郁、活血化瘀。肝肾同源，肝肾阴虚，常治以滋水涵木之法。"见肝之病，知肝传脾"，在肝病治疗上应该随时注意固护脾气，以防正气受损，疾病发生传变，以致难治。

　　本章主要学习胁痛、黄疸、积聚三个病证，要求掌握各病证的概念、病因病机、诊断、辨证论治、转归预后及预防调护。

# 第一节　胁　痛

【学习目标】
1. 掌握胁痛的概念、诊断与病证鉴别、辨证论治。
2. 熟悉胁痛的病因病机、转归预后。
3. 了解胁痛的中医适宜技术、预防调护。

　　胁痛是以一侧或两侧胁肋部疼痛为主要表现的病证。胁,指侧胸部,为腋以下至第12肋骨部的统称。胁痛一般由肝胆病变引起,可分为左胁痛、右胁痛、两胁痛,疼痛性质主要有胀痛、隐痛、刺痛等。

　　《内经》即有胁痛记载,明确指出疾病的发生与肝胆疾病有关。《景岳全书》进一步指出,胁痛的病因主要与情志、饮食、房劳等关系最为密切,并将胁痛分为外感、内伤两大类,强调"治宜伐肝泻火为要,不可骤用补气之剂,虽因于气虚者,亦宜补泻兼施"。而"凡木郁不舒"者,"又当疏散升发以达之,不可过用降气"。

　　胁痛是临床常见病证,可见于西医学的多种疾病中,如肋间神经痛、急慢性肝炎、肝硬化、胆囊炎、胆石症、胆道蛔虫等,以上疾病凡以胁痛为主要临床表现者,均可参考本节辨证论治。

## 【病因病机】

　　胁痛的病因主要有情志失调、跌仆损伤、饮食不节、外感湿热、劳欲久病等。

　　1. 情志失调　肝气郁结或暴怒伤肝,肝失疏泄,气机郁滞,导致肝脉不畅,气机失和而产生胁痛。气滞日久,血运不畅,瘀血渐生,阻于胁络,亦可发为胁痛。

　　2. 跌仆损伤　跌仆损伤,或强力负重,致脉络受伤,瘀血停着,痹阻胁络,不通则痛。

　　3. 饮食不节　暴饮暴食,长期饮酒,或酗酒,或过食肥甘油腻,辛辣厚味,伤及脾胃,湿自内生,湿郁化热,湿热互结,侵犯肝胆,使肝胆失于疏泄条达,导致胁痛。

　　4. 外感湿热　外感湿热之邪,侵及肝胆,枢机不利,使肝胆经气失于疏泄,导致胁痛。

　　5. 劳欲久病　久病耗伤,劳欲过度,或由于各种原因引起的精血亏损,水不涵木,血不养肝，络脉失养，致使不荣则痛。

胁痛的基本病机为肝络失和，其病理变化有不通则痛、不荣则痛两个方面。气滞、血瘀、湿热阻滞肝胆气机，络脉失和，不通则痛，属实证；体虚久病，肝阴不足，肝络失养，不荣则痛，属虚证。病位主要责之于肝、胆，且与脾、胃、肾相关。肝居右胁下，胆附着于肝，足厥阴肝经与足少阳胆经的循行路线均经过胁肋部，因而肝胆功能失常均可导致络脉失和，发生胁痛；肝肾同源，藏泄互用，肝阴源于肾阴，盛则同盛，衰则同衰，房劳过度，肾之阴精耗损，以致肝阴亏虚，络脉失养；肝血与肾精同源于脾胃所化生的水谷精微，脾胃化源不足可致肝肾亏虚，发生胁痛。其病机转化较为复杂，既可由实转虚，又可由虚转实，甚或虚中夹实；既可气滞及血，又可血瘀阻气，但不外乎病在气，或病在血，或气血同病。

## 【诊断】

（一）诊断要点

1. 临床特征　一侧或两侧胁肋疼痛，疼痛性质可表现为刺痛、胀痛、隐痛、闷痛或窜痛，可伴有胸闷、急躁、嗳气、口苦、腹胀、纳呆、厌食、恶心等症状。

2. 病史　发病常与情志失调、饮食不节、外感湿热、跌仆闪挫、劳欲久病等有关，常反复发作。

3. 相关检查　肝功能、腹部 B 超、腹部 CT 等检查有助于明确诊断。

（二）病证鉴别

1. 胁痛与胸痛　胸痛的肝郁气滞证，与胁痛的肝气郁结证病机基本相同。胁痛以一侧或两侧胁肋部胀痛或窜痛为主，伴有腹胀、口苦、厌食恶心等症；胸痛以胸部胀痛为主，可涉及胁肋部，伴有胸闷不舒、心悸少寐等症。

2. 胁痛与胃痛　胁痛与胃痛均发生在腹部，皆有肝郁之证，易于混淆。胃脘痛病位在胃脘，兼有嗳气频作、吞酸嘈杂等胃失和降的症状；胁痛病位在胁肋部，伴有目眩、口苦等少阳经的症状，两者有别。

3. 胁痛与悬饮　两者均有胁肋疼痛。悬饮表现为饮留胁下，胸胁胀满，持续不已，伴见咳嗽、咳痰，呼吸、咳嗽时疼痛加重，患侧肋间饱满；胁痛为一侧或两侧胁肋疼痛，时痛时止，伴有口苦、嗳气、腹胀，肋间外形正常。

## 【辨证论治】

（一）辨证要点

1. 辨虚实　一般说来病程短、来势急，因肝郁气滞、血瘀痹阻或外感湿热之邪所致的胁痛属实，症见疼痛剧烈而拒按，脉实有力；病程长，来势缓，因肝血不足、络脉失养所致的胁痛属虚，症见疼痛隐隐，绵绵不减而喜按，脉虚无力。

2.辨疼痛性质　疼痛走窜不定，时重时轻，症状的轻重与情绪有关，多属肝郁不舒，气阻络痹；重着疼痛，痛有定处，触痛明显，疼痛多为持续性，间歇加剧，多为湿热结于肝胆，肝胆疏泄不利；隐痛为主，疼痛轻微，绵绵不绝，疲劳后疼痛加重，按之反较舒适，多属血不养肝，络脉失养；刺痛为主，痛有定处，触之坚硬，间歇发作，入夜更剧，多为气滞血瘀，瘀血阻滞经脉。

### （二）论治要点

胁痛治疗原则应根据通则不痛的理论，结合肝胆的生理特点，灵活运用。气机郁结为主者，治当疏肝理气；瘀血停着者，宜祛瘀通络；肝胆湿热者，当清利湿热；肝阴不足者，应滋阴养血，辅以柔肝和络。

### （三）分证论治

**1.肝气郁结证**

证候：胁肋胀痛，走窜不定，甚则连及胸背肩臂，随情绪变化而增减，胸闷，善太息而得嗳气稍舒，伴有纳呆、脘腹胀满，或口苦，或妇女乳房胀痛，舌淡红苔薄白，脉弦。

病机：情志失调，肝失疏泄，气机郁滞。

治法：疏肝理气。

方药：柴胡疏肝散加减。

本方疏肝解郁，行气止痛。气滞及血，胁痛重者，酌加郁金、川楝子、青皮以增强理气活血止痛之功；兼见心急烦躁、口干口苦、尿黄便干、舌红苔黄、脉弦数等气郁化火之状，酌加清肝之品，药用栀子、黄连、龙胆草等；胁痛、肠鸣、腹泻者，为肝气横逆，脾运失健之证，酌加健脾止泻的白术、茯苓、泽泻、薏苡仁；伴有恶心、呕吐为肝胃不和，胃失和降者，酌加和胃止呕之半夏、陈皮、藿香、生姜等。

**2.瘀血阻络证**

证候：胁肋刺痛，痛处固定而拒按，入夜痛甚，或面色晦暗，或胁肋下见癥块，舌质紫暗，或见瘀点、瘀斑，脉沉涩。

病机：气滞血瘀，肝络阻滞。

治法：活血化瘀，通络止痛。

方药：血府逐瘀汤加减。

本方活血祛瘀，行气止痛。瘀血严重，有明显外伤史者，以逐瘀为主，方选复元活血汤，可酌加三七磨粉另服，以助祛瘀生新之效；瘀热内结，口干，大便燥结，可加大黄行瘀散结；胁肋下有癥块，而正气未虚者，加鳖甲、穿山甲、土鳖虫、三棱、莪术等，加强破瘀消癥之力，或配合口服鳖甲煎丸。

3. 肝胆湿热证

证候：胁肋胀痛，触痛明显而拒按，或牵及肩背，伴有纳呆恶心、厌食油腻、口苦口干、腹胀尿少，目黄身黄，舌苔黄腻，脉弦滑。

病机：湿热蕴结肝胆，肝胆失于疏泄。

治法：清热化湿，理气通络。

方药：龙胆泻肝汤加减。

本方清肝胆实火，泻肝胆湿热。临证可酌加郁金、半夏、青皮、川楝子以疏肝和胃、理气止痛。便秘、腹胀满者，为热重于湿，肠中津液耗伤，可加大黄、芒硝以泄热通便；属胆道结石为患，可加金钱草、海金沙、郁金以利胆排石；白睛发黄、溲黄、发热口渴者，可加茵陈、黄柏以清热除湿退黄。

4. 肝阴不足证

证候：胁肋隐痛，绵绵不已，遇劳加重，口干咽燥，心中烦热，两目干涩，头晕目眩，舌红少苔，脉弦细数。

病机：肝阴不足，肝络失养。

治法：滋阴柔肝，养血通络。

方药：一贯煎加减。

本方滋阴疏肝。肝肾阴虚，头晕目眩甚者，可加黄精、钩藤、天麻、菊花，益肾清肝；心烦不寐、口苦甚者，可加栀子、炒酸枣仁、夜交藤、远志，清热安神；阴虚火旺者，加黄柏、知母、地骨皮。

【中医适宜技术】

（一）单方验方

1. 金钱草、茵陈、蒲公英各30g，水煎服。清热化湿、利胆排石，适用于急慢性胆囊炎、胆石症引起的肝胆湿热胁痛。

2. 威灵仙60g，水煎，早晚分服，每日1剂。通络止痛，适用于胆石症引起的胁痛，尤其对于肝胆管泥砂样结石疗效显著。

3. 瓜蒌1个，没药（或红花）3g，甘草6g，水煎服。适用于肋间神经痛。

（二）中成药

胁痛肝气郁结证，可用逍遥丸、舒肝丸、柴胡舒肝丸等；肝郁化火证，可用丹栀逍遥丸；瘀血阻络证，可用元胡止痛片、三七胶囊（片）、血府逐瘀丸（胶囊）、五灵止痛胶囊等；热毒瘀血证，可选用片仔癀；肝胆湿热证，可用龙胆泻肝丸、茵莲清肝合剂、复方胆通胶囊、胆舒胶囊、七味肝胆清胶囊、大黄利胆胶囊；肝阴不足证，可用慢肝养阴胶囊、复方益肝灵片等；湿热兼气虚血瘀证，可用紫叶丹胶囊。

（三）简易治疗技术

1. 擦涂疗法　红灵酒擦涂患处，每次 10 分钟，每日 2 次。活血通络止痛，适用于外伤所致胁痛。（《实用中医风湿病学》）

2. 穴位注射疗法　用维生素 B$_{12}$ 2mL 分别注入阳陵泉穴位，每穴 1mL，每日 1 次，5 天为 1 个疗程。适用于任何证型之胁痛。

3. 耳针疗法　取神门、肝、胆、胸等耳穴，每次 2～3 穴，中、强刺激捻转，留针 20～30 分钟。适用于任何证型胁痛。

【转归预后】

内伤胁痛各个证型之间都可以互相转化。肝郁胁痛如久延未治，或治疗不当，日久气滞血瘀，可以转化为瘀血胁痛；外伤瘀血迁延不愈，可致气行不畅，使瘀血与气滞并见；久病致虚，或久郁成劳，又可出现肝血不足，虚实互见。外感胁痛多属湿热蕴于肝胆致病，病久不去，则可见肝胆疏泄失职，气滞血瘀；又可因邪毒久羁耗劫肝血肝阴，而为虚实错杂之证。

无论外感或内伤胁痛，只要治疗将养得法，一般预后良好。但也有部分患者因病因未去，或失治误治，或调养不当，而致迁延不愈，成为慢性，甚至演变为癥瘕、痞块等，预后不佳。

【预防调护】

胁痛的发生与情志不遂、饮食不节、劳欲过度相关。因此，保持心情舒畅，情绪稳定，避免过悲、过怒、过劳及过度紧张；同时注意饮食清淡，切忌过度饮酒及嗜食辛辣肥甘，以防湿热内生。劳逸结合，避免熬夜，以防过劳伤正。由于胁痛是多种病证伴有的常见自觉症状，若能针对原发病病因预防最为有效。

【小结】

胁痛为临床常见病，主要因肝郁气滞、瘀血阻络、湿热蕴结和肝阴不足而致。其病机为不通则痛和不荣则痛，病位主要在肝、胆。辨证重在气血虚实。治疗上，实证以理气、活血、清热、祛湿、通络为法；虚证以滋阴养血柔肝佐以理气和络为法。胁痛除药物治疗外，尚可配合针灸疗法、推拿疗法，效果更佳。情志调畅，饮食有节，对胁痛的预防和康复有重要意义。

【医案选粹】

陈某，男性，34 岁。

初诊：1972年4月6日。

主诉及现病史：患者胁肋胀痛，引及胸部，不能转侧，咳时尤剧，病起2月余，屡服逍遥丸、丹栀逍遥丸及血府逐瘀汤、三仁汤等罔效。现症见胸闷脘痞，嗳气，口淡不渴。

诊查：苔薄白而滑，脉细弦。

辨证：肝胆气机失调，痰湿阻于经络。

治法：疏理肝胆气机，兼以祛痰化湿。

处方：旋覆花（包）8g，制香附8g，全瓜蒌10g，苏子8g，陈皮6g，法半夏9g，茯苓10g，薏苡仁15g，炒延胡索8g，白芥子8g，姜汁少许。

2剂后，疼痛大减；5剂后疼痛消失，后未再发作。

【按语】该例确属肝胆气机失调，但非郁滞而是升发太过。其兼夹有形之邪，并非瘀血，而是痰湿。本例无化热之象，故用清化之品即可对证，治疗主以香附旋覆花汤，疏中有降，疏利肝胆而抑其过度升发；加白芥子为增强化痰通络之功，加姜汁以宣通气机。（《中国现代名中医医案精华》孟澍江医案）

### 复习思考

**A1型题**

1.胁痛的病机（　　）

  A.气滞血瘀　　　B.肝郁气滞　　　C.湿热内蕴

  D.肝络失和　　　E.寒凝肝脉

2.胁痛的基本治则是（　　）

  A.疏肝理气止痛　　B.清热利湿止痛　　C.祛瘀通络止痛

  D.养阴柔肝止痛　　E.疏肝和络止痛

3.下列哪一项不是肝郁气滞胁痛的特点（　　）

  A.胁肋胀痛　　　B.走窜不定　　　C.入夜痛甚

  D.疼痛每因情志变化而增减　　　E.胸闷嗳气

**A2型题**

1.古某，女，28岁。患者因婆媳矛盾出现胁肋胀痛，走窜不定，又因情志刺激则疼痛加重，胸闷，善太息，嗳气，舌淡红苔薄白，脉弦。此证辨证属于（　　）

  A.肝胆湿热型胁痛　　B.肝阴不足型胁痛　　C.肝郁气滞型胁痛

  D.瘀血阻络型胁痛　　E.寒湿阻络型胁痛

2.梁某，男，52岁。近年来胁肋隐痛，悠悠不休，遇劳加重，口干咽燥，心中烦热，

两目干涩，头晕目眩，舌红少苔，脉细弦而数。此系胁痛何证型（　　）

    A.肝胆湿热证　　　　B.肝气郁结证　　　　C.肝阴不足证

    D.瘀血阻络证　　　　E.肝阳上亢证

3.周某，男，51岁。患者胁肋胀痛，口苦，腹胀纳呆，厌油腻，恶心呕吐，舌苔黄腻，脉弦滑。方选（　　）

    A.血府逐瘀汤　　　　B.柴胡疏肝散　　　　C.一贯煎

    D.补肝汤　　　　　　E.龙胆泻肝汤

**B1 型题**

    A.柴胡疏肝散

    B.龙胆泻肝汤

    C.血府逐瘀汤

    D.六味地黄丸

    E.一贯煎

1.胁痛之肝气郁结证代表方是（　　）

2.胁痛之肝胆湿热证代表方是（　　）

3.胁痛之肝阴不足证代表方是（　　）

# 第二节　黄　疸

【学习目标】

1. 掌握黄疸的概念、诊断与病证鉴别、辨证论治。
2. 熟悉黄疸的病因病机。
3. 了解黄疸的中医适宜技术、预防调护、转归预后。

黄疸是指以目黄、身黄、小便黄为主要表现的病证，其中尤以目睛黄染为本病的重要特征。

黄疸病名首见于《内经》，古籍中又称为"黄瘅""胆黄"。历代医家对黄疸有不同的分类，目前常分为阳黄、阴黄、急黄。阳黄临床最为多见，属实热证；阴黄较少见，属寒湿为患；急黄来势急暴，为感受湿热疫毒而致，常可危及生命，因其有传染性，又称为"瘟黄"。

本病与西医所述黄疸意义相同，相当于西医的肝细胞性黄疸、阻塞性黄疸、溶血性黄疸。病毒性肝炎、肝硬化、胆石症、胆囊炎、钩端螺旋体病、某些消化系统肿瘤等疾病，凡出现黄疸者，均可参照本节辨证论治。

## 【病因病机】

黄疸病因有外感和内伤两个方面。外感多属湿热疫毒所致；内伤常与饮食、劳倦、病后有关。

1. **感受湿热疫毒** 湿热之邪自口而入，蕴结于中焦，湿郁热蒸，胆汁外溢，使身目小便俱黄。若湿热夹时邪疫毒重伤人，其病势暴急凶险，具有传染性，表现为热毒炽盛，伤及营血的危重证候，称为急黄。

2. **饮食所伤** 饥饱失常或嗜酒过度，损伤脾胃，以致运化功能失职，湿浊内生，郁而化热，熏蒸肝胆，胆汁外溢，浸淫肌肤而发黄；或因过食生冷，或劳倦太过，或病后脾阳受损，寒湿内生，困遏中焦，壅塞肝胆，胆液瘀阻，浸淫外溢，亦可发为黄疸。

3. **病后续发** 胁痛、癥积、鼓胀或其他疾病后，瘀血阻滞，湿热残留，日久胆道受阻，胆汁泛溢肌肤，产生黄疸。

黄疸的发生，主要是湿邪为患，故《金匮要略·黄疸病脉证并治》说"黄家所得，从湿得之"。湿邪既可从外感受，亦可自内而生。外感湿热疫毒，为湿从外受；饮食劳倦或病后脾运失职所产生之湿，则由内生。其病机是湿邪困遏脾胃，壅塞肝胆，疏泄失常，胆汁泛溢。病位在脾、胃、肝、胆，脾胃运化失健，既易使外湿内阻中焦，又可使湿自内生；胆汁的正常排泄有赖于肝之疏泄，肝失疏泄可致胆汁疏泄失常，发生黄疸。黄疸的病理属性有寒有热，与脾胃阳气盛衰有关。中阳偏盛，湿从热化，湿热为患，则为阳黄；中阳不足，湿从寒化，寒湿为患，则为阴黄；湿热兼疫毒而致者，则发为急黄。

## 【诊断】

### （一）诊断要点

1. **临床特征** 目黄、身黄、小便黄，其中以目睛发黄为主。目白睛发黄是出现最早、消退最晚而最易发现的指征之一，常伴胁痛腹胀、食欲减退、恶心呕吐、厌油等症状。

2. **病史** 常有外感湿热疫毒、内伤酒食，或接触肝炎病人、使用药物及胁痛、癥积等病史。

3. **相关检查** 血清总胆红素能准确反映黄疸的程度，结合胆红素、非结合胆红素对鉴别黄疸类型有重要意义。肝功能、肝炎病毒、腹部 B 超、CT、胆囊造影等检查，有助于进一步诊断。

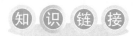

知　识　链　接

黄疸按发生的机理及特点分为：①溶血性黄疸：红细胞破坏增加，胆红素生成过多。总胆红素升高、非结合胆红素升高。②肝细胞性黄疸：肝细胞病变，胆红素代谢失常。总胆红素升高、结合胆红素升高、非结合胆红素升高。③梗阻性黄疸：肝内或肝外胆管发生机械性梗阻，胆红素排泄受阻。总胆红素升高、结合胆红素升高。

（二）病证鉴别

**1. 黄疸与萎黄**　两者均有皮肤发黄。萎黄为气血不足致使身面皮肤萎黄不华，多见于大失血或重病之后，往往伴有眩晕、气短、心悸等症，但双目不黄；黄疸为胆汁外溢致使皮肤、身、目发黄，往往伴有恶心呕吐、厌油腹胀、胁痛等症。腹部 B 超及肝功能检查有助于鉴别。

**2. 黄疸与黄胖**　两者均有皮肤发黄。黄胖多由钩虫寄生肠道，耗伤气血而引起，面部肿胖色黄，身黄带白，患者多有嗜食生米、异物等现象，其双目不黄。此与黄疸之身目肌肤发黄不同。腹部 B 超、肝功能及肠道寄生虫检查有助于鉴别诊断。

**【辨证论治】**

（一）辨证要点

**1. 辨阳黄与阴黄**　阳黄由湿热所致，起病急，病程短，黄色鲜明如橘色，小便短赤，大便秘结，舌苔黄腻，脉弦数，属热证、实证，一般预后良好；阴黄由寒湿所致，起病缓，病程长，黄色晦暗如烟熏，畏寒神疲，口淡不渴，舌淡白苔白腻，脉濡缓或沉迟，属寒证或虚证，一般病情缠绵，不易速愈。阳黄若起病急骤，黄疸迅速加深，黄色如金，并见神昏、谵语、发斑、出血等危象，则为急黄。

**2. 阳黄宜辨湿热轻重**　阳黄属湿热为患，有热重于湿、湿重于热的不同。热重于湿者，身目俱黄，黄色鲜明，发热口苦，恶心呕吐，小便短少黄赤，大便秘结，舌苔黄腻，脉弦数；湿重于热者，身目俱黄，其色黄欠鲜明，头重身困，胸脘痞满，恶心呕吐，便溏，舌苔厚腻微黄，脉弦滑。

（二）论治要点

化湿、利小便是治疗黄疸的基本大法。《金匮要略》有"诸病黄家，但利其小便"的明训。湿热者，当清热利湿，必要时配以通腑泄热；寒湿者，应温中化湿；急黄，当清热解毒、凉营开窍，同时配合西医治法急救。病久，应注意扶助正气，如滋补肝肾、健运脾胃等。

**（三）分证论治**

**1. 阳黄**

**（1）热重于湿证**

证候：初起目白睛发黄，迅速至全身发黄，黄疸较重，色泽鲜明，壮热口渴，心中懊侬，恶心，呕吐，纳呆，小便赤黄、短少，大便秘结，胁胀痛而拒按，舌质红，苔黄腻或黄糙，脉弦数或滑数。

病机：湿热熏蒸，热重于湿，胆汁外溢。

治法：清热利湿，佐以通腑。

方药：茵陈蒿汤加味。

本方清热利湿退黄。临证可酌加解毒药如黄芩、连翘、大青叶、虎杖等以清热解毒；茯苓、车前子、猪苓、泽泻、滑石等以渗利湿邪，使湿热分消，从二便而去；胁痛较甚，可加柴胡、郁金、川楝子等疏肝理气止痛；恶心呕吐，可加橘皮、竹茹、半夏等和胃降逆止呕。

**（2）湿重于热证**

证候：身目发黄如橘，无发热或身热不扬，头重身困，嗜卧乏力，胸脘痞闷，纳呆呕恶，厌食油腻，口黏不渴，小便不利，便稀不爽，舌苔厚腻微黄，脉濡缓或弦滑。

病机：湿热阻遏，湿重于热，胆汁外溢。

治法：运脾除湿，清热除黄。

方药：茵陈五苓散合甘露消毒丹加减。

前方利湿退黄；后方利湿化浊，清热解毒。临证可酌加调气药如木香、枳壳之品。湿困脾胃，便溏尿少、口中甜者，可加厚朴、苍术；纳呆或无食欲者，可加炒麦芽、鸡内金以醒脾消食。

阳黄初起，黄色不明显，伴有恶寒发热、头身重痛者，宜先用麻黄连翘赤小豆汤疏表清热、利湿退黄。

**（3）胆腑郁热证**

证候：身目发黄，黄色鲜明，上腹、右胁胀闷疼痛且放射至肩背，身热不退或寒热往来，口苦咽干，呕吐呃逆，小便黄，大便秘，舌红苔黄，脉弦滑数。

病机：湿热、砂石郁滞，肝胆失疏。

治法：泄热化湿，利胆退黄。

方药：大柴胡汤。

本方疏肝利胆，通腑泄热。胁痛重者，可加郁金、枳壳、木香、延胡索、川楝子等行气止痛；砂石阻滞者，可加金钱草（重用）、海金沙、玄明粉利胆化石；高热烦躁者，可加石膏、知母等清热除烦。

2. 急黄（疫毒炽盛）

证候：起病急骤，黄疸迅速加深，其色如金，壮热烦渴，皮肤瘙痒，脘腹满胀，疼痛拒按，烦躁不安，神昏谵语，甚至狂乱抽搐，或见衄血便血，皮下发斑，舌红绛苔黄而燥，脉弦滑或数。

病机：疫毒炽盛，深入营血，内陷心肝。

治法：清热解毒，凉血开窍。

方药：犀角散。

本方清热解毒，凉血开窍。神昏谵语，加服安宫牛黄丸以凉开透窍；动风抽搐，加服紫雪丹，或加用钩藤、石决明、羚羊角粉；见肌肤发斑，吐衄便血，加生地黄、牡丹皮、茜草炭、玄参以凉血止血，或用犀角地黄汤。

3. 阴黄

（1）寒湿阻遏证

证候：身目俱黄，黄色晦暗不泽，或如烟熏，痞满食少，神疲畏寒，腹胀便溏，口淡不渴，舌淡苔白腻，脉濡缓或沉迟。

病机：中阳不振，寒湿阻滞。

治法：温中化湿，运脾退黄。

方药：茵陈术附汤。

本方温中助阳，利湿退黄。胸闷、脘痞腹胀、恶心呕吐显著者，可去白术，加苍术、厚朴、半夏、陈皮等行气燥湿、健脾和胃；胁肋隐痛作胀者，可加柴胡、香附等疏肝理气；肢体逆冷、脉沉细无力者，可用茵陈四逆汤温里助阳、利湿退黄。

（2）脾虚湿滞证

证候：面目及肌肤发黄，黄色晦暗不泽，食欲不振，心悸气短，肢软乏力，便溏，舌淡苔薄白，脉濡细。

病机：黄疸日久，脾虚血亏，湿滞残留。

治法：健脾养血，利湿退黄。

方药：黄芪建中汤加减。

本方温中补虚，调养气血。临证可加茵陈、茯苓利湿退黄。气虚乏力明显者，加党参，重用黄芪，加强益气之力；阳虚而见畏寒、肢冷、舌淡者，可加附子温阳；血虚明显，见心悸、眠差者，加熟地黄、何首乌、酸枣仁养血安神。

**【中医适宜技术】**

（一）单方验方

1. 茵陈 30～60g，水煎服，代茶饮。可用于各类黄疸。

2. 金钱草、茵陈各 30g，水煎服。适用于胆囊炎、胆石症引起的黄疸。

3. 虎杖、茵陈、板蓝根各 30g，红枣 10 枚，煎水 150mL，加糖适量，每日分 2～3 次服，连续服至黄疸消退。适用于热重于湿引起的黄疸。

4. 青黛 1.5g，明矾 3g，共研细末，装入胶囊，分 3 次服。可清热消炎、排石退黄，适用于黄疸经久不退者。

（二）中成药

黄疸肝胆湿热证者，可选用双虎清肝颗粒、清肝利胆口服液、茵栀黄口服液、黄疸茵陈颗粒、当飞利肝宁胶囊等；阳黄湿重于热者，可选用茵陈五苓丸；阳黄热盛者，可选用清开灵胶囊。

（三）简易治疗技术

1. 通关疗法　瓜蒂、丁香、赤小豆各 7 枚，共为细末备用。每次取少许，吹入鼻中，须臾有少量黄液流出，隔日吹一次。（《证类本草》）

2. 外擦疗法　茵陈 1 把，生姜 1 块，共捣烂，擦于胸、背、四肢，治疗黄疸。

3. 针刺疗法　取穴胆俞、太冲、合谷、阳陵泉、内庭，用泻法。胁痛加肝俞、内关、足三里；失眠加神门、三阴交。适用于黄疸消退缓慢者。

**【转归预后】**

黄疸的转归预后与证候、体质、治疗护理等因素密切相关。阳黄身体强壮者经过正确治疗后往往能在短期内消退。素体亏虚失治误治者易转为阴黄。急黄起病急，病势凶险，易致邪毒内陷心营，治疗及时者可转危为安。阴黄病程缠绵，疗效较慢，需耐心调治。若久病不愈，气血瘀滞，伤及肝脾，则可酿成积聚、鼓胀之病证。

**【预防调护】**

平时注意食物、饮水的卫生及营养均衡，调情志，劳欲适度，不熬夜，适当参加体育锻炼，增强体质，不直接接触黄疸病人及使用病人的餐具是预防本病的关键。甲肝易感人群，或在甲肝流行时节，可注射甲肝疫苗，对预防本病有重要作用。

黄疸因外邪所致者，多具有传染性，应及时进行隔离，自发病之日起，病程至少为 40 天。病人餐具应煮沸消毒。大小便等排泄物也应进行药物消毒处理。

发病初期，应卧床休息，保持情绪稳定，进食清淡、富有营养、易消化之品，禁辛热、酒及油腻之品，以及油炸、坚硬食物。恢复期，或慢性患者，可适当参加体育活动，如散步、八段锦、太极拳等。急黄者，应绝对卧床休息，进流质饮食。呕吐频繁者，应暂禁食，给予补液，中药可浓煎，小量多次频服。密切观察脉证变化，如见脉微欲绝或散乱，烦躁神昏，黄疸加深，皮肤斑疹，吐血、衄血、便血，此为病情严重恶化的表现，应及时抢救。

【小结】

黄疸是以目黄、身黄、小便黄为主要特征的疾病，其病因主要责之于湿。湿从热化为阳黄，湿从寒化为阴黄，湿热夹有疫毒之邪则为急黄。黄疸的基本病机为肝、胆、脾、胃功能失调，湿邪阻滞，胆汁不循常道而外溢。临床辨证以阴阳为纲。治疗以化湿利小便为基本大法。阳黄当清利湿热，应分清湿热的偏重，配以化湿或通腑之法；阴黄当温化，需辨明血瘀或血虚，配以活血或补血之法；急黄为阳黄重症，来势急骤，病死率高，应及时给予中西医救治，中医治宜清泄热毒、凉血滋阴，根据病情适当选用清心开窍、透邪醒神等治法。黄疸病证的调摄护理，对于治疗效果与预后关系较大，因此临床不能忽视。同时还要重视预防工作，杜绝疾病传播。

【医案选粹】

徐某，女，43岁。

初诊：1973年3月16日。

主诉及现病史：黄疸，纳少，胁痛已7日。患者宿有慢性肝炎病史，肝功能异常；右胁肋胀痛，口干而苦，纳谷不振，迭进疏肝理气、健脾培中或滋养肝阴、清化湿热之剂，症情时剧时缓，迁延不愈。患者7日前发热，身目黄染，经治热退，唯黄疸未减，乃邀余前往会诊。

诊查：舌质红，边紫，苔薄，脉弦细。肌肤及巩膜黄染；肝于肋下2cm处可触及，质中，稍有压痛；脾于肋下未触及。

辨证：疫毒、瘀热郁结肝胆之黄疸（黄疸性肝炎）。

治法：清化疫毒，疏肝健脾，活血化瘀。

处方：豨莶草45g，田基黄30g，紫丹参18g，芒硝（分冲）3g，石见穿30g，生麦芽30g，麸炒枳壳8g，糯稻根30g，生甘草4.5g。

药服10剂后，黄疸消退，症状缓解，食欲增加；又服药10剂，症情明显好转，继续调理巩固。随访，患者已恢复工作。

【按语】本病多由湿热疫毒蕴结肝胆，肝郁气滞，脾胃运化失健而致。治疗一般采用清热利湿和疏肝运脾的方法，凡迭治不愈者，多与血瘀有关，故有"久病多瘀"之说。对

此，重用豨莶草等，恒获满意效果。(《中国现代名中医医案精华》朱良春医案)

## 复习思考

**A1 型题**

1. 黄疸的辨证要点是（      ）

    A. 以阴阳为纲      B. 区分湿重与热重      C. 区分热重与寒重

    D. 区分疫毒之盛衰      E. 以虚实为纲

2. 下列何法为治疗黄疸的重要治法（      ）

    A. 清泄热邪      B. 通便泄热      C. 温化寒湿

    D. 清热解毒      E. 化湿利小便

3. 下列哪项为诊断黄疸的重要依据（      ）

    A. 目黄      B. 身黄      C. 小便黄

    D. 爪甲上黄      E. 齿垢黄

**A2 型题**

1. 姜某，男性，29 岁。平素身体壮实，3 天前出现纳呆，厌油腻，形疲乏力。目前身目俱黄，色泽鲜明，壮热口渴，心中懊侬，恶心，纳呆，小便赤黄、短少，大便秘结，胁胀痛而拒按，舌红苔黄糙，脉弦数。其治疗应首选的方剂是（      ）

    A. 茵陈术附汤      B. 大柴胡汤      C. 茵陈蒿汤

    D. 茵陈四苓汤      E. 甘露消毒丹

2. 武某，46 岁。黄疸迁延日久，久治不效，身目俱黄，黄色晦暗不泽，痞满食少，神疲畏寒，腹胀便溏，口淡不渴，舌淡苔白腻，脉濡缓。宜用何方调治（      ）

    A. 甘露消毒丹      B. 大柴胡汤      C. 茵陈蒿汤

    D. 茵陈四苓汤      E. 茵陈术附汤

3. 患者身目发黄如橘，头重身困，嗜卧乏力，胸脘痞闷，纳呆呕恶，厌食油腻，口黏不渴，小便不利，便稀不爽，舌苔厚腻微黄，脉弦滑。证属（      ）

    A. 阳黄热重于湿      B. 阳黄湿重于热      C. 阳黄胆腑郁热

    D. 急黄      E. 阴黄

**B1 型题**

    A. 大柴胡汤

    B. 茵陈术附汤

    C. 茵陈蒿汤

  D. 茵陈五苓散

  E. 黄芪建中汤

1. 黄疸寒湿阻遏证方选（　　　）

2. 黄疸热重于湿证方选（　　　）

3. 黄疸胆腑郁热证方选（　　　）

# 第三节　积　聚

  积聚是指腹内结块，或胀或痛的病证。积属有形，结块固定不移，痛有定处，是为脏病；聚属无形，包块聚散无常，痛无定处，是为腑病。

  《内经》首先提出积聚的病名。《难经》明确了积与聚的区别，提出："积者五脏所生，聚者六腑所成。"《金匮要略》中，张仲景所制的鳖甲煎丸、大黄䗪虫丸至今仍为治疗积聚的常用方剂。《景岳全书》认为积聚的治疗"总其要不过四法，曰攻、曰消、曰散、曰补四者而已"。

  在西医学中，凡是多种原因引起的肝脾肿大、腹腔及盆腔肿瘤及增生型肠结核等，多属"积"之范畴；胃肠功能紊乱、痉挛，不完全肠梗阻等原因所致的包块，多属"聚"之范畴。

## 【病因病机】

  引起积聚的病因主要有情志失调、饮食内伤、寒邪内侵或他病转归。

  1. **情志失调**　情志为病，肝气不舒，脾气郁结，导致肝脾失调，脏腑失和，气机阻滞，血行不畅，脉络瘀阻，日久渐成积聚。

  2. **饮食内伤**　由于饮酒过度，或嗜食肥甘生冷煎煿辛辣之品，或饥饱失宜，或常食霉变食物，损伤脾胃，运化失健，水谷精微不能正常输布，以致食滞湿浊内停，凝结成痰，痰阻气滞，血行不畅，食滞与痰气交阻，气机壅结，而为聚；痰浊与气血搏结，血脉瘀阻，则为积。

3. 寒湿内侵　寒邪侵袭，脾阳不运，湿痰内聚，阻滞气机，气滞血瘀，使脉络瘀滞，日久渐成积聚。正如《灵枢·百病始生》说："积之始生，得寒乃生。"亦有外感寒邪，复因情志饮食内伤，内外合邪，寒凝气滞食阻，以致脉络不畅，而致积聚。

4. 他病转归　黄疸、胁痛病后，或黄疸经久不退，湿邪留恋，阻滞气血；或久疟不愈，湿痰凝滞，脉络痹阻；或感染血吸虫，虫阻脉道，肝脾气血不畅，脉络瘀阻；或久泻、久痢之后，脾气虚弱，营血运行涩滞，均可转归演变为积聚。

积聚的病机主要是肝脾功能失调，气滞血瘀。病位主要在肝、脾两脏。肝主疏泄，主藏血；脾主运化，主统血。肝失疏泄，脾失健运，肝脾失调，气血涩滞，壅塞不通，则可在腹部形成结块，发生积聚。病理性质有虚有实。初起，气滞血瘀，邪气壅实，正气未虚，多属实证；积聚日久，病势较深，正气耗伤，可转为虚实夹杂之证；病至后期，气衰血少，则往往转为以正虚为主。病理因素主要有气滞、血瘀、痰结，聚证以气机阻滞为主，积证则气滞、血瘀、痰结三者均有，而以血瘀为主。

## 【诊断】

### （一）诊断要点

1. 临床特征　腹内可扪及包块，或软或硬，常伴腹部胀闷或疼痛不适等症状。

2. 病史　常有情志失调、饮食不节、感受寒湿或黄疸、虫毒、久疟等病史。

3. 相关检查　腹部 B 超、CT、MRI、病理组织活检及肝功能、血常规等检查有助于进一步诊断。

### （二）病证鉴别

1. 积聚与痞满　两者均可出现腹部胀满之症。痞满是自觉脘腹部痞塞胀满，外无形证可见，亦无包块可及，其病变部位主要在胃；积聚除胀满外，腹内有包块可及，病位在肝、胆。

2. 积聚与鼓胀　两者病变部位可同在肝脾，出现腹部胀满、疼痛，腹内有包块等临床表现。鼓胀以腹部胀大如鼓，腹内有水液停聚为特征；积聚，腹内无水液停聚，肚腹一般不胀大。

## 【辨证论治】

### （一）辨证要点

1. 辨积聚　聚证病在气分，病程较短，病情较轻，腹内无明显积块，腹中胀气时聚时散，发有休止，痛无定处，相对治疗较易；积证病在血分，病程较长，病情较重，腹内有明显积块，固定不移，痛有定处，治疗较难。

2. 辨病位　积块的部位不同，所病的脏腑不同。内科范围的脘腹积块主要见于肝和胃的病变。右胁积块伴见胁肋刺痛、黄疸、纳呆、腹胀等症状，病在肝；胃脘部积块伴见反胃、呕吐、呕血、便血等症状，病在胃；左胁积块伴见患处胀痛、疲乏无力、出血，多病在肝脾；右腹积块伴见腹泻或便秘、消瘦乏力，或左腹结块伴见大便次数增多、脓血便，病多在肠。

3. 辨虚实　积证大体可分为三期，不同时期，虚实不同。一般初期以邪实为主，此时正气未虚，邪气虽实而不甚，积块形小，质地较软，以胀痛为主，一般情况尚较好；中期邪实正虚，此时正气渐虚，邪气渐甚，积块增大，质地较硬，持续疼痛，饮食减少；末期以正虚为主，正气大伤，邪盛已极，积块明显，质地坚硬，疼痛拒按。

（二）论治要点

聚证病在气分，以疏肝理气、行气消聚为基本治则。积证病在血分，以活血化瘀、软坚散结为基本治则，初期邪实，重在消散；中期邪实正虚，宜攻补兼施；后期正虚邪盛，应扶正除积。

积聚日久，易损气血，治疗上应始终注意保护正气，攻伐之药不可过用，以免耗气伤正。有黄疸、胁痛、疟疾、血吸虫病者，应积极寻找病因，进行治疗。

（三）分证论治

1. 聚证

（1）肝气郁滞证

证候：腹中结块柔软，时聚时散，攻窜胀痛，脘胁胀闷不适，病情常随情绪而起伏，舌苔薄白，脉弦。

病机：肝气郁滞，腹中气结成块。

治法：疏肝解郁，行气消聚。

方药：木香顺气散加减。

本方疏肝行气，温中化湿。寒甚，腹痛较剧，得温痛减，肢冷者，可加高良姜、肉桂温中理气止痛；兼有热象，口苦，舌质红者，去乌药、苍术，加黄芩、吴茱萸、黄连泄肝清热；胀痛甚者，加川楝子、延胡索理气止痛；兼瘀象者，加桃仁、红花、莪术等活血化瘀；老年体虚，或兼见神疲、乏力、便溏者，可加党参、白术益气健脾。

缓解期宜服逍遥丸，疏肝解郁、健脾养血，以防聚证复发。

（2）食滞痰阻证

证候：腹胀或痛，便秘，纳呆，时有如条状物聚在腹部，重按则胀痛更甚，舌苔腻，脉弦。

病机：食滞、虫积、痰浊阻滞，气聚成块。

治法：行气化痰，导滞散结。

方药：六磨汤加减。

本方行气化痰，导滞通便。兼有食滞者，可加山楂、莱菔子以增强健胃消食的作用；痰浊中阻，呕恶苔腻者，可加半夏、陈皮、生姜化痰降逆。因于蛔虫结聚，阻于肠道而引起者，可加鹤虱、雷丸、使君子等驱蛔药，也可酌情配用乌梅丸。

2. 积证

（1）气滞血阻证

证候：积证初起，积块软而不坚，固着不移，胀痛并见，舌苔薄白，脉弦。

病机：气滞血阻，积而成块。

治法：理气活血，通络消积。

方药：金铃子散合失笑散加减。

前方行气活血止痛，后方活血化瘀。胀痛明显，可加木香、青皮、小茴香、枳壳、槟榔行气散结止痛；积块渐硬，时有刺痛，可加三棱、莪术、桃仁、红花、赤芍活血消积止痛。

（2）瘀血内结证

证候：腹部积块渐大，按之较硬，痛处不移，饮食减少，体倦乏力，面暗消瘦，时有寒热，女子或见经闭不行，舌质青紫，或有瘀点、瘀斑，脉弦滑或细涩。

病机：瘀血内阻，积而成块，正气渐损。

治法：祛瘀软坚，调理脾胃。

方药：膈下逐瘀汤加减。

本方行气活血，消积止痛。临证可酌加丹参、莪术、三棱、鳖甲、煅瓦楞等，以增强活血消积的作用；加海藻、昆布、鳖甲、牡蛎等软坚散结；痰瘀互结，舌苔白腻者，加白芥子、半夏、苍术等化痰散结；积块肿大坚硬而正气受损者，可配合服用鳖甲煎丸化瘀软坚，兼固正气，或配合六君子汤调补脾胃。

（3）正虚瘀结证

证候：久病体弱，积块坚硬，隐痛或剧痛，饮食大减，面色萎黄或黧黑，消瘦脱形，舌色淡或紫，舌苔光剥无苔，脉弦细或细数。

病机：积块日久，中虚失运，气血虚少。

治法：补益气血，化瘀散结。

方药：八珍汤合化积丸加减。

前方补气养血；后方活血化瘀，软坚消积。气虚甚者，可加黄芪、怀山药、薏苡仁益气健脾；舌光红无苔、脉象细数者，为阴液大伤，可加生地黄、玄参、麦冬、玉竹等养阴生津；齿衄或鼻衄者，可加栀子、牡丹皮、白茅根、大蓟、小蓟凉血止血。

**【中医适宜技术】**

（一）单方验方

1.甲鱼1只，黄泥封固，焙黄去泥，研细末，每服6g，每日3次，红糖调服。适用于临床各期积证。

2.醋炒三棱、莪术、牵牛子、槟榔、茵陈各15g，研细末，醋糊为丸，每服5g，每日2次。适用于气滞血瘀之积聚。

（二）中成药

积聚气滞血瘀证，可用鳖甲煎丸、莪术油注射液等；热毒血瘀证，可用复方天仙胶囊、平消胶囊、复方斑蝥胶囊等；瘀血内阻证可用大黄䗪虫丸、肝爽颗粒、复方鳖甲软肝片等；肝肾不足，气滞血瘀证，可用扶正化瘀胶囊；肝脾两虚，瘀热互结，可用安络化纤丸。

（三）简易治疗技术

1.外治疗法

（1）水红花膏：水红花或子，加3倍水煎，滤渣续煎熬成膏，用纸摊贴于脐腹部。

（2）贴痞琥珀膏：大黄、朴硝各30g，为末，以大蒜同捣膏贴之。

2.针刺疗法　取穴肝俞、三焦俞、气海、内关、足三里、幽门，每次3～5穴，虚证用补法，实证用平补平泻法。

**【转归预后】**

聚证的预后一般较好，积证的预后一般较差。一般的聚证若治疗得当，可望治愈；但亦有部分反复发作，由气及血而转化为积证。积证日久，气滞血瘀，脾失健运，生化乏源，可导致气虚、血虚，或气阴亏虚。正气愈亏，气虚血涩更甚，癥积愈加不易消散，甚或逐渐增大；病势进一步发展，还可出现严重变证。若湿热瘀结，肝脾失调，胆汁泛溢，可出现黄疸；若气血瘀阻，水湿泛滥，亦可出现腹满肢肿等；如积久肝脾两伤，藏血与统血失职，或瘀热灼伤血络，则可导致出血。因而，积聚的演变，与黄疸、鼓胀、血证等有较密切的关系。

**【预防调护】**

张介宾云："壮人无积，虚人则有之。"因此，强健体质，饮食有节，控制每日饮酒量，不食霉变食物，起居有时，调畅情志，气血流畅，是预防积聚的重要措施。定期注射乙肝疫苗，是防止乙肝的关键；在血吸虫疫区，要杀灭钉螺，整治水源，提倡健康饮食，避免感受虫毒。患有黄疸、胁痛、疟疾、久泻、久痢的病人，在病情缓解后，仍需加强调护，防止邪气残留，瘀结成积。

积聚患者饮食应清淡、富于营养、易于消化，戒烟酒，忌食生冷油腻及辛辣酒食，保持情绪稳定、乐观，注意休息，不宜劳碌，适当锻炼身体，添加衣物，避免感受外邪，使气血调畅，身体强健，有助于积聚的消散。同时，密切观察病情变化，如有出血、黄疸等，应及时进行治疗。

## 【小结】

积聚是以腹内结块，或胀或痛为主要临床特征的一类病证。聚是结块聚散无常，痛无定处，病在气分；积是结块固定不移，痛有定处，病在血分。其主要病因是情志抑郁，酒食内伤，邪毒内侵及他病转归。病机关键是气滞血瘀，病变脏腑以肝、脾为主。辨证应区分虚实的主次，聚证多实；积证初期以实为主，中期邪实正虚，后期以正虚为主。聚证的治疗以疏肝理气、行气消聚为基本原则；积证的治疗则以活血化瘀、软坚散结为基本原则，初期宜消散，中期消补兼施，后期扶正除积。在治疗中应注意固护正气，攻伐药物不可过用。

## 【医案选粹】

刘某，男，36岁。

初诊：1988年5月7日。

主诉及现病史：患者右上腹部疼痛半年，加重2个月。患者既往有慢性肝炎病史，半年来常感右胁下隐隐疼痛，脘腹胀闷，嗳气，纳呆，疲倦乏力，头昏。近2个月病情加重，肝区轻度压痛。

诊查：肝肋下一指半，脾肋下未及；舌苔白腻，边有紫斑；脉弦细。肝功能检查示谷丙转氨酶53 U/L，乙肝表面抗原阳性；B超检查示肝上界位于第6肋，肝下界位于肋下3.6cm，提示肝大。

辨证：肝气郁久，气滞血瘀，瘀血停聚而成肝肿。

治法：行气散瘀，消痞化积。

处方：柴胡8g，郁金10g，佛手10g，延胡索10g，桃仁10g，三棱10g，赤芍10g，炙鳖甲30g，牡蛎30g，丹参30g，黄芪20g。

另用大黄䗪虫丸、逍遥丸，早晚分服。患者前后共服中药65剂，治疗3个半月，肝功能复查示谷丙转氨酶30U/L，乙肝表面抗原阴性；B超复查肝大消失而愈。

【按语】慢性肝炎的病理基础是肝郁气滞，疏泄失职。本案肝郁日久，瘀血内阻，运用散瘀消痞之剂，配合逍遥丸、大黄䗪虫丸以增强疏气活血、散结之力，治疗3个多月，使瘀血消去，新血流行，痞块消失而愈。(《中国现代名中医医案精华》谢兆风医案)

**复习思考**

**A1 型题**

1. 积聚的病位主要在（　　）

    A. 肺、肾　　　　　　B. 肝、肾　　　　　　C. 肝、脾

    D. 肝、胆　　　　　　E. 脾、肾

2. 腹胀或痛，腹部时有条索状物聚起，按之胀痛更甚，便秘，纳呆，舌苔腻，脉弦滑。治疗方剂宜首选（　　）

    A. 六磨汤　　　　　　B. 逍遥散　　　　　　C. 柴胡疏肝散

    D. 木香顺气散　　　　E. 平胃散

3. 下列哪项不是积证的特征（　　）

    A. 结块有形　　　　　B. 结块固定不移　　　C. 痛有定处

    D. 病在气分　　　　　E. 是为脏病

**A2 型题**

1. 某男，65岁。腹部积块质软不坚，固定不移，胀痛不适，舌苔薄，脉弦。证属（　　）

    A. 积证之瘀血内结证　　　　　　　　B. 积证之正虚瘀结证

    C. 腹痛之气滞血瘀证　　　　　　　　D. 积证之气滞血阻证

    E. 腹痛之湿热壅滞证

2. 李某，女，75岁。久病体弱，积块坚硬，隐痛，不思饮食，肌肉瘦削，神倦乏力，面色萎黄，面肢浮肿，舌质淡紫，苔光剥，脉弦细。治疗方剂宜首选（　　）

    A. 六君子汤合鳖甲煎丸加减　　　　　B. 膈下逐瘀汤合鳖甲煎丸加减

    C. 八珍汤合化积丸加减　　　　　　　D. 八珍汤合鳖甲煎丸加减

    E. 柴胡疏肝散合金铃子散加减

3. 夏某，男，38岁。证见腹中积块，胀满疼痛，按之柔软而不坚，固定不移，舌苔薄白，脉弦。最佳选方是（　　）

    A. 六磨汤　　　　　　B. 逍遥散　　　　　　C. 膈下逐瘀汤

    D. 少腹逐瘀汤　　　　E. 金铃子散合失笑散

**B1 型题**

    A. 正虚瘀结之积证

    B. 气滞血阻之积证

    C. 瘀血内结之积证

    D. 食滞痰阻之聚证

    E. 肝气郁滞之聚证

1.腹部积块质软不坚，固定不移，胀痛不适，舌苔薄，脉弦。证属（　　　）

2.腹中结块柔软，时聚时散，攻窜胀痛，脘胁胀闷不适，苔薄脉弦。证属（　　　）

3.久病体弱，积块坚硬，隐痛或剧痛，饮食大减，神倦乏力，面色萎黄，舌质淡紫，脉细数。证属（　　　）

# 第四节　鼓　胀

【学习目标】

1. 掌握鼓胀的概念、诊断与病证鉴别、辨证论治。
2. 熟悉鼓胀的病因病机、预防调护。
3. 了解鼓胀的中医适宜技术、转归预后。

鼓胀是指以腹胀大如鼓、皮色苍黄、脉络暴露为主要临床表现的病证。本病为临床重症，治疗难度较大。历代医家将本病列为"风、痨、鼓、膈"四大顽证之一。

鼓胀病名最早见于《内经》，在历代文献中尚有水蛊、蛊胀、臌膀、蜘蛛蛊、单腹胀、血蛊等名称。历代医家针对不同病理因素提出其分类有气、血、水、虫等多端。在成因上，《内经》认为是浊气在上、热邪为患；巢元方《诸病源候论》认为与感染"水毒"有关；李东垣《兰室秘藏》认为是脾胃虚弱所致；朱丹溪《格致余论》指出湿热相生为患；张景岳《景岳全书》认为与饮食不节、饮酒过度有关。晋代葛洪首次提出放腹水的治法，至今是临床治疗鼓胀的一个重要的治标方法。明代李梴提出补中行湿消积的方法，《医学入门·鼓胀》曰："凡胀初起是气，久则成水……治胀必补中行湿，兼以消积，更断盐酱。"

西医学中的多种肝硬化、腹腔内肿瘤、结核性腹膜炎等形成的腹水，均可参照本节辨证论治。

## 【病因病机】

鼓胀的病因主要有情志失畅、酒食不节、虫毒感染及病后续发等。

1.情志失畅　忧思郁怒，伤及肝脾，肝气郁结，气机不利，日久则血行不畅，以致脉络瘀滞；或肝气横逆，克伐脾胃，脾运化失职，水湿潴留，以致气、血、水结聚而成本病。

2.酒食不节　嗜酒过度，或恣食肥甘厚腻，酿湿生热，蕴结中焦，壅滞气机，水谷精微失于输布，浊气不降，内聚而为本病。

3. **虫毒感染**　多因感染血吸虫，虫毒阻塞经隧，久延失治，内伤肝脾，形成癥积，日久气滞血瘀，清浊相混，水湿停聚，成为鼓胀。

4. **病后续发**　其他肝脾疾病或他脏疾病伤及肝脾，导致肝失疏泄，脾失健运，均可发为鼓胀。如黄疸日久，湿热或寒湿稽留，肝脾受损，气滞血瘀；或癥积难愈，气滞血结，脉络壅塞，脾气受损，水湿内停；或久泻久痢、消渴等病，气阴耗伤，肝脾受损，气血滞涩，水湿停留而成鼓胀。

本病的病机主要是肝、脾、肾功能受损，气滞、血瘀、水停腹中。病位主要在肝、脾，久则及肾。肝主疏泄，疏泄不利，气滞血瘀，进而克伐脾胃，脾运化失健，水湿内聚，终致肝脾俱病；病久及肾，肾主水道，开阖不利，水湿不化，则胀满愈甚。病理因素主要有气滞、血瘀、水湿。病理性质总属本虚标实。初起以肝脾失调失主，导致气滞湿阻，以实为主；进而湿可化热为湿热蕴结，亦可湿从寒化而为寒湿困脾；久则气血凝滞，水道壅塞，出现肝脾血瘀，水留更甚；肝脾日虚，病及于肾，若肾阳虚而脾失温养，则出现脾肾阳虚，肾阴虚而肝失滋养，则出现肝肾阴虚。

## 【诊断】

### （一）诊断要点

1. **临床特征**　初起脘腹作胀，食后尤甚，继则腹部胀大如鼓；重者腹壁青筋暴露，脐孔突出。常伴乏力、纳差、尿少、齿衄、鼻衄、皮肤紫斑等，可见面色姜黄、黄疸、手掌殷红，以及面、颈、胸部红丝赤缕。

2. **病史**　起病缓慢，病程长，常有酒食不节、情志内伤、虫毒感染，或黄疸胁痛、积聚等病史。

3. **相关检查**　腹部 B 超、CT、MRI 及肝功能、腹水检查等均有助于明确诊断。

### （二）病证鉴别

**鼓胀与水肿**　两者均可出现头面、四肢水肿及腹水。水肿主要因肺、脾、肾功能失调，水湿泛溢肌肤而致，其肿多从眼睑开始，继则延及头面及肢体，或下肢先肿，后及全身，严重者可出现腹水而致腹部胀大，但不会出现腹壁青筋怒张的体征；鼓胀主要是因肝、脾、肾功能受损，气、血、水停聚于腹中而致，临床表现以腹部胀大为主，腹壁可见青筋怒张，晚期方可见肢体浮肿。

## 【辨证论治】

### （一）辨证要点

1. **辨虚实**　鼓胀虽属虚中夹实，但虚实偏重有所不同。起病之初，体质未虚，年龄尚轻，腹满胀痛，腹水壅盛，皮肤青筋暴露显著，多以实证为主；病久、体质羸弱及老年患者，腹胀不甚，伴肝脾肾亏虚，多以虚证为主。

2. **辨气滞、血瘀、水停的主次**　腹部膨隆，按压腹部随按随起，按之空空，叩之如鼓，此以气滞为主，为"气鼓"，多属肝郁气滞；腹部胀满膨大，或状如蛙腹，摇动有水声，按之如囊裹水，或腹部坚满，皮肤绷急，此以水停为主，为"水鼓"，多属水湿内停；腹部胀大，内有癥积，痛如针刺，腹壁有赤丝血缕，则以瘀血为主，为"血鼓"，多属肝脾血瘀水停。

### （二）论治要点

本病证为虚实错杂，所以治疗原则的确立应在辨别虚实的基础上，确立攻补兼施之法。标实为主者，根据气滞、血瘀、水停的偏盛，分别采用行气、活血、利水之法，同时辅以疏肝健脾；本虚为主者，根据脾肾阳虚或肝肾阴虚的不同，分别采用温补脾肾、滋养肝肾之法，同时兼行气活血利水。腹水量多，影响正常生活者，可考虑通过腹腔穿刺适当抽出腹水，减轻患者痛苦。病至后期，出现血证、神昏时，应中西医结合急救治疗。

### （三）分证论治

#### 1. 气滞湿阻证

证候：腹部胀大，按之不坚，胁下胀满或疼痛，纳呆食少，食后作胀，嗳气后稍减，小便短少，舌苔白腻，脉弦细。

病机：肝郁气滞，脾失健运，湿浊中阻。

治法：疏肝理气，运脾利湿。

方药：柴胡疏肝散合胃苓汤加减。

前方疏肝理气，后方运脾利湿消胀。胸脘痞闷、腹胀、气滞偏甚者，可酌加佛手、木香调畅气机；尿少、腹胀、苔腻者，可酌加砂仁、大腹皮、车前子以加强运脾利湿功效；神倦、便溏、舌质淡者，可酌加党参、附片、干姜以温阳益气、健脾化湿；胁下刺痛不移、面青舌紫、脉弦涩，为气滞血瘀者，可加延胡索、丹参、莪术活血化瘀。

#### 2. 寒湿困脾证

证候：腹大胀满，按之如囊裹水，胸腹胀满，得热稍舒，周身困重，怯寒肢肿，小便短少，大便溏薄，舌苔白腻水滑，脉弦迟。

病机：寒湿内盛，脾阳不振。

治法：温中健脾，化湿行水。

方药：实脾饮加减。

本方振奋脾阳，温运水湿。水湿偏重，尿少，可加肉桂、猪苓、车前子温阳化气、利水消肿；神疲懒言，纳呆便溏，可酌加黄芪、党参、山药健脾益气；兼痰饮而胸闷咳嗽，可加苏子、半夏化痰降气。

3. 湿热蕴结证

证候：腹大坚满，脘腹绷急，外坚内胀，拒按，烦热口苦，渴不欲饮，小便赤涩，大便秘结或溏垢，或有面目肌肤发黄，舌边尖红，苔黄腻或灰黑而润，脉弦数。

病机：湿热互结，浊水内停。

治法：清热利湿，攻下逐水。

方药：中满分消丸合茵陈蒿汤加减。

前方清热利湿，化气利水；后方清热利湿退黄。热势较重，去人参、干姜加龙胆、连翘、半枝莲、半边莲清热解毒；小便赤涩不利，加车前子、蟋蟀粉（冲服）行水利窍；腹胀甚重，便结，可用舟车丸行气逐水，应视病情与服药反应掌握服用剂量，得下即止，不可过用。

4. 肝脾血瘀证

证候：腹大坚满，青筋怒张，胁下癥积，刺痛拒按，面色晦暗，头、颈、胸、臂等处可见红丝赤缕，唇色紫褐，大便色黑，肌肤甲错，口干饮水不欲下咽，舌质紫暗或边有瘀斑，脉细涩。

病机：肝脾血瘀，水气内停。

治法：活血化瘀，行气利水。

方药：调营饮加减。

本方活血化瘀，行气利水。大便色黑，可加三七、侧柏叶、茜草化瘀止血；癥块甚者，加鳖甲、穿山甲、土鳖虫、水蛭、三棱、莪术化瘀散结；胀满过甚，可暂用十枣汤以攻逐水饮。

5. 脾肾阳虚证

证候：腹大胀满，形如蛙腹，朝宽暮急，面色苍黄，胸闷纳呆，便溏，畏寒肢冷，浮肿，小便不利，舌质色淡，舌体胖边有齿痕，苔厚腻水滑，脉沉弱。

病机：脾肾阳虚，水湿内聚。

治法：温补脾肾，行气利水。

方药：附子理中丸合五苓散加减。

前方温运中焦，祛散寒邪；后方化气行水。纳呆腹满，食后尤甚，可加黄芪、山药、薏苡仁、白扁豆益气健脾；畏寒神疲，面色青灰，脉弱无力，酌加淫羊藿、巴戟天、仙茅温补肾阳；腹筋暴露，稍加桃仁、赤芍、三棱、莪术活血化瘀。

6. 肝肾阴虚证

证候：腹大坚满，甚则腹部青筋暴露，形体反见消瘦，面色晦滞，小便短少，口燥咽干，心烦少寐，齿鼻时或衄血，舌红绛少津，脉弦细数。

病机：肝肾阴虚，水湿内停。

治法：滋养肝肾，养阴利水。

方药：六味地黄丸合一贯煎加减。

前方滋养肝肾，后方和血疏肝。津伤口干，重用石斛，加花粉、芦根、知母养阴生津；午后有热，酌加银柴胡、鳖甲、地骨皮、白薇、青蒿清虚热；鼻齿出血，加栀子、芦根、藕节炭凉血止血；肌肤发黄，加茵陈、黄柏利湿退黄；兼见面赤颧红，可加龟甲、鳖甲、牡蛎滋阴潜阳。

## 附：鼓胀变证

### 1. 出血

证候：轻者齿衄、鼻衄，重者病势突变，大量吐血或便血，吐血鲜红或大便油黑，腹部胀满，胃脘不适，舌红苔黄，脉弦数。

病机：瘀热互结，热迫血溢。

治法：清热凉血，化瘀止血。

方药：犀角地黄汤加减。

本方清热解毒，凉血开窍。临证可酌加参三七、地榆炭、大黄炭、血余炭加强止血功效；若气随血脱，汗出肢冷，可急用独参汤以扶正救脱。

### 2. 神昏

证候：为鼓胀晚期恶候。症见高热烦躁，怒目狂叫，口臭便秘，尿赤尿少，舌红苔黄，脉弦数。

病机：痰热内扰，蒙蔽心窍。

治法：清心开窍。

方药：安宫牛黄丸、紫雪丹、至宝丹或用醒脑静注射液静脉滴注。

上方兼为开窍之剂。热陷心包、神昏谵语者，选安宫牛黄丸；阳闭昏厥者，选至宝丹；热陷神昏而为痉厥者，用紫雪丹。若症见神情淡漠呆滞，朦胧嗜睡、口中秽气、舌淡苔浊腻、脉弦细者，当治以化浊开窍，选用苏合香丸、玉枢丹等；若病情进一步恶化，症见昏睡不醒、汗出肢冷、双手撮空、不时抖动、脉微欲绝者，此乃气阴耗竭、元气将绝的脱证，可依据病情急用生脉注射液静脉滴注及参附牡蛎汤急煎，以敛阴固脱。

## 【中医适宜技术】

（一）单方验方

1. 泽兰 12g，黑豆 15g，路路通 12g，楮实子 15g，水煎服。适用于肝硬化。

2. 马鞭草、半边莲、石打穿、陈葫芦瓢，任选 1～2 味，每味 30g，煎汤服。适用于各类型鼓胀。

（二）中成药

鳖甲煎丸、大黄蟅虫丸可用于鼓胀肝脾血瘀证；济生肾气丸等可用于鼓胀脾肾阳虚证。

（三）简易治疗技术

1. 外敷疗法

（1）阿魏、硼砂各 30g，共为细末，用白酒适量调匀，敷于患者脐上，外用布带束住，可软坚散结。

（2）麝香 0.1g，白胡椒粉 0.1g，拌匀，水调呈稠糊状，敷脐上，用纱布覆盖，胶布固定，2 日更换一次。温中散寒、理气消胀，适用于鼓胀寒湿困脾证。

（3）甘遂 20g，研成细末，每次 3g，和适量葱白捣烂，涂敷于神阙穴，敷料覆盖，胶布固定，每日更换。主治鼓胀。(《中医内病外治》)

2. 饮食疗法　①鲤鱼赤小豆汤：鲤鱼 500g，去鳞及内脏，赤小豆 30g，煎汤服。适用于鼓胀虚证。②泥鳅 250g，煎汤，食肉饮汤。适用于低蛋白腹水。

3. 艾灸疗法　灸神阙、关元、水分，注意防止烫伤。适用于各类鼓胀。

【转归预后】

本病难以根治，易于复发，一般预后较差。早期，虽腹胀大，正气渐虚，合理治疗，尚可带病延年；若病至晚期，腹大如瓮，青筋暴露，脐心突起，鸭溏，四肢消瘦，或见脾肾阳虚证，或见肝肾阴虚证，则预后不良；若见出血、神昏、痉厥则为危象。血吸虫所致鼓胀者，如能杀灭体内血吸虫，并不再重复感染，预后良好。

【预防调护】

注意饮食调摄，及时治疗胁痛、黄疸和积聚，及时接种乙肝疫苗，慎重使用生物和血液制品，是预防本病的关键。饮食上，避免饮酒过度，有胁痛、黄疸、积聚病史者应忌酒；注意饮食卫生，避免感染肠道传染病；血吸虫流行区，应避免与疫水接触，不食钉螺。同时，避免精神刺激，避免接触对肝有毒物质，按时作息，对预防鼓胀发病也能起到积极的作用。

既病患者应适当休息，腹水较多者可取半卧位。饮食宜清淡、富于营养且易消化，忌食生冷油腻、辛辣粗硬食物；腹水明显而小便少者，宜忌盐；需服用逐水药物时，以清晨空腹为宜。病情稳定者，可适当进行轻微体育锻炼；腹水消退者，应持续服药及注意饮食、起居调理，以防病情反复。

## 【小结】

鼓胀为临床四大疑难重症之一，其临床表现以腹部胀大为特征，病因多为情志失畅、酒食不节、虫毒感染及病后续发所致。病机为肝、脾、肾三脏功能失调，气滞、血瘀、水饮互结停于腹中。病性为本虚标实、虚实错杂，辨证需辨虚实偏盛及气滞、血瘀、水停的主次。偏实者，根据气滞、血瘀、水停的偏盛，分别采用行气、活血、利水之法，同时辅以疏肝健脾；偏虚者，根据脾肾阳虚或肝肾阴虚的不同，分别采用温补脾肾、滋养肝肾之法，同时兼行气活血利水。注意虚实之间的转化，重视调理脾胃，不可妄用攻逐之法。在治疗中除了掌握扶正祛邪"虚则补之，实则泻之"的原则外，还要注意"至虚有盛候，大实有羸状"的特点，合理使用祛邪与扶正的方法，使其祛邪不伤正，扶正不碍祛邪。

## 【医案选粹】

丁某，男，43岁。

主诉及现病史：患者胁痛3年，腹鼓胀而满3个月，经检查诊为肝硬化腹水，屡用利水之法不效。

诊查：腹大如鼓，短气撑急，肠鸣辘辘，肢冷便溏，小便短少；舌淡苔薄白，脉沉细。

辨证：阳虚气滞，血瘀水停。

治法：温经通阳，化瘀散水。

处方：桂枝10g，生麻黄6g，生姜10g，甘草6g，大枣6枚，细辛6g，熟附子10g，丹参4g，白术10g，三棱6g。

服药30剂，腹水消退，诸症随之而减，后以疏肝健脾之法，做丸善后。

【按语】本案所用方药为张仲景桂枝去芍药加麻辛附子汤加味。根据刘渡舟治腹水之经验，凡是大便溏薄下利，若脉弦或脉沉、腹满以心下为界者，则用本方，每用必验；腹胀而两胁痞坚者，则用柴胡桂枝干姜汤，其效为捷；腹胀居中而下利甚者，用理中汤，服至腹中热时，则胀立消；若小腹胀甚，尿少而欲出不能者，则用真武汤加附子，则尿出胀消。（《刘渡舟临证验案精选》）

---

## 复习思考

### A1 型题

1.鼓胀的病变脏器主要在于（　　　）

　　A.肝、肾　　　　　　　　　B.脾、肾　　　　　　　　　C.肝、脾

D. 肺、脾、肾　　　　　　　　E. 肝、脾、肾

2. 下列有一项不是鼓胀的特征（　　　）

　　A. 四肢肿不甚明显　　　　B. 以腹部胀大为主　　　C. 兼见面色青晦

　　D. 浮肿多从眼睑开始　　　E. 腹皮青筋显露

3. 下列有一项不是鼓胀（　　　）的病因

　　A. 酒食不节　　　　　　　B. 情志刺激　　　　　　C. 外感六淫

　　D. 病后续发　　　　　　　E. 虫毒感染

**A2 型题**

1. 贺某，45 岁。平素嗜酒 10 余年，每日饮酒 8 两，近 3 月来腹大坚满，脉络怒张，胁腹刺痛，面色黧黑，面颈胸臂出现血痣，成丝纹状，手掌赤痕，口渴不欲饮，大便色黑，舌质紫红，脉细涩。证属（　　　）

　　A. 胁痛之瘀血阻络证　　　　B. 鼓胀之肝脾血瘀证　　C. 积聚之瘀血内结证

　　D. 鼓胀之湿热蕴结证　　　　E. 鼓胀之气滞湿阻证

2. 王某，女，70 岁。腹大胀满，形似蛙腹，朝宽暮急，面色㿠白，脘闷纳呆，神倦怯寒，肢冷浮肿，小便短少不利，舌体胖，质紫，苔淡白，脉沉细无力。治疗方法首选（　　　）

　　A. 滋肾柔肝，养阴利水　　　　　　　　B. 疏肝理气，运脾利湿

　　C. 温补脾肾，化气利水　　　　　　　　D. 活血化瘀，行气利水

　　E. 清热利湿，攻下逐水

3. 朱某，男，52 岁。患鼓胀多年，现腹大胀满，青筋暴露，形体消瘦，面色晦暗，腰膝酸软，唇紫，口干而燥，心烦失眠，时或鼻衄，牙龈出血，小便短少，舌质红绛少津，苔少或光剥，脉弦细数。治疗方剂首选（　　　）

　　A. 一贯煎合芍药甘草汤　　　　　　　　B. 生脉散合人参养营汤

　　C. 黄连阿胶汤合一贯煎　　　　　　　　D. 八珍汤合化积丸加减

　　E. 六味地黄丸合一贯煎加减

**B1 型题**

　　A. 气鼓

　　B. 水肿

　　C. 水鼓

　　D. 积聚

　　E. 血鼓

1. 腹部膨隆，嗳气或矢气则舒，腹部按之空空然，叩之如鼓。此为（　　　）

2. 腹部胀满膨大，或状如蛙腹，按之如囊裹水，常伴下肢浮肿。此为（　　　）

3. 脘腹坚满，青筋显露，腹内积块痛如针刺，面颈部赤丝血缕。此为（　　　）

扫一扫，看课件

# 第九章

# 肾系病证

　　肾居下焦，位于腰部、脊柱两侧，左右各一，与膀胱互为表里。肾藏元阴、元阳，为人体生长、发育、生殖之源，脏腑功能、生命活动之根本，是为先天之本。肾失封藏，可致精关不固，出现遗精病证；肾主水液，调节人体水液的输布与排泄，肾气化失司，可致水液运化障碍，出现水肿、癃闭等病证；膀胱为州都之官，津液之腑，若湿热蕴结下焦，或肾失开阖，气化失司，水道不利，则可出现淋证。此外，肾主骨、生髓，充脑、荣发，开窍于耳及二阴，在志为恐，在液为唾。

　　肾与他脏共同维持人体的正常生理活动。肾主水液，肺主通调水道，脾主运化水湿，共同完成津液的敷布和代谢；肾水上济于心，心火下交于肾，水火既济，则阴阳平衡；肾为先天之本，脾为后天之本，脾气之健运有赖于肾阳之温煦，而肾气之充足又需脾胃之补养；肝肾同源，藏泄互用；膀胱主蓄津液，化气行水，但膀胱之气化有赖于肾气之蒸腾。肾之阴阳不足，可致他脏功能失调；他脏功能失常，亦可致肾之阴阳不足。

　　肾病多虚证，其基本治疗原则为"培其不足，不可伐其有余"。肾阴虚者，宜咸寒甘润，填补精髓，滋阴降火；肾阳虚者，宜甘温壮阳，温补肾气，固纳摄精，温阳行水。肺、肾在津液代谢中有着相辅相成的关系，肺气失宣，则小便不利，多用宣肺利小便之法，即"提壶揭盖"。膀胱多实证，尤以膀胱湿热较多见，常用清热利湿之法；膀胱虚寒，当温肾散寒，助膀胱气化。

　　本章主要学习水肿、淋证、癃闭三个病证，要求掌握这些病证的概念、病因病机、诊断、辨证论治、转归预后、预防调护及癃闭的外治法。

# 第一节 水 肿

【学习目标】

1. 掌握水肿的概念、诊断与病证鉴别、辨证论治。
2. 熟悉水肿的病因病机、转归预后、预防调护。
3. 了解水肿的中医适宜技术。

水肿是水液潴留体内，泛溢肌肤，表现以头面、眼睑、四肢、腹背，甚至全身浮肿为特征的一类病证。

《内经》称本病为"水"，根据不同症状可分为风水、石水、涌水；在症状表现上，指出"水始起也，目窠上微肿，如新卧起之状，其颈脉动，时咳，阴股间寒，足胫肿，腹乃大，其水已成矣"；在病因病机上，指出"诸湿肿满，皆属于脾""其本在肾，其末在肺"；在治疗上，提出"平治于权衡，去菀陈莝……开鬼门，洁净府"，即攻逐、发汗、利小便的治疗原则，至今仍为治疗阳水实证的重要方法。宋代严用和倡导温脾暖肾法，开创了补法治疗虚证水肿的先河。至元代朱丹溪总结前人的经验与理论，将水肿分为阴水与阳水两大类，一直沿用至今。在饮食调摄上，唐代孙思邈首次提出水肿必须忌盐。

知 识 链 接

中医古籍中对于水肿分类：①《内经》：风水、石水、涌水。②《金匮要略》按症状分：风水、皮水、石水、正水、黄汗。按部位分：心水、肺水、肝水、脾水、肾水。③《中藏经》分青水、赤水、黄水、白水、黑水、玄水、风水、里水、石水、气水。④《诸病源候论》将水肿分为二十二候。⑤《济生方》首分阴水、阳水辨证。

西医学所论述的肾性水肿、心性水肿、肝性水肿、营养不良性水肿、内分泌失调引起的水肿等，均可参照本病辨证治疗。本节论及的水肿，主要以肾性水肿为主，包括急慢性肾小球肾炎、肾病综合征等。

【病因病机】

形成水肿的主要原因有外因和内因两个方面。外因主要有风邪袭表、外感水湿、疮毒内犯，内因主要是饮食不节、劳欲体虚。

1. **风邪袭表**　肺主一身之表，外合皮毛，风邪袭表，肺失宣降，导致水液外不得越，内不得泄，风水相搏，水液泛滥，流溢于肌肤，发为水肿。

2. **外感水湿**　久居湿地、冒雨涉水、湿衣裹身时间过久，水湿浸渍，困遏于脾，脾失健运，水湿内停，泛于肌肤，成水肿。

3. **疮毒内犯**　肌肤患痈疡疮毒，火热内攻，损伤肺脾，致津液气化失常，发为水肿。

4. **饮食不节**　过食肥甘油腻、辛辣之品，或饮酒过度，酿生湿热，损伤脾胃；或过食生冷，损伤脾阳，寒湿内生；或饥饱失常，营养不足，脾气虚弱，以致脾气不能为胃行其津液，水湿停聚，泛滥横溢，遂成水肿。

5. **劳欲体虚**　先天禀赋不足，或房劳太过，或久病体虚，以致肾气亏虚，脾阳不足，气化失常，水湿输布不利，泛滥肌肤，形成水肿。

水肿的基本病机是肺、脾、肾功能失调，膀胱气化失常，三焦气化不利，导致水液潴留体内，泛滥肌肤。水液的正常代谢、输布与肺、脾、肾三脏关系密切，其中以肾为本，以肺为标，以脾为制水之脏。肺主治节，通调水道；脾主运化，布散水精；肾主水，水液的输布、排泄有赖于肾阳的蒸化、开阖作用。肺、脾、肾的气化功能失调，或其中某一脏发生功能障碍，都能导致三焦水道阻塞，造成水湿泛滥而发生水肿。其病理性质有阴阳之别，一般因感受风邪、水湿、疮毒而形成者，多为阳水；若因房劳过度、饮食劳倦、年老久病致使脾肾两亏而发生者，多属阴水。阳水、阴水可以互相转化。

## 【诊断】

（一）诊断要点

1. **临床特征**　水肿先从眼睑或下肢开始，继及四肢和全身。轻者仅眼睑或足胫浮肿，重者全身皆肿；甚则腹大胀满、气喘不能平卧；更严重者可见尿闭或尿少、恶心呕吐、口有秽味、鼻衄牙宣、头痛、抽搐、神昏谵语等危象。

2. **病史**　可有乳蛾、心悸、疮毒、紫癜及久病体虚病史。

3. **相关检查**　血常规、尿常规、肾功能、肝功能、心电图、腹部 B 超、24 小时尿蛋白定量等检查有助于诊断与鉴别诊断。女性患者尤应注意排除狼疮性肾炎所致水肿，应查抗核抗体、双链 DNA 抗体，必要时进行肾穿刺活检。

（二）病证鉴别

**水肿与鼓胀**　两者均为水液潴留体内出现肿胀、小便短少的病证。水肿是肺、脾、肾三脏功能失调所致，其肿状为面目、四肢、脐腹皆肿，肿胀顺序一般以头面四肢为先，继而全身，皮薄色白或肤色不变或光亮。鼓胀为肝、脾、肾三脏功能失调，气、血、水互结所致，肿势为单腹胀大，四肢头面不甚肿，皮色苍黄，腹壁青筋暴露，后期或可伴见轻度肢体浮肿。

## 【辨证论治】

### （一）辨证要点

1. 辨阳水、阴水　水肿辨证以阴阳为纲。阳水多因风邪外袭引起，病在肺、脾，起病急、病程短，水肿以上半身为甚，肿处皮肤光亮，按之凹陷易起，属表、实、热证；阴水多因内伤所致，病在脾、肾，起病缓，病程长，水肿以下半身为甚，肿处皮肤松弛，按之凹陷不易恢复，甚则按之如泥，属里、虚、寒证。阳水与阴水虽有区别，但在一定程度上又可相互转化。如阳水久延不退，正气日渐耗伤，水邪日盛，可转化为阴水；反之，若阴水复感外邪，水肿剧增，也宜急则治其标，先按阳水论治。

2. 辨脏腑　水肿病变之脏腑有肺、脾、肾、心之别。水肿初见眼睑浮肿，伴恶寒、发热、咳逆者，病位主要在肺；周身浮肿而见脘腹满闷者，病位主要在脾；水肿腰以下甚，伴有腰膝酸软者，病位主要在肾；面浮肢肿，伴有心悸怔忡者，病位主要在心。

### （二）论治要点

水肿的治疗，《内经》提出"开鬼门""洁净府""去菀陈莝"三条基本原则。具体而言，阳水应以祛邪为主，多用宣肺发汗、通利小便、泻下逐水等法；阴水应以扶正祛邪为主，多用健脾温肾，配以利水、养阴、活血、祛瘀等法；虚实夹杂者，当先攻后补，或攻补兼施。

### （三）分证论治

1. 阳水

（1）风水相搏证

证候：初起眼睑浮肿，继则四肢及全身皆肿，来势迅速，多有恶寒、发热、肢节酸楚、小便不利等症。偏风热者，伴咽喉红肿疼痛、舌质红、脉浮；偏风寒者，兼恶寒、咳喘、舌苔薄白、脉浮。

病机：风邪袭表，肺失宣肃，通调失职，风水阻遏。

治法：疏风解表，宣肺行水。

方药：越婢加术汤加减。

本方宣肺解表，行气利水。口不渴，去石膏，加茯苓皮、冬瓜皮以利小便；恶寒无汗，脉浮紧，去石膏，加羌活、防风发汗祛风；咳嗽喘促不得卧，加杏仁、陈皮、苏子、葶苈子利气以行水；咽喉肿痛，去生姜、白术，加牛蒡子、射干、黄芩清肺经郁热。全身浮肿，按之没指，身重着困倦，可改用五皮饮。

（2）湿毒浸淫证

证候：身发疮痍，脓疮溃烂，或见疮痕，或咽喉肿痛较甚，恶风发热，眼睑浮肿，延及全身，小便不利，尿少色赤，舌红苔薄黄或黄腻，脉浮数或滑数。

病机：湿热毒邪内归肺脾，三焦气化不利，水湿停聚。

治法：清热解毒，利湿消肿。

方药：麻黄连翘赤小豆汤合五味消毒饮加减。

前方宣肺利水，治风水在表之水肿；后方清解热毒，治疮毒内归之水肿。痈疡疮毒或乳蛾红肿而诱发的水肿，当重用蒲公英、紫花地丁清热解毒；湿盛而皮肤糜烂者，加用苦参、土茯苓以燥湿清热；风盛而皮肤瘙痒明显者，可加白鲜皮、地肤子以疏风止痒；血热而红肿甚者，可加牡丹皮、生地黄、赤芍以清热凉血消肿；大便不畅时可加大黄、芒硝以通腑泄热；水肿十分明显者，可加用茯苓皮、大腹皮利水消肿。

（3）水湿浸渍证

证候：全身水肿，下肢明显，按之没指，小便短少，身体困重，胸闷，纳呆，泛恶，苔白腻，脉沉缓，起病缓慢，病程较长。

病机：寒湿伤及脾阳，水湿不化。

治法：健脾化湿，通阳利水。

方药：胃苓汤合五皮饮加减。

前方祛湿和胃、行气利水，除内胜之水湿；后方利水消肿、理气健脾，制外泛之水湿。外感风邪，肿甚而喘者，可加麻黄、杏仁、葶苈子宣肺泻水而平喘；浮肿甚，大便溏薄，可加黄芪、桂枝益气通阳，或加补骨脂、附子温肾助阳；纳呆泛恶明显，加制半夏、神曲和胃降逆。

（4）湿热壅盛证

证候：遍体浮肿，皮肤绷急光亮，胸脘痞闷，烦热口渴，小便短赤，或大便干结，舌红苔黄腻，脉沉数或濡数。

病机：湿热内蕴，三焦壅滞，气滞水停。

治法：分利湿热，通脏泻水。

方药：疏凿饮子加减。

本方疏风发表，逐水泻下。腹满较甚、大便秘结者，加大黄、葶苈子；水邪浸肺，呼吸喘促较甚者，去羌活、秦艽，加苏子、葶苈子、白芥子；湿热伤及血络，尿痛、尿血者，加白茅根、大蓟、小蓟、益母草凉血止血、清热利水；湿热化燥伤阴，口咽干燥、大便干结、舌质红者，可选用猪苓汤加麦冬、沙参等养阴清热利水。

2. 阴水

（1）脾阳虚衰证

证候：浮肿腰以下为甚，按之凹陷不起，脘闷腹胀，食欲减退，面色萎黄，神倦肢冷，小便短少，舌淡苔白滑，脉沉缓。

病机：脾阳不振，运化无权，土不制水。

治法：温中健脾，行气利水。

方药：实脾饮。

本方健运脾阳，以利水湿。水湿过甚，可加桂枝、猪苓、泽泻以助膀胱气化，而利小便；气虚便溏者，为中气衰微，去大腹皮，加党参、黄芪以补中益气；喘而不嗜食，为脾阳困惫，水气上逆，加砂仁、陈皮、紫苏以温运脾气。

（2）肾阳衰微证

证候：水肿反复消长不已，面浮身肿，腰以下甚，按之凹陷不起，尿量减少或反多，腰痛酸重，四肢厥冷，怯寒神疲，面色苍白，甚者心悸胸闷、喘促难卧、腹大胀满，舌淡胖苔白，脉沉细或沉迟无力。

病机：肾阳虚衰，水寒内聚。

治法：温肾助阳，化气行水。

方药：济生肾气丸合真武汤加减。

前方温补肾阳，后方温阳行水。小便清长量多，去泽泻、车前子，加菟丝子、补骨脂以温固下元；肾水凌心，心阳被遏，瘀血内阻，出现心悸、喘息、唇绀、脉虚数或结代，宜重用附子，去肉桂，加桂枝、黄芪、丹参、泽兰、葶苈子温补心肾、活血利水。

病至后期，出现肾阴虚为主者，治当滋补肾阴为主，兼利水湿，方用左归丸加泽泻、茯苓、冬葵子等。肾阴久亏，出现肝肾阴虚，肝阳上亢，上盛下虚的复杂病情，治当育阴潜阳，亦可用左归丸加入重镇潜阳之品。水邪凌肺，肾不纳气，吞黑锡丹，以防喘脱。

（3）瘀水互结证

证候：水肿延久不退，肿势轻重不一，四肢或全身浮肿或伴血尿，以下肢为主，皮肤瘀斑，腰部刺痛，舌紫暗苔白，脉沉细涩。

病机：水停湿阻，气滞血瘀，三焦气化不利。

治法：活血祛瘀，化气行水。

方药：桃红四物汤合五苓散。

前方活血化瘀，后方通阳行水。全身肿甚，气喘烦闷，小便不利，此为血瘀水盛，肺气上逆，可加葶苈子、川椒目、泽兰以逐瘀泻肺；腰膝酸软，神疲乏力，乃为脾肾亏虚之象，可合用济生肾气丸以温补脾肾、利水肿；阳气虚者，可配黄芪、附子益气温阳以助化瘀行水之功。久病水肿者，虽无明显瘀阻之象，临床上亦常合用益母草、泽兰、桃仁、红花等药，以加强利尿消肿的效果。

**【中医适宜技术】**

**(一) 单方验方**

1. 白茅根 60g，浮萍 30g，地肤子 10g，水煎服，每日 1 剂。适用于风水证，以尿量增多、肿退为度。

2. 花生米（连衣）、生薏米、赤豆、红枣，各适量同煮，每日早晚各服 1 碗。适用于营养不良性水肿。

3. 白茅根 30～60g，薏苡仁 15～30g，赤小豆 15～30g，水煎服。适用于水肿属湿热伤阴者。

**(二) 中成药**

水肿风水相搏证，可用肾炎解热片；湿热浸淫证，可用肾葵胶囊；水湿浸渍证，可用五苓散；肾阳衰微证，可用金匮肾气丸、济生肾气丸、左归丸、杜仲补腰合剂、桂附地黄胶囊等；脾肾阳虚证，可用肾炎舒胶囊、肾炎消肿片；正虚血瘀，可用尿毒清颗粒；阴虚内热，可用肾炎灵胶囊；气阴两虚，可用慢肾宝合剂、肾炎康复片；阴阳两虚，可用慢肾宝液。

**(三) 简易治疗技术**

1. **耳压疗法** 取肾、肾俞、输尿管、膀胱、交感、神门、肾上腺、三焦、内分泌等穴，将黏有王不留行的胶布贴于耳穴上，隔日换一次，左右交替，每日用同侧手按 10 次，每次 3～5 分钟，3 次为 1 个疗程。

2. **气功疗法** 放松功，采用平坐式姿势，呼吸以腹式为主，配合六字诀练"吹"字，用补法。适用于水肿反复发作者。

3. **饮食疗法** 乌鱼或鲫鱼 1 条，去腹杂，大蒜头 1 个，椒目 10g，塞入鱼腹内，同煮，以鱼熟汤白为度，不加盐，喝汤食鱼及蒜头，1～2 天吃完。适用于阴水证。

**【转归预后】**

一般而言，阳水易消，阴水难治。阳水患者如属初发年少，体质尚好，脏气未损，治疗及时，则病可向愈。病起日久，反复发作，导致正气大亏，转为阴水，则缠绵难愈。阴水病久不愈，脾肾衰微，水气上犯，则可出现水邪凌心犯肺之重证；若病变后期，肾阳衰败，气化不行，浊毒内闭，出现恶心呕吐、口泛尿味、神疲嗜睡，是由水肿发展为关格；若肺失通调，脾失健运，肾失开阖，致膀胱气化无权，可见小便点滴或闭塞不通，则是水肿转为癃闭；若阳损及阴，造成肝肾阴虚，肝阳上亢，则可兼见眩晕之证。

**【预防调护】**

感受外邪、饮食不节、劳倦过度是造成水肿的重要因素。因此，增强体质，适其寒温，避免外邪侵袭，饮食有节，劳逸适度，是预防水肿发生，避免水肿复发、加重的重要措施。有疮毒、乳蛾等病证者，应及时治疗，防止产生水肿。

水肿患者，应清淡、易消化、少盐饮食，忌生冷、肥甘、辛辣之品，戒烟、酒。水肿严重者，应卧床休息，忌盐。肿势减退后，可适当活动，但不宜剧烈运动和过度劳累，尤应节制房事。保持乐观情绪，树立战胜疾病的信心，坚持治疗，避免复发。营养不良所致者，应加强营养，尤其应注意补充优质蛋白。

**【小结】**

水肿是指体内水液潴留，泛溢肌肤，表现以头面、眼睑、四肢、腹背，甚至全身浮肿为特征的一类病证。病因有风邪袭表、疮毒内犯、外感水湿、饮食不节及劳欲体虚等。形成本病的机理为肺失通调，脾失转输，肾失开阖，三焦气化不利。临床辨证以阴阳为纲，分清病因、病位，还需注意寒热、虚实的错杂与转化。治疗方法，阳水应发汗、利水或攻逐，以祛邪为主，同时配合清热解毒、健脾理气等法；阴水当温肾健脾，以扶正为主，同时配以利水、养阴、活血、祛瘀等法。对于虚实夹杂者，或先攻后补，或攻补兼施，需视证的性质、轻重、转变趋势而灵活应用。各种治法中尤应慎用攻逐法，以免伤正。一般而言，阳水易消，阴水难治。由于疮毒内侵及饮食不足所致水肿，治疗得当，水肿可望治愈。若阴水日久，导致正气大亏，肺、脾、肾三脏功能严重受损，则难向愈，且常易转变为关格、癃闭、胸痹、心悸、眩晕等证。

**【医案选粹】**

张某，女，39岁。

初诊：1980年7月31日。

主诉及现病史：患者近1年来经常面目浮肿，腰痛，小便短少，经服西药及中药补肾药后，浮肿渐消，尿蛋白不减，劳累加重，肢困乏力，纳谷不香，月经正常，大便调。

诊查：面色少华，除目胞晨起浮肿外，并无明显浮肿；舌苔腻微黄，脉弦缓。尿常规检查示尿蛋白（+++）。

辨证：脾肾两虚，湿热内蕴，精微下渗。

治法：健脾补肾，利湿清热。

处方：山药10g，黄柏10g，芡实20g，车前子20g，山茱萸10g，茯苓10g，白果（去壳）10个。

服药 12 剂后，患者复查尿蛋白（＋），腰痛减，饮食增加；又按原方继服 10 剂，复查尿蛋白阴性。后以六味地黄调理巩固。

【按语】本案为脾肾两虚，湿热内蕴之证，故用易黄汤健脾除湿，清下焦之热，配山茱萸补肾填精固摄，茯苓淡渗利湿，服药近 30 剂，疗效满意。（《中国现代名中医医案精华》谢兆丰医案）

## 复习思考

### A1 型题

1. 水肿的治疗，《内经》提出"开鬼门"一法，是属于八法中的（　　）

    A. 吐法　　　　　　B. 补法　　　　　　C. 汗法

    D. 消法　　　　　　E. 和法

2. 阳水辨证属风水相搏者，其最佳选方是（　　）

    A. 麻黄汤　　　　　B. 五苓散　　　　　C. 五皮饮

    D. 越婢加术汤　E. 麻黄连翘赤小豆汤

3. 水肿发病以下列何脏或腑为本（　　）

    A. 肺　　　　　　　B. 脾　　　　　　　C. 肾

    D. 膀胱　　　　　　E. 三焦

### A2 型题

1. 患者，男，35 岁。眼睑浮肿，继则四肢及全身皆肿，来势急骤，恶寒，发热，肢节酸重，小便不利，咽喉红肿疼痛，舌质红，脉浮滑数。治疗当选（　　）

    A. 麻黄连翘赤小豆汤合五味消毒饮　　　　B. 越婢加术汤

    C. 银翘散　　　　　　　　　　　　　　　D. 疏凿饮子

    E. 五皮饮合胃苓汤

2. 患者，男，60 岁。身肿，腰以下为甚，按之凹陷不易恢复，脘腹胀闷，纳减便溏，面色萎黄，神倦肢冷，小便短少，舌淡苔白腻或白滑，脉沉缓或沉弱。治宜选用的代表方剂是（　　）

    A. 参苓白术散　　　B. 附子理中汤　　　C. 理中汤

    D. 真武汤　　　　　E. 实脾饮

3. 患者，女，41 岁。全身水肿，按之没指，小便短少，身体困重，胸闷，纳呆，泛恶，苔白腻，脉沉缓。治宜选用的代表方剂是（　　）

    A. 实脾饮　　　　　B. 疏凿饮子　　　　C. 越婢加术汤

　　D. 参苓白术散　　　　　E. 胃苓汤合五皮饮

**B1 型题**

　　A. 宣肺解毒，利湿消肿

　　B. 运脾化湿，通阳利水

　　C. 分利湿热

　　D. 温运脾阳利水

　　E. 疏风清热，宣肺行水

1. 湿毒浸淫的阳水，其治法是（　　　　）

2. 水湿浸渍的阳水，其治法是（　　　　）

3. 脾阳虚衰的阴水，其治法是（　　　　）

# 第二节　淋　证

【学习目标】

　　1. 掌握淋证的概念、诊断与病证鉴别、辨证论治。

　　2. 熟悉淋证的病因病机、转归预后、预防调护。

　　3. 了解淋证的中医适宜技术。

　　淋证是指以小便频急、滴沥不尽、尿道涩痛、小腹拘急、痛引腰腹为主要临床表现的一种病证。

　　淋证始见于《内经》。历代医家又称"淋""淋秘"等。巢元方在《诸病源候论·诸淋病候》中高度概括了淋证的病机，认为"诸淋者，由肾虚而膀胱热故也"。唐代《千金要方》《外台秘要》将淋证分为石、气、膏、劳、热五淋，宋代《济生方》将其分为气、石、血、膏、劳五淋。而今，临床上根据病因和症状特点的不同，将本病分为热淋、气淋、血淋、石淋、膏淋、劳淋六类。

　　西医学中的急性尿路感染、慢性尿路感染、泌尿系结石、急性前列腺炎、慢性前列腺炎等疾病，凡是具有淋证特征者，均可参照本节内容辨证治疗。

## 【病因病机】

　　淋证多因外感湿热、饮食不节、情志失调、先天禀赋不足或年老久病等导致，其中尤以外感湿热和久病肾虚为主。

1. **外感湿热** 下阴不洁，秽浊之邪从下入侵，或心经火热、下肢丹毒、小肠邪热等传入膀胱，发为淋证。

2. **饮食不节** 过食辛辣醇酒厚味，损伤脾胃，积湿生热，下注膀胱，发为淋证。

3. **情志失调** 情志不遂，肝气郁结，或气郁化火，气火互结，膀胱不利而为淋证。

4. **先天禀赋不足或年老久病** 先天禀赋不足，肾与膀胱先天畸形，或年老脏气亏虚，或纵欲无制，肾气虚衰，或淋久不愈，反复发作，耗伤正气，脾肾两虚，而致膀胱气化不利，则发为淋证。

淋证的基本病机是湿热蕴结下焦，肾与膀胱气化不利。其病位在膀胱与肾，与肝、脾有关。肾主水，司膀胱开阖，膀胱为州都之官，主贮存和排泄小便，湿热蕴结膀胱，或久病脏腑功能失调，均能导致肾与膀胱气化不利，形成淋证。其主要病理因素为湿热之邪。

淋证由于病因病理不同，累及脏腑有异，临床上可分为六淋。湿热客于下焦，膀胱气化不利，小便灼热刺痛，则为热淋；膀胱湿热，灼伤血络，迫血妄行，或肾阴不足，虚火灼伤血络，血随尿出，以到小便淋沥涩痛有血，则为血淋；若湿热久蕴，熬液成石，以致小便涩痛不通而有砂石，则为石淋；湿热久蕴，阻滞经脉，脂液不循常道，或肾虚下元不固，不能摄纳精微脂液，小便淋沥浑浊，则为膏淋；若肝气失疏，气火郁于膀胱，或中气不足，气虚下陷，膀胱气化无权，以致小便淋沥不畅，则为气淋；若久淋不愈，湿热留恋膀胱，由腑及脏，由肾及脾，脾肾受损，正虚邪弱，以致疾病反复发作，则成劳淋。各淋证可相互转化，或同时存在。

## 【诊断】

### （一）诊断要点

1. **临床特征** 小便频数短涩，淋沥不尽，尿道涩痛，小腹拘急引痛，可伴有恶寒、发热、腰痛、小腹坠胀等症状。

2. **病史** 多见于已婚女性，每因劳累过度、房事不节、情志变化、感受外邪而诱发。

3. **相关检查** 血常规、尿常规、腹部B超及膀胱镜等检查，有助于明确诊断。

### （二）病证鉴别

1. **淋证与癃闭** 两者均有排尿困难、小便量少。癃闭以排尿困难、点滴而出、甚则小便闭塞不通、全日总尿量明显减少为主要特征，但排尿时不痛；淋证以尿频、尿急、尿痛为特征，每日小便总量基本正常。

2. **血淋与尿血** 两者都有小便出血、尿色红赤、甚至尿出纯血等症状。尿血多无疼痛之感，或间有轻微的胀痛或热痛，但不似血淋的小便滴沥而疼痛难忍。其鉴别要点在于有无尿痛。一般将痛者称为血淋，不痛者称为尿血。

3. **膏淋与尿浊** 两者均有小便浑浊。其鉴别要点在于有无尿痛。尿浊虽然小便浑浊，白如泔浆，但排尿时尿出自如，无疼痛滞涩感；淋证以小便频数、淋沥涩痛、小便浑浊为主症。

**【辨证论治】**

（一）辨证要点

1. **辨六淋**　小便频数短涩、灼热刺痛者，为热淋；小便涩滞、淋沥不畅、少腹坠胀者，为气淋；小便热涩刺痛，尿色深红或尿中夹血丝、血块者，为血淋；尿中有细小砂石、小便艰涩，或排尿突然中断、腹部窘迫疼痛，为石淋；小便混浊如米泔或如膏脂、尿道热涩疼痛者，为膏淋；小便涩痛不甚，但淋沥不尽，反复发作，腰膝酸软，遇劳即发，为劳淋。

2. **辨虚实**　一般情况下，外感、饮食、情志所致者，起病急，病程短，小便频急、涩痛明显，多属实证；先天禀赋、久病、年老所致者，起病缓，病程长，反复发作，以小便频数，淋沥不畅，急、痛不甚为特点，多属虚证，为脾虚、肾虚。

（二）论治要点

淋证的基本治则是实则清利、虚则补益。实证，以膀胱湿热为主者，宜清热利湿；以热灼血络为主者，宜凉血止血；以砂石结聚为主者，宜通淋排石；以气滞不利为主者，宜利气疏导。虚证，脾虚者，宜健脾益气；肾虚者，宜补益肾气。若虚实夹杂，宜补益清利并用。根据标本缓急，标急者先予治标，标证缓减则治本；若标邪不著，则兼顾治疗。

淋证治法古有"忌补""忌汗"之说。忌补是指实热之证而言，对于脾虚中气下陷，肾虚下元不固者，则需用健脾益气、补益肾气之法。忌汗是指由于湿热蕴结膀胱，而非外感所致者，不宜发汗；如确为外感所致，表证明显者，可应用解表之剂。临证应依据辨证给予治疗，不可拘泥。

（三）分证论治

1. **热淋**

证候：小便频急灼痛，短涩量少，色黄赤，小腹坠胀不舒，或有腰痛，恶寒发热，口苦，大便正常或秘结，舌红苔黄腻，脉浮数或濡数。

病机：湿热蕴结下焦，致使膀胱气化不利。

治法：清热泻火，利湿通淋。

方药：八正散加减。

本方清热解毒，利湿通淋。便秘腹胀者，可重用生大黄，并加枳实以通腑泄热；腹满便溏，则去大黄；小腹坠胀，加乌药、川楝子疏肝理气；湿热伤阴者，去大黄，加生地黄、知母、白茅根以养阴清热；素体阴虚，下焦湿热之热淋，见舌红少苔、脉细数者，可选用猪苓汤加减。

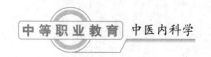

2. 石淋

证候：小便涩痛，尿中时夹砂石，或时有尿来中断，尿道刺痛，窘迫难忍，或腹绞痛，尿中带血，舌苔正常或薄黄而腻，脉弦或数。

病机：湿热蕴结下焦，尿液煎熬成石，膀胱气化失司。

治法：清热利湿，排石通淋。

方药：石韦散加减。

本方清热利湿，排石通淋。临证可加金钱草、海金沙以利水通淋；加鸡内金化石；加炮山甲粉、王不留行活血软坚；加青皮、沉香增强理气导滞功效。腰腹绞痛者，加芍药、甘草以缓急止痛；尿中带血，加小蓟、生地黄、藕节以凉血止血；尿中有血条、血块者，加川牛膝、赤芍、血竭以活血祛瘀；兼有发热者，加蒲公英、黄柏、大黄以清热泻火。

必要时可用体外碎石或手术治疗，以排出砂石。

3. 气淋

证候：小便涩滞淋沥不畅。若兼少腹胀满疼痛，苔薄白，脉沉弦，为实证；若少腹坠胀，面白不华，少气懒言，舌质淡，脉细无力，为虚证。

病机：肝失条达，气机郁滞，膀胱气化不利。

治法：实证以疏肝行气、利尿通淋为法；虚证以健脾益气为法。

方药：

（1）实证：沉香散加减。

本方疏肝理气，利尿通淋。胸胁闷胀者，加青皮、乌药、小茴香、川楝子疏肝理气；尿道刺痛甚为有瘀血征象者，加牛膝、红花、赤芍、益母草行瘀活血。

（2）虚证：补中益气汤加减。

本方补益中气，升阳举陷。少腹坠胀明显者，加青皮、乌药理气消胀；食少便溏甚者，去当归，加山药、薏苡仁健脾利湿；兼血虚者，加熟地黄、阿胶、川芎以养血；肾虚腰痛者，加杜仲、牛膝补肾壮腰。

4. 血淋

证候：小便频数不畅，尿中带血。若尿色红赤，或夹紫色血块，小便热涩刺痛，小腹满急，舌苔薄黄，脉数有力，为实证；若血色淡红，小便涩滞疼痛不著，腰膝酸软，五心烦热，舌红少苔，脉细数，为虚证。

病机：膀胱热甚灼络，迫血妄行。

治法：实证以清热利湿、凉血止血为法；虚证以滋补肾阴、清热止血为法。

方药：

（1）实证：小蓟饮子加减。

本方清热通淋，凉血止血。若热重出血多者，可加黄芩、白茅根，重用生地黄；若便秘者，加大黄通腑泄热；若有瘀血者，可另服参三七化瘀止血；若痛剧者，加海金沙、琥珀粉，以化瘀止痛。

（2）虚证：知柏地黄丸加减。

本方滋阴清热。临证可加龟甲滋阴潜阳，旱莲草滋阴益肾。有血虚者，加当归、白芍、阿胶以养血；虚火上扰、心烦不得眠者，加酸枣仁、莲子心清热养心安神；久病脾虚，气不摄血，症见神疲乏力、面色少华者，用归脾汤加减。

5. 膏淋

证候：小便混浊如米泔，或带有滑腻之物，小便频数涩滞。如尿道热涩疼痛，舌红苔腻，脉数或细数，属实证；若膏淋反复发作，涩痛不著，形体消瘦，头昏无力，腰膝酸软，舌淡苔白腻，脉细弱无力，属虚证。

病机：湿热下注，阻滞络脉，脂汁外溢。

治法：实证以清热除湿、分清泌浊为法；虚证以补肾固涩为法。

方药：

（1）实证：萆薢分清饮加减。

本方清利湿热，分清泄浊。小便黄热而痛甚者，加龙胆、木通、栀子清热通淋；腹胀尿涩不畅者，加乌药、青皮利气；小便有血者，加小蓟、藕节、白茅根凉血止血。

（2）虚证：膏淋汤加减。

本方补虚固涩。肾虚，腰膝酸软重者，加山茱萸、熟地黄、杜仲补肾壮腰；腰膝冷痛、四肢不温者，加巴戟天、炮附子、肉桂温补肾阳。

6. 劳淋

证候：小便不甚赤涩淋沥，时作时止，遇劳即发，缠绵不愈，精神疲乏，腰痛，舌质淡，脉虚弱；或面色潮红，五心烦热，舌质红，脉细数。

病机：湿热留恋，脾肾两虚，膀胱气化无权。

治法：补益脾肾。

方药：无比山药丸加减。

本方健脾利湿，益肾固涩。脾虚气陷，症见小腹坠胀、小便点滴而出者，可予补中益气汤同用，以益气升陷；肾阴亏虚，症见面色潮红、五心烦热、舌红少苔、脉细数者，可予知柏地黄丸同用，以滋阴降火；肾阳虚衰，症见面色少华、畏寒怯冷、四肢欠温、舌淡苔薄白、脉沉细者，可合右归丸以温补肾阳，或用鹿茸粉3g，分2次吞服。

【中医适宜技术】

（一）单方验方

1. 柴胡、黄芩、车前草、石韦、六一散各30g，水煎服。适用于热淋。

2. 鲜车前草 60g，猪小肚 2 个，加清水煲烂，饮汤食肚肉。适用于热淋。

3. 金钱草 50g，薏苡仁 60g，鸡内金 20g，水煎取汁，加适量白糖代茶饮用。适用于石淋。

4. 菟丝子 30g，水煎分 3 次服，日 1 剂。适用于劳淋。

（二）中成药

热淋，可选用八正合剂、三金片、银花泌炎灵片、分清五淋丸、癃清胶囊；石淋，可用肾石通颗粒、泌石通胶囊、排石颗粒、石淋通片、金钱草颗粒；血淋，可用三七胶囊、云南白药、紫地宁血散；膏淋，可用萆薢分清丸、补中益气丸配合缩泉丸；劳淋，可用补中益气丸、癃闭舒胶囊。

（三）简易治疗技术

1. 针灸疗法

（1）取中极、膀胱俞、次髎、三阴交等穴。热淋加曲池、合谷、行间；石淋加委阳、然谷、中封；气淋实证加合谷、太冲，虚证加气海、关元、足三里；血淋实证加血海、膈俞、少府、劳宫，虚证加血海、膈俞、太溪、复溜；膏淋加气海、关元、命门；劳淋加脾俞、肾俞、命门、关元、足三里。实证用泻法，虚证用补法或配合艾灸。

（2）石淋，肾绞痛发作时，可针刺合谷、水沟、京门、肾俞，加电针。

2. 热敏灸疗法 探查穴位热敏高发部位关元、中极、肾俞、命门、次髎等穴区，每次选取 1 ～ 2 组穴位，每天 1 次，10 次为 1 个疗程，疗程间休息 2 ～ 5 天，共 2 ～ 3 个疗程。适用于慢性前列腺炎引起的膏淋、劳淋、尿浊等。

3. 耳针疗法 取膀胱、肾、交感、枕、肾上腺等穴，每次取 2 ～ 4 穴，毫针刺，强刺激，留针 30 分钟，每日 1 次。

4. 饮食疗法 胡桃肉煮粥，多食可治劳淋。

## 【转归预后】

淋证的预后往往与其类型和病情轻重有关。一般说来，淋证初起多实证，较易治愈；病久虚实夹杂，则难治。少数热淋、血淋有时可发生湿热弥漫三焦，热毒陷入营血，出现高热、神昏、谵语等重危证候。久病不愈，或反复发作，脾肾衰败，阴虚火旺，可致头痛、眩晕。石淋经久不愈，阻塞水道，小便排泄不畅，浊阴内聚，肾气受损，致水液潴留，泛滥全身，发为水肿；久之，浊阴上逆，凌心犯肺，可发展成癃闭和关格。膏淋久延可致消瘦乏力，气血亏虚，而渐至虚劳。

## 【预防调护】

增强体质，保持心情舒畅，避免憋尿、纵欲、过劳，注意外阴卫生，避免不必要的导尿及泌尿道器械操作，多饮水，饮食清淡，忌肥腻香燥、辛辣之品，是预防淋证发生的重要措施。有消渴、肺痨等疾病应积极治疗，可减少淋证发生。

淋证患者应适当注意休息，不宜久坐、劳累，应多喝水，及时小便，饮食宜清淡，禁房事。

## 【小结】

淋证是以小便频数、淋沥刺痛、小腹拘急引痛为主症的病证。根据病因和症状特点不同，可分为热淋、血淋、气淋、石淋、膏淋、劳淋六证。淋证的基本病机为湿热蕴结下焦，肾与膀胱气化不利；病理因素为湿热，病位在膀胱与肾。病理性质初病多实，久则转虚，或虚实夹杂。辨证时首辨淋证类别，再审证候虚实，三别标本缓急。初起湿热蕴结，膀胱气化失司者属实，治以清热利湿通淋；病久脾肾两亏，膀胱气化无权者属虚，治宜培补脾肾；虚实夹杂者，宜标本兼治。并根据各个淋证的特征，参以止血、行气、排石、泄浊等。

## 【医案选粹】

陆某，男，49岁。

初诊：1991年2月11日。

主诉及现病史：尿急、尿痛1月余。患者平素嗜酒，近1个月来尿道痒痛窘迫欲溺，淋涩不利，尿色淡黄，少腹无拘急感。经口服呋喃坦啶及中药八正散、导赤散等，收效不显。

诊查：小溲淋涩，鼻塞流黏涕，咽内充血，胸闷，干呕，口苦且干，舌苔微黄中厚，脉弦。尿常规示白细胞（++）。

辨证：上焦不宣，湿热蕴结。

治法：上下分消，清利湿热。

处方：黄柏10g，晚蚕沙10g，忍冬藤15g，杏仁10g，豆蔻2g，桔梗10g，生甘草梢3g，茯苓10g，车前子10g，萆薢10g，白鲜皮10g，竹叶5g。6剂。

二诊：1991年2月18日。尿道痒痛明显减轻，排尿亦爽，鼻窍尚塞，咽红较淡，口干苦减轻，舌苔微黄中厚已化，脉弦。尿检白细胞少许。原方去生甘草梢，加白芷5g，碧玉散（包煎）15g。6剂。

【按语】本例鼻塞，咽红，胸闷干呕，苔微黄中厚，上焦宣发不利。肺主一身之气，通调水道，故治疗重在开上展气，则有利于清解郁热、通利水道，所谓"源清而流自洁"。（《中国现代名中医医案精华》夏奕钧医案）

**复习思考**

**A1 型题**

1. 八正散主要用来治疗（　　　）

   A. 热淋       B. 石淋       C. 膏淋

   D. 气淋       E. 血淋

2. 血淋的特点是（　　　）

   A. 溺血而痛       B. 小便灼热而痛       C. 小便排出砂石

   D. 小便混浊如米泔       E. 尿时时有中断，尿路疼痛难忍

3. 膏淋与尿浊的主要鉴别点是（　　　）

   A. 有无发热恶寒       B. 有无尿液浑浊       C. 有无排尿疼痛感

   D. 有无血尿       E. 有无口渴

**A2 型题**

1. 患者，女，56 岁。患血淋数月，症见小便涩滞不畅，尿色淡红如洗肉色，并见神疲乏力、面色少华，病属脾虚气不摄血，宜用何方加减治疗（　　　）

   A. 无比山药丸       B. 补中益气汤       C. 春泽汤

   D. 十灰散       E. 归脾汤

2. 患者，男性，62 岁。尿浊反复发作，日久不愈，其尿状如白浆，神疲无力，面色无华，劳累后加重，舌淡苔薄，脉虚软。其治法是（　　　）

   A. 滋阴益肾       B. 温肾固摄       C. 清热利湿，分清泄浊

   D. 补肾益脾       E. 健脾益气，升清固摄

3. 某男，68 岁。病起 5 日。患者郁怒之后，小便涩滞，淋沥不宣，少腹胀满疼痛，苔薄白，脉弦。应诊断为（　　　）

   A. 热淋       B. 石淋       C. 气淋

   D. 膏淋       E. 劳淋

**B1 型题**

   A. 小便点滴短少

   B. 小便淋沥灼热而痛

   C. 小便时尿道涩痛有血

   D. 小便点滴不通

   E. 小便涩痛，混浊如米泔

1. 膏淋的主症是（　　　）

2. 血淋的主症是（　　　）

**3.** 热淋的主症是（　　　）

# 第三节 癃 闭

【学习目标】
1. 掌握癃闭的概念、诊断与病证鉴别、辨证论治及常用外治法。
2. 熟悉癃闭的病因病机、转归预后。
3. 了解癃闭的中医适宜技术、预防调护。

癃闭是指以小便量少、排尿困难，甚至小便闭塞不通为主症的一种病证。小便不利，点滴而短少，病势较缓者称"癃"；小便闭塞不通，欲解不能解，病势较急者称为"闭"。癃与闭虽有区别，但都指排尿困难，只是程度上有差别，故多合称为癃闭。

癃闭病名首见于《内经》，称为"癃闭"或"闭癃"，认为其病机为膀胱及三焦气化不利，病位在膀胱。《伤寒论》与《金匮要略》中治疗癃闭的五苓散、猪苓汤等方剂沿用至今。孙思邈《千金要方》所记载葱管导尿的方法，是世界上最早关于导尿术的记载。王焘在《外台秘要》中有用盐及艾灸等外治法治疗癃闭的记载。朱丹溪曾运用探吐法治疗小便不通。

西医学中的各种原因引起的尿潴留及无尿症，如神经性尿闭、尿道狭窄、前列腺增生、膀胱括约肌痉挛等疾病，引起少尿、无尿时，均可参照本病进行辨证治疗。

## 【病因病机】

癃闭的病因主要有外邪侵袭、饮食不节、情志内伤、瘀浊内停、体虚久病等。

**1. 外邪侵袭** 下阴不洁，湿热秽浊之邪上犯膀胱；或湿热毒邪犯肺，肺失肃降；或肺燥津伤，水源枯竭，导致肺气闭塞，通调失司而发生癃闭。

**2. 饮食不节** 嗜食辛辣酒食、肥甘厚味，损伤脾胃，湿热内生，流注下焦，积于膀胱，气化不利，乃成癃闭。

**3. 情志内伤** 惊恐、忧思、郁怒、紧张，以致肝气不舒，疏泄失常，使三焦通道不利，水道通调失阻，形成癃闭。

**4. 瘀浊内停** 精浊、瘀血、砂石阻塞水道，使尿路不通，小便难以排出，即成癃闭。

**5. 体虚久病** 年老体弱，或久病体虚，脾气虚弱，肾元亏虚，命门火衰，膀胱气化无权，小便传送无力；或因热病伤津，肾阴枯竭而无尿。

癃闭的基本病机为膀胱气化功能失调，病位在肾和膀胱，涉及肺、脾、肝。肾主水，膀胱主贮存和排泄小便，肾与膀胱相表里，共司小便，肾与膀胱气化功能正常，则膀胱开阖有度，小便藏泄正常。肾与膀胱发生病变皆可影响尿液的正常排泄。肾阳不足，命门火衰，可使膀胱气化无权；肺失宣肃，气不布津而通调失职；脾失健运，湿热内生，下注膀胱；肝失疏泄，气机不利，均能使三焦决渎失职，膀胱气化不利而发生癃闭。其病理性质有实有虚，实者为膀胱气化不利，虚者为膀胱气化无权。膀胱湿热、肺热气壅、肝气郁结、浊瘀阻塞者为实证；脾气不升、命门火衰、肾阴亏虚者为虚证。虚实之间常互相转化、相互兼夹。

## 【诊断】

（一）诊断要点

1.临床特征　排尿困难，小便不利，点滴不畅，甚或小便闭塞，点滴全无。全日小便总量明显减少。起病急骤或逐渐加重。触叩小腹部可发现明显膨隆等水蓄膀胱证候，或查膀胱内无尿液；严重者，或伴有水肿、头晕、喘促等肾元衰竭证候。

2.病史　本病多见于老年男性或产后妇女及腹部手术后患者，或患有水肿、淋证、消渴等病，迁延日久不愈者。

3.相关检查　腹部B超、CT，膀胱镜，肛门指诊，肾功能检查等有助于诊断和鉴别诊断。

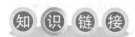

正常成人24小时总尿量：1000～2000mL。

多尿：尿量>2500mL/日。

少尿：尿量＜400mL/日，或＜17mL/小时。

无尿：尿量＜100ml/日。

（二）病证鉴别

1.癃闭与淋证　两者均有小便短少之症。淋证以小便频急、滴沥不尽、尿道涩痛、小腹拘急、痛引腰腹为特征，全日总尿量大致正常；癃闭以排尿困难、点滴而出，甚则点滴全无为特征，无尿道涩痛感，全日总尿量明显减少。

2.癃闭与关格　两者均有小便不畅等症状。关格是水肿、淋证、癃闭等病证，经久不愈发展而来，是小便不通和呕吐并见的一种病证；癃闭主要是指排尿困难，无呕吐症状。

## 【辨证论治】

### （一）辨证要点

**1. 辨虚实**　癃闭的辨证以虚实为纲。实证起病急骤，病程较短，因湿热蕴结、浊瘀阻塞、肝郁气滞、肺热气壅所致，多见小腹胀或痛，小便短赤灼热，苔黄腻或薄黄，脉弦涩或数；虚证起病较缓，病程较长，因脾虚不升、命门火衰、肾阴亏虚所致，多见面色不华，小便排出无力，精神疲乏，气短，舌质淡或红，苔薄或少，脉沉细弱。

**2. 辨轻重缓急**　小便点滴能出，病情相对轻；小便点滴难出，甚至点滴全无，病情重。小便不通，膀胱充盈者，为急；小便难出，膀胱无尿者，为缓。如见小腹胀满疼痛、头晕、恶心、胸闷、气喘，则病情急重；如见神昏、烦躁、抽搐等症，则病情危笃，应及时救治。

### （二）论治要点

癃闭的治疗应以"腑以通为用"为原则，以通利为基本治法。实证治宜清湿热、散瘀结、利气机而通利水道；虚证治宜补脾肾、助气化，使气化得行，小便自通。治疗前需辨明病变脏腑及虚实，不可滥用通利小便之品。此外，尚可根据"上窍开则下窍自通"的理论，运用"提壶揭盖"之法治疗。

若小腹胀急，小便点滴不下，内服药物缓不济急时，应配合导尿或针灸以急通小便。

### （三）分证论治

**1. 膀胱湿热证**

证候：小便点滴而下，或尿量极少，热赤不爽，甚或尿闭不通，小腹胀满或膨隆，口苦口黏，或口渴不欲饮，或便秘不畅，舌红，舌根部苔黄腻，脉濡数。

病机：湿热壅结下焦，膀胱气化不利。

治法：清利湿热，通利小便。

方药：八正散加减。

本方清热利湿，通利小便。苔黄腻、口黏苦者，加黄柏、车前草、苍术清热化湿；兼心烦、口舌生疮者，加黄连、竹叶清降心火。湿热久恋下焦，灼伤肾阴，出现口干咽燥、潮热盗汗、手足心热、舌红少津、欲尿不得出，可改用滋肾通关丸加生地黄、车前子、牛膝滋肾阴、清湿热。

**2. 肺热壅盛证**

证候：小便点滴不爽，或尿闭不通，咽干，烦渴欲饮，咳嗽或喘促，舌苔薄黄，脉数。

病机：肺热壅盛，失于肃降，不能通调水道。

治法：清泄肺热，通利水道。

方药：清肺饮加减。

本方清肺泄热利水。有鼻塞、头痛、脉浮等表证者，加薄荷、桔梗宣肺解表；大便不通者，加大黄、杏仁以通腑泄热；心烦、舌尖红者，加黄连、竹叶清心火；热甚伤阴者，加北沙参、黄连、芦根以清热养阴；兼尿赤灼热、小腹胀满者，合八正散上下并治。

3. 肝郁气滞证

证候：小便不通，或通而不畅且量少，胁腹胀满，情志抑郁或善怒，舌苔薄或黄，脉弦。

病机：肝气郁滞，疏泄失调，膀胱气化不利。

治法：疏肝理气，通利小便。

方药：沉香散加减。

本方疏气机、通小便。气郁化火，可加龙胆、栀子、牡丹皮以清肝泻火；胸胁胀满甚者，加柴胡、香附、川芎疏肝理气；少腹胀痛引阴器，加川楝子、小茴香、乌药以散寒理气止痛。

4. 浊瘀阻塞证

证候：小便点滴不畅，或尿如细线，时时中断，甚则阻塞不通，小腹胀满疼痛，舌质紫暗，或有瘀点，脉涩。

病机：瘀血败精，阻塞尿路，水道不通。

治法：行瘀散结，通利水道。

方药：代抵当丸加减。

本方活血化瘀散结。瘀血较重者，加红花、牛膝增强活血化瘀作用；尿道结石阻塞，小便不通，加金钱草、海金沙、冬葵子以排石，利小便；病久血虚，血色不华，加黄芪、丹参益气行瘀；小便不通，小腹胀满难忍者，可加麝香 0.09 ～ 0.15g 吞服，以辛香通窍。

5. 脾气不升证

证候：小便欲解不得，或量少而不畅，小腹坠胀，神疲乏力，食欲不振，气短而语声低微，舌淡苔薄白，脉细弱。

病机：脾气虚弱，升运无力，膀胱气化无权。

治法：补益脾气，升清降浊。

方药：补中益气汤合春泽汤加减。

前方益气升清，后方益气通阳利水。食欲不振、脘腹胀满者，加木香、枳壳、焦山楂以理气消食；畏寒肢冷、腹胀便溏者，加炮附子、山药、干姜、薏苡仁以健脾温中止泻。

6. 肾阳衰惫证

证候：小便滴沥不畅，排出无力，或尿闭，面色㿠白，神气怯弱，畏寒，腰膝冷而酸软无力，舌淡苔白，脉沉细而弱。

病机：肾阳衰惫，膀胱气化无权。

治法：温补肾阳，化气利水。

方药：济生肾气丸加减。

本方温肾通阳，化气行水。兼脾虚，纳呆腹胀者，加党参、白术、陈皮健脾理气；年老阳虚甚者，加仙茅、淫羊藿温补肾阳；若因肾阳衰惫，命火式微，致三焦气化无权，浊阴内蕴，小便量少，甚至无尿、呕吐、烦躁、神昏者，治宜千金温脾汤合吴茱萸汤以温补脾肾、和胃降逆。

## 【中医适宜技术】

### （一）单方验方

1. 杏仁 10 ～ 15g，熬米服之。适用于肺气闭阻之癃闭。

2. 秦艽 30g，去苗，加水一大碗，煎服七分，去渣，食前分 2 次服。适用于湿热而致小便艰难、小腹胀满。

3. 琥珀粉、虎杖、当归尾、桃仁、石韦各 1g，大黄、海金沙各 1.5g，土鳖虫（研末）2g，每日分 2 ～ 3 次冲服。适用于癃闭尿路阻塞（尿道结石、前列腺增生等）。

4. 浮小麦 200g，微炒，煎汤频饮。适于尿路阻塞症。

### （二）中成药

癃闭湿热蕴结者，可用八正散；脾气虚弱者，可用补中益气丸；肾阳衰惫者，可用济生肾气丸、右归丸；肝气郁结者，可用柴胡疏肝散、逍遥丸；瘀血阻滞者，可用少腹逐瘀丸、大黄䗪虫丸等。

### （三）简易治疗技术

1. 针灸疗法　特定针法治疗前列腺增生引起的排尿困难症：取穴秩边、中极，28 号 5 寸、2.5 寸毫针，以特定方法进行针刺治疗。每天 1 次，5 次为 1 个疗程。适用于前列腺增生引起的排尿困难。

2. 取嚏或探吐疗法　取皂角末 0.3 ～ 0.6g，吹鼻取嚏；或用消毒棉签向鼻中取嚏，或喉中探吐。

3. 外敷疗法

（1）麝香 0.15g，敷脐，胶布盖之。

（2）食盐 250g，炒热，布包熨小腹。

4. 导尿疗法　膀胱尿液潴留、小腹胀满甚者，用导尿法以缓其急。

## 【转归预后】

癃闭若病程短，病情轻，邪不盛，正无大伤，救治及时，尿量增多，排尿得畅，病得缓解或向愈，则预后较好。老年久病，浊瘀阻塞者，易反复发作，难以根治，易致虚实夹杂之证。命火衰微，真阴败竭，膀胱少尿或无尿者，预后较差。由"癃"转"闭"，为病势加重；由"闭"转"癃"，则为病情转轻。若失治、误治，持续少尿、无尿，出现头晕目眩、胸闷喘促、恶心呕吐、水肿腹胀，甚至昏迷抽搐，是由癃闭转为关格，预后凶险。

### 【预防调护】

锻炼身体，增强抵抗力，保持心情舒畅，切忌忧思恼怒。养成良好生活和饮食习惯，作息规律，不纵欲过劳；饮食有节，不过食肥甘辛辣，不过量饮酒；保持外阴清洁，及时排尿，消除外邪入侵和湿热内生的有关因素。积极治疗淋证和水肿，以及尿路及尿路周边疾病。这些对防治癃闭均有重要意义。

既病者，宜调畅情志，消除紧张恐惧心理，适当休息，防止劳欲过度，随时注意排尿及尿量情况。膀胱尿液潴留者，及时采用外治法以缓急。

### 【小结】

癃闭是指小便量少、排尿困难，甚则小便闭塞不通为主症的病证。基本病理变化为膀胱气化功能失调。其病位在膀胱，与肺、脾、肾、肝、三焦有密切关系。临床辨证首辨虚实，再辨轻重。治疗原则以通利为法。膀胱湿热、肺热壅盛、肝郁气滞、浊瘀阻塞所致膀胱气化不利者属实证，当清湿热、利气机、散瘀结，以通水道；中气下陷，肾阳虚衰而致膀胱气化无权者属虚证，宜补脾肾、助气化，气化则水行；对虚实夹杂者，应标本同治，切忌一味利尿；对水蓄膀胱之急症，内服药缓不济急，应速用导尿、针灸等各种外治法急通小便。癃闭病机转化迅速，病情稍有延误，常易并发水肿、喘促、心悸甚或关格等危重病证，临证应正确、及时诊治，以防变证的发生。

### 【医案选粹】

郑某，男，68岁。

初诊：1982年8月12日。

主诉及现病史：小便不畅5年之久，时轻时重，重则小便无力，尿流细慢，淋沥难尽。半个月来因外感之后病情加重，小便涓滴不利，小腹坠胀，欲尿不出，纳呆恶心，痛苦万状。急就诊于西医医院，确诊为前列腺增生，合并尿潴留。经导尿及对症处理，病势暂缓，复如故，故来院。

诊查：面色无泽，呻吟不宁，两手抚腹，少腹膨隆拒按；舌淡苔白腻，脉沉滑。

辨证：年老体弱，久病正虚，病及肺、脾、肾三脏，属肺气虚闭、脾失斡旋之力、肾气衰，气化无权，水气内聚之证。

治法：宣肺健脾。

处方：炙麻黄9g，苏叶9g，人参9g，白术12g，茯苓15g，肉桂6g，菟丝子30g，胡桃仁12g，盐黑豆30g，车前子（布包）15g，甘草3g，路路通15g，葱白3个为引。

二诊：上方服3剂，首剂中病，药后小便渐畅，每次排尿量明显增多，小腹坠胀减轻，胃纳见增，恶心消失。舌脉无变化，守原方继服药6剂。

三诊：上方连进12剂，小便通顺，小腹不胀，按之柔软，纳食、精神体力均恢复正常；舌苔已退，脉来和缓。令停汤剂，继服肾气丸，每次2丸，早晚各1次，以治其本。

【按语】患者年老体弱，下焦亏虚，肾气不充，病位在肾与膀胱，累及脾、肺。方用麻黄、苏叶宣散肺气以启上闸，提壶揭盖，水道自通；参、术、苓、草益气健脾，增强转输之力；以菟丝子、路路通导水于下，急则治标之意，标本兼顾，上启下导，癃愈闭开。（《中国现代名中医医案精华》王文正医案）

## 复习思考

**A1 型题**

1. 癃闭的基本病机是（　　）

　　A.肺热壅盛，不能通调水道　　　　B.肝气失于疏泄，膀胱气化不利

　　C.脾胃气阳虚弱，膀胱气化无权　　D.膀胱气化功能失调

　　E.浊瘀阻塞，水道不能

2. 肝郁气滞所致癃闭，治宜首选（　　）

　　A.柴胡疏肝散　　　B.沉香散　　　C.四逆散

　　D.济生肾气丸　　　E.痛泻要方

3. 癃闭浊瘀阻塞的代表方是（　　）

　　A.八正散　　　　B.清肺饮　　　C.济生肾气丸

　　D.代抵当汤　　　E.补中益气汤

**A2 型题**

1. 患者，男，25岁。小便不畅，咽干咳嗽，烦渴欲饮，呼吸急促，舌红苔薄黄，脉数。治疗方剂宜选（　　）

　　A.八正散　　　　B.代抵当汤　　　C.沉香散

　　D.清肺饮　　　　E.补中益气汤

2. 患者，男，32 岁。其原有尿路结石病史，昨起突然小便点滴而下，随即阻塞不通，小腹胀满疼痛，舌暗，脉涩。诊断是（　　　）

    A. 癃闭肝郁气滞证　　B. 癃闭脾气不升证　　　　C. 癃闭浊瘀阻塞证

    D. 癃闭肾阳衰惫证　　E. 癃闭肾阳衰惫，浊阴内蕴

3. 患者，男，68 岁。其有水肿病史 15 年，常感畏寒肢冷，腰膝酸软无力，1 个月来小便量少，每日约 220mL，呕吐、烦躁、头晕，舌淡胖苔薄白腻，脉沉细。诊断是（　　　）

    A. 水肿　　　　　　　B. 癃闭　　　　　　　　　C. 呕吐

    D. 淋证　　　　　　　E. 眩晕

**B1 型题**

    A. 清肺饮加大黄、杏仁

    B. 清肺饮加黄连、竹叶

    C. 清肺饮加黄精、石斛

    D. 清肺饮加紫苏、荆芥

    E. 清肺饮加薄荷、桔梗

1. 癃闭肺热壅盛证兼有头痛、鼻塞、脉浮，宜选用（　　　）

2. 癃闭肺热壅盛证伴心烦、舌尖红，宜选用（　　　）

3. 癃闭肺热壅盛证兼大便秘结，宜选用（　　　）

扫一扫，知答案

扫一扫，看课件

# 第十章
# 气血津液病证

气血津液是构成人体和维持人体生命活动的基本物质。气血津液的产生及其功能的发挥必须依赖脏腑的正常功能活动；而脏腑组织器官正常的生理活动，又必须依靠气的推动、温煦及津液的滋润和血液的濡养。因此，脏腑功能失常时，必然会产生气血津液的病变；气血津液的病变也必然导致脏腑功能失常。脏腑功能减退，会造成气血津液生成不足，产生虚劳、内伤发热等病证；气机运行受阻，可致郁证；津液代谢失常，可造成汗证、痰饮、消渴；血液运行失常，可导致血证；气血津液代谢失常，气郁、痰阻、瘀血相互为患，可致癌病发生。

气血津液之间相互依存，相互促进，共同维持人体正常的生命活动。血液和津液的生成和运行，需要依赖气的推动、温煦和固摄作用；津液和血液又是气的载体，气随其而运行全身，血还是产生气的物质基础，因而说"气为血之帅""血为气之母"。气不足，则可致血虚、阴虚、出血、汗出、瘀血等情况；气不畅则可致痰饮、瘀血。出血、出汗可致气随血脱、气随津脱。津血同源、津血互化，故阴虚可致血虚、血瘀，血虚可致阴虚、痰饮。

气血津液病证不外虚实两个方面，实证宜理气、活血、化痰。其中理气为治疗关键，多需配伍应用行气之药；虚证宜补气、养血、滋阴，其中补气为治疗关键，多需配伍应用健脾益气之药。治气在气血津液病证的治疗中极其重要。另外，津血同源，血虚、血瘀者还常配合运用养阴之药。

本章主要学习郁证、血证、痰饮、消渴、虚劳、内伤发热、癌病七个病证，要求掌握各病证的概念、病因病机、诊断、辨证论治、转归预后及预防调护。

# 第一节 郁 证

郁证是由于情志不舒，气机郁滞导致，以心情抑郁、情绪不宁、胸部满闷、胁肋胀痛或易怒善哭，或咽中如有异物梗塞等为主要临床表现的一类病证。郁证有广义、狭义之分。广义的郁，包括外邪、饮食、情志等因素导致各种病理产物的郁结；狭义的郁，指情志内伤为主要病因，以气郁为主的郁结。本节主要讨论狭义的郁。

《金匮要略·妇人杂病脉证并治》记载的脏躁和梅核气即属于郁证，提出的甘麦大枣汤、半夏厚朴汤等方剂沿用至今。元代朱丹溪创立了"六郁"之说，即气、血、痰、火、湿、食郁，创制了六郁汤、越鞠丸等方剂。叶天士《临证指南医案·郁》注意到精神治疗对郁证有重要意义，认为"郁证全在病者能移情易性"。

西医学中的神经官能症、癔症、抑郁症、更年期综合征等，可按本证辨证论治。

## 【病因病机】

郁证的发生多由情志内伤所致，与体质因素有关。

1. **情志内伤** 恼怒过度，肝失条达，气机不畅，以致肝气郁结而成气郁；气郁日久化火，则为火郁；气滞则血行不畅而为血郁；忧思过度，脾失健运，食积不消则成食郁；不能运化水湿，水湿内停，则成湿郁；湿聚成痰，则成痰郁。情志过极，损伤心神，久则心气不足，或心血亏虚，或心阴不足，心火亢盛，进而影响其他脏腑。

2. **体质因素** 素体肝旺，性情急躁易怒；或脏气素虚，气血不畅，性情抑郁寡欢，是常见的体质因素。复加情志所伤，而致肝气郁结；或肝郁乘脾，脾失健运，生化乏源，日久则气血不足，心脾失养；或气郁化火，暗耗阴血，阴虚火旺，致心肾阴虚。

总之，情志内伤是郁证的主要病因，但是否发病与精神刺激的强度及持续时间的长短有关；其次，还与病人的体质有密切关系。以肝失疏泄、脾失健运、心失所养，脏腑阴阳气血失调为主要病机。病位主要在肝，其次涉及心、脾、肾。肝主疏泄，调畅一身之气机，肝失疏泄，可致气机郁结而发为郁证；心藏神，心神失养或心神被扰，均可致心神不宁而发为郁证；脾主运化水湿，脾失健运，致食滞内积，或痰湿内生，可发为郁证；肾阴不足，无以上济于心，或致阴虚火旺，亦可发为郁证。其中气机郁滞是其病理基础。病理性质初起多实证，主要表现为气滞，或兼夹痰、火、湿、食、瘀；日久转虚或虚实夹杂，久郁伤脾，气血不足，而致心神失养或心脾两虚证；或郁久化火，耗伤阴血，心神失养，肾阴被耗，致心肾阴虚证。

## 【诊断】

### （一）诊断要点

1.**临床特征**　心情抑郁，情绪不宁，胸胁胀满疼痛，伴易怒善哭，或咽中如有物梗塞，吐之不出，咽之不下。

2.**病史**　多数患者有忧愁、焦虑、悲哀、恐惧、愤懑等情志内伤史，病情随情志变化而波动。本病多发于青中年女性。

3.**相关检查**　各系统检查和实验室检查均无异常发现。有咽部症状时，需做咽部的检查，食道 X 线钡餐或上消化道内镜检查有助于鉴别诊断。

### （二）病证鉴别

1.**郁证梅核气与虚火喉痹**　两者均有咽中如有物梗阻症状。梅核气多见于青中年女性，因情志刺激而起病，自觉咽中有物梗塞，但无咽痛及吞咽困难，咽中梗塞的感觉与情绪波动有关；虚火喉痹则以青中年男性发病较多，多因感冒、长期吸烟饮酒、嗜食辛辣食物引起，除咽部有异物感外，尚觉咽干、咽痒、微痛、灼热，伴恶心、干呕，咽部症状与情绪无关，过度劳累、过食辛辣或感受外邪则易加剧。

2.**郁证梅核气与噎膈**　两者均有吞咽不适感。噎膈多见于中老年人，男性居多，梗塞的感觉主要在胸骨后，吞咽困难的程度日渐加重；梅核气虽有吞咽不适感，但吞咽顺利，无梗阻。食管检查有助于鉴别诊断。

3.**郁证脏躁与癫病**　两者均好发于女性，病因都与情志刺激有关，都有情志抑郁、易怒善哭等症状。脏躁心情抑郁、善悲易哭，呈间歇性发作，不发时可如常人，神志清楚，有自制能力，不会自伤或伤及他人；癫病则精神抑郁、沉默痴呆，或静而多喜、喃喃自语，病程迁延，心神失常的症状极少自行缓解，患者多已失去自控能力，属精神失常性疾病。

## 【辨证论治】

### （一）辨证要点

1.**辨脏腑与六郁**　气郁、血郁、火郁主要关系于肝；食郁、湿郁、痰郁主要关系于脾；而虚证则与心的关系最为密切。

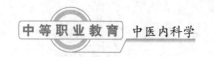

**2. 辨虚实** 初病多实，久病多虚。气、血、痰、火、湿、食郁在早期以实证为主，日久可由实转虚，或虚实夹杂，后期以虚证为主。

**（二）论治要点**

理气开郁、调畅气机、怡情易性是治疗郁证的基本原则。正如《医方论·越鞠丸》方解中说："凡郁病必先气病，气得疏通，郁于何有？"

实证，首当理气开郁，并应根据是否兼有血瘀、火郁、痰结、湿滞、食积等而分别采用活血、降火、祛痰、化湿、消食等法。虚证则根据虚损情况而补之，或养心安神，或补益心脾，或滋养肝肾。虚实夹杂者，视其虚实偏重而二者兼顾。理气药多香燥之品，大剂或久用易伤阴耗液，可用香橼、佛手、玫瑰花、川楝子等，理气而不伤阴。除药物治疗外，精神治疗对郁证有极为重要的作用。努力解除致病原因，保持心情舒畅，避免不良的精神刺激；或根据中医五志相胜原理，采用悲哀、喜乐、惊恐、激怒等情绪刺激来纠正相应所胜的情绪，对郁证的治疗也有积极的作用。

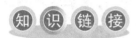

五志相胜：怒胜思；思胜恐；恐胜喜；喜胜悲；悲胜怒。

**（三）分证论治**

**1. 肝气郁结证**

证候：精神抑郁，情绪不宁，胸部满闷，胁肋胀痛，痛无定处，脘闷嗳气，不思饮食，大便不调，妇女经前乳房胀痛，苔薄腻，脉弦。

病机：肝郁气滞，脾胃失和。

治法：疏肝解郁，理气畅中。

方药：柴胡疏肝散加减。

本方疏肝理气，活血止痛。肝气犯胃，胃失和降，而见嗳气频作、脘闷不舒者，可加旋覆花、代赭石、法半夏和胃降逆；兼有食滞腹胀者，可加神曲、麦芽、山楂、鸡内金消食化滞；肝气乘脾而见腹胀、腹痛、腹泻者，可加苍术、厚朴、茯苓、乌药健脾化湿、理气止痛；病人可在服汤药的同时常服越鞠丸，以行气解郁。

**2. 气郁化火证**

证候：性情急躁易怒，胸胁胀满，口苦而干，或头痛、目赤、耳鸣，或嘈杂吞酸，大便秘结，舌红苔黄，脉弦数。

病机：肝郁化火，横逆犯胃。

治法：疏肝解郁，清肝泻火。

方药：丹栀逍遥散加减。

本方以逍遥散疏肝调脾，加入牡丹皮、栀子清肝泻火。热势较甚，口苦、大便秘结者，可加龙胆草、大黄泄热通腑；肝火犯胃而见胁肋疼痛、口苦、嘈杂吞酸、嗳气、呕吐者，可加黄连、吴茱萸清肝泻火、降逆止呕；肝火上炎而见头痛、目赤、耳鸣者，加菊花、钩藤、刺蒺藜清热平肝；热盛伤阴，而见舌红少苔、脉细数者，可去原方中当归、白术、生姜之温燥，酌加生地黄、麦冬、山药滋阴健脾。

### 3. 痰气郁结证

证候：精神抑郁，胸部闷塞，胁肋胀满，咽中如有物梗塞，吞之不下，咳之不出，苔白腻，脉弦滑。本证即《金匮要略》所说"妇人咽中如有炙脔，半夏厚朴汤主之"之证。《医宗金鉴》将本证称为"梅核气"。

病机：肝郁气滞，痰气交阻。

治法：行气开郁，化痰散结。

方药：半夏厚朴汤加减。

本方行气开郁，降逆化痰。临证可酌加香附、佛手、苍术升降气机，助其开郁、化痰、降逆。痰郁化热而见烦躁、舌红苔黄者，加竹茹、瓜蒌、黄芩、黄连清化痰热；病久入络而有瘀血征象，胸胁刺痛，舌质紫暗或有瘀点、瘀斑，脉涩，加郁金、丹参、降香、姜黄活血化瘀。

### 4. 心神失养证

证候：精神恍惚，心神不宁，多疑易惊，悲忧易哭，喜怒无常，舌质淡，脉弦。此证多见于女性，常因精神刺激而诱发。《金匮要略》称此证为"脏躁"。

病机：忧郁伤神，心神失养。

治法：甘润缓急，养心安神。

方药：甘麦大枣汤加减。

本方养心安神。临证可加酸枣仁、柏子仁、茯神、合欢花、龙齿、牡蛎等养心镇惊安神。血虚生风而见手足蠕动或抽搐者，加当归、生地黄、珍珠母、钩藤养血息风；喘促气逆者，可合五磨饮子开郁散结、理气降逆。

### 5. 心脾两虚证

证候：多思善疑，头晕神疲，心悸胆怯，失眠健忘，纳差，面色不华，舌淡苔薄白，脉细弱。

病机：心脾两虚，心神失养。

治法：健脾养心，补益气血。

方药：归脾汤加减。

本方补气养血，健脾养心。心胸郁闷、情志不舒，加郁金、合欢花、佛手理气开郁；

头痛，加川芎、白蒺藜活血定痛。

### 6.心肾阴虚证

证候：情绪不宁，心悸健忘，失眠多梦，五心烦热，盗汗，咽干，舌红少津，脉细数。

病机：心阴亏虚，阴虚火旺，心神被扰。

治法：滋阴清热，养心安神。

方药：天王补心丹合六味地黄丸加减。

前方滋阴降火，养心安神；后方滋补肾阴。心肾不交而见心烦失眠、多梦遗精者，可合交泰丸交通心肾；遗精较频者，可加芡实、莲须、金樱子补肾固涩；心火旺盛者，加黄连、栀子清心除烦。

## 【中医适宜技术】

（一）单方验方

1.柴胡 12g，白芍 10g，香附 10g，合欢皮 15g，水煎服。疏肝解郁、安神，适用于肝气郁结证。

2.党参 15g，龙眼肉 15g，酸枣仁 30g，水煎服。益气健脾、养心安神，适用于心脾两虚证。

3.熟地黄 12g，当归 10g，川楝子 10g，枸杞子 15g。滋补肝肾、理气解郁，适用于心肾阴虚证。（《老中医百病特效验方》）

（二）中成药

郁证肝气郁结者，可用逍遥丸、解郁安神颗粒、舒肝理气丸；肝郁脾虚者，可用加味逍遥丸、舒肝解郁胶囊；肝肾阴虚者，可用知柏地黄丸、天王补心丹；六郁以气郁为主者，可用越鞠丸；六郁以食郁为主者，可用保和丸；肝气犯胃者，可用木香顺气丸、舒肝和胃丸；心脾两虚者，可用人参归脾丸、柏子养心丸。

（三）简易治疗技术

1.针刺疗法

（1）梅核气主穴：太冲、膻中、丰隆、鱼际、神门。

（2）脏躁主穴：膈俞、肾俞、心俞、内关、三阴交。

（3）更年期综合征主穴：气海、三阴交、肝俞、脾俞、肾俞。

2.艾灸疗法　取穴百会、内关、神堂，用姜片或附子饼作为隔离物，每日灸 1～2 次，每穴灸 5～10 壮，10 天为 1 个疗程。

3.耳针疗法　选取心、皮质下、脑点、枕、肝、神门、内分泌等穴耳豆埋压治疗。（《常见病针灸治疗》）

4.气功导引　静坐、站桩、五禽戏、太极拳等，对郁证治疗很有帮助。

## 【转归预后】

郁证预后一般良好。初起如果情志因素解除，治疗及时，通常可治愈；如果情志失于疏导，或失于治疗，病程较长，则可使治疗时间延长，病情反复发作，严重者可转为癫病。

## 【预防调护】

适当参加体育运动和体力劳动，增强体质，加强抗病能力，以及正确对待事物，避免忧思郁怒，防止情志内伤，对于预防郁证有重要意义。对于郁证患者，做好精神治疗工作，使病人正确认识和对待疾病，增强治愈疾病的信心，移情怡性，保持心情舒畅，努力解除情志致病的诱因，避免不良的精神刺激，配合气功、太极拳、心理疗法等，有助于疾病早日痊愈。

## 【小结】

郁证是由情志内伤、体质因素导致气机郁滞，以心情抑郁、情绪不宁、胸部满闷、胁肋胀痛，或易怒善哭，或咽中如有异物梗塞等为主要临床表现的病证，与肝、脾、心、肾有密切关系。病机主要为肝气郁结、脾失健运、心失所养，脏腑阴阳气血失调。初病多实，以六郁见证为主，其中以气郁为病变基础；病久则由实转虚，引起肝、脾、心、肾气血阴精的亏损，成为虚证或虚实夹杂证。病之初，治疗以疏肝解郁为主，常用理气药配以化痰、消食、利湿、行血、清热之品。病程日久，阴血已伤，应以养心安神、补益心脾、滋养肝肾为主，佐以调气解郁。本病一般预后良好，精神治疗对促进本病痊愈有重要意义。

## 【医案选粹】

黄某，女，53岁。

初诊：1989年4月3日。

主诉及现病史：心悸胸闷、惊骇不宁半年。患者形体丰腴，心悸怵惕，胸宇郁闷已达半年。心电图反复检查无异常。时或惊骇不宁，烦躁欲哭，状若癫病。夜来不寐，梦事纷纭，咽中梗似炙脔，中脘痛或左或右，走注不定。绝经于1988年11月。

诊查：脉细，苔腻，舌质瘀紫隐约。B超检查：肝、胆、脾正常。

辨证：肥人多痰多湿，肝气怫郁，气滞血瘀，痰瘀交阻，蒙蔽心神。

治法：涤痰开窍，化瘀安神。

处方：石菖蒲 10g，丹参 30g，青龙齿 15g，朱茯苓 15g，茯神 15g，磁石（先煎）30g，炙远志 6g，胆南星 10g，炙甘草 5g，红枣 10 枚，柏子仁 12g，酸枣仁 12g，赤芍 10g，白芍 10g，陈皮 10g，淮小麦 30g，制香附 6g。8 剂。

二诊：1989 年 4 月 12 日。药后诸恙俱减，原方再进 8 剂。

三诊：1989 年 4 月 21 日。诸恙减而未平，效不更张，守方以竣全功，原方 8 剂。尽剂诸恙告瘳。

【按语】周贤良用药，往往在初诊时经深思熟虑，拟订一方，眼光到处，丝丝入扣，药后如熨帖无忒。复诊则守服不辍，以平为期。本案可窥老中医的守治功夫。（《中国现代名中医医案精华》周贤良医案）

## 复习思考

### A1 型题

1. 郁证形成的主要原因是（    ）

    A. 感受外邪        B. 食积化火        C. 情志内伤

    D. 肝气上逆        E. 脾胃虚弱

2. 郁证总的治则是（    ）

    A. 调畅气机        B. 益气养血        C. 活血化瘀

    D. 行气化瘀        E. 清热利湿

3. 下述何项为六郁之先（    ）

    A. 气郁        B. 湿郁        C. 痰郁

    D. 火郁        E. 食郁

### A2 型题

1. 王某，女，56 岁。患者神志恍惚，心悸易惊，善悲欲哭，肢体困乏，纳食减少，舌淡，脉细。治疗方剂首选（    ）

    A. 左归丸        B. 右归丸        C. 甘麦大枣汤

    D. 滋水清肝饮        E. 归脾汤

2. 李某，女，45 岁。刻下见咽中不适，如有物梗阻，咳之不出，咽之不下，胸中窒闷，苔白腻，脉弦滑。方药宜选（    ）

    A. 柴胡疏肝散        B. 丹栀逍遥散        C. 半夏厚朴汤

    D. 甘麦大枣汤        E. 半夏泻心汤

3. 刘某，男，36 岁。患者平素性格内向，近日情志不遂，精神抑郁，情绪不宁，善

太息，胸胁胀痛，痛无定处，脘闷嗳气，腹胀纳呆，大便时软时干，苔薄腻，脉弦。辨证属（　　）

　　　　A.肝气郁结　　　　B.气郁化火　　　　C.痰气郁结

　　　　D.心脾两虚　　　　E.忧郁伤神

**B 型题**

　　　　A.柴胡疏肝散

　　　　B.归脾汤

　　　　C.丹栀逍遥散

　　　　D.半夏厚朴汤

　　　　E.甘麦大枣汤

1.治疗郁证气郁化火的主方是（　　　　）

2.治疗郁证心神失养的主方是（　　　　）

3.治疗郁证心脾两虚的主方是（　　　　）

# 第二节　血　证

【学习目标】

　　1. 掌握血证的概念、诊断与病证鉴别、辨证论治。

　　2. 熟悉血证的病因病机、转归预后、预防调护。

　　3. 了解血证的中医适宜技术。

血证是指血液不循常道，或上溢于口鼻诸窍，或下泄于前后二阴，或渗出于肌肤，形成以出血为主要临床表现的病证，统称为血证。

《内经》有血溢、血泄、衄血、咳血、呕血、溺血、溲血、便血等病证的记载。《景岳全书·血证》将引起出血的病机概括为"火盛"及"气伤"两方面，治疗上强调"有火无火""气虚气实"这两个关键。清代医家唐容川所著《血证论》是论述血证的专书，提出"止血""消瘀""宁血""补虚"之治血四法，对各种血证的治疗均具有重要指导意义。

血证范围很广，本节讨论内科常见的鼻衄、齿衄、咳血、吐血、便血、尿血、紫斑病证。西医学中多种急、慢性疾病所引起的出血，包括呼吸、消化、泌尿系统疾病及造血系统病变所引起的出血性疾病，均可参考本节辨证论治。

## 【病因病机】

血证可由感受外邪、情志过极、饮食不节、劳欲久病等多种原因所致。

1. **感受外邪** 外邪侵袭，损伤脉络而引起出血，其中主要以热邪和湿邪多见。风邪、热邪、燥邪损伤上部脉络，引起衄血、咳血、吐血；湿热邪气多损伤下部脉络，引起尿血、便血。

2. **情志过极** 忧思恼怒过度，气火动于内，热伤脉络而致出血。肝火上逆犯肺可引起衄血、咳血；肝火横逆犯胃则引起吐血；心火偏旺，邪火犯肺可引起咳血；心火亢盛，下移膀胱，引起尿血。

3. **饮食不节** 饮酒过多及过食辛辣厚味，滋生湿热，热伤脉络，引起衄血、吐血、便血；或损伤脾胃，脾胃虚衰，血失统摄，而引起吐血、便血。

4. **劳欲久病** 心主神明，神劳伤心；脾主肌肉，体劳伤脾；肾主藏精，房劳伤肾。劳倦过度或久病之后，脏腑受损，伤及气阴。若损伤于气，则气虚不能摄血，以致血液外溢而出血；若损伤于阴，则阴虚火旺，迫血妄行而出血；久病入络，血脉瘀阻，血行不畅，血不循经可致出血。

其基本病机为火热熏灼，迫血妄行及气虚不摄，血溢脉外两类。火热之中，又有实火和虚火之分，外感风热燥火、湿热内蕴、肝郁化火等，均属实火；而阴虚火旺之火，则属虚火。气虚之中，又有气虚及阳、气损及阳，而致阳气虚之别。病理性质有虚有实，火热亢盛者属于实证；阴虚火旺及气虚不摄者，则属于虚证。实证和虚证常相互转化。火热炽盛，迫血妄行，反复出血之后，可导致阴血亏损，虚火内生；或因出血过多，气随血伤，以致气虚阳衰，不能摄血。出血之后，离经之血未及时排出体外成为瘀血；瘀血妨碍新血的生长及气血的正常运行，亦可导致出血反复不止。因此，阴虚火旺、气虚不摄、瘀血留着，既是出血的结果，又是引起继续出血的病理因素。

## 【辨证论治】

（一）辨证要点

1. **辨病证** 由于引起出血的原因及出血部位的不同，应注意辨清不同的病证。如口中出血，有吐血与咳血之分；小便出血需排除血淋和石淋；大便下血则需排除痔疮、痢疾。血证亦是许多癌病初期的主要症状，如鼻咽癌多见到晨起鼻血，结肠癌出现大便带血，胃癌出现黑大便，膀胱癌出现尿血等，在目前癌病高发的时代，应予以警惕。

2. **辨脏腑** 同一血证，可以由不同的脏腑病变而引起，应注意辨别。同属鼻衄，病变脏腑有在肺、在胃、在肝的不同；吐血有病在胃、在肝之别；齿衄有病在胃、在肾之分；尿血则有病在膀胱、肾或脾的不同。

3.辨虚实　一般初病，病势急，病程短，血色深红，质多浓稠，出血量多，体质壮实，实火所致者，多属实证；病势缓，病程长，血色淡，出血量少，多属虚证。如血色鲜红或淡红，出血量一般不多，时作时止，兼见阴虚内热症状者，为阴虚火旺所致；血色暗淡、质稀，出血量一般较少，形体虚弱，伴有阳气不足症状者，为气虚不摄血，甚至阳气虚衰所致。出血反复发作，血色紫暗或有血块，兼瘀血症状，舌质紫暗或有瘀斑、瘀点者，为瘀血证。

（二）论治要点

针对各种血证的病因病机及损伤脏腑的不同，结合证候虚实及病情轻重而辨证论治。概而言之，对血证的治疗可归纳为治火、治气、治血三个原则。治火，实火当清热泻火，虚火当滋阴降火；治气，实证需清气降气，虚证补气益气。根据出血的病因病机，可适当配合凉血止血、收敛止血或活血止血的方法。出血量大，可用云南白药，或三七粉冲服，必要时采取急救方法以止血。

## 一、咳血

咳血指血自肺中，经气道咳嗽而出，表现为痰中带血，或痰血相混，或纯血鲜红，或夹泡沫。多由肺热壅盛，肺络损伤，血液妄行，或气不摄血，血液溢入气道形成。主要病位在肺、气道，涉及肝。

内科范围的咳血主要见于呼吸系统的疾病，如支气管扩张、急性气管及支气管炎、慢性支气管炎、肺炎、肺结核、肺癌等。

【诊断】

（一）诊断要点

1.临床特征　血由肺、气道而来，经咳嗽而出，血色鲜红，或夹泡沫；或痰血相兼、痰中带血。多伴有喉痒胸闷、咳嗽咳痰等症状。

2.病史　多有慢性咳嗽、痰喘、肺痨等肺系病证，或反复咳血病史。

3.相关检查　血常规、血沉、痰培养及胸部X线检查、纤维支气管镜检或胸部CT等，有助于明确咳血的病因。

（二）病证鉴别

1.咳血与吐血　两者均为血从口出。咳血是血由肺来，经气道随咳嗽而出，血色多为鲜红，常混有痰液泡沫，多伴有咳嗽、胸闷、喉痒等肺系症状，大便一般不呈黑色；吐血是血自胃而来，经呕吐而出，血色紫暗，常夹有食物残渣，多伴有胃脘不适或胃痛、恶心等脾胃系症状，大便多呈黑色。

2.咳血与肺痈　两者均有咳嗽痰中带血。肺痈咳血多为脓血相兼，气味腥臭，痰量多，多伴壮热、烦渴、胸痛、舌红苔黄腻、脉滑数等热毒炽盛证候；咳血痰中带血而无脓液，无脓腐味，少有壮热、烦渴等。

3. **咳血与口腔出血**　两者均是血由口出。口腔出血来自于鼻咽部、齿龈及口腔其他部位出血，常为纯血或血随唾液而出，血量少，并有口腔、鼻咽部病变的相应症状；咳血是血经咳嗽随痰而出。

## 【分证论治】

### 1. 燥热伤肺证

证候：喉痒咳嗽，痰少而黏，痰中带血，口干鼻燥，或有发热，舌质红少津，苔薄黄，脉数。

病机：燥热伤肺，肺络受损。

治法：清热润肺，宁络止血。

方药：桑杏汤加减。

本方清宣肺热，凉润止咳。临证可加白茅根、茜草、藕节、侧柏叶凉血止血。津伤较甚，干咳无痰，或痰黏不易咳出，舌红苔少而干，加麦冬、玄参、天冬、天花粉养阴润燥；热势较甚，血量较多，加金银花、连翘、黄芩、芦根清热生津。出血较多者，可再加用云南白药或三七粉冲服。

### 2. 肝火犯肺证

证候：咳嗽阵作，痰中带血或纯血鲜红，胸胁胀痛，烦躁易怒，口苦，舌红苔薄黄，脉弦数。

病机：肝火犯肺，肺络受损。

治法：清肝泻肺，凉血止血。

方药：泻白散合黛蛤散加减。

前方清泻肺热；后方泻肝化痰。临证可加生地黄、旱莲草、白茅根凉血止血。肝火较重而烦躁易怒者，加牡丹皮、栀子、黄芩清肝泻火；血量较多，纯血鲜红，可用犀角地黄汤加三七粉冲服，以清热泻火、凉血止血。

### 3. 阴虚肺热证

证候：咳嗽痰少，痰黏难咳，痰中带血或反复咳血，血色鲜红，口干咽燥，颧红，潮热盗汗，舌红少苔或无苔，脉细数。

病机：虚火灼肺，肺络受损。

治法：滋阴润肺，宁络止血。

方药：百合固金汤加减。

本方养阴润肺，清热止咳。临证可加白及、藕节、白茅根、茜草等止血，或合十灰散凉血止血。虚热甚，见潮热、颧红，加青蒿、鳖甲、地骨皮、白薇以清退虚热；盗汗者，加浮小麦、五味子、牡蛎收敛固涩；反复咳血及咳血量多者，加三七粉、阿胶冲服，养血止血。

4. 气不摄血证

证候：痰中带血，或咯吐纯血，血色较淡，面色少华，神疲乏力，气短懒言，头晕目眩，耳鸣，心悸，或兼见衄血、便血，舌淡苔薄白，脉虚细或芤。

病机：肺脾气虚，血失统摄。

治法：健脾益肺，固摄止血。

方药：归脾汤加减。

本方补养气血，健脾养心，益气摄血。临证可加仙鹤草、阿胶、茜草加强止血作用。咳血量多，症见面色苍白、汗出肢冷、脉微者，为气随血脱证，加独参汤益气固脱。

## 二、吐血

吐血指血由胃、食道来，经呕吐而出，血色鲜红或紫暗，或呈咖啡色，常夹有食物残渣，亦称为呕血。多因饮食不节、情志刺激、久病劳欲等，导致胃热炽盛，胃络损伤；或气不摄血，血溢脉外；或胃络瘀阻，血不循经，随胃气上逆而吐血。主要病位在胃，涉及肝。

吐血主要见于上消化道出血。消化性溃疡出血及肝硬化所致的食管、胃底静脉曲张破裂最为多见，其他如食管炎、急性胃炎、慢性胃炎、胃黏膜脱垂症，以及某些全身性疾病（如血液病、尿毒症、应激性溃疡）等亦可引起吐血。

【诊断】

（一）诊断要点

1. 临床特征　血随呕吐而出，常夹有食物残渣等胃内容物，呕吐物多为咖啡色或暗红色，吐血量多或出血急骤时可为鲜红色。多起病急骤。吐血前多有恶心、胃脘不适、头晕，大便色黑如柏油样，或呈暗红色。吐血量多，常致血脱，可出现头晕、心悸、汗出肢冷、面色苍白、血压下降、脉微等症。

2. 病史　有胃痛、胁痛、黄疸、积聚等病史。

3. 相关检查　呕吐物或大便隐血试验、胃镜、上消化道钡餐造影、肝功能、腹部B超等检查可明确诊断及其病因。

（二）病证鉴别

1. 吐血与咳血　见本节咳血。

2. 吐血与鼻腔、口腔及咽喉出血　鼻腔、口腔及咽喉出血，血色鲜红，不夹杂食物残渣；吐血则血色紫暗，夹有食物残渣。五官科相关检查有助于鉴别诊断。

## 【分证论治】

### 1. 胃热壅盛证

证候：脘腹胀闷，嘈杂不适，甚则疼痛，吐血鲜红或紫暗，常夹有食物残渣，口臭，便秘或大便色黑，舌红苔黄腻，脉滑数。

病机：胃热壅盛，热伤胃络。

治法：清胃泻火，化瘀止血。

方药：泻心汤合十灰散加减。

前方清胃泻火；后方清热凉血，收涩止血。胃气上逆而见恶心呕吐者，可加代赭石、竹茹、旋覆花和胃降逆；泛酸加海螵蛸、煅瓦楞子；热甚津伤，口渴，舌红而干，加麦冬、玄参、石斛、天花粉，养胃生津。

### 2. 肝火犯胃证

证候：吐血色红或紫暗，口苦胁痛，心烦易怒，寐少梦多，舌质红绛，脉弦数。

病机：肝火犯胃，胃络损伤。

治法：泻肝清胃，凉血止血。

方药：龙胆泻肝汤加减。

本方清肝泄热，清利湿热。临证可加白茅根、藕节、旱莲草、茜草，或合用十灰散凉血止血。胁痛甚者，加郁金、香附行气止痛。

### 3. 气虚血溢证

证候：吐血缠绵不止，时轻时重，血色暗淡，神疲乏力，心悸气短，面色苍白，舌质淡，脉细弱。

病机：脾气亏虚，统血无权，血溢脉外。

治法：健脾益气摄血。

方药：归脾汤加减。

本方补气生血，健脾养心。临证可加仙鹤草、白及、海螵蛸、炮姜炭等以温经固涩止血。临床上，吐血大多发病急骤，出血量多，严重者可气随血脱，表现面色苍白、四肢厥冷、汗出、脉微甚至神情淡漠、昏迷等症，亟当益气固脱，可用独参汤、参附汤或参附注射液等，并积极运用中西医结合方法进行抢救。

## 三、鼻衄

鼻衄指鼻腔出血。多由外邪犯肺、饮食不节、情志刺激、劳欲久病等导致火热炽盛，迫血妄行，以肺热、胃热、肝火较常见；或由正气亏虚，血失统摄引起。病变脏腑主要在肺、胃，涉及肝。

鼻衄可因鼻腔局部疾病及全身疾病而引起。内科范围的鼻衄主要为某些传染病、发热性疾病、血液病、风湿热、高血压、维生素缺乏症、药物中毒等所引起。

【诊断】

（一）诊断要点

1.临床特征 血自鼻腔外溢，且排除外伤所致。

2.病史 多有外感风热、饮食不节等病史。

3.相关检查 五官科检查排除鼻腔疾病。

（二）病证鉴别

1.内科鼻衄与外伤鼻衄 外伤鼻衄因碰伤、挖鼻等引起血管破裂而致鼻衄者，出血多在损伤的一侧，经局部止血不再出血，无全身症状。五官科检查有助于鉴别诊断。

2.鼻衄与倒经 倒经又名经行鼻衄、逆经，其发生与月经周期有密切关系，多于经行前期或经期出现；内科鼻衄之出血与月经周期无关。

【分证论治】

1.热邪犯肺证

证候：鼻燥衄血，血色鲜红，口干咽燥或咽痛，或伴有发热、咳嗽、痰少等症，舌红苔薄，脉数。

病机：热邪犯肺，血热妄行，上溢清窍。

治法：清泄肺热，凉血止血。

方药：桑菊饮加减。

本方疏散风热，宣肺止咳。临证可加牡丹皮、白茅根、旱莲草、侧柏叶凉血止血。肺热盛而无表证者，去薄荷、桔梗，加黄芩、栀子、桑白皮清泄肺热；阴伤较甚，口、鼻、咽喉干燥显著者，加玄参、麦冬、生地黄养阴润肺。

2.胃热炽盛证

证候：鼻衄或兼齿衄，血色鲜红，口渴欲饮，鼻干，口干臭秽，烦躁，便秘，舌红苔黄，脉数。

病机：胃火上炎，迫血妄行。

治法：清胃泻火，凉血止血。

方药：玉女煎加减。

本方滋阴清胃泻火。临证可加大蓟、小蓟、白茅根、藕节等凉血止血。热势甚者，加栀子、牡丹皮、黄芩清热泻火；大便秘结者，加生大黄通腑泄热；阴伤较甚，加天花粉、

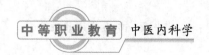

石斛、玉竹养胃生津。

**3. 肝火上炎证**

证候：鼻衄，头痛，目眩，耳鸣，烦躁易怒，两目红赤，口苦，舌红，脉弦数。

病机：肝郁化火，迫血妄行，上溢清窍。

治法：清肝泻火，凉血止血。

方药：龙胆泻肝汤加减。

本方清泻肝胆火热。临证可酌加白茅根、大蓟、小蓟、藕节等凉血止血。阴虚甚者，可去木通、泽泻、车前子，酌加玄参、麦冬、旱莲草养阴清热凉血。

**4. 气血亏虚证**

证候：鼻衄或兼齿衄、肌衄，血色淡红，神疲乏力，面色苍白，头晕，耳鸣，心悸，失眠，舌质淡，脉细无力。

病机：气血亏虚，统摄失职。

治法：补气摄血。

方药：归脾汤加减。

本方补气生血，健脾养心，益气摄血。临证可加仙鹤草、阿胶、茜草等加强止血作用。

## 四、齿衄

齿龈出血，称为齿衄，又称牙衄、牙宣，多由饮食不节、久病劳欲等病因，导致胃火炽盛或肾阴亏虚，虚火灼络，迫血妄行。主要病位在胃、肠、肾。

齿衄可由齿龈局部病变或全身疾病所引起。内科范围的齿衄，多由血液病、维生素缺乏症及肝硬化等疾病所引起。

### 【诊断】

**（一）诊断要点**

1. 临床特征　血自齿龈或齿缝外溢，且排除外伤所致者，即可诊断为齿衄。

2. 病史　多有饮食不节的病史。

3. 相关检查　口腔科检查排除口腔疾病。

**（二）病证鉴别**

齿衄与舌衄　鉴别时应注意，舌衄为血出自舌体，舌面上常有针眼样出血点；齿衄为血自齿缝、牙龈溢出。

## 【分证论治】

1. 胃火炽盛证

证候：齿衄，血色鲜红，齿龈红肿疼痛，头痛，口臭，便秘，舌红苔黄，脉洪数。

病机：胃火炽盛，灼伤血络。

治法：清胃泻火，凉血止血。

方药：加味清胃散合泻心汤加减。

前方清胃凉血，后方泻火解毒。临证可酌加白茅根、大蓟、小蓟、藕节等凉血止血。烦热口渴者，加石膏、知母清热除烦。

2. 阴虚火旺证

证候：齿衄，血色淡红，起病较缓，齿摇不坚，齿龈嫩红，舌红苔少，脉细数。

病机：肾阴不足，虚火上炎，络损血溢。

治法：滋阴降火，凉血止血。

方药：六味地黄丸合茜根散。

前方滋阴补肾；后方养阴清热，凉血止血。虚火较甚，见低热、手足心热者，加地骨皮、白薇、知母清退虚热。

## 五、便血

便血指血随大便而下，或大便呈柏油样。多由饮食不节、久病劳欲等导致肠道湿热，脉络受损，或气虚、脾胃虚寒，统摄无力，血溢脉外。病位主要在脾、胃及大肠。

内科杂病的便血主要见于胃肠道的炎症、溃疡、肿瘤、息肉等。

## 【诊断】

（一）诊断要点

1. 临床特征　大便色鲜红、暗红或紫暗，或色黑如柏油样，便次增多，可伴有头晕、心悸、气短、腹痛等症。出血量多者，可出现晕厥、肢冷汗出、面色苍白、心率增快、血压下降等。

2. 病史　多有胃肠道溃疡、炎症、息肉、憩室或肝硬化等病史。

3. 相关检查　血常规、大便常规及培养、大便隐血试验、胃肠 X 线钡餐造影、肛门指诊、结肠镜检查有助于诊断与鉴别诊断。

（二）病证鉴别

1. 便血与痢疾　两者均可出现血样便。痢疾便血为脓血相兼，且有腹痛、里急后重、肛门灼热等症；便血无里急后重，无脓血相兼。

2. 便血与痔疮　痔疮属外科疾病，其便血特点为便时或便后出血，血色多鲜红，常伴有肛门异物感或疼痛，行肛门、直肠检查时，可发现内痔或外痔；便血来自肠道或胃，呈黏血便或血色紫黑如柏油样。消化道内镜及直肠、肛门检查有助于鉴别诊断。

3. 近血与远血　便血之远近是指出血部位距离肛门远近。远血指出血处远离肛门，病位主要在胃及小肠，血与粪便相混，色黑如柏油样，或血色紫暗；近血指出血处距肛门较近，病变多在肛门及大肠，血便分开，或便外裹血，血色多呈鲜红色或暗红色。肠镜检查有助于鉴别诊断。

## 【分证论治】

1. 肠道湿热证

证候：便血色红，大便不畅或稀溏，或有腹痛，口苦，舌红苔黄腻，脉濡数。

病机：湿热蕴结肠道，脉络受损，血溢肠道。

治法：清化湿热，凉血止血。

方药：地榆散合槐角丸。

两方均能清热化湿，凉血止血。便血日久，湿热未尽而营阴已亏，应虚实兼顾，扶正祛邪，可加阿胶、四物汤等，或选用清脏汤或脏连丸。

2. 气虚不摄证

证候：便血日久不愈，反复发作，色淡红或暗淡，食少体倦，面色萎黄，心悸，少寐，舌质淡，脉细。

病机：中气亏虚，气不摄血，血溢胃肠。

治法：益气摄血。

方药：归脾汤加减。

本方补气生血，健脾养心，益气摄血。临证可酌加槐花、地榆、白及、仙鹤草，以增强止血作用。中气下陷，神疲气短，肛门下坠，可酌加柴胡、升麻、黄芪益气升陷。

3. 脾胃虚寒证

证候：便血紫暗，甚则黑色，脘腹隐痛，喜热饮，面色不华，神倦懒言，便溏，舌质淡，脉细。

病机：脾胃虚寒，统血无力，血溢胃肠。

治法：健脾温中，养血止血。

方药：黄土汤加减。

本方温阳健脾，养血止血。临证可加白及、海螵蛸收敛止血；三七、花蕊石活血止血。阳虚较甚，畏寒肢冷者，去黄芩，加鹿角霜、炮姜、艾叶等温阳止血。

## 六、尿血

尿血指小便中混有血液，甚或伴有血块，而无尿痛的病证。因出血量多少的不同，小便可呈淡红色、鲜红色或茶褐色。本病多由于情志刺激，心火下移小肠，下焦热盛，灼伤血络，迫血妄行或房事不节、痨虫伤肾，肾阴亏虚，相火妄动，灼伤肾及膀胱血络；或烦劳过度，脾肾亏虚，统摄无权，封藏失职，血液妄行。病位主要脾、肾、心、小肠等。出血量少时，肉眼不易观察，仅在显微镜下发现红细胞者，称镜下血尿。

西医学的肾小球肾炎、泌尿系肿瘤及血液病、结缔组织病等出现血尿，均可参考本节辨证论治。

### 【诊断】

（一）诊断要点

1. 临床特征　小便中混有血液或夹有血丝，或如浓茶，或呈洗肉水样，排尿时无疼痛。部分为不能用肉眼观察，需在显微镜下才能发现的镜下血尿。

2. 病史　多有淋证、肾痨、尿路肿瘤等病史。

3. 相关检查　尿常规、肾功能、泌尿系统 B 超、膀胱镜等检查有助于诊断与鉴别诊断。

（二）病证鉴别

1. 尿血与血淋　两者均可见血随尿出，以是否有尿痛为鉴别要点，不痛者为尿血，痛（滴沥刺痛）者为血淋。

2. 尿血与石淋　两者均可有血随尿出之症。石淋尿时有砂石夹杂，小便涩滞不畅，可有尿流中断伴腰腹绞痛等症；尿血仅有血随尿出，无小便涩滞疼痛或尿时夹有砂石。

### 【分证论治】

1. 下焦热盛证

证候：小便黄赤灼热，尿血鲜红，心烦口渴，面赤口疮，夜寐不安，舌尖红，脉数。

病机：下焦热盛，脉络受损，血渗膀胱。

治法：清热泻火，凉血止血。

方药：小蓟饮子加减。

本方清热泻火，凉血止血。热盛心烦口渴者，加黄芩、天花粉清热生津；尿血较甚者，加槐花、白茅根凉血止血；尿中夹有血块者，加桃仁、红花、牛膝活血化瘀。

2. 肾虚火旺证

证候：小便短赤带血，头晕耳鸣，神疲，颧红潮热，腰膝酸软，舌质红，脉细数。

病机：肾阴亏虚，虚火内炽，灼伤脉络。

治法：滋阴降火，凉血止血。

方药：知柏地黄丸加减。

本方滋阴降火。临证可酌加旱莲草、大蓟、小蓟、藕节、蒲黄等凉血止血。颧红潮热者，加地骨皮、白薇清退虚热。

3. 脾不统血证

证候：久病尿血，或兼见齿衄、肌衄，面色不华，食少倦怠，舌质淡，脉细弱。

病机：脾气亏虚，统血无力，血渗膀胱。

治法：补脾摄血。

方药：归脾汤加减。

本方补气生血，健脾养心。临证可加熟地黄、阿胶、仙鹤草、槐花等养血止血。气虚下陷见少腹坠胀者，可加升麻、柴胡，配合原方的党参、黄芪、白术益气升阳。

4. 肾气不固证

证候：久病尿血，血色淡红，头晕耳鸣，精神困倦，腰膝酸软，舌质淡，脉沉弱。

病机：肾虚不固，血失藏摄。

治法：补益肾气，固摄止血。

方药：无比山药丸加减。

本方补肾固摄。临证可加仙鹤草、蒲黄、槐花、紫珠草等止血，必要时再酌加煅牡蛎、金樱子、补骨脂等固涩止血。

## 七、紫斑

紫斑指血液溢于肌肤之间，皮肤出现青紫斑点或斑块的病证，亦称肌衄或葡萄疫，多由于感受外邪、饮食不节、情志失调、劳欲久病等因素导致火热熏灼，迫血妄行；或阴虚火旺，虚火灼络或气虚不摄，血溢脉外而出血。病位主要在脾、胃和血脉。

西医学的原发性血小板减少性紫癜、过敏性紫癜，以及药物、化学和物理因素等引起的继发性血小板减少性紫癜，可参考本病辨证论治。

【诊断】

（一）诊断要点

1. 临床特征　肌肤出现青紫斑点，小如针尖，大者融合成片，压之不褪色。好发于四肢，尤以下肢为甚，常反复发作。重者可伴有鼻衄、齿衄、尿血、便血及崩漏，或伴见腹痛、关节疼痛、水肿等症。

2. 病史　多有积聚、鼓胀、痹证、外感热病或饮食不节史。小儿及成人皆可患病，女性多见。

3. 相关检查　血常规、出凝血时间、血管收缩时间、凝血酶原时间、毛细血管脆性试验及骨髓穿刺等检查有助于诊断及鉴别诊断。

（二）病证鉴别

1. 紫斑与出疹　两者均有局部肤色改变，紫斑呈点状者需与出疹鉴别。紫斑隐于皮肤之内，压之不褪色，触之不碍手；出疹之疹点高出皮肤，压之褪色，触之碍手。

2. 紫斑与温病发斑　两者在皮肤的斑块方面区别不大，但两者病情、病势、预后迥然有别。温病发斑是感受温热之邪，发病急骤，常伴有高热烦躁、神昏谵语、头痛如劈、四肢抽搐、鼻衄、齿衄、便血、尿血、舌质红绛等症，病情险恶多变；紫斑多见于内伤杂病，病势较缓，常有反复发作史，也有突然发生者，但全身症状较温病轻，传变不如温病急速。

3. 紫斑与丹毒　丹毒属外科皮肤病，以皮肤色红如丹得名，轻者压之褪色，重者不褪色，但其局部皮肤灼热肿痛，与紫斑有别。

【分证论治】

1. 血热妄行证

证候：皮肤出现青紫斑点或斑块，或伴有鼻衄、齿衄、便血、尿血，或有发热，口渴，便秘，舌红苔黄，脉弦数。

病机：热壅经络，迫血妄行，血溢肌肤。

治法：清热解毒，凉血止血。

方药：犀角地黄汤合十灰散加减。

前方清热解毒，凉血散瘀；后方凉血止血。热毒炽盛、发热、出血广泛者，加生石膏、龙胆、紫草，冲服紫雪丹；兼见关节肿痛者，酌加秦艽、木瓜、桑枝等舒筋通络。

2. 阴虚火旺证

证候：皮肤出现青紫斑点或斑块，时发时止，常伴鼻衄、齿衄或月经过多，烦躁，口渴，手足心热，颧红，潮热，盗汗，舌红苔少，脉细数。

病机：阴虚火旺，灼伤脉络，血溢肌腠。

治法：滋阴降火，宁络止血。

方药：茜根散加减。

本方养阴清热，凉血止血。阴虚较甚者，可加玄参、龟甲、女贞子、旱莲草养阴清热；潮热可加地骨皮、白薇、秦艽清退虚热。

3. 气不摄血证

证候：久病不愈，反复发生肌衄，神疲乏力，头晕目眩，面色苍白或萎黄，食欲不振，舌质淡，脉细弱。

病机：脾气亏虚，统摄无力，血溢肌肤。

治法：补气摄血。

方药：归脾汤加减。

本方补气，健脾养心。临证可酌加仙鹤草、棕榈炭、地榆、蒲黄、茜草根、紫草等增强止血及化斑消瘀的作用。兼肾虚腰痛者，可加山茱萸、菟丝子、续断补益肾气。

## 【中医适宜技术】

（一）单方验方

1. 阿胶 20～30g，每日 2～3 次。适用于阴虚型肺结核咳血。

2. 白茅根 30～60g，煎服。适用于热证尿血。

3. 牛西西（土大黄）30～60g，水煎服，每日 1 剂，分 3 次服。适用于实热尿血。

4. 马鞭草 30～60g，生地榆 30g，红枣 5 枚，水煎服，每日 1 剂，分 2 次服。治热结下焦之尿血。

5. 海螵蛸、白及、甘草各等量，研极细末，每次 3g，每日 3 次。适用于上消化道出血。

6. 西洋参片口含。适用于齿痛兼齿衄，气阴亏虚，虚火上浮者。

7. 茜草制成片剂，连续服用。凉血、活血、止血；适用于原发性血小板减少性紫癜，起病急，出血量大而猛，紫癜色鲜红而密集，无气血阴阳虚损者。

8. 鸡血藤 30～60g，大枣 10～20 枚，水煎服，日 1 剂。适用于化疗、放疗后白细胞或血小板减少引起的各种出血。

9. 三七 100g，研末，每服 2.5g，日 3 次冲服。适用于血小板减少性紫癜，伴有鼻出血、牙龈出血、月经过多等。

10. 水牛角 60g；或紫草 30g，连翘 15g，水煎服。适用于血热紫斑。

（二）中成药

云南白药、三七粉、白及粉、止血宁片、止血定痛片、止血胶等，适用于各种出血证。肺经热盛致鼻衄、咳血者，可用清肺抑火丸、荷叶丸等；胃热炽盛致齿衄、吐血、便血者，可用紫地宁血散、黄连上清丸等；肝火所致咳血、吐血者，可用清火栀麦片、一清胶囊、当归龙荟丸等；阴虚火旺所致各类出血者，可用知柏地黄丸、大补阴丸、维血宁颗粒等；脾不统血所致各类出血者，可用人参归脾丸、八珍丸、十全大补丸等；血热妄行致紫斑者，可用犀角地黄丸、十灰丸；肠道湿热便血，可用脏连丸。

（三）简易治疗技术

1. 外治法

（1）将大青盐适量溶于凉白开水中，少量含于口内，漱口吐出，每日 4～6 次。适用于齿衄。

（2）用湿毛巾或冰袋冷敷额部及鼻根部。适用于鼻衄。

（3）用云南白药、白及粉等吹鼻。适用于鼻衄。

2. 针灸疗法

（1）针刺迎香或上星穴，适用于鼻衄。

（2）针刺鱼际、孔最、内关，适用于肺结核咳血。

3. 艾灸疗法 灯心草浸麻油点燃后灸少商穴，左衄灸右、右衄灸左；适用于鼻衄。

4. 耳针疗法 选取内鼻、神门、交感等穴耳豆埋压治疗，留针 15～20 分钟，每日 1 次，4～6 次为 1 个疗程。

5. 穴位注射疗法 鱼腥草注射液 1～2mL，双侧孔最穴，每日 1～2 次，交替注射。适用于咳血。

【转归预后】

血证的预后，与三个因素有关：一是引起血证的原因，一般外感易治，内伤难愈；新病易治，久病难疗；二是与出血量有关，出血量少者病轻，出血量多者病重，气随血脱者为危证；三是与兼症有关，出血伴有发热、咳喘、脉数等症者，一般病情较重，治疗较难，而身凉脉静者，病情较轻，易于治疗。

出血量少，病程短，全身症状轻者，一般及时治疗可痊愈。反复出血，经久不愈者，可致气血亏虚证，甚或伴见血瘀，而致病情复杂，难以速愈。出血量大而急者，易致气随血脱，而发生亡阴、亡阳之证。

【预防调护】

增强体质，避免感受外邪；注意饮食有节，起居有常，劳逸适度，保持心情愉快，避免情志过极，消除紧张、恐惧、忧虑等不良情绪；积极治疗咳嗽、肺痨、胃痛、痢疾、胁痛、积聚、淋证等病证。这些都是预防血证的重要措施。

出血量少者，应注意适当休息，病重者应卧床休息。严密观察病情的发展和变化，若出现头昏、心慌、汗出、面色苍白、四肢湿冷、脉芤或细数等，应及时救治。宜进食清淡、易于消化、富有营养的食物，忌食辛辣香燥、油腻炙煿之品，戒除烟酒。吐血、便血量大时，应暂予禁食，并应积极治疗原发疾病。

【小结】

血证是由外感或内伤病因引起，以出血为主症的病证。随出血部位的不同，有鼻衄、齿衄、咳血、吐血、便血、尿血、紫斑等。其基本病机可以归纳为火热熏灼及气虚不摄两大类。火热之中有实火、虚火之分；气虚之中有气虚和气损及阳之别。辨证应辨出血的部位和脏腑及虚实。治疗血证主要应掌握治火、治气、治血三个基本原则。实火当清热泻火，虚火当滋阴降火；实证当清气降气，虚证当补气益气。同时酌情选用凉血止血、收敛止血或活血止血的药物。严密观察病情、做好调摄护理，对促进血证的治愈有重要意义。出血量大且急时，可口服三七粉止血，或采用其他急救手段综合治疗。

【医案选粹】

鲍某，男，58岁。

初诊：1982年3月12日。

主诉及现病史：剧烈咳嗽、反复咳血月余。持续血量为100mL。经胸片检查，诊断为支气管扩张咳血。患者易于烦躁，胸胁引痛，咳吐黄痰，痰中带血，其色鲜红，大便秘结。

诊查：面赤唇红，舌红苔黄，脉象弦数。

辨证：肝火犯肺，热伤血络，肺失清润。

治法：清肝泻肺，佐以祛瘀止血。

处方：泻白化血汤化裁。桑白皮10g，地骨皮10g，炒栀子10g，黛蛤散（包煎）20g，鱼腥草15g，生大黄（后下）10g，花蕊石15g，三七粉（吞服）3g，血余炭10g，紫草10g。3剂。

二诊：咳血减少，咳嗽减轻，大便通畅。唯感口干、咽燥，此乃热损肺阴之象。上方去生大黄、黛蛤散、炒栀子，加沙参、麦冬、天花粉各10g。3剂。

三诊：咳血已停止，咳嗽已除。但患者时有口舌干燥，终以沙参麦冬汤善后。

【按语】任达然自拟的泻白化血汤是泻白散和化血丹（花蕊石、三七粉、血余炭）综合而成。本方具有清肺泻火、止血生新之功。多年来，治疗支气管扩张咳血，均有较好效果。（《中国现代名中医医案精华》任达然医案）

**复习思考**

**A1 型题**

1. 便血为胃肠脉络受伤所致，临床分为（　　）

　　A. 肠道虚寒和阴虚火旺　　　　　　　　B. 肠道湿热与脾胃虚寒

　　C. 胃火炽盛和阴虚火旺　　　　　　　　D. 瘀血内停和肝胃不和

　　E. 热盛迫血与阴虚火旺

2. 肝火犯胃型吐血的治则为（　　）

　　A. 清肝泻火　　　　B. 滋阴降火　　　　C. 益气摄血

　　D. 活血止血　　　　E. 温阳健脾

3. 吐血一证，其血来源于（　　）

　　A. 肠、肺　　　　　B. 胃、食道　　　　C. 肝、胆

　　D. 皮肤、肠　　　　E. 膀胱、尿道

**A2 型题**

1. 王某，女，38 岁。患者咽痒咳嗽，痰中带血 3 天余，伴咽干鼻燥、身微热，舌红少津，苔薄黄，脉数。方剂宜选用（　　）

　　A. 桑菊饮　　　　　B. 银翘散　　　　　C. 杏苏散

　　D. 桑杏汤　　　　　E. 百合固金汤

2. 李某，男，16 岁。患者近期曾患感冒，已愈，昨日发现小便色红如洗肉水，伴有腰痛、心烦、口渴、口舌生疮，舌红，脉数。方剂宜选用（　　）

　　A. 小蓟饮子　　　　B. 知柏地黄丸　　　C. 茜根散

　　D. 无比山药丸　　　E. 六味地黄丸合二至丸

3. 王某，男，40 岁。患者既往有胃痛病史，昨日饮酒后诱发呕血，血色紫暗，夹有食物残渣，口臭，口干，大便色黑，舌红苔黄腻，脉滑数。中医治法为（　　）

　　A. 清胃泻火，化瘀止血　　　　　　　　B. 清热除湿，化瘀止血

　　C. 清肝泻火，和胃止血　　　　　　　　D. 活血止血泄热

　　E. 益气摄血

**B1 型题**

　　A. 茜根散

　　B. 小蓟饮子

　　C. 黄土汤

　　D. 无比山药丸

　　E. 泻心汤合十灰散

1. 紫斑阴虚火旺型的主方为（　　　）

2. 尿血下焦热盛型的主方为（　　　）

3. 便血脾胃虚寒型的主方为（　　　）

# 第三节　痰　饮

【学习目标】

1. 掌握痰饮的概念、诊断与病证鉴别、辨证论治。

2. 熟悉痰饮的病因病机。

3. 了解痰饮的中医适宜技术、转归预后、预防调护。

痰饮是指体内水液的运化、输布失常，停聚于身体某一局部的病证。痰饮有广义、狭义之别，广义的痰饮包括痰饮、悬饮、溢饮、支饮四类，是诸饮的总称；狭义的痰饮是诸饮中的一个类型，即饮停胃肠之痰饮。本节仅讨论广义痰饮。

张仲景《金匮要略》首创"痰饮"病名，并立专篇加以论述，"其人素盛今瘦，水走肠间，沥沥有声，谓之痰饮。饮后水流在胁下，咳唾引痛，谓之悬饮。饮水流行，归于四肢，当汗出而不汗出，身体疼重，谓之溢饮。咳逆倚息，短气不得卧，其形如肿，谓之支饮"，成为后世辨证论治的主要依据，并提出"以温药和之"的治疗原则。

西医学的慢性支气管炎、支气管哮喘、渗出性胸膜炎、慢性胃炎、不完全性幽门梗阻、肠梗阻等，可参照本节辨证论治。

## 【病因病机】

痰饮形成的病因为素体阳虚、外感寒湿、饮食不节或劳欲久病。

1. 素体阳虚　饮为阴邪，故多见于阳气虚弱之体。素体脾阳不足，失于运化，水停为饮；或素体肾阳虚衰，不能蒸腾气化，水饮内停，甚至上凌心肺。

2. 外感寒湿　寒湿之邪，易伤阳气，阳气受损，则津液易于停聚。若气候寒冷潮湿，或冒雨涉水，或坐卧湿地，寒湿之邪侵袭肌表，困遏卫阳，使肺不能宣发、敷布津液；或寒湿之邪由表及里，中阳受困，脾失健运，水津停聚而成痰饮。

3. 饮食不节　恣食生冷、暴饮过量；或炎夏受热及饮酒后过食生冷，冷热交结，中阳被遏，脾失健运，水液停聚而为痰饮。

4. 劳欲久病　劳倦、纵欲太过，或年老、久病体虚，伤及脾肾之阳，水液失于输布、蒸化，可停而成饮。

痰饮发病的基本病机为肺、脾、肾三脏功能失调，三焦气化不利，津液停聚。其病变脏腑为肺、脾、肾、三焦，以脾为主。正常水液的运化、输布，主要依靠肺、脾、肾三脏和三焦的气化作用。肺居上焦，通调水道，为水之上源；脾居中焦，主运化、转输水液；肾居下焦，为水脏，主蒸化水液；三焦司一身之气化，是运行水液的通路。外邪犯肺，肺气失宣，津液失于布散，则聚为痰饮；湿邪困脾，或脾虚不运，可使水液不得运化、转输，停聚为饮；肾气、肾阳不足，蒸腾气化无权，水湿泛滥，亦可导致痰饮内生。三脏之中，脾失健运，首当其冲，尤以脾阳不运为发病之关键。其病理性质总属阳虚阴盛，本虚标实。虚实之间可相互转化，外感新病多实、内伤久病多虚，但久虚更易感外邪，故常见虚实夹杂之证；寒饮伤阳，热饮伤阴，可由实转虚，出现阳虚或阴虚证。

## 【诊断】

### （一）诊断要点

#### 1.临床特征及分类

（1）痰饮心下满闷，呕吐清水痰涎，胃肠沥沥有声，形体昔肥今瘦，属饮停胃肠。

（2）悬饮胸胁饱满，咳唾引痛，喘促不能平卧，或有肺痨病史，属饮流胁下。

（3）溢饮身体疼痛沉重，甚则肢体浮肿，当汗出而不汗出，或伴咳喘，属饮溢肢体。

（4）支饮咳逆倚息，短气不得平卧，其形如肿，属饮停胸肺。

#### 2.病史　本病患者常有脾、胃、心、肺、肝、肾等脏腑的相关脏腑病史可询。

#### 3.相关检查　根据痰饮发生部位，选择相应检查。疑为痰饮，可行消化系统检查；疑为悬饮可行肺部检查；疑为溢饮可行泌尿系或心功能检查；疑为支饮，可行心肺检查。

### （二）病证鉴别

#### 1.悬饮与胸痹　两者均有胸痛。但胸痹为左侧胸膺部或膻中处突然发作的疼痛，可放射至左侧肩背或左臂内侧，常于劳累、饱餐、受寒、情绪激动后发作，历时较短，休息或用药后多数得以缓解；悬饮为胸胁胀痛，持续不解，转侧、呼吸时疼痛加重，肋间饱满，并有咳嗽、咳痰等肺系证候。

#### 2.溢饮与风水证　水肿风水相搏证有表虚、表实两型。表实证，肢体浮肿而无汗，身体痛重，与水溢肢表之溢饮基本相同；如见肢体浮肿而汗出恶风，则属表虚，与溢饮不同。

#### 3.支饮与肺胀、喘证、哮病　上述病证均可有咳嗽、咳痰、喘息不得卧等表现。肺胀是肺系多种慢性疾患日久渐积而成的重症；喘证是涉及肺、心、肾等多种急慢性疾病的重要主症；哮病是反复发作的一个独立疾病；支饮是痰饮的一个类型，因饮邪停于胸肺而致。其发生、发展、转归均有不同，但其间亦有一定联系。如肺胀在急性发病时，可表现

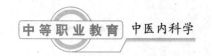

为支饮证候；哮病、喘证的部分证型，也常具有支饮特点。

## 【辨证论治】

### （一）辨证要点

**1. 辨标本主次**　本病总属阳虚阴盛，本虚为肺、脾、肾阳气不足，标实指水饮留聚。在疾病的不同阶段，虚、实的主次亦有不同，或本虚为主，或标实为主，无论病之新久，都要根据证候辨别二者主次。

**2. 辨病邪的兼夹**　痰饮虽为阴邪，寒证居多，但亦有夹热者；初起若有寒热见症，为夹表邪；饮积不化，气机升降受阻，常兼气滞。

### （二）论治要点

本病以温阳化饮为基本治疗原则。因饮为阴邪，遇寒则聚，得温则行，故《金匮要略·痰饮咳嗽病脉证并治》提出："病痰饮者，当以温药和之。"同时还应根据标本缓急、表里虚实的不同，采取相应的治疗措施。水饮壅盛者，应祛饮以治标；阳气衰微者，宜温阳以治本。在表者，当温散发汗；在里者，应温化利水。正虚者补之，邪实者攻之。如属邪实正虚，则当攻补兼施；寒热夹杂者，又当温清并用。

### （三）分证论治

**1. 痰饮**

（1）饮留胃肠证

证候：心下坚满或痛，自利，利后反快，虽利心下续坚满；或水走肠间，沥沥有声，腹满，便秘，口舌干燥，舌苔腻，色白或黄，脉沉弦或伏。

病机：水饮内停，留于胃肠。

治法：攻下逐饮。

方药：甘遂半夏汤或己椒苈黄丸加减。

前方攻守兼施，攻逐水饮而不伤正气；后方逐水清热，前后分消。胸满者加枳实、厚朴。此两方均为攻逐之剂，临证时不可攻逐太过，应中病即止，以防反伤正气，导致水邪复积。

（2）脾阳虚弱证

证候：胸胁支满，心下痞闷，胃中有振水音，脘腹喜温畏寒，呕吐清水痰涎，水入易吐，口渴不欲饮水，头晕目眩，心悸气短，食少便溏，形体逐渐消瘦，舌苔白滑，脉弦细而滑。

病机：脾阳虚弱，饮停于胃。

治法：温脾化饮。

方药：苓桂术甘汤加减。

本方温脾阳、利水饮。眩晕，小便不利，加泽泻、猪苓以利水化饮；脘腹冷痛，吐涎沫，加干姜、吴茱萸以增温化之功；心下胀满，加枳实以消痞除满。

2. 悬饮

（1）邪犯胸肺证

证候：咳嗽气急，痰少，胸胁闷痛，呼吸、转侧加重，心下痞硬，伴寒热往来、汗少、身热起伏，或发热不恶寒、有汗而热不解、干呕、口苦、咽干，舌苔薄白或黄，脉弦数。

病机：邪犯胸肺，枢机不利，肺失宣降。

治法：和解宣利。

方药：柴枳半夏汤加减。

本方和解清热，宣肺利气，涤饮开结。咳嗽气急，加白芥子、桑白皮宣肺化饮；邪阻气血而胁痛甚，加郁金、桃仁、延胡索活血止痛；痰热互结，心下痞硬，加黄连以合半夏、瓜蒌苦辛开痞散结；肺热炽盛，大汗出，咳嗽气粗，去柴胡，加麻黄、石膏宣肺清热。

（2）饮停胸胁证

证候：胸胁疼痛，咳唾引痛，但痛势较前减轻，呼吸困难加重，咳逆气喘，息促不能平卧，仅能偏卧于停饮的一侧，病侧肋间胀满，或见病侧胸廓隆起，舌苔白，脉沉弦或弦滑。

病机：饮停胸胁，肺气郁滞。

治法：泻肺逐饮。

方药：十枣汤或控涎丹加减。

二方均为攻逐水饮之剂。前方用于形体壮实、积饮量多者；后方药力缓和，攻逐之力较轻。剂量均宜从小量递增，一般连服 3～5 日，必要时停二三日再服。注意固护胃气，中病即止，如药后呕吐、腹痛、腹泻过剧，应减量或停服。

（3）络气不和证

证候：胸胁疼痛，如灼如刺，或有闷咳，甚则迁延经久不已，阴雨天更甚，可见病侧胸廓变形，兼胸闷不舒、呼吸不畅，舌暗苔薄，脉弦。

病机：饮邪久郁，气机不畅，络脉痹阻。

治法：理气和络。

方药：香附旋覆花汤加减。

本方理气化饮和络。痰气郁阻，胸闷、苔腻者，加瓜蒌、枳实行气豁痰开胸；久痛入络，疼痛如刺者，加桃仁、红花、乳香、没药化痰通络止痛；水饮缠绵，胁痛迁延，经久不已者，加通草、路路通、冬瓜皮通络化饮。

（4）阴虚内热证

证候：呛咳时作，咳吐少量黏痰，或伴胸胁闷痛、口干咽燥，或午后潮热、颧红、心烦、手足心热、盗汗、形体消瘦，舌质偏红少苔，脉小数。

病机：饮阻气郁，化热伤阴，阴虚肺燥。

治法：滋阴清热。

方药：沙参麦冬汤合泻白散加减。

前方清肺润燥，养阴生津；后方清肺降火。阴虚内热盛，潮热明显者，加鳖甲、功劳叶退虚热；咳嗽痰黏者，加百部、川贝母润肺化痰止咳；胸胁闷痛者，酌加瓜蒌皮、枳壳、郁金行气宽胸；神疲、气短、易汗者，酌加太子参、黄芪、五味子，以益气敛液。

3. 溢饮

证候：身体沉重而疼痛，甚则肢体浮肿，恶寒，无汗，或有咳喘，痰多白沫，胸闷，干呕，口不渴，苔白，脉弦紧。

病机：外寒内饮，泛溢肢体。

治法：发表化饮。

方药：小青龙汤加减。

本方发表散寒，温肺化饮。表寒外束，内有郁热，伴有发热、烦躁、苔白兼黄，加石膏以清泄内热；肢体浮肿明显、尿少者，可配茯苓、猪苓、泽泻利水化饮；饮邪犯肺，喘息不得卧者，加杏仁、射干、葶苈子泻肺平喘。

4. 支饮

（1）寒饮伏肺证

证候：咳喘胸满不得卧，痰吐白沫量多，经久不愈，素伏而不作，遇寒即发，背痛，腰痛，苔白腻，脉弦紧。

病机：寒饮伏肺，肺气上逆。

治法：宣肺化饮。

方药：小青龙汤加减。

本方发表温里。无寒热、身痛等表证，见动则喘甚、易汗，为肺气已虚，可改用苓甘五味姜辛汤温肺化饮，不宜再用麻黄、桂枝表散；饮多寒少，外无表证，喘咳痰稀不得息，可用葶苈大枣泻肺汤加白芥子、莱菔子以泻肺逐饮；腑气不畅，水邪结实，去石膏，加茯苓、芒硝，以导水破结；痰饮久郁化为痰热，伤及阴津，见咳喘、痰稠、口干咽燥，用麦门冬汤加瓜蒌、川贝母、木防己、海蛤粉，以养肺生津、清化痰热。

（2）肾阳虚衰证

证候：喘促，动则尤甚，心悸气短，食少神疲，痰多胸闷，畏寒肢冷，少腹拘急，脐下动悸，小便不利，足跗浮肿，或吐涎沫，头目昏眩，舌质淡，舌体胖大，苔白润或腻，脉沉细而滑。

病机：肾阳虚衰，饮凌心肺。

治法：温脾补肾，以化水饮。

方药：金匮肾气丸合苓桂术甘汤加减。

两方均能温阳化饮，前方补肾，后方温脾。痰涎壅盛，食少痰多，可加半夏、陈皮化痰和中；水湿偏盛，足肿，小便不利，可加茯苓、泽泻以利水湿；脐下悸，吐涎沫，头目昏眩，是饮邪上逆，虚中夹实之候，可用五苓散化气行水。

## 【中医适宜技术】

（一）单方验方

1. 常山、甘草各 30g，水 5000mL，煎服 1000mL，去渣，加蜂蜜适量，温服，取吐，不吐再服。适用于饮停胸中。

2. 瓜蒌仁（去壳，焙）30g，炒神曲 15g，为末，每服 6g，葱白汤送服。治疗饮酒痰澼、两胁胀满、时呕吐、腹中如水声。

3. 白芥子 15g，白术 30g，为末，和捣为丸梧子大，每日服 50 丸。适用于悬饮。

4. 吴茱萸焙干，白茯苓等分，为细末，炼蜜为丸，梧桐子大，每服 30 丸，开水送下。治饮邪上逆，不思饮食，小便不利，头晕目眩。

（二）中成药

痰饮可选健脾丸、理中丸等；悬饮可选急支糖浆、正柴胡饮；溢饮可选小青龙口服液；支饮可用桂龙咳喘宁、小青龙口服液、金匮肾气丸等。

（三）简易治疗技术

1. 针刺疗法　选定喘、风门、肺俞、中脘、丰隆、合谷等穴，适用于痰饮壅肺；中脘、内关、足三里、丰隆、隐白、三阴交、脾俞、胃俞等穴，适用于痰湿中阻。

2. 耳针疗法　取肺、肾、肾上腺、交感、定喘等耳豆埋压。

3. 敷贴疗法　中药悬饮贴膏（甘遂、大戟、葶苈子、胆南星等）外贴患侧胸壁，10 天更换，1 个月为 1 个疗程；适用于肿瘤并发恶性胸腔积液的辅助治疗。

## 【转归预后】

本病若施治得法，一般预后较佳。若失治或误治，致饮邪内伏，或久留体内，甚或兼夹瘀血，则可使疾病缠绵难愈，每易因外感或饮食不当而诱发及加重。若长期反复不愈，终致肺、脾、肾三脏同病之复杂证候，或水饮凌心射肺之危象。

【预防调护】

加强锻炼，增强体质，避免外邪伤肺；饮食有节，避免过食生冷肥甘之品，以免损伤脾阳，是预防痰饮发生的主要措施。

有痰饮病史者，更应加强锻炼，提高抗病能力，避免风寒湿冷，注意起居保暖。饮食宜清淡，忌生冷肥甘之物；戒烟酒。同时，注意劳逸适度，以防诱发。在应用发汗、利水、峻下逐饮之法时，应中病即止，勿伤正气；在他病治疗时，应注意保护胃气。

【小结】

痰饮是体内水液不得运化、输布，停聚在某些部位而形成的一类病证。痰饮有广义、狭义之分。广义的痰饮为诸饮之总称，有痰饮、悬饮、溢饮、支饮四种；狭义者仅为四饮中的痰饮。痰饮的主要病机为中阳素虚，复加外感寒湿，或为饮食、劳欲所伤，致使三焦气化失常，肺、脾、肾通调及转输、蒸化无权，津液停聚而成。辨证应先从部位分别四饮，痰饮病在胃、悬饮病在胁下、溢饮外溢肌表、支饮病在胸膈等。根据体虚邪实的特点，分清标本虚实的主次。治疗应以温化为原则，因痰饮总属阳虚阴盛、本虚标实，故有治标、治本、善后调理等区别。其中发汗、利水、攻逐为治标之法，只可暂用；健脾、温肾为治本之法，亦用为善后调理。

【医案选粹】

王某，男，62岁。

初诊：1989年12月26日。

主诉及现病史：咳嗽30余年，加剧半年。刻见咳嗽阵作，日轻夜重，胸闷，动则气喘，痰稀白夹黏，量多难咳，食欲不佳，二便尚调，形寒。

诊查：面㿠体瘦，四肢清冷，胸形如桶，膈下肿满，舌淡胖而紫，苔白滑带腻，脉沉细数。心音低远，呼吸音低粗，两肺底满布湿啰音。X线片示横膈明显下降，肺透亮度增加，肺纹理明显增粗。

辨证：脾肾阳虚，寒痰伏肺，气脉闭塞，吐纳无权。

治法：温阳导痰，通降肺气，自拟温阳导痰汤出入。

处方：制附子7g，干姜3g，桂枝6g，胆南星10g，制半夏10g，枳实10g，炒白术6g，茯苓10g，川贝母末（分次另冲）6g，炙苏子10g，降香10g，广陈皮6g，炙甘草6g。6剂。

二诊：药后咳喘见轻，痰减咳出轻爽，形寒肢冷减轻。前方有效，再服6剂。

三诊：患者能独自来诊，诉咳喘大减；痰量十去其七，咳出亦爽；食欲大开，精神好转，苔腻已化，舌紫亦退，脉象较起。脾肾之阳已苏，寒痰分消有期。原方去干姜、降香，加炒党参10g，炙黄芪30g，再服8剂。

三诊后，患者咳止喘平，诸恙续有好转，守方共进药40余剂，食欲大开，体重增加，能出外活动。改服金匮肾气丸、半贝丸调理，追访2年，病情稳定。

【按语】本病例脾肾阳虚是本，寒痰聚肺是标。方用制附子、干姜二药为君，臣以桂枝、炒白术及胆南星、枳实、茯苓、广陈皮等药，佐炙苏子、川贝母末、降香降气平喘，使甘草协同诸药。病缓之后，用固本之法投补肾药调理以巩固。(《中国现代名中医医案精华》徐迪华医案)

## 复习思考

**A1 型题**

1. 狭义痰饮是指（　　　）
    A. 饮邪犯肺　　　　　B. 饮溢四肢　　　　　C. 饮停胸胁
    D. 饮留胃肠　　　　　E. 以上都不是

2. 广义痰饮的治疗大法是（　　　）
    A. 发汗　　　　　　　B. 利水　　　　　　　C. 攻逐
    D. 温化　　　　　　　E. 祛湿

3. 广义痰饮的病理基础是（　　　）
    A. 肺失通调　　　　　B. 脾阳素虚　　　　　C. 肾阳素虚
    D. 脾失转输　　　　　E. 三焦气化不利

**A2 型题**

1. 患者，女，50岁。脘腹坚满疼痛，胃中有振水音，有时肠间水声辘辘，脉沉弦有力，苔白腻，证属饮证中的（　　　）
    A. 痰饮　　　　　　　B. 溢饮　　　　　　　C. 支饮
    D. 悬饮　　　　　　　E. 伏饮

2. 患者，男，36岁。咳喘反复发作3年，加重1个月，现咳逆喘满不得卧，恶寒身疼，痰多如白沫，遇寒则发，舌苔白滑，脉弦紧。此应用何方治疗（　　　）
    A. 定喘汤　　　　　　B. 麻杏甘石汤　　　　C. 苓桂术甘汤
    D. 小青龙汤　　　　　E. 大青龙汤

3.患者，女，55岁。咳唾引痛，呼吸困难，只能右侧偏卧，右侧肋间饱满，苔薄白腻，脉弦滑。此应治以何方（　　）

　　A.己椒苈黄丸　　　　　B.大柴胡汤　　　　　C.十枣汤

　　D.小青龙汤　　　　　　E.大青龙汤

**B1 型题**

　　A.饮犯胸肺

　　B.饮溢四肢

　　C.饮停胸胁

　　D.饮留胃肠

　　E.痰浊中阻

1.悬饮是指（　　）

2.溢饮是指（　　）

3.支饮是指（　　）

# 第四节　消　渴

【学习目标】

　　1.掌握消渴的概念、诊断与病证鉴别、辨证论治。

　　2.熟悉消渴的病因病机、预防调护、转归预后。

　　3.了解消渴的中医适宜技术。

消渴是以多尿、多饮、多食、乏力、消瘦，或尿有甜味为主要临床表现的一种疾病。本病是一种发病率高、病程长、并发症多，严重危害人类健康的疾病，近年来发病率更有增高的趋势。中医药在改善症状、防治并发症等方面有较好的疗效。

消渴之名，首见于《素问·奇病论》，书中还有消瘅、膈消、肺消、消中等名称的记载。《证治准绳·消瘅》对三消的临床分类进行了规范，指出"渴而多饮为上消（经谓膈消），消谷善饥为中消（经谓消中），渴而便数有膏为下消（经谓肾消）"。

西医学的糖尿病、尿崩症、神经性多尿等可参考本节辨证论治。

【病因病机】

消渴的病因主要有禀赋不足、饮食失节、情志失调、劳欲过度等。

1.**禀赋不足** 先天禀赋不足，五脏柔弱，尤其是素体肾虚、阴虚体质最易罹患本病。《灵枢·五变》说："五脏皆柔弱者，善病消瘅。"

2.**饮食失节** 长期过食肥甘、醇酒厚味、辛辣香燥，损伤脾胃，导致脾胃运化失职，积热内蕴，化燥伤津，消谷耗液，发为消渴。

3.**情志失调** 长期过度的精神刺激，如郁怒伤肝，肝气郁结，或劳心竭虑，营谋强思等，郁久化火，上燔肺津，中消胃液，下灼肾阴而发为消渴。

4.**劳欲过度** 房事不节，劳欲过度，肾精亏损，虚火内生，上灼肺胃，终致肾虚、肺燥、胃热俱现，发为消渴。

本病的基本病机为阴虚燥热，而以阴虚为本，燥热为标，两者互为因果。病变脏腑主要在肺、胃、肾，尤以肾为关键。三脏之中，虽可有所偏重，但又互相影响，"三多"之证可相互并见，仅有主次之分。肺受燥热所伤，津液不能敷布而直趋下行，随小便排出，故小便频数量多；肺不布津则口渴多饮。脾胃受燥热所伤，胃火炽盛，脾津不足，则口渴多饮、多食善饥；脾气虚不能转输水谷精微，则下流入小便，故小便味甘；水谷精微不能濡养肌肉，故形体日渐消瘦。肾阴亏虚则虚火内生，上燔心肺则烦渴多饮；中灼脾胃则消谷善饥；肾失濡养，开阖失司，固摄无权，水谷精微直趋下泄，随小便排出，故尿多、尿浊、尿甜。本病日久可致阴损及阳，阴阳俱虚，其中以脾、肾阳虚较为多见，严重者可致阴竭阳亡。阴虚内热，耗伤津液，日久血行不畅可致血脉瘀滞而发生变证。

【诊断】

（一）诊断要点

1.**临床特征** 口渴多饮、多食易饥、尿频量多、形体消瘦或尿有甜味。有的患者"三多"症状不明显，他病经久不愈，并发眩晕、中风、雀目、疮痈等病证者，应考虑有消渴的可能。若青少年期即患本病者，一般病情较重。

2.**病史** 多有嗜食膏粱厚味、醇酒炙煿等饮食不节病史，好发于中年以后。本病与禀赋不足有关，消渴病的家族史可供诊断参考。

3.**相关检查** 空腹、餐后 2 小时血糖和葡萄糖耐量试验、尿糖、糖化血红蛋白等检查，有助于诊断。

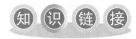

　　正常血糖值：

　　空腹血糖：3.9 ～ 6.1mmoL/L。

　　餐后 1 小时：血糖 6.7 ～ 9.4mmoL/L。

餐后 2 小时：血糖 ≤ 7.8mmoL/L。

**（二）病证鉴别**

1. 消渴与口渴症　两者均可出现口渴多饮的症状。口渴症是指口渴饮水的一个临床症状，可见于多种疾病过程中，尤以外感热病多见。但这类口渴随其所患病种的不同而出现相应的临床表现，不伴多食、多尿、尿甜、消瘦等特点。血糖及尿糖检查有助于鉴别诊断。

2. 消渴与瘿病　两者均可出现多食易饥、消瘦等症状。瘿病以情绪激动、多食易饥、形体日渐消瘦、心悸、眼突、颈部一侧或两侧肿大为特征，无多饮、多尿、尿甜等症。血糖、尿糖，以及血 $T_3$、$T_4$、TSH 等检查有助于鉴别诊断。

## 【辨证论治】

**（一）辨证要点**

1. 辨病位　本病的"三多"症状，根据其程度的轻重不同，有上、中、下三消之分，以及肺燥、胃热、肾虚之别。一般来说，以肺燥为主，多饮症状突出者，为上消；以胃热为主，多食症状突出者，为中消；以肾虚为主，多尿症状突出者，为下消。

2. 辨标本　本病以阴虚为本、燥热为标，两者互为因果，因病程长短及病情轻重不同，阴虚和燥热的表现各有侧重。一般初病多以燥热为主；病程较长者则阴虚与燥热互见；日久则以阴虚为主，由于阴损及阳，导致阴阳俱虚之证。

3. 辨本症与并发症　多饮、多食、多尿和乏力、消瘦为消渴病的临床表现，而诸多并发症为本病的另一特点。一般以本症为主，并发症为次。多数患者先见本症，随病情发展而出现并发症。亦有部分中老年患者，本症不明显，而是因痈疽、眼疾、心脑病证等发现本病。

**（二）论治要点**

本病以清热润燥、养阴生津为治疗大法。由于本病常见血瘀和阴损及阳的病变，且易并发痈疽、眼疾、水肿等症，故还应针对具体病情，选用活血化瘀、清热解毒、滋补肝肾、温补脾肾等治法。

本病初起须配合降糖类西药联合治疗。

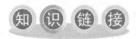

知 识 链 接

《医学心悟·三消》论消渴治疗：

1. 治上消者，宜润其肺，兼清其胃。

2. 治中消者，宜清其胃，兼滋其肾。

3. 治下消者，宜滋其肾，兼补其肺。

（三）分证论治

1. 上消（肺热津伤证）

证候：烦渴多饮，口干舌燥，尿频量多，烦热多汗，舌边尖红苔薄黄，脉洪数。

病机：肺热炽盛，津液失布。

治法：清热润肺，生津止渴。

方药：消渴方加减。

本方清热降火，生津止渴。临证可酌加葛根、麦冬以生津止渴。若烦渴不止、小便频数乏力者，为肺热津亏，气阴两伤，可选用玉泉丸或二冬汤，清热生津止渴。前方益气作用较强，后方清热作用较强，可根据临床需要选用。

2. 中消

（1）胃热炽盛证

证候：多食易饥，口渴，尿多，形体消瘦，大便干燥，舌干红苔黄燥，脉滑实有力。

病机：胃火消谷，耗伤津液。

治法：清胃泻火，养阴增液。

方药：玉女煎加减。

本方清胃养阴。临证可加黄连、栀子清热泻火。大便秘结，可用增液承气汤润燥通腑，待大便通后，再转上方治疗。本证亦可选用白虎加人参汤，益气养胃、清热生津。

（2）气阴亏虚证

证候：口渴引饮，能食与便溏并见，或饮食减少，精神不振，四肢乏力，形体消瘦，舌淡苔白而干，脉弱。

病机：气阴亏虚，脾失健运。

治法：益气健脾，生津止渴。

方药：七味白术散加减。

本方益气健脾生津。临证可加黄芪、山药加强益气健脾之功。口渴明显加生地黄、天花粉生津止渴；食少腹胀加砂仁、鸡内金健脾助运化。

3. 下消

（1）肾阴亏虚证

证候：尿频量多，浑浊如脂膏，或尿甜，腰膝酸软，乏力，头晕耳鸣，口干唇燥，皮肤干燥、瘙痒，或五心烦热，盗汗遗精，舌红苔少，脉细数。

病机：肾阴亏虚，肾失固摄。

治法：滋阴补肾，润燥止渴。

方药：六味地黄丸加减。

本方滋阴补肾。阴虚火旺见烦躁、失眠者，可加知母、黄柏滋阴泻火；尿量多而浑浊者，加益智仁、桑螵蛸、五味子等益肾缩尿；气阴两虚而伴困倦、气短乏力、舌质淡红者，可加党参、黄芪、黄精益气。

（2）阴阳两虚证

证候：小便频数量多，浑浊如膏，甚至饮一溲一，面容憔悴，耳轮干枯，腰膝酸软，四肢欠温，畏寒肢冷，阳痿或月经不调，舌淡苔白而干，脉沉细无力。

病机：阴损及阳，肾阳衰微，肾失固摄。

治法：温阳滋阴，补肾固摄。

方药：金匮肾气丸加减。

本方温补肾阳。阳虚畏寒者，加鹿茸粉 0.5g，以启动元阳，助全身阳气之气化。尿量多而浑浊者，加益智仁、桑螵蛸、覆盆子、金樱子等益肾收摄；身体困倦、气短乏力者，可加党参、黄芪、黄精益气。

消渴日久多伴有瘀血，故对于上述各型患者均可酌加活血化瘀的方药，可选用丹参、川芎、红花、益母草、当归等。

消渴易发生多种并发症，应在治疗本病的同时，积极治疗并发症。白内障、雀盲、耳聋，多因肝肾精血不足，不能上承耳目所致，宜滋补肝肾、益精补血，可用杞菊地黄丸或明目地黄丸；并发疮毒痈疽者，则宜清热解毒、消散痈肿，用五味消毒饮加减；并发肺痨、水肿、中风者，则可参考相关章节辨证论治。

## 【中医适宜技术】

（一）单方验方

1.猪胰 1 个，低温干燥，研成粉末，装入胶囊，每日 2 次，每次 3g，长期服用。适用于消渴各证型。

2.炒黑豆、天花粉等份为末，面糊梧子大，用黑豆汤下 70 丸，每日 2 次。可清热生津，适用于肾虚消渴。

3.新鲜藕、梨、荸荠、芦根各 200g，麦冬 60g，切碎、捣烂，绞取汁液，和匀凉服或炖热服。适用于胃热炽盛之中消。

（二）中成药

消渴肺热津伤证，可选用消渴丸、玉泉丸、参精止渴丸、玉兰降糖胶囊；胃热炽盛证，可选用牛黄清胃丸、消渴安胶囊、金芪降糖片；气阴两虚证，可选用十味玉泉胶囊、参芪降糖片、消渴灵片、养阴降糖片；肾阴亏虚证，可选用六味地黄丸、麦味地黄丸、滋肾荣精丸；肾阴阳两虚证，可选用金匮肾气丸、参鹿补片。

（三）简易治疗技术

1.**耳针疗法**　选渴点、饥点、内分泌、三焦、肾、脾、肺、胃等穴，以王不留行贴压，两耳交替，每侧 3 天。(《常见病针灸治疗》)

2.**穴位敷贴疗法**　用丁香、肉桂、细辛、姜汁、冰片等药物做成敷贴膏，贴于肾俞、脾俞、气海等穴，每次 3 天，每周 2 次，第 7 天皮肤休息，5 周为 1 个疗程。

## 【转归预后】

本病至中后期，因阴损及阳，或血脉瘀滞，可见多种并发症。如肺燥津伤，痨虫侵袭发为肺痨；肾阴亏虚，肝失濡养，精血不能上承耳目，可并发白内障、雀目、耳聋；燥热内结，血行瘀滞，蕴毒成痈，则发为疮疖痈疽；阴虚阳亢，内风暗动，炼液成痰，蒙蔽清窍，痹阻经络，发为中风偏瘫；阴损及阳，脾肾衰败，不能化气行水，水液潴留，泛溢肌肤，发为水肿。

"三多一少"的程度，往往是判断病情轻重的重要标志，而血糖值是其重要依据。症状较轻、血糖控制较好、并发症少或不严重、脏腑衰竭之象不明显者，病情较轻，预后较好；反之则为病重，出现阴阳两虚，甚至厥脱昏迷的危象。儿童患本病者，大多病情较重。早期发现，坚持长期治疗、生活规律、饮食控制的患者，其预后相对较好。

## 【预防调护】

过食肥甘、醇酒炙煿和情志异常，是导致消渴发病的重要因素，因此节制饮食，防止肥胖；调节情志，防止七情内伤，对本病的预防有极其重要的意义。加强体育锻炼，增强体质，房事有节，对预防本病也有一定意义。本病除药物治疗外，还包括生活调摄。正如《儒门事亲·三消之说当从火断》说："不减滋味，不戒嗜欲，不节喜怒，病已而复作。能从此三者，消渴亦不足忧矣。"可见，节制饮食在治疗中具有的重要作用。因此，在保证机体合理需要的情况下，应限制粮食、油脂的摄入，忌食糖类，饮食宜以适量米、麦、杂粮，配以蔬菜、豆类、瘦肉、鸡蛋等，定时定量进餐，戒烟酒、浓茶及咖啡等。保持情志平和，节制房事，生活起居有时，适当参加体育锻炼，如导引、气功等，肥胖者应控制体重。

## 【小结】

消渴是因禀赋不足、饮食不节、情志失调、劳欲过度等，导致阴津亏损、燥热偏盛，以多饮、多食、多尿及形体消瘦、乏力、尿有甜味为临床特征的一种慢性疾病。可分为上消、中消、下消。病机分别以肺燥、胃热、肾虚为主。其病位在肺、胃（脾）、肾，尤与肾的关系最密切。其病理性质为阴虚燥热。辨证应辨病位、标本和并发症。在治疗上，以清热润燥、养阴生津为基本治则，对上、中、下消有侧重润肺、养胃（脾）、益肾之别。消渴易发生血脉瘀滞、阴损及阳的病变，及发生多种并发症，应注意及时发现、诊断和治疗。治疗中应随时观察血糖，及时调整降糖药物。

**【医案选粹】**

姜某，女，52岁。

初诊：1981年12月12日。

主诉及现病史：小便频频数年，未予重视，近日体格检查发现血糖增高，空腹血糖高达16.1mmol/L，西医给降糖灵治疗，每日75mg，空腹血糖降至10.5mmol/L，但临床症状改善不著，小溲依然频数，混浊如膏，同时伴见神疲乏力、形寒怕冷、腰膝酸软。

诊查：面色黧黑，舌淡苔白滑，脉沉细无力。

辨证：肾气亏虚，阳不化气，水不蒸腾。

治法：温补肾阳，引火归元。

处方：八味肾气丸加减。熟附子5g，肉桂心3g，怀山药15g，生地黄15g，熟地黄15g，泽泻20g，云茯苓12g，淫羊藿10g，菟丝子10g，补骨脂10g，炙僵蚕10g，五味子5g。

二诊：1981年12月26日。药进14剂，小便频数有所减轻，稍有口干，脉象较前有力，肾阳似有来复之渐，治守原意。原方熟附子减为3g，肉桂心减为1.5g，另加山茱萸10g，以期阴中求阳，同时可监制他药温燥之性。

三诊：1982年1月23日。患者上药又进服20余剂，小便基本正常，余症亦明显减轻。复查空腹血糖7.1mmol/L，尿糖阴性。后改用丸剂续服年余，病情一直稳定。

**【按语】** 消渴基本病理变化以阴虚为本、燥热为标，治疗以养阴增液、润燥清热为大法。消渴以阴虚者为多见，而阳虚者也不乏其例，如肾阳不足、命门火衰，不能蒸腾水气所致者，故采用金匮肾气丸为主温补肾阳。（《中国现代名中医医案精华》汪履秋医案）

**复习思考**

**A1型题**

1. 消渴的病变脏腑关键在于（　　）

A. 肺　　　　B. 脾　　　　C. 胃

D. 肝　　　　E. 肾

2. 消渴的病因中，下列哪项是错误的（　　）

A. 禀赋不足　　　B. 饮食不节　　　C. 情志失调

D. 劳欲过度　　　　　　　E. 六淫外袭

3. 消渴的治疗原则是（　　）

　　A. 清热润燥，养阴生津　　B. 益气养阴，润燥生津

　　C. 清胃泻火，养阴增液　　D. 清热润肺，生津止渴

　　E. 温阳滋阴，补肾固摄

**A2 型题**

1. 刘某，女，48 岁。烦渴多饮半月余，口干舌燥，尿频量多，舌边尖红苔黄，脉洪数有力。治法宜用（　　）

　　A. 清热润肺，生津止渴　　B. 养阴润肺，生津止渴

　　C. 清胃泻火，养阴保津　　D. 滋阴固肾

　　E. 清泻肺胃

2. 周某，男，56 岁。尿频量多，混浊如脂，尿有甜味，口干舌燥，舌红，脉沉细数。治法宜用（　　）

　　A. 清利湿热　　　　　　B. 清热化湿　　　　　　C. 滋阴固肾

　　D. 健脾益肾　　　　　　E. 滋阴养肝

3. 张某，女，36 岁。患者幼时即患消渴，时轻时重。近日复发，症见小便频数，浑浊如膏，饮一溲一，腰膝酸软，面色黧黑，耳轮焦枯，形寒肢冷，舌淡苔白，脉沉细无力。当首选下列何方（　　）

　　A. 知柏地黄丸　　　　　B. 六味地黄丸　　　　　C. 金匮肾气丸

　　D. 左归丸　　　　　　　E. 大补元煎

**B1 型题**

　　A. 清热润肺，生津止渴

　　B. 清胃泻火，养阴增液

　　C. 滋阴补肾

　　D. 温阳滋肾固涩

　　E. 滋阴潜阳

1. 上消的治法是（　　）

2. 中消的治法是（　　）

3. 下消肾阴亏虚证的治法是（　　）

# 第五节　内伤发热

【学习目标】
1. 掌握内伤发热的概念、诊断与病证鉴别、辨证论治。
2. 熟悉内伤发热的病因病机。
3. 了解内伤发热的中医适宜技术、转归预后、预防调护。

内伤发热是指以内伤为病因，脏腑功能失调、气血阴阳失衡为基本病机，发热为主要临床表现的病证。一般起病较缓，病程较长，临床多表现为低热，但有时可以是高热，或仅自觉发热、五心烦热而体温不高。

秦景明的《症因脉治·内伤发热》最先提出"内伤发热"这一病名。李用粹的《证治汇补·发热》将外感发热之外的发热分为郁火发热、痰证发热、伤食发热、瘀血发热、疮毒发热、阳郁发热、阳虚发热、阴虚发热、血虚发热、内伤发热（主要是气虚发热）、骨蒸发热11种。王清任《医林改错》及唐容川《血证论》对瘀血发热的特点及治疗进行了详细的论述，王清任的血府逐瘀汤至今仍被广泛应用。

西医学所称的功能性低热，肿瘤、血液病、结缔组织疾病、内分泌疾病及部分慢性感染性疾病所引起的发热，和某些原因不明的发热，具有内伤发热的临床表现时，均可参照本节辨证论治。

## 【病因病机】

导致内伤发热的病因主要有劳欲久病、饮食不节、情志失调及外伤出血等。

1.**劳欲久病**　过度劳倦或久病，以致气血阴阳亏虚，阴阳失衡而引起发热。中气不足，阴火内生，可致气虚发热；久病心肝血虚，或长期慢性失血，或脾虚不能生血，以致阴血不足，无以制阳，导致血虚发热；素体阴虚，或房劳伤肾，或热病日久，耗伤阴液，或误用、过用温燥药物，导致阴精耗伤，阴不制阳，阳气独亢，而致阴虚发热；素体阳虚，或寒证日久，或过用寒凉药物，或久病气虚，气损及阳，脾肾阳气亏虚，火不归元，虚阳外浮，可导致阳虚发热。

2.**饮食不节**　饮食失调，脾胃受损，中气不足，阴火内生，以致气虚发热；或脾虚不能化生阴血，阴血亏虚，无以敛阳，可导致血虚发热；若脾胃受损，运化失职，痰湿内生，郁而化热，则可引起痰郁、湿郁发热。

3.情志失调　情志抑郁，肝失条达，郁而化火，或恼怒过度，肝火内盛，导致气郁发热。朱丹溪谓"气有余便是火"。气机郁滞，日久不愈，血行不畅可致血瘀发热。

4.外伤出血　外伤及各种出血，使血行不畅，瘀血阻滞经络，引起瘀血发热；出血过多，或长期慢性失血，阴血不足，无以敛阳，引起血虚发热。

本病的基本病机为脏腑功能失调，气血阴阳亏虚或气血痰湿郁遏。病理性质有虚、实两类。实证多由气郁化火、瘀血阻滞及痰湿停聚所致，其病机为气血痰湿郁结，壅遏化热；虚证由中气不足、血虚失养、阴精亏虚及阳气虚衰所致，其病机是气血阴阳亏虚，脏腑功能失调，阴阳失衡所致。病变脏腑主要涉及肝、脾、肾。肝主藏血，脾主生血，肝、脾功能失调，可致阴血不足而致血虚发热；肾主一身之阴阳，脾为后天之本，阴虚无以制阳，阳虚则阴火内生，可致阴虚发热、阳虚发热。但也可由一种或多种病因同时引起发热，如气郁血瘀、气血亏虚、气阴两虚、痰瘀交结等。

## 【诊断】

（一）诊断要点

1.临床特征　起病缓慢，病程较长，可反复发作。多为低热，或自觉发热，或五心烦热而体温不高。少数可以出现高热，但无恶寒、脉浮等表证，或虽有怕冷，但得衣被而缓解。其热可时作时止，或发作有时，常伴头晕、神疲、自汗、盗汗、脉弱等症。

### 知识链接

1.临床发热诊断标准　腋温＞37℃，或昼夜体温波动＞1℃。

2.临床分类标准

（1）低热（腋温37℃～38℃）。

（2）中等度热（38.1℃～39℃）

（3）高热（39.1℃～41℃）。

2.病史　可有久病劳欲、饮食失调、情志刺激、跌打损伤、血证、积聚等病史，或有反复发热史。

3.相关检查　可根据病情做有关的检查，以进一步明确诊断。如血、尿、大便常规，血沉、心电图、X线胸片等检查。

（二）病证鉴别

内伤发热与外感发热　两者都可出现发热。外感发热因感受外邪而引起，基本病机为正邪相争，多属实证，起病较急，病程较短，发热大多体温较高，多为持续发热，初期多伴有恶寒、得衣被而不减、头身疼痛、鼻塞、流涕、咳嗽、脉浮等肺系症状；内伤发热多属虚证，起病较缓，病程长，发热大多为低热，其热可时作时止，或发作有时，多不伴恶寒，而常有神疲乏力、头晕、自汗、盗汗、脉弱等症状。

### 【辨证论治】

**（一）辨证要点**

**1. 辨虚实** 应依据病史、症状、脉象等辨明证候的虚实。由气郁、血瘀、痰湿所致的内伤发热属实；由气虚、血虚、阴虚、阳虚所致的内伤发热属虚。邪实伤正及因虚致实者，为虚实夹杂。

**2. 辨轻重** 病程较长，热势亢盛，持续发热或反复发作，胃气衰败，兼证复杂，舌、脉、证不相符者，均为病情较重的表现；反之较轻。若内脏无实质性病变，仅属一般体虚所致者，病情较轻。

**3. 辨疾病** 本病可见于西医多种疾病。凡属功能性低热、内分泌疾病、慢性感染性疾病、部分结缔组织病和不明原因的发热等，中医治疗效果较好；凡是见于肿瘤、血液病、部分结缔组织病（如系统性红斑狼疮）者，临证虚实错杂，缠绵难愈，需采用多种治疗手段。

**（二）论治要点**

本病应分清虚实，审证求因，调理阴阳，补虚泻实。属实者，以行气、活血、除湿为主，适当配伍清热药物。属虚者，应益气、养血、滋阴、温阳，除阴虚发热可适当配伍清退虚热的药物外，其余均以补益为主。虚实夹杂者，则宜兼顾之。

治疗中切忌一见发热便使用发散解表及苦寒泻火之剂。发散易耗气伤阴；苦寒易败胃及化燥伤阴，使病情缠绵或加重。

**（三）分证论治**

**1. 气郁发热证**

证候：发热多为低热或午后潮热，热势常随情绪波动而起伏，精神抑郁，胸胁胀满，烦躁易怒，口干而苦，纳食减少，舌红苔黄，脉弦数。

病机：气郁日久，化火生热。

治法：疏肝解郁，清肝泄热。

方药：丹栀逍遥散加减。

本方疏肝健脾，清肝泄热。气郁较甚，可加郁金、香附、青皮理气解郁；热象较盛，舌红口干便秘者，可去白术，加龙胆、黄芩清肝泻火；妇女兼月经不调，可加泽兰、益母草活血调经。

2. 血瘀发热证

证候：午后或夜间发热，或自觉身体某些部位发热，口燥咽干，但欲漱水不欲咽，肢体或躯干有固定痛处或肿块，面色萎黄或晦暗，舌质青紫或有瘀点、瘀斑，脉弦或涩。

病机：瘀血阻滞，瘀热内生。

治法：活血化瘀。

方药：血府逐瘀汤加减。

本方活血化瘀，理气止痛。发热较甚者，可加秦艽、白薇、牡丹皮清热凉血；肢体肿痛者，可加丹参、郁金、延胡索活血散肿止痛。

3. 痰湿郁热证

证候：低热，午后热甚，或发热持久不退，胸闷脘痞，不思饮食，渴不欲饮，呕恶，大便稀薄或黏滞不爽，舌苔白腻或黄腻，脉濡数或滑数。

病机：痰湿内蕴，壅遏化热。

治法：燥湿化痰，清热和中。

方药：黄连温胆汤合中和汤加减。

前方理气化痰，燥湿清热；后方清热燥湿，理气化痰。呕恶甚者，加藿香、竹茹、豆蔻和胃降逆；胸闷、苔腻，加郁金、佩兰芳香化湿。湿热阻滞少阳，症见寒热如疟，寒轻热重，口苦呕逆者，可选用蒿芩清胆汤，和解少阳、清胆利湿。本证亦可选用三仁汤加减治疗。

4. 气虚发热证

证候：发热，热势或低或高，常在劳累后发作或加剧，倦怠乏力，气短懒言，自汗，易感冒，食少便溏，舌淡苔薄白，脉弱。

病机：中气不足，阴火内生。

治法：益气健脾，甘温除热。

方药：补中益气汤加减。

本方益气升提，是甘温除热的代表方剂。自汗较多者，加牡蛎、浮小麦、糯稻根固表敛汗；时冷时热、汗出恶风者，加桂枝、芍药调和营卫；脾虚夹湿，见胸闷脘痞、舌苔白腻者，加苍术、茯苓、厚朴健脾燥湿。

5. 血虚发热证

证候：发热，多为低热，头晕眼花，倦怠乏力，心悸不宁，面白少华，唇甲色淡，舌质淡，脉细弱。

病机：血虚失养，阴不制阳。

治法：益气养血。

方药：归脾汤加减。

本方补益心脾，益气生血。血虚较甚者，加熟地黄、枸杞子、何首乌补益精血；发热较甚者，可加银柴胡、白薇清退虚热。出血缠绵不止者，可酌加三七粉、仙鹤草、茜草、棕榈皮等止血。

### 6. 阴虚发热证

证候：午后潮热或夜间发热，手足心热，或骨蒸潮热，烦躁，少寐多梦，颧红盗汗，口干咽燥，舌质红或有裂纹，苔少或无苔，脉细数。

病机：阴虚阳盛，虚火内炽。

治法：滋阴清热。

方药：清骨散加减。

本方养阴清热，退热除蒸。盗汗较甚者，可去青蒿，加牡蛎、浮小麦、糯稻根固表敛汗；阴虚较甚者，加玄参、生地黄、制首乌滋养阴津；失眠者，加酸枣仁、柏子仁、夜交藤养心安神；兼有气虚而见头晕气短、体倦乏力者，加太子参、麦冬、五味子益气养阴。

### 7. 阳虚发热证

证候：发热而欲近衣被，畏寒肢冷，少气懒言，头晕嗜卧，腰膝酸软，纳少便溏，舌质淡胖，或有齿痕，苔白润，脉沉细或浮大无力。

病机：肾阳虚衰，火不归元。

治法：温补肾阳，引火归元。

方药：金匮肾气丸加减。

本方温补肾阳，引火归元。短气甚者，加人参补益元气；便溏腹泻者，加白术、干姜温运中焦。

## 【中医适宜技术】

### （一）单方验方

1. 银耳 10g，开水泡开，小火煮烂，加冰糖少许，每周服 1～2 次。适用阴虚发热。

2. 秦艽 10g，鳖甲 15g，地骨皮 10g，乌梅 1 枚，水煎服。适用于阴虚火旺发热。

3. 薏苡仁 30g，荷叶 6g，滑石 30g，玉米须 30g，水煎服。适用于湿蕴发热。

### （二）中成药

内伤发热之阴虚发热，可选用大补阴丸、知柏地黄丸、六味地黄丸、龟甲鳖甲膏等；气虚发热，可选用补中益气丸；气阴两虚发热，可选用生脉饮；气郁发热，可选用加味逍遥丸；阳虚发热，可选用金匮肾气丸、参附注射液等；血虚发热，可选用人参归脾丸、八珍丸、阿胶补血膏、当归补血膏等；血瘀发热，可选用血府逐瘀口服液。

### （三）简易治疗技术

1. **艾灸疗法** 悬灸或隔姜、隔附子饼灸神阙、气海、关元等穴。适用于阳虚发热。

2. **放血疗法**　选膈俞、肝俞、委中，用三棱针点刺出血，可加拔火罐。适用于肝郁化火和瘀血发热。(《常见病针灸治疗》)

3. **刮痧疗法**　取背部膀胱经下胸段，用刮痧板刮至出痧点，每周 1 次。适用于肝郁化火及瘀血发热。(《常见病针灸治疗》)

4. **饮食疗法**　①当归、黄芪炖鸡，适用于血虚发热；②黄芪煎水熬粥，适用于气虚发热。

### 【转归预后】

本病的预后，与起病的原因、患者的身体状况有密切关系。大部分患者经适当治疗及护理均可治愈。少数患者病情缠绵，病程较长。兼夹多种病证、病情复杂及体质极度亏虚的患者，疗效、预后均较差。气血阴阳亏虚者，若兼夹痰湿、气郁、瘀血等邪，则形成虚实夹杂证；气郁、瘀血、痰湿等所致的发热，日久损及气血阴阳，则病情由实转虚，由轻转重，甚或形成虚劳。

### 【预防调护】

及时治疗外感发热及其他疾病，防止久病伤正，对预防本病有重要意义。既病患者应注意休息，发热体温高者应卧床。部分长期低热的患者，在体力许可的情况下，可做适当户外活动。保持乐观心态，饮食宜清淡、富于营养而易于消化。由于内伤发热的患者常卫表不固，出现自汗、盗汗，故应注意保暖、避风，防止感受外邪。

### 【小结】

内伤发热是以内伤为病因，由脏腑功能失调、气血阴阳亏虚或气血痰湿郁遏引起，以发热为主要临床表现的病证。病位主要与肝、脾、肾三脏相关。临床多表现为低热。病理性质有虚实两类，气滞、血瘀、湿停，郁结壅遏化热属实证；气血阴阳亏虚，阴阳失衡属虚证。辨证应辨证候虚实和病情轻重。治疗上，实热宜泻，虚热宜补，并应根据证候的不同而采用解郁泄热、活血化瘀、利湿清热、甘温除热、益气养血、滋阴清热、引火归元等治法，对虚实夹杂者，当分清主次，适当兼顾。

### 【医案选粹】

袁某，女，40 岁。

初诊：1976 年 6 月 9 日。

主诉及现病史：患者于 1976 年 5 月 12 日行胆囊切除术，曾取出结石 49 块，每块大约 1cm³。术后第 4 天，十二指肠狭窄，通过不良，于 6 月 2 日行胃、空肠吻合术。术后

4天，患者开始发热，体温38～39℃，伴大汗出、右下腹疼，经穿刺抽出脓汁约50mL。此后，曾用庆大霉素、头孢菌素、氨基苄青霉素、多黏菌素、制霉菌素及地塞米松等，并用清热解毒之中药，但仍高热不退，不能进食，周身无力。

诊查：患者面赤神烦，汗出身灼热，皮肤黄染，不能进食，但无大渴引饮，二便通畅，胸腹无满痛、腹胀等；舌质红绛而嫩、不干，上有黄苔，脉数，重按少力。

辨证：气虚发热。

治法：甘温除热。

处方：柴胡15g，升麻10g，黄芪30g，白术10g，党参30g，当归15g，赤芍15g，茵陈30g，陈皮10g，甘草6g，姜枣引。

二诊：患者服上药3剂后，热势降低，汗出多，口渴，但不喜冷饮而喜热饮，且能进食，黄疸略减，体力精神较前好转，舌质红绛较前变浅，黄苔亦减少，脉细少力。继服前方5剂。

三诊：用药后，患者体温已降至37℃，每日进食较前增加二三两，精神好，已能坐起，无明显不适感，5天后已能下地活动。

上方加牡丹皮10g，柴胡减为10g，升麻减为5g，此时腹腔引流液极少，全身情况好转，观察近1个月，体温始终正常而出院。

【按语】该患者施两次手术，本已体虚无疑。其证虽发热多汗，但喜热饮；舌质红绛但嫩而不干，脉虽数而重按少力，用补剂后则脉反趋沉小，均证明此热为正虚所致。黄疸乃虚中有瘀，故加用茵陈、赤芍等化瘀退黄之品，以兼顾其实邪。（《中国现代名中医医案精华》赵恩俭医案）

## 复习思考

### A1 型题

1. 治疗血瘀发热的主方是（　　）

　　A. 少腹逐瘀汤　　　　B. 血府逐瘀汤　　　　C. 膈下逐瘀汤

　　D. 身痛逐瘀汤　　　　E. 四物汤

2. 下列哪项不是内伤发热的临床特征（　　）

　　A. 低热　　　　　　　B. 高热　　　　　　　C. 五心烦热

　　D. 恶寒发热　　　　　E. 自觉发热

3. 治疗气虚发热的主方是（　　）

　　A. 四君子汤　　　　　B. 参苓白术散　　　　C. 补中益气汤

D. 黄芪汤　　　　　　　E. 八珍汤

**A2 型题**

1. 某患者劳累后低热，症已数年，近日低热，伴头晕，以上午为著，倦怠乏力，舌淡，脉虚。其病机为（　　　）

　　A. 中气不足，阴火内生　　　　　　　B. 阴不制阳，虚热内生

　　C. 肾阳虚衰，火不归元　　　　　　　D. 血虚失养，阴不制阳

　　E. 痰湿内停，郁而化热

2. 患者低热半年，热势随情绪好坏而起伏，平时急躁易怒，胁肋胀痛，月经不调，经前乳房胀痛，舌红苔黄，脉弦数。治宜何方（　　　）

　　A. 滋水清肝饮　　　B. 丹栀逍遥散　　　C. 龙胆泻肝汤

　　D. 柴胡疏肝散　　　E. 知柏地黄丸

3. 患者低热半年余，午后及夜间热甚，手足心热，心烦心悸，失眠多梦，盗汗，舌红少津，脉细数。本病例辨证为（　　　）

　　A. 阴虚发热　　　B. 气虚发热　　　C. 血虚发热

　　D. 阳虚发热　　　E. 肝郁发热

**B1 型题**

　　A. 发热随情绪波动

　　B. 身体局部发热，但欲漱水不欲咽

　　C. 手足心发热，脉洪大

　　D. 发热，但四肢不温，脉沉细

　　E. 夜间发热，舌红少苔，脉细数

1. 阴虚发热的特点是（　　　）

2. 血瘀发热的特点是（　　　）

3. 气郁发热的特点是（　　　）

# 第六节　虚　劳

【学习目标】

　　1. 掌握虚劳的概念、诊断与病证鉴别、辨证论治。

　　2. 熟悉虚劳的病因病机、转归预后。

　　3. 了解虚劳的中医适宜技术、预防调护。

虚劳又称虚损，是由多种原因引起的，以气血阴阳亏虚，脏腑功能衰退，日久不复为主要病机，五脏虚证为主要临床表现的多种慢性虚弱证候的总称。

《素问·通评虚实论》提出的"精气夺则虚"，可视为虚证的提纲。《金匮要略·血痹虚劳病脉证并治》首先提出了"虚劳"的病名，分阳虚、阴虚、阴阳两虚三类，在治法上重视温补脾肾。《诸病源候论·虚劳病诸候》对五劳、六极、七伤的具体内容做了说明：五劳指肺劳、肝劳、心劳、脾劳、肾劳；六极指五脏劳损至极，伤其所主而表现的气、血、筋、骨、肌、精的虚证；七伤指心、肝、脾、肺、肾、形、志七种劳伤。汪绮石的《理虚元鉴》为虚劳专书，提出"治虚有三本，肺、脾、肾是也"。

西医学中多种慢性、消耗性疾病，功能衰退性疾病，出现类似虚劳的临床表现时，均可参照本节辨证论治。

## 【病因病机】

导致虚劳的常见病因主要有先天禀赋薄弱、劳欲过度、饮食不节、大病久病、失治误治等方面。

1. **禀赋薄弱**　父母体弱多病，年老体衰，或胎中失养，孕育不足，或生后喂养不当，导致先天精气不足，后天水谷不充，造成禀赋薄弱，体质不强，易于患病且不易恢复，而致气血阴阳亏虚日渐加重，日久成劳。

2. **劳欲过度**　劳神过度及恣情纵欲较为多见。思虑过度，耗伤心血，损伤脾气，心脾两伤，气血亏虚，久则成劳；早婚多育、房事不节、频繁手淫等，易使肾精亏虚，肾气不足，久虚不复则成虚劳。

3. **饮食不节**　暴饮暴食，饥饱不匀；或饮食偏少，营养不良；或过食肥甘、醇酒、生冷等原因，导致脾胃损伤，气血生化乏源，脏腑百骸失于濡养，日久成劳。

4. **大病久病**　大病久病，邪气伤正，如热病耗血伤阴，寒病耗气伤阳；瘀血日久，则新血不生；或失血气随血耗等，皆可导致脏腑气血阴阳的亏虚；或病后失于调养，正气难复，均可演变为虚劳。

5. **失治误治**　诊断有误，或选药不当，既延误治疗，又使阴精或阳气受损难复，从而导致虚劳。也有过用某些化学药物或接触有害物质（如放射线）过多，使阴精及气血受损，而形成虚劳者。

虚劳基本病机为脏腑功能衰退，气血阴阳亏虚。其病理性质为气血阴阳亏虚，病位涉及五脏，尤以"先天之本"肾和"后天之本"脾为主。气虚多在肺、脾；血虚多在心、肝；阴虚多在肾、肝、肺；阳虚多在脾、肾。本病初起先导致某一脏气血阴阳的亏损，由于五脏相关、气血同源、阴阳互根，日久则导致多个脏腑的虚衰及气血阴阳的亏损，使病情日趋复杂，缠绵难愈。

幼年患病者，多病在先天，因虚而致病，因病而成虚劳；成年以后患病者，多为后天失养，因病而致虚，久虚不复成虚劳。

【诊断】

（一）诊断要点

1.临床特征　多见神疲体倦，纳呆食少，心悸气短，面容憔悴，自汗盗汗，或五心烦热，或畏寒肢冷，脉虚无力等症。症状可呈进行性加重。

2.病史　本病具有引起脏腑亏损、气血阴阳虚衰的病因和较长的病史。

3.相关检查　一般可行血常规、心电图、胸部X线片、基础代谢等检查，并根据具体情况，结合原发病还应有针对性地检查。注意排除肺痨及其他虚损性疾病。

（二）病证鉴别

1.虚劳与肺痨　两者均属虚损性疾病。肺痨系正气不足，痨虫侵袭，主要病位在肺，具有传染性，阴虚火旺为其病机特点，以咳嗽、咳痰、咳血、潮热、盗汗、消瘦为主要临床表现，以养阴清热、补肺杀虫为主要治则；虚劳由多种原因所致，久虚不复，病程较长，无传染性，以脏腑气血阴阳亏虚为其基本病机，以神疲乏力、食少、心悸等虚象为主要临床表现，以补虚扶正为基本治则。

2.虚劳与其他疾病中的虚证　两者临床表现均以虚证为主。虚劳的各种证候均以一系列精气亏虚的症状为特点，久虚不复，病程较长，病情较重，往往涉及多个脏腑；其他疾病出现虚证时，各以其病证的主要症状为突出表现，病程长短不一，而虚弱程度不重，病变脏腑单一。如眩晕的气血亏虚，虽有气血亏虚的症状，但以眩晕为最突出、最基本的表现。

【辨证论治】

（一）辨证要点

1.辨气血阴阳　虚劳辨证以气血阴阳为纲，五脏虚候为目。气虚为主者，表现为面色萎黄、神疲体倦、声低懒言、脉缓弱；血虚为主者，表现为面色不华、唇甲淡白、头晕眼花、脉细弱；阴虚为主者，表现为口干舌燥、五心烦热、盗汗、舌红苔少、脉细数；阳虚为主者，表现为面色苍白、形寒肢冷、舌质淡胖有齿印、脉沉弱。但气血同源、阴阳互根、五脏相关，所以各种虚损往往互相影响，由一虚渐致多虚，由一脏而累及多脏，临证应注意辨别。

2.辨兼夹证　①原发病是否继续存在。如因热病、寒病或瘀血致虚者，原发疾病是否已经治愈。②有无因虚致实表现。如因气虚无力行血，形成瘀血；脾虚不能运化，水湿内停等。③是否兼夹外邪。虚劳之人，卫外不固，易感外邪，且感邪之后不易恢复。④病变涉及多个脏腑者，应辨明发病的先后次序及脏腑间的联系。

**（二）论治要点**

根据"虚者补之""损者益之"的原则，虚劳的治疗以补益为基本原则。根据病理性质的不同，本病宜分别采取益气、养血、滋阴、温阳的治法。结合五脏病位的不同选方用药，以加强治疗的针对性。

治疗中应注意：①重视补益脾肾。脾为后天之本，肾为先天之本，重视补益脾、肾，先后天之本不败，则能促进各脏虚损的恢复。②对于虚中夹实及兼感外邪者，当补中有泻、扶正祛邪。③将药物治疗与饮食调养及生活调摄密切结合起来，方能收到更好的治疗效果。

**（三）分证论治**

**1. 气虚**

**（1）肺气虚证**

证候：面色㿠白或萎黄，咳嗽无力，痰液清稀，短气自汗，声音低怯，时寒时热，平素易于感冒，舌淡苔薄白，脉弱。

病机：肺气亏虚，卫表不固。

治法：补益肺气。

方药：补肺汤加减。

本方补益肺气，敛肺止咳。无咳嗽者，去桑白皮、紫菀；自汗较多者，加牡蛎、麻黄根固表敛汗；气阴两虚兼见潮热、盗汗者，加鳖甲、地骨皮、秦艽养阴清热。

**（2）心气虚证**

证候：心悸气短，神疲体倦，自汗，劳则尤甚，舌质淡，脉弱。

病机：心气不足，心失所养。

治法：益气养心。

方药：七福饮加减。

本方补益气血，养心安神。自汗多者，加黄芪、五味子益气固摄；气虚运血无力，出现胸闷、舌紫暗或有瘀点者，加丹参、红花、桃仁、三七养血活血；饮食少者，加砂仁、茯苓开胃健脾。

**（3）脾气虚证**

证候：食少纳呆，脘腹胀满，食后尤甚，面色萎黄，倦怠乏力，便溏，舌淡苔薄，脉弱。

病机：脾失健运，生化乏源。

治法：健脾益气。

方药：加味四君子汤加减。

本方益气健脾除湿。胃失和降见呕吐者，加陈皮、半夏和胃降逆；食积内停见脘闷腹胀、嗳气酸腐、苔腻者，加神曲、麦芽、山楂、鸡内金健胃消食；气损及阳，脾阳渐虚见腹痛即泻、手足不温者，加肉桂、炮姜温中散寒。若中气不足，气虚下陷，脘腹坠胀，气短，脱肛者，可改用补中益气汤补气升陷。

（4）肾气虚证

证候：神疲乏力，腰膝酸软，尿频而清，男子滑精早泄，女子带下清稀，舌质淡，脉弱。

病机：肾气不充，固摄无权。

治法：益气补肾。

方药：大补元煎加减。

本方补益肾气，生精养血。神疲乏力甚者，加黄芪益气；尿频较甚及小便失禁者，加菟丝子、五味子、益智仁补肾固摄；脾失健运见大便溏薄者，去熟地黄、当归，加肉豆蔻、补骨脂温补固涩。

气虚是本病最常见的类型，尤以肺、脾气虚为多，而心、肾气虚亦不少见。肝的气病以气郁为主，而肝气虚则极少提及。若肝病日久，出现神疲乏力、食少便溏、舌质淡、脉弱等气虚症状时，多在原有肝病基础上结合脾气虚论治。

## 2. 血虚

（1）心血虚证

证候：心悸怔忡，健忘，失眠多梦，面色不华，舌质淡，脉细或结代。

病机：心血亏虚，心失所养。

治法：养血宁心。

方药：养心汤加减。

本方益气生血，养心安神。失眠多梦较重，可加合欢花、夜交藤养心安神；脾气虚常与心血虚同时并见，称心脾两虚，治疗时应结合健脾益气和胃法，可选用归脾汤、当归补血汤。

（2）肝血虚证

证候：头晕目眩，胁痛，肢体麻木，筋脉拘急，或筋惕肉𥆧，妇女月经不调，甚则闭经，面色不华，舌质淡，脉弦细或细涩。

病机：肝血亏虚，筋脉失养。

治法：补血养肝。

方药：四物汤加减。

本方养血调血，补而不滞。血虚甚者，加何首乌、枸杞子、鸡血藤增强补血养肝之功；胁痛者，加柴胡、丝瓜络、郁金、香附理气通络；目失所养，视物模糊者，加枸杞子、决明子养肝明目。若肝血瘀结，新血不生，羸瘦，腹满，腹部触之有癥块，硬痛拒按，肌肤甲错，状如鱼鳞，妇女经闭，两目黧黑，舌有青紫瘀点、瘀斑，脉细涩者，可同服大黄䗪虫丸祛瘀生新。

### 3.阴虚

（1）肺阴虚证

证候：干咳，咽燥，甚或失音，痰中带血或咳血，潮热盗汗，舌红少津，脉细数。

病机：肺阴亏虚，肺失清润。

治法：养阴润肺。

方药：沙参麦冬汤加减。

本方有滋养肺阴，生津润燥的功效。咳嗽甚者，加百部、款冬花润肺止咳；咳血甚者，加白及、仙鹤草、小蓟凉血止血；潮热甚者，加地骨皮、银柴胡、秦艽、鳖甲养阴清热；盗汗甚者，加牡蛎、浮小麦收敛止汗。

（2）心阴虚证

证候：心悸失眠，烦躁，潮热盗汗，或口舌生疮，面色潮红，舌红少津，脉细数。

病机：心阴亏虚，心失所养。

治法：滋阴养心。

方药：天王补心丹加减。

本方益气滋阴，养心安神。火热偏盛而见烦躁、口舌生疮者，去辛温之当归、远志，加黄连、木通、淡竹叶清心泻火、导热下行；潮热，加地骨皮、银柴胡清退虚热；盗汗，加五味子、乌梅、白芍养阴敛汗止汗。

（3）脾胃阴虚证

证候：口干唇燥，不思饮食，大便燥结，甚则干呕、呃逆，面色潮红，舌干苔少或无苔，脉细数。

病机：脾胃阴伤，失于濡养。

治法：养阴和胃。

方药：益胃汤加减。

本方滋阴益胃。口干唇燥甚者，为津亏较甚，加石斛、天花粉滋养胃阴；不思饮食者，加麦芽、白扁豆、山药益胃健脾；呃逆者，加刀豆子、柿蒂、竹茹扶养胃气、降逆止呃；大便干结者，将原方之冰糖改为蜂蜜，以润肠通便。

（4）肝阴虚证

证候：头痛，眩晕耳鸣，目干畏光，视物昏花，急躁易怒，或肢体麻木，筋惕肉瞤，颜面潮红，舌干红，脉弦细数。

病机：阴虚阳亢，上扰清窍。

治法：滋养肝阴。

方药：补肝汤加减。

本方养血柔肝，滋养肝阴。头痛、眩晕耳鸣较甚，或筋惕肉𥆧者，加石决明、菊花、钩藤、刺蒺藜平肝潜阳；目干涩畏光，或视物不明者，加枸杞子、女贞子、决明子养肝明目；急躁易怒、尿赤便秘、舌红脉数者，为肝火亢盛，加龙胆、黄芩、栀子清肝泻火。

（5）肾阴虚证

证候：腰酸遗精，两足痿弱，眩晕耳鸣，甚则耳聋，口干咽痛，颧红盗汗，舌红少津，脉沉细。

病机：肾精不足，失于濡养。

治法：滋补肾阴。

方药：左归丸加减。

本方滋补肾阴。遗精，加牡蛎、金樱子、芡实固肾涩精；潮热、口干、咽痛、脉数为阴虚火旺，去鹿角胶、山茱萸，加知母、黄柏、地骨皮滋阴泻火。

4. 阳虚

（1）心阳虚证

证候：心悸自汗，神倦嗜卧，心胸憋闷疼痛，形寒肢冷，面色苍白，舌质淡或紫暗，脉细弱或沉迟。

病机：心阳不振，运血无力。

治法：益气温阳。

方药：保元汤加减。

本方益气温阳。心胸疼痛者，酌加郁金、川芎、丹参、三七活血定痛；形寒肢冷，酌加附子、巴戟天、仙茅、淫羊藿、鹿茸温补阳气。

（2）脾阳虚证

证候：面色萎黄，纳呆食少，神倦乏力，形寒肢冷，大便溏薄，肠鸣腹痛，每因受寒或饮食不慎而加重，舌淡苔白，脉弱。

病机：中阳亏虚，温煦乏力，运化失常。

治法：温中健脾。

方药：附子理中汤加减。

本方益气健脾，温中祛寒。腹中冷痛较甚，加高良姜、香附或丁香、吴茱萸温中散寒、理气止痛；食后腹胀及呃逆者，加砂仁、半夏、陈皮温中和胃降逆；腹泻较甚者，加肉豆蔻、补骨脂、薏苡仁温补脾肾、涩肠除湿止泻。

（3）肾阳虚证

证候：腰背酸痛，遗精阳痿，多尿或小便失禁，面色苍白，畏寒肢冷，下利清谷或五更泄泻，舌质淡胖有齿痕，苔白，脉沉迟。

病机：肾阳亏虚，失于温煦，固摄无权。

治法：温补肾阳。

方药：右归丸加减。

本方温补肾阳，兼养精血。遗精者，加金樱子、桑螵蛸或金锁固精丸以收涩固精；下利清谷者，去熟地黄、当归等滋腻之品，加党参、白术、薏苡仁益气健脾、渗湿止泻；五更泻者，合四神丸温脾暖肾、固肠止泻；浮肿尿少者，加茯苓、泽泻、车前子，或合五苓散利水消肿。肾不纳气见喘促短气、动则更甚者，加补骨脂、五味子、蛤蚧补肾纳气。

**【中医适宜技术】**

（一）单方验方

1. 西洋参 10g，水 300mL，浸泡 2 小时，温服，不拘时，最后将药渣全部食用，每日 1 剂。适用于虚劳气阴两虚证。

2. 胎盘粉 30g，装胶囊，每粒 0.5g，每次 6 粒，每日 4 次。适用于气血两虚证及肾虚证。

3. 海参（干品）50g，大枣 10 枚，猪骨 200g，加水炖服，每日 1 剂，连服 20～60 天。适用于虚劳（再生障碍性贫血）。

（二）中成药

虚劳脾气虚证，可选用补中益气丸、人参健脾丸、六君子丸等；脾阳虚证，可选用理中丸、附子理中丸；脾胃阴虚证，可用龟苓膏；肾阳虚证，可用参蛤胶囊、锁阳冲剂、参茸鞭丸、金匮肾气丸；肾阴虚证，可选用左归丸、六味地黄丸；血虚证，可选用阿胶补血膏、当归养血膏；气血两虚证，可选用十全大补丸、消疲灵颗粒。薯蓣丸适用于各型虚劳。

（三）简易治疗技术

1. 针刺疗法 取穴太渊、太白、太溪、中脘、关元、气海、足三里等穴。用补法。

2. 艾灸疗法 取穴神阙、关元、气海、足三里、大椎、命门等穴，悬灸或隔姜灸。适用于脾气虚、脾阳虚、肾阳虚证。

3. 饮食疗法 ①酸枣仁 15g，水煎去渣，适量冰糖，煮粥。养心安神，适用于心阴虚者。②山茱萸 15g，水煎去渣，适量冰糖，共煮粥。滋养肝阴，适用于肝阴虚者。（《太平圣惠方》）

**【转归预后】**

虚劳一般病程较长，多为久病痼疾，其转归及预后与体质的强弱、脾肾的盛衰、能否解除致病原因，以及是否得到及时、正确的治疗、护理等因素有密切关系。体质素盛，脾肾未衰，元气未败，形气未脱，饮食尚可，为虚劳顺证的表现，通过调治，易于好转，其预后较好；体质素薄，元气先衰，脾肾已败，形神衰惫，肉脱骨痿，不思饮食，泄泻不止，喘急气促，舌质淡胖无华或光红如镜，脉象急促细弦或浮大无根，为虚劳的逆证表现，其预后不良。缠绵病例，多属调治不当，或稍有好转，便过早停药，或因辨证不准，治疗不当，以致迁延难愈。

## 【预防调护】

去除引起虚劳的病因，是预防虚劳的根本措施。慎起居，防感外邪，劳逸适度，饮食有节，防止损伤脾胃，戒除烟酒，调畅情志，积极治疗慢性疾病，科学锻炼身体，增强体质等，对预防虚劳有重要意义。

除药物治疗外，本病还应特别注意饮食调理。可根据体质选择适当的食物进行调理，以助疾病的康复。如阴虚者忌食燥热食物，宜进食银耳、百合等滋阴食物；气虚阳虚者，忌寒凉生冷，宜进食羊肉、母鸡等温补类食物。

## 【小结】

虚劳是由多种原因导致的，以气血阴阳亏虚，脏腑功能衰退为基本病机，五脏虚证为主要临床表现的多种慢性虚弱证候的总称。禀赋薄弱、劳倦过度、饮食不节、大病久病、失治误治等多种原因均会导致虚劳，其共同点是久虚不复而成劳。辨证应以气血阴阳为纲，五脏虚证为目。"虚则补之"，补益是治疗虚劳的基本原则，根据病理性质的不同，分别采用益气、养血、滋阴、温阳的治法，并结合五脏病位的不同而选方用药，以加强治疗的针对性。对于虚中夹实及兼感外邪者，治疗当补泻兼施。除药物治疗外，饮食调理、生活起居对本病的康复也具有重要意义。

## 【医案选粹】

唐某，男，32 岁。

初诊：1991 年 8 月 24 日。

主诉及现病史：乏力、头昏、自汗、恶风半年，白细胞减少，约为 $2.4\times10^9$/L。患者遍体无力，关节酸痛，恶风畏寒，自汗湿冷，四肢时起如粟红疹，瘙痒不已，微咳少痰，纳谷不香，大便鹜溏，每日 2 次。

诊查：面色萎黄无华，神疲懒言，形体清癯，舌淡苔白腻，脉濡缓无力。

辨证：脾肺阳虚，水湿渍留。

治法：健脾温肺，益气燥湿。

处方：苍术 10g，白术 10g，附片 6g，桂枝 10g，黄芪 15g，仙鹤草 30g，炒白芍 10g，防风 10g，茯苓 20g，秦艽 10g，甘草 3g，红枣 3 枚，生姜 3 片。5 剂。

二诊：药后自汗身痛有减，纳昌，便实，每日 1 次，舌脉变化不大，再予上方 10 剂继服。

三诊：诸症继减，面有华彩，精力颇旺，白细胞已上升至 $4.8×10^9$/L。脾肺阳虚渐复，水湿之邪殆尽，继予上方加当归 10g，鸡血藤 20g 以和血调营，又进药 20 剂，至今一切正常。

【按语】脾肺阳虚、水湿渍留为其致病之因。方以济生术附汤加苍术、秦艽、茯苓以温阳健脾、除湿和络，芪附汤合玉屏风散益气温肺以助阳固表，合桂枝汤以外和营卫、内调阴阳，加仙鹤草，有益气和血之用。（《中国现代名中医医案精华》胡翘武医案）

## 复习思考

**A1 型题**

1.以下哪项不是虚劳的治疗方法（　　）

　A.滋阴　　　　B.益气　　　　C.养血

　D.温阳　　　　E.清热

2.导致虚劳极为重要的脏器是（　　）

　A.脾、胃　　　B.肝、肾　　　C.肺、肾

　D.脾、肾　　　E.心、肾

3.虚劳的辨证当以何为纲（　　）

　A.气血　　　　B.阴阳　　　　C.气血阴阳

　D.五脏虚候　　E.以上均是

**A2 型题**

1.李某，女性，45 岁。患者有慢性泄泻史 8 年，近日劳累后出现饮食减少，食后胃脘不舒，倦怠乏力，大便溏薄，面色萎黄，神疲肢倦，舌淡苔薄白，脉弱。证属（　　）

　A.脾气亏虚　　B.心脾两虚　　C.脾胃阴虚

　D.脾阳虚　　　E.脾肾阳虚

2.患者，男，57 岁。其病久体虚，近 2 日来心悸，自汗，神倦嗜卧，心胸憋闷疼痛，形寒肢冷，面色苍白，舌淡，脉沉迟。其治法宜（　　）

　A.温补肾阳　　B.养血安神　　C.滋阴补心

　D.益气温阳　　E.益气养心

3. 某男性患者，头晕耳鸣反复 10 年，近日加重，腰酸遗精，口干咽痛，颧红，目干畏光，视物不明，肢体麻木，急躁易怒，舌红少津，脉沉细弦。证属（　　　）

    A. 肝阴虚　　　　　B. 肾阴虚　　　　　C. 肝血虚

    D. 胃阴虚　　　　　E. 肝肾阴虚

**B1 型题**

    A. 加味四君子汤

    B. 天王补心丹

    C. 四物汤

    D. 沙参麦冬汤

    E. 归脾汤

1. 心阴虚之虚劳治宜（　　　）

2. 脾气虚之虚劳治宜（　　　）

3. 肝血虚之虚劳治宜（　　　）

# 第七节　癌　病

【学习目标】

    1. 掌握癌病的概念、诊断与病证鉴别。

    2. 熟悉癌病的病因病机。

    3. 了解癌病的辨证论治、中医适宜技术、转归预后、预防调护。

癌病是多种恶性肿瘤的总称，以脏腑组织发生异常增生为其基本特征。"癌"与"岩"通，临床表现为体内肿块，表面高低不平，质地坚硬如岩石，逐渐增大，时有疼痛、发热，并常伴见纳差、乏力、日渐消瘦等全身症状。

癌病是一种常见病、多发病，近几十年来，发病率逐年上升，尤以肝癌、肺癌、胃癌最常见。本病是发生于五脏六腑、四肢百骸的一类恶性疾病，任何单一手段的局部治疗均难以彻底治愈，预后较差。中医药治疗癌病以扶正祛邪为指导思想，能改善症状，提高生存质量，延长生存期。

本节着重介绍脑瘤、肺癌、大肠癌、肾癌和膀胱癌。此外，食管癌、胃癌、甲状腺癌、肝癌等病分别与噎膈、胃痛、瘿病、积聚等有关，可参考相关章节。

## 【病因病机】

本病病因目前尚未完全明了，但多与正气内虚，复外感六淫邪毒、情志刺激、饮食失调、宿有旧疾等因素有关。

1. **年老久病** 年老体衰或久病失于调养，或治疗不当，损伤正气，驱邪无力，气、血、痰、湿、食等郁结体内，日久形成肿块。正气内虚是罹患癌病的主要病理基础。

2. **情志刺激** 情志刺激是癌病的重要发病因素。长期精神抑郁或遭受剧烈的精神创伤，气机郁结，久则气滞血瘀，渐而成块。

3. **饮食失调** 嗜好烟酒辛辣，煎炸炙烤，或过食腌制、熏制、霉变食物，损伤脾胃，脾失健运，正气亏虚，无力推动而生瘀血；或脾失健运，生湿生痰，久则瘀血、痰浊胶着难化，形成积块。

4. **六淫邪毒** 外感六淫之邪，或因空气污染、长期吸烟、接触毒物（如放射性物质、化学致癌物）等因素，导致邪毒入里，若正气不能抗邪，则致客邪久留，形成气滞、血瘀、痰浊、热毒等病理产物，久则形成结块。

此外，多种癌病呈家族聚集性发作，与先天禀赋、遗传因素有关。

癌病的基本病机为正气内虚，气滞、血瘀、痰浊、湿邪、热毒胶着难去，日久成有形肿块。病理性质总属本虚标实，多属因虚而致实。初期邪盛而正虚不显，故以邪实为主；中晚期由于癌瘤耗伤人体气血津液，多出现气血亏虚、阴阳两虚等病机转变，使邪愈盛而正愈虚，病势日益深重，脏腑功能失调，气血津液运行失常，进而产生气滞、血瘀、痰浊、湿邪、热毒等病理产物，蕴结于脏腑，相互搏结，日久渐积而成恶性疾病。不同癌病的病位不同，病机各有特点，但由于肝主疏泄、脾为后天之本、肾为先天之本，故癌病的发生、发展与肝、脾（胃）、肾的关系极为密切。

## 【辨证论治】

（一）辨证要点

1. **辨脏腑** 首先应辨各种癌病的脏腑病位。脑癌病位在脑，肺癌病位在肺，大肠癌病位在肠，肾癌病位在肾，膀胱癌病位在膀胱。

2. **辨病邪性质** 分清痰浊、湿邪、气滞、血瘀、热毒的不同，以及有否兼夹。

3. **辨标本虚实** 分清虚实标本的主次，以及受病脏腑气血阴阳失调的不同。

4. **辨病程阶段** 明确患者处于早、中、晚期的不同，以选择适当的治法和估计预后。

（二）论治要点

癌病多属正虚邪实，邪盛正衰，所以基本治则是扶正祛邪，攻补兼施。结合病史、病程、四诊及辅助检查等资料，综合分析，辨证施治，"治实当顾虚，补虚勿忘实"。初期邪实为主，正虚不明显，当先攻之；中期正虚邪实，宜攻补兼施；晚期正气大伤，不耐攻伐，当以补为主，扶正培本以抗邪气。扶正根据正虚的不同，结合病变脏腑而分别采用补气、补血、滋阴、温阳的治法；祛邪采用理气、除湿、化痰、活血、清热等法，并适当配伍有抗肿瘤作用的中药。早期发现、早期诊断、早期治疗对本病预后有重要意义。

癌病治疗，初、中期以手术治疗为主，根据需要适当配合放射疗法和化学疗法，以提高疗效。

## 一、脑瘤

脑瘤是颅内肿瘤的简称，指生长于颅腔内的肿瘤，以头痛、呕吐、视力下降、感觉障碍、运动障碍、人格障碍等为主要临床表现。脑瘤可发生于任何年龄，但以 20 ～ 40 岁最多。一般起病缓慢，症状演变以月、年计；转移性脑瘤发展较快，病程短，病情的变化以日、周计，一般不超过半年。脑瘤的病机为本虚标实。本虚为肝肾亏虚、气血亏虚；标实为痰浊、瘀血、热毒。病位在脑。

本病相当于中医的"头痛""眩晕""呕吐"等病证。

### 【诊断】

（一）诊断要点

1.临床特征　患者有头痛、呕吐、视力障碍等临床表现。肿瘤生长部位不同可出现相应的局部症状。

2.相关检查　CT、MRI 探查肿瘤的部位、大小及浸润情况，是目前诊断脑瘤的主要手段。

（二）病证鉴别

1.脑瘤与脑血管疾病　两者均可出现头痛、呕吐等症状。脑血管病多发于 40 岁以上的中老年人，常有高血压和动脉硬化史，突然出现昏迷，可有颅内压增高表现和偏瘫；而脑瘤多见于 20 ～ 40 岁的青壮年，部分脑瘤患者亦可见颅内压增高、偏瘫。CT、MRI 有助于鉴别。

2.脑瘤与癫痫　脑瘤患者可以出现症状性癫痫，其常伴有颅内压增高表现（如头痛、呕吐、视力下降等），其他局灶性症状（如精神障碍、感觉障碍、运动障碍等）亦持续存在；原发性癫痫通常缺少局灶性脑症状，发作过后多无明显症状。CT、MRI 有助于鉴别。

### 【分证论治】

1.痰瘀阻窍证

证候：头晕头痛，项强，目眩，视物不清，呕吐，失眠健忘，肢体麻木，面唇暗红或紫暗，舌质紫暗或有瘀点、瘀斑，脉涩。

病机：痰瘀互结，闭阻清窍。

治法：化痰活血，祛瘀通窍。

方药：通窍活血汤加减。

本方活血化痰，通窍止痛。呕吐者，加竹茹、姜半夏和胃止呕；失眠者，加酸枣仁、夜交藤养心安神。

2. 风毒上扰证

证候：头痛头晕，耳鸣目眩，视物不清，呕吐，面红目赤，失眠健忘，肢体麻木，咽干，大便干燥，重则抽搐震颤，或偏瘫，或角弓反张，或神昏谵语，项强，舌质红或红绛，脉弦。

病机：阳亢化风，上扰清窍，热毒炽盛。

治法：平肝潜阳，息风清热。

方药：天麻钩藤饮合黄连解毒汤加减。

前方潜阳息风、清热活血、补益肝肾，适用于肝阳偏亢者；后方清热泻火、凉血解毒，适用于火热邪毒炽盛者。动风明显者，加赭石、生龙骨、生牡蛎，重镇潜阳、镇息肝风；大便干燥者，加番泻叶、麻子仁通腑泄热。

3. 阴虚风动证

证候：头痛头晕，神疲乏力，虚烦不宁，肢体麻木，语言謇涩，颈项强直，手足蠕动或震颤，口眼㖞斜，偏瘫，口干，小便短赤，大便干，舌红苔薄，脉弦细或细数。

病机：肝肾阴亏，虚风内动。

治法：滋阴潜阳息风。

方药：大定风珠加减。

本方滋阴增液，潜阳息风。虚热之象明显，加青蒿、白薇清退虚热；大便秘结者，加火麻仁、郁李仁润肠通便。

## 二、肺癌

肺癌又称原发性支气管肺癌，以刺激性咳嗽、胸闷、气急、痰中带血为主要临床表现。发病年龄多在40岁以上，男性多于女性，男女发病比例约为2∶1。五年生存率为8%～13%，预后较差。本病与吸烟、大气污染、慢性肺病等因素有关。肺癌的病机为本虚标实。本虚为阴虚和气阴两虚；标实为气滞、瘀血、痰浊。病位在肺。

本病相当于中医的"肺积""咳嗽""咳血""胸痛"等病证。

## 【诊断】

（一）诊断要点

1.临床特征　近期发生的呛咳、顽固性干咳持续数周不愈，或反复咯血痰，或出现不明原因的顽固性胸痛、气急、发热，或伴消瘦、疲乏等。

2.病史　本病多发生于40岁以上、有长期吸烟史的男性，或有长期接触工业废气、烟尘或其他毒物史者，或长期情志刺激，或有久咳、久喘等慢性肺病史患者。

3.相关检查　肺部X线检查、CT、支气管碘油造影、痰脱落细胞检查等有助于肺癌的早期诊断，纤维支气管镜检查是确诊肺癌的重要方法。

（二）病证鉴别

1.肺癌与肺痨　两者均有咳嗽、咳血、胸痛、发热、消瘦等症状，容易混淆。肺痨多发生于青壮年，有传染性，经抗痨治疗有效；肺癌好发于40岁以上的中老年男性，无传染性，经抗痨治疗病情无好转。部分肺痨患者可恶变为肺癌。胸部X线、痰结核菌等检查有助于鉴别诊断。

2.肺癌与肺痈　两者都可有发热、咳嗽、咳痰等症状。肺痈多发于青壮年，发病急，高热，寒战，咳嗽，咳吐大量脓臭痰，痰中可带血，伴有胸痛；肺癌多发于中老年，起病较缓，热势不高，呛咳，咳痰不爽或痰中带血，伴见神疲乏力、消瘦等全身症状。肺痈经治疗预后一般较好，而肺癌为难治性疾病，预后较差。胸部X线片、CT及血常规等检查有助于鉴别诊断。

3.肺癌与肺胀　两者都发生于40岁以上人群，都有咳嗽、咳痰、喘息等症。肺胀是多种慢性肺系疾患反复发作，迁延不愈所致的慢性肺部疾病，病程长达数年，反复发作，以咳嗽、咳痰、喘息、胸部膨满为主症；肺癌则起病较为隐匿，以咳嗽、咳血、胸痛、发热、气急为主要临床表现，伴见消瘦、乏力等全身症状。胸部X线、CT及血常规检查等有助于鉴别诊断。

## 【分证论治】

1.瘀阻肺络证

证候：咳嗽不畅，胸闷气憋，胸痛有定处，如锥如刺，或痰血暗红，口唇紫暗，舌暗或有瘀点、瘀斑，苔薄，脉细弦或细涩。

病机：气滞血瘀，痹阻于肺。

治法：行气活血，消瘀散结。

方药：血府逐瘀汤加减。

本方活血化瘀，理气止痛。胸痛明显者，可配伍香附、延胡索、郁金等理气通络、活血定痛；反复咳血、血色暗红者，可去桃仁、红花，加蒲黄、三七、藕节、仙鹤草、茜草根祛瘀止血；瘀滞化热，耗伤气津，见口干舌燥者，加沙参、天花粉、生地黄、玄参、知母等，清热养阴生津；食少、乏力、气短者，加黄芪、党参、白术，益气健脾。

2. 痰湿蕴肺证

证候：咳嗽，咳痰，气憋，痰质稠黏，痰白或黄白相间，胸闷胸痛，纳呆便溏，神疲乏力，舌淡苔白腻，脉滑。

病机：脾虚生痰，痰湿蕴肺。

治法：健脾燥湿，行气化痰。

方药：二陈汤合瓜蒌薤白半夏汤加减。

前方燥湿化痰，后方宽胸散结。胸脘胀闷、喘咳较甚者，可加用葶苈大枣泻肺汤以泻肺行水；痰郁化热，痰黄、稠黏难出者，加海蛤壳、鱼腥草、金荞麦根、黄芩、栀子清化痰热；胸痛甚，且瘀血明显者，加川芎、郁金、延胡索行瘀止痛；神疲、纳呆者，加党参、白术、鸡内金健运脾气。

3. 阴虚毒热证

证候：咳嗽无痰或少痰，或痰中带血，甚则咳血不止，胸痛，心烦寐差，低热盗汗，或壮热不退，口渴，大便干结，舌红苔黄，脉细数或数大。

病机：肺阴亏虚，热毒炽盛。

治法：养阴清热，解毒散结。

方药：沙参麦冬汤合五味消毒饮加减。

前方养阴清热，后方清热解毒。见咳血不止，可选加白及、仙鹤草、茜草根、三七凉血、收敛止血；低热盗汗，加地骨皮、白薇、五味子，育阴清热敛汗；大便干结，加全瓜蒌、麻子仁润燥通便。

4. 气阴两虚证

证候：咳嗽痰少，或痰稀，咳声低弱，气短喘促，神疲乏力，面色㿠白，形瘦恶风，自汗或盗汗，口干少饮，舌质红或淡，脉细弱。

病机：气虚阴伤，肺痿失用。

治法：益气养阴。

方药：生脉散合百合固金汤加减。

前方益气生津；后方养阴清热，润肺化痰。气虚明显者，加生黄芪、太子参、白术等益气补肺健脾；咳痰不利、痰少而黏者，加贝母、百部、杏仁利肺化痰。若肺肾同病，阴损及阳，出现以阳气虚衰为突出临床表现时，可选用右归丸温补肾阳。

本病如出现颜面、胸膺上部青紫水肿，声音嘶哑，头痛眩晕，呼吸困难，甚至昏迷等严重证候，可在短期内死亡。采用活血化瘀、利水消肿之法可使部分病人缓解。常用方剂为通窍活血汤、五苓散、五皮饮、真武汤等。

### 三、大肠癌

大肠癌包括结肠癌与直肠癌，多起病隐匿，发展较慢，以排便习惯与粪便性状改变、腹痛、肛门坠痛、里急后重甚至腹内结块、消瘦为主要临床表现。近年来，大肠癌根治术后 5 年生存率可达 50%。本病多与进食高脂肪、高蛋白、低纤维素食品和慢性肠病、遗传因素等有关。大肠癌的病机为本虚标实。本虚以脾肾双亏、肝肾阴虚多见；标实以湿热、瘀毒多见。病位在肠。

### 【诊断】

（一）诊断要点

1.临床特征　起病隐匿，进展较慢，早期多无明显临床表现，可有大便习惯或性状改变，如腹泻或便秘等。随着病情进展，可见大便变细、排出不畅、里急后重、次数增多、腹泻和便秘相交替，或持续性腹部不适、隐痛、胀气，经一般治疗症状不缓解，粪便可带脓血、黏液或便血，腹部可摸到肿块，贫血，消瘦或体重减轻。

2.病史　本病好发于 30 岁以上，多有饮食不节，或久泻、久痢，或家族遗传史。

3.相关检查　肛门指诊、肠镜、X 线钡灌肠检查、病理组织检查等可明确诊断。

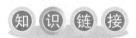

　　30 岁以上有下列症状时需高度重视：①近期出现持续性腹部不适、隐痛、胀气，经一般治疗症状不缓解；②无明显诱因的大便习惯改变，如腹泻或便秘、大便变细等；③粪便带脓血、黏液或便血，而无痢疾、肠道慢性炎症等病史；④结肠部位出现肿块；⑤原因不明的贫血或体重减轻。

（二）病证鉴别

1.大肠癌与痢疾　两者都有腹痛、泄泻、里急后重、排脓血便等临床表现。痢疾是传染性疾病，一般发病较急，发热伴有呕吐；大肠癌起病隐匿，早期症状不明显，中晚期可见腹泻、里急后重、脓血便，但每日次数不多，腹痛常为持续性隐痛，泄泻与便秘交替出现，腹部可扪及包块。肠镜、血常规及大便常规检查有助于鉴别诊断。

2.大肠癌与痔疾　两者都可有便血。痔疾属外科疾病，起病缓，病程长，其大便下血为便时或便后出血，血色鲜红，肛门外可有痔块脱出，伴见肛门坠胀、疼痛或异物感，一般不伴有全身症状，多因劳累、过食辛辣等而诱发或加重，预后良好；大肠癌起病亦较缓，可见大便变细，其便血多混有黏液、脓性分泌物，味臭，腹部可扪及肿块，后期可见恶病质，预后较差。直肠指诊、直肠镜等有助于鉴别诊断。

## 【分证论治】

### 1. 湿热郁毒证

证候：腹部阵痛，便中带血或黏液脓血便，里急后重，或大便干稀不调，肛门灼热或发热，胸闷口干，小便黄，舌红苔黄腻，脉滑数。

病机：肠腑湿热，灼血为瘀，热盛酿毒。

治法：清热燥湿，化瘀解毒。

方药：槐角丸加减。

本方清热燥湿，泻火解毒，凉血止血，疏风理气。腹痛较著者可加香附、郁金行气活血定痛；大便脓血黏液，泻下臭秽，为热毒炽盛，加白头翁、败酱草、马齿苋清热解毒、散血消肿。

### 2. 瘀毒内阻证

证候：腹部拒按，或腹内结块，里急后重，大便脓血，色紫暗，量多，烦热口渴，面色晦暗，或有肌肤甲错，舌质紫暗或有瘀点、瘀斑，脉涩。

病机：瘀血内结，瘀滞化热，热毒内生。

治法：活血化瘀，清热解毒。

方药：膈下逐瘀汤加减。

本方活血通经，行气止痛。瘀血壅遏化热者，配伍黄连、黄柏、败酱草清热解毒。

### 3. 脾肾双亏证

证候：腹痛喜温喜按，或腹内结块，下利清谷或五更泄泻，畏寒肢冷，腰酸膝冷，或见大便带血，面色苍白，少气无力，舌淡胖有齿痕苔薄白，脉沉细弱。

病机：脾肾气虚，气损及阳。

治法：温阳益精。

方药：大补元煎加减。

本方健脾益气，补肾填精。下利清谷、腰酸膝冷之症突出，可配四神丸以温补脾肾、涩肠止泻。

### 4. 肝肾阴虚证

证候：腹痛隐隐，或腹内结块，便秘，大便带血，腰膝酸软，头晕耳鸣，视物昏花，五心烦热，口咽干燥，盗汗，遗精，月经不调，形瘦纳差，舌红少苔，脉弦细数。

病机：肝肾阴伤，阴虚火旺。

治法：滋肾养肝。

方药：知柏地黄丸加减。

本方滋补肝肾，清泻虚火。临证可加麻子仁、郁李仁润肠通便。大便带血加三七、茜草、仙鹤草化瘀止血；遗精，加芡实、金樱子益肾固精；月经不调，加香附、当归理气活血调经。

### 四、肾癌、膀胱癌

肾癌以血尿、腰痛、肿块、消瘦、乏力等为主要临床表现。男性多于女性，40～60岁多发。相当于"尿血""腰痛"等病证。病位在肾。

膀胱癌以无痛性血尿为主症，后期可见尿频、尿急、尿痛、排尿困难、发热、消瘦等。男性多于女性，50～70岁高发。本病相当于中医的"尿血""血淋""癃闭"等病证。病位在膀胱。

肾癌及膀胱癌的病机为本虚标实。本虚以脾肾两虚、肝肾阴虚多见；标实以湿热蕴结、瘀血内阻多见。

【诊断】

（一）诊断要点

1. 临床特征　肾癌早期常无症状，晚期患者可有典型的"三联征"：血尿、疼痛、肿块。血尿多为无痛性、全程肉眼血尿，腰部疼痛，腹部肿块。膀胱癌典型临床表现为无痛性肉眼或镜下血尿，可有尿急、尿频、尿痛，或持续性尿意等膀胱刺激征。

2. 病史　中年以上男性多见，可有长期吸烟、酗酒史，或有家族遗传史，以及化学毒物接触史。

3. 相关检查　尿常规、尿脱落细胞学检查、膀胱镜、CT、MRI、B超等有助于诊断。

（二）病证鉴别

1. 肾癌与多囊肾　两者都可有腰痛、血尿。多囊肾还可见蛋白尿，易出现肾功能障碍和高血压，往往合并其他多囊脏器。B超、CT、MRI等检查有助于鉴别诊断。

2. 肾癌、膀胱癌与泌尿系结石　三者都可有血尿、腰痛等症。泌尿系结石多为急性、剧烈疼痛；肾癌、膀胱癌多为钝痛。腹部B超、X线等检查有助于鉴别诊断。

3. 肾癌、膀胱癌与肾结核、膀胱结核　均可出现血尿。膀胱癌与肾、膀胱结核都可有尿频、尿急、尿痛等尿路刺激征；肾、膀胱结核常有脓尿，并伴低热、盗汗、消瘦等症状，尿中可查到结核杆菌，抗痨治疗有效。腹部B超、CT、MRI等检查有助于鉴别诊断。

## 【分证论治】

肾癌、膀胱癌的分型论治有共同之处，故合并在一起介绍。

1. 湿热蕴毒证

证候：腰痛，或腰腹坠胀不适，尿血，尿急，尿频，尿痛，发热，消瘦，纳差，舌红苔黄腻，脉濡数。

病机：湿热蕴结下焦，膀胱气化不利。

治法：清热利湿，解毒通淋。

方药：八正散或龙胆泻肝汤加减。

前方清热利尿通淋，后方清热利湿。尿血者，加小蓟、白茅根、仙鹤草，清热凉血止血；腰痛甚者，加郁金、三七活血定痛。

2. 瘀血内阻证

证候：面色晦暗，腰腹疼痛，甚则腰腹部肿块，尿血，发热，舌质紫暗或有瘀点、瘀斑，苔薄白，脉涩。

病机：瘀血蓄结，壅阻气机。

治法：活血化瘀，理气散结。

方药：桃红四物汤加减。

本方活血化瘀。血尿量多者，酌减桃仁、红花，加三七、花蕊石化瘀止血；发热者，加牡丹皮清热凉血。

3. 脾肾两虚证

证候：腰痛，腹胀，尿血，腰腹部肿块，纳差，呕恶，消瘦，气短乏力，便溏，畏寒肢冷，舌淡苔薄白，脉沉细。

病机：脾肾气虚，气损及阳。

治法：健脾益肾，软坚散结。

方药：大补元煎加减。

本方健脾益气，补肾填精。尿血者，酌加仙鹤草、血余炭收敛止血；畏寒肢冷、便溏者，可合附子理中汤温中健脾，药用附子、党参、白术、干姜、甘草。

4. 阴虚内热证

证候：腰痛，腰腹部肿块，五心烦热，口干，小便短赤，大便秘结，消瘦乏力，舌红苔薄黄少津，脉细数。

病机：肝肾阴亏，虚火内生。

治法：滋阴清热，化瘀止痛。

方药：知柏地黄丸加减。

本方滋补肝肾，清泻虚火。尿血，加三七、茜草、仙鹤草化瘀止血；便秘者，加麻子仁、郁李仁润肠通便；心悸失眠者，加酸枣仁、柏子仁、五味子养心安神；遗精，加芡实、金樱子益肾固精；月经不调者，加香附、当归理气活血。

## 【中医适宜技术】

（一）单方验方

1. 鲜龙葵 500g，或干龙葵 125g，水煎多次分服，每日 1 剂。适用于肺癌胸水。

2. 蜂王浆 5 ～ 10g，每日 1 次，口服。适用于放疗、化疗后身体虚弱。

3. 鱼脑石 10g，石决明 15g，生牡蛎 15g，蜂房 10g，蝉蜕 10g，全蝎 10g，威灵仙 15g，水煎服。适用脑瘤头痛。

4. 金钱草 30 ～ 120g，煎汤代茶饮。适用于膀胱癌尿滴不畅者。

5. 石韦 30 ～ 120g，或瞿麦 30 ～ 120g，煎汤代茶饮。适用于膀胱癌小便刺痛者。

6. 半枝莲 30g，白花蛇舌草 60g，加水 1500mL，煎 1 ～ 2 小时，日夜当茶饮。适用于直肠癌。

（二）中成药

癌病痰瘀互结证，可选用消癌平片、清肺散结丸、复方斑蝥胶囊、去甲斑蝥素片、慈丹胶囊、软坚口服液、珍香胶囊等；气阴亏虚证，可选用贞芪扶正颗粒、参芪片、参脉饮、金复康口服液；阴虚火旺证，可选用知柏地黄丸；气血亏虚，可用参一胶囊；正虚瘀结，可选槐耳颗粒；瘀血阻络证，可选用华蟾素片、桃红四物颗粒、通窍活血胶囊等；湿热蕴结下焦，可选用槐角丸、八正散、龙肝泻肝丸等。

（三）简易治疗技术

1. 外治疗法

（1）败酱草、白花蛇舌草各 30g，水煎至 80mL，行保留灌肠，每次 40mL，每日 2 次。适用于大肠癌。

（2）生天南星 10g，生白附子 10g，生乌头 10g，共为细末，用连须葱白 7 个，生姜 15g，切碎捣如泥，入药末混匀，用白净布包裹上笼蒸透，取适量拍打成薄饼状，贴敷痛处。适用于脑瘤头痛。

（3）白蚤休、蒲公英、浙贝母、莪术各 100g，研末，装入布枕内，另将冰片 100g，麝香 1g，放入小药袋后再装入布枕内。适用于脑瘤头痛。

（4）喜树碱 20mg 加生理盐水 20mL，膀胱灌注，每日 1 次，连用 3 次。适用于膀胱癌。

2. 穴位注射疗法　20% ～ 50% 的紫河车注射液 14 ～ 16mL，分别注入足三里和大椎穴，并针刺百会、风门、内关、肺俞、丰隆、定喘等穴，每日或隔日 1 次，连续治疗 15

次为 1 个疗程，休息 3～5 日。适用于肺癌疼痛。

3.针刺疗法　取穴太阳、风池、百会、上星、合谷等穴，每次 2～3 个穴位，中等刺激，留针 15 分钟，每日 1～2 次。适用于脑瘤疼痛。

4.指压疗法　用右手拇指持续按压关元穴，始轻渐重，按压 40 秒至 8 分钟，休息 10 分钟。适用于膀胱癌尿潴留。如按压 4 次仍不排尿者，可改用其他方法。

### 【转归预后】

癌病的预后一般较差，晚期病人多出现大骨枯萎、大肉陷下等恶病质，预后不良。近 10 年来，癌病死亡率有大幅甚至成倍增加，已成为我国居民的重要死因，在城市居首位，在农村居第二位。早期诊断、早期治疗多可获得较好的疗效，部分可以治愈；但多数患者诊断时已是中晚期，死亡率高。经过中西医综合治疗，其 5 年生存率依次为：肺癌 8%～13%，肝癌 15%～40%，脑瘤 9.8%，大肠癌 50%，肾癌 35%～40%，膀胱癌 16%～48%。另外，癌病患者的精神状态也对病情发展有很大影响，忧虑、惊恐等不良精神刺激，可加速病情发展。

### 【预防调护】

增强机体的抗病能力，保养精气，劳逸结合，养成良好的生活、饮食习惯，起居有常，多吃新鲜蔬菜，少吃腌制、烧烤、油炸食品，戒烟限酒，保持心情舒畅，减少接触毒物等对预防本病有重要的意义。此外，加强普查工作能早期发现、早期诊断和早期治疗，也是防治癌病的重要手段。既病之后，要使患者树立战胜疾病的信心，积极配合治疗，宜进食易于消化而富于营养的食物，禁食辛辣腌炸、海膻发物，适当参加锻炼。

### 【小结】

癌病多与正气亏虚、感受外邪、情志刺激、饮食不节、接触毒物、家族遗传等致病因素有关，病机重点是本虚标实，本虚为脏腑气血阴阳的亏虚，标实为气滞、血瘀、痰浊、湿邪、热毒互结，聚结成块。本病根据部位不同，可归属中医学"癥瘕""瘿瘤""积聚""血证"等病证。本节对脑瘤、肺癌、大肠癌、肾癌及膀胱癌的病因病机、诊查要点、辨证论治做了扼要阐述。治疗原则当扶正祛邪、攻补兼施。癌病的预后一般较差，但近年来采用中西医结合的方法，可以提高疗效，减轻治疗的毒副作用，提高生存质量，延长生存期。

### 【医案选粹】

刘某，女，57 岁。

初诊：1989 年 5 月 23 日。

主诉及现病史：患者胃癌切除术后，病理为低分化腺癌，癌侵及胃壁全层，淋巴结 2/4 有转移。现症见上脘不适，饮食时有梗阻感，伴乏力、纳差。

诊查：一般情况尚可，双侧锁骨上淋巴结未见明显肿大，腹部未扪及肿块，上腹有轻触痛。舌苔薄白，舌质较淡，右脉关濡，左脉濡而左关带弦。

辨证：气虚而滞。

治法：理气而兼益气。

处方：黄芪 30g，党参 30g，急性子 30g，乌药 10g，川厚朴 10g，八月札 10g，藿香 5g，佩兰 5g，生白术 10g，青皮 10g，生山楂 15g，半枝莲 30g，茯苓 30g，枳壳 10g，姜半夏 10g，六曲 10g，炒谷芽 12g，炒麦芽 12g，鳖甲 30g，石斛 15g，木香 5g，生军 3g。14 剂。

同时用干扰素、白细胞介素Ⅱ等进行免疫治疗。

患者从初诊至 1992 年 2 月 13 日均用上方药，稍有加减，复查 B 超、胸片、肝功、胃镜检查均正常。

【按语】本例系胃癌，其特点在于左关脉弦，此气滞也。上脘不适，且按之隐痛，此非肝郁，为脾不运化，气机不畅，阻滞中焦之象，故重用枳、朴、青、乌之品，而不予疏肝药；黄芪、党参、生白术治其气虚之本也；其有下咽梗阻感，予急性子，兼具抗癌作用。(《中国现代名中医医案精华》于尔辛医案）

## 复习思考

### A1 型题

1. 癌病的主要临床特征是（　　）

    A. 乏力　　　　　　　B. 消瘦　　　　　　　C. 体内有肿块

    D. 纳差　　　　　　　E. 不寐

2. 癌病的病理性质是（　　）

    A. 虚证　　　　　　　B. 实证　　　　　　　C. 虚实夹杂

    D. 本虚标实　　　　　E. 寒热错杂

3. 肺癌的主要临床特征是（　　）

    A. 顽固性干咳　　　　B. 鼻塞　　　　　　　C. 咽干

    D. 痰多　　　　　　　E. 流涕

**A2 型题**

1.杨某，女性，47 岁。癌病，面色晦暗，腰腹疼痛，腰腹部可触及肿块，尿血，发热，舌质紫暗，有瘀点、瘀斑，苔薄白，脉涩。宜选方（　　）

    A.八正散　　　　　　　B.大补元煎　　　　　　C.左归丸

    D.金匮肾气丸　　　　　E.桃红四物汤

2.患者男，56 岁，腹部阵痛，腹有肿块，大便变形，便中带血，间有黏液脓血，里急后重，肛门灼热，恶心，胸闷，口干，小便黄，舌红苔黄腻，脉滑数。应考虑为（　　）

    A.胃癌　　　　　　　　B.腹泻　　　　　　　　C.大肠癌

    D.腹痛　　　　　　　　E.痢疾

3.患者，女，59 岁。癌病，咳嗽，咳痰，气憋，痰质稠黏，痰色黄白相间，胸闷，胸痛，纳呆便溏，神疲乏力，舌淡苔白腻，脉滑。辨证应属（　　）

    A.肺癌瘀阻肺络证　　　B.肺癌痰湿蕴肺证　　　C.肺癌阴虚毒热证

    D.肺癌气阴两虚证　　　E.脑瘤痰瘀阻窍证

**B1 型题**

    A.通窍活血汤

    B.桃红四物汤

    C.大定风珠

    D.血府逐瘀汤

    E.膈下逐瘀汤

1.治疗膀胱癌瘀血内阻证的代表方是（　　）

2.治疗肺癌瘀阻肺络证的代表方是（　　）

3.治疗大肠癌瘀毒内阻证的代表方是（　　）

扫一扫，知答案

# 第十一章
# 肢体经络病证

　　肢体经络病证是由于外感或内伤等因素，导致肢体经络功能失常，出现肢体功能障碍、结构失常的一类疾病。

　　肢体指四肢和外在的躯体，与经络相连，具有防御外邪、保护内在脏腑组织的作用。经络是经脉和络脉的总称，经脉纵行人体上下，沟通脏腑表里；络脉横行经脉之间，交错分布在全身各处。经络在人体，内联五脏六腑，外络四肢百骸，遍布全身，把人体联结成一个有机的整体。它既能沟通内外，联系上下，运行气血，输布营养，调节各脏腑组织生理功能，维持机体生命活动，同时又是疾病过程中邪气传变的途径。

　　肺主宣发，将精微物质输送至全身，以濡养五脏和五体；脾主肌肉，为气血生化之源，后天之本；肝藏血，主筋；肾主骨，生髓，为腰之府。因而，经络肢体病证与肺、脾、肝、肾等脏器有密切关系。主要病机为邪气闭阻经络，气血运行不畅；或津液精血亏损，筋脉肢体失于濡养。风寒湿热之邪阻于肢体经络，气血运行受阻，则发为痹证；外感或内伤疾病损及脏腑致脾胃虚弱、肝肾亏损，精血津液亏虚，筋脉失养，出现肢体软弱无力则成痿证，头部或肢体颤动不止则为颤证，腰脊或脊旁部位疼痛则为腰痛。痹证、腰痛日久，如因疼痛而致肢体长期活动受限或不用，则可致肢体肌肉痿弱不用而发为痿证。

　　经络肢体病证多因精气亏损，风、寒、湿、热、痰、瘀等阻痹而致病，治疗上常用补肺、健脾、养肝、益肾之法，合以祛风、散寒、除湿、清热、滋阴、化痰、养血、活血之药。经络以通利为顺，久病入络，邪气深伏，治疗上常配合使用藤类药通筋活络、舒筋止痛，虫类药搜风通络。同时针灸、推拿、熏蒸等治疗方法在经络肢体病证中具有举足轻重的作用，在某些疾病，如痿证的治疗中，是为不可缺少的手段。

　　本章主要学习痹证、痿证、颤证、腰痛四个病证，要求掌握各病证的概念、病因病机、诊断、辨证论治、转归预后及预防调护。

# 第一节　痹　证

痹证是由于感受风、寒、湿、热之邪，使经络闭阻，气血运行不畅，导致肌肉、筋骨、关节发生酸痛、麻木、重着，或关节僵硬、肿胀、变形、屈伸不利等症状的一种疾病。轻者病在四肢关节、肌肉，重者可内舍于五脏。

痹证病名首见于《素问·痹论》，该篇根据感邪的偏盛和疾病的特点，将本病分为行痹、痛痹、着痹；根据邪气伤人季节和部位的差异，分为五体痹；根据伤及五脏的不同，分为五脏痹。张仲景《金匮要略·中风历节病脉证并治》称本病为"历节病"，创立乌头汤与桂枝芍药知母汤治疗。历代医家还称"历节风""白虎病""痛风""鹤膝风""鼓槌风"等。对于痹证的治疗，李中梓《医宗必读·痹》提出"治风先治血，血行风自灭"的治则。叶天士对痹久不愈而邪入于络者，用活血化瘀法治疗，并重用虫类药祛风通络。至今，此法在临床中仍有重要的指导意义。

西医学的风湿性关节炎、类风湿关节炎、骨关节炎、痛风、坐骨神经痛、肩关节周围炎等出现痹证的临床表现，均属于本病范围。其他风湿性疾病，如系统性红斑狼疮、硬皮病、皮肌炎等，当病变累及关节而出现痹证的证候时，也可参考本节内容辨证论治。

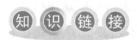

## 痹证分类

1.《素问·痹论》曰："以冬遇此者为骨痹；以春遇此者为筋痹；以夏遇此者为脉痹；以至阴遇此者为肌痹；以秋遇此者为皮痹。"

2. 痹与五脏关系："骨痹不已，复感于邪，内舍于肾；筋痹不已，复感于邪，内舍于肝；脉痹不已，复感于邪，内舍于心；肌痹不已，复感于邪，内舍于脾；皮痹不已，复感于邪，内舍于肺。"

**【病因病机】**

痹证的病因有内因和外因两个方面，外因主要有感受风寒湿邪、风湿热邪等，内因主要有劳逸不当、久病体虚等。

（一）外因

1.感受风寒湿邪　由于居处、劳动环境寒冷潮湿，或坐卧湿地、涉水淋雨，或长期水下作业，或常汗后冷浴等，外邪注入肌腠经络，滞留于关节筋骨，导致气血痹阻而发为风寒湿痹。《素问·痹论》指出："风寒湿三气杂至，合而为痹也。其风气胜者为行痹，寒气胜者为痛痹，湿气胜者为着痹也。"

2.感受风湿热邪　感受风湿热邪，或外感风热，与湿相并，或风寒湿痹，郁久化热，而致风湿热邪相合，痹阻经络、关节、筋骨，发为风湿热痹。

（二）内因

1.劳逸不当　劳逸过度，将息失宜，精气亏损，卫外不固；或剧烈体力活动后耗伤正气，汗出肌腠，外邪乘袭。

2.久病体虚　老年体虚，肝肾不足，肢体经脉失养，或病后、产后气血不足，腠理空疏，外邪乘虚而入。

此外，恣食肥甘厚腻或酒热海腥发物，致脾失健运，湿热痰浊内生；或跌仆外伤，损及肢体筋脉，气血经脉痹阻，亦可发为痹证。

正虚卫外不固是痹证发生的内在基础，感受外邪是痹证发生的外在条件。风、寒、湿、热、痰、瘀等邪气滞留肢体筋脉、关节、肌肉，经脉痹阻，不通则痛，是痹证的基本病机。痰浊、瘀血、水湿在疾病的发生、发展过程中起着重要的作用。邪痹经络，迁延不愈，阻滞气血，血滞为瘀，津停为痰，痰浊、瘀血阻痹经络，流注关节，可导致关节肿胀、僵硬、变形、屈伸不利。其病位主要在关节、肌肉、经络，肝主筋、肾主骨、脾主肌肉，故与肝、肾、脾关系密切。病初邪在经脉，累及筋骨、肌肉、关节，日久耗伤气血，损及肝肾，虚实相兼；痹证日久，也可由经络累及脏腑，出现相应的脏腑病变，其中以心痹较为多见。

**【诊断】**

（一）诊断要点

1.临床表现　肢体关节、肌肉疼痛，屈伸不利，或疼痛游走不定，甚则关节剧痛、肿胀、僵硬、变形。

2.病史　发病及病情的轻重常与劳累及季节、气候的寒冷、潮湿有关，某些痹证的发生和加重可与饮食不当有关。本病可发生于任何年龄。

3. 相关检查　病变部位 X 线和 CT 等影像学检查常有助于本病的诊断和了解病变部位损伤程度。抗溶血性链球菌 "O"、红细胞沉降率、C- 反应蛋白、血清免疫球蛋白、类风湿因子、血清抗核抗体、血清蛋白电泳、血尿酸盐等检查，有助于西医相关疾病的诊断及鉴别诊断。心电图、有关血清酶及心脏彩色多普勒超声等检查可提示痹证是否内舍于心。

（二）病证鉴别

痹证与痿证的鉴别要点首先在于痛与不痛，痿证是肌肉、筋骨失于濡养，以肢体痿弱无力为主，很少有疼痛症状，痹证以关节疼痛为主；其次痿证是无力运动，痹证是因痛而影响活动；再者，部分痿证初起即有肌肉萎缩，而痹证由于疼痛甚或关节僵直不能活动，日久废而不用导致肌肉萎缩。

## 【辨证论治】

（一）辨证要点

1. 辨病因　以游走性疼痛为主症，多为触冒风邪所致，称行痹；如剧痛有定处，畏寒肢冷，是感受寒邪所致，称痛痹；若关节肿胀、麻木、重着不移，乃因湿邪侵袭而成，称着痹；关节红肿热痛，痛剧而兼发热烦渴者，即为热痹。关节肿大，多为有形之邪流注其间，湿未成痰者，多见漫肿，按之柔软，疼痛一般不剧烈；若痰瘀互结，则按之稍硬，肢体麻木，疼痛剧烈。有瘀血则舌有瘀斑，有痰浊则舌苔白腻。

2. 辨虚实　初起多为实证，如渐进发展或反复发作，湿聚为痰，血滞成瘀，痰瘀互结，可致邪实（风、寒、湿、热、痰、瘀）正虚（气虚、血虚，甚至阳虚）之证。病久因肝肾亏损，筋骨失养，可致正虚邪恋之证。临床往往虚实夹杂，以邪实为主者较多见。

（二）论治要点

痹证治疗应以祛邪通络为基本原则。外邪是引起本病的外在因素，根据邪气的偏盛，治疗分别予以祛风、散寒、除湿、清热，兼顾宣痹通络。病久，痰瘀互结，则应化痰祛瘀。

痹证的治疗，还宜重视养血活血，"治风先治血，血行风自灭"；治寒宜结合温阳补火，"阳气并则阴凝散"；治湿宜结合健脾益气，"脾旺能胜湿，气足无顽麻"。久痹正虚者，应重视扶正，补肝肾、益气血是常用之法。

痹证久病入络，常用虫类搜风通络止痛药，如全蝎、蜈蚣、地龙、水蛭、穿山甲、白花蛇、乌梢蛇、露蜂房等。这些药物多偏辛温，作用较猛，也有一定的毒性，故用量不可太大，不宜久服，中病即止。其中全蝎、蜈蚣可焙干研末吞服，既可减少药物用量，又能提高临床疗效。

（三）分证论治

1.风寒湿痹证

（1）行痹

证候：肢体关节疼痛，游走不定，屈伸不利，多见于肩、背、上肢关节，或伴恶风发热，舌苔薄白或腻，脉浮或浮缓。

病机：风邪兼夹寒湿，留滞经脉，闭阻气血。

治法：祛风通络，散寒除湿。

方药：防风汤加减。

本方发散风寒，祛湿通络。根据疼痛部位加减用药，疼痛以上肢关节为主者，可加羌活、姜黄、桑枝、川芎等祛风通络止痛；疼痛以下肢关节为主者，可加独活、牛膝、防己等通经活络止痛；疼痛以腰背为主者，多与肾气不足有关，可酌用杜仲、续断、桑寄生、狗脊、巴戟天温补肾气。若疼痛日久，可酌选蕲蛇、乌梢蛇、全蝎、蜈蚣、地龙、滇三七、乳香、没药等祛风通络之品。

（2）痛痹

证候：肢体关节疼痛剧烈，部位固定，遇寒加重，得温痛减，关节屈伸不利，局部皮肤或有寒冷感，舌淡苔薄白，脉弦紧。

病机：寒邪夹风湿，留滞经脉，闭阻气血。

治法：散寒通络，祛风除湿。

方药：乌头汤加减。

本方温经散寒止痛。寒湿甚者，制川乌可改用生川乌或生草乌；关节发凉疼痛剧烈，遇冷更甚，加附子、细辛、桂枝、干姜、全当归温经散寒、通脉止痛。

（3）着痹

证候：肢体关节、肌肉酸楚、重着、疼痛、肿胀散漫，关节活动不利，肌肤麻木不仁，多见于下肢关节，舌淡苔白腻，脉濡缓。

病机：湿邪兼夹风寒，留滞经脉，闭阻气血。

治法：除湿通络，祛风散寒。

方药：薏苡仁汤加减。

本方健脾祛湿，发散风寒。关节肿胀甚者，加萆薢、五加皮利水通络；肌肤麻木不仁，加海桐皮、豨莶草祛风通络；小便不利，浮肿，加茯苓、泽泻、车前子利水祛湿；痰湿甚者，加半夏、胆南星。

临床上，风、寒、湿偏盛不明显者，可选用蠲痹汤作为治疗风寒湿痹的基本方剂，根据感受外邪偏盛情况随证加减。

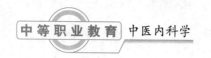

**2. 风湿热痹证**

证候：关节痛剧，局部灼热红肿，得冷则舒，痛不可触，筋脉拘急，不可屈伸，皮下结节或红斑，可伴有发热、恶风、汗出、口渴、烦躁不安等全身症状，舌红苔黄或黄腻，脉滑数或浮数。

病机：风湿热邪，壅滞经脉，气血闭阻不通。

治法：清热通络，祛风除湿。

方药：白虎加桂枝汤加减。

本方清热宣痹。临证可酌加金银花藤、连翘、黄柏清热解毒，桑枝、威灵仙、姜黄、防己、海桐皮等除湿通络。皮肤有红斑、瘾疹者，可改用犀角地黄汤合白虎汤，加紫草、蚕沙、地肤子、赤小豆、广地龙等凉血活血以定痛；壮热不退，再配紫雪丹清热解毒。

**3. 痰瘀痹阻证**

证候：痹证日久，肌肉关节刺痛，固定不移，或关节肌肤紫暗、肿胀，按之较硬，肢体麻木或重着，或关节僵硬变形，屈伸不利，有硬结、瘀斑，面色黧黑，眼睑浮肿，或胸闷痰多，舌质紫暗或有瘀斑，舌苔白腻，脉弦涩。

病机：痰瘀互阻，留滞肌肤，闭阻经脉。

治法：化痰行瘀，蠲痹通络。

方药：双合汤加减。

本方活血化瘀，祛痰通络。痰浊滞留，皮下有结节者，加胆南星、天竺黄；瘀血明显，关节疼痛、肿大、强直、畸形、活动不利，舌质紫暗，脉涩者，加莪术、三七、土鳖虫；痰瘀交结而疼痛不已者，加穿山甲、白花蛇、全蝎、蜈蚣、地龙搜剔络道；痰瘀化热者，加黄柏、牡丹皮。

**4. 肝肾亏虚证**

证候：痹证日久不愈，关节屈伸不利，肌肉瘦削，腰膝酸软，或畏寒肢冷，阳痿，遗精，或骨蒸潮热，心烦口干，舌淡红苔薄白或少津，脉沉细弱或细数。

病机：肝肾不足，经脉失于濡养、温煦。

治法：培补肝肾，舒筋止痛。

方药：独活寄生汤加减。

本方益肝肾，补气血，祛风湿，止痹痛。肾气虚，腰膝酸软，乏力明显，加鹿角霜、续断、狗脊；阳虚，畏寒肢冷，关节疼痛拘急，加附子、干姜、巴戟天，或合用阳和汤加减；腰膝疼痛，低热心烦，或午后潮热，加龟甲、熟地黄、女贞子，或合用河车大造丸加减。痹久内舍于心，心悸，短气，动则尤甚，面色少华，舌质淡，脉虚数或结代，可用炙甘草汤加减。

痹证疼痛剧烈时，常用乌头、附子温经止痛、除湿祛风，但应从小剂量开始逐渐增加，且久煎（1～2小时）。亦可配大剂量甘草、蜂蜜、生姜等，既利于止痛，又可解其毒性。若服药后唇舌发麻、手足麻木、恶心呕吐、心悸眩晕、脉迟，为中毒，以大剂量蜂蜜（90～120g），或大剂量防风、甘草、绿豆煎汤口服以解毒，或按中毒急救处理。

**【中医适宜技术】**

**（一）单方验方**

1. 威灵仙500g，切碎，和入白酒1500mL，放入锅内隔水炖30分钟后取出，过滤备用。每次10～20mL，每日3～4次；或酒浸3～7日，晒干研细末，炼蜜为丸，每丸重6g，每次服1丸，每日2次。体虚者不宜常服。适用于痹证。

2. 骨碎补60g，入狗肉或羊肉适量共炖。适用于风寒湿痹证。

3. 怀牛膝15g，汉防己15g，酒桑枝30g，丝瓜络30g，水煎服。适用于风湿热痹证。

**（二）中成药**

风寒湿痹，可用益肾蠲痹丸、尪痹冲剂、玄七通痹胶囊、追风透骨丸、风湿马钱片、麝香风湿胶囊等；风湿热痹，可用风湿圣药胶囊、四妙丸等；痰瘀痹阻证可用小活络丸、复方南星止痛膏；肝肾不足证可用杜仲壮骨丸、鹿筋壮骨酒、万通筋骨片等；气血亏虚者，可用痹祺胶囊等。

**（三）简易治疗技术**

1. 针刺疗法　以近部与循经取穴为主。行痹配膈俞、血海，痛痹配肾俞、关元，着痹配脾俞、阴陵泉，可以灸、温针、电针、刺络拔罐等法治疗。

2. 耳针疗法　取相应区压痛点，肾上腺、神门。毫针刺，每日1次，每次留针20～30分钟，10次为1个疗程。

3. 穴位注射疗法　取曲池、合谷、外关、环跳、秩边、承扶、阳陵泉等穴，每次选2～4穴，以当归注射液或威灵仙注射液穴位注射，每穴0.5～1mL，注意勿注入关节腔，每隔1～3日注射1次，10次为1个疗程。

4. 外敷疗法　食盐500g，小茴香120g，研末，共炒热，用布包熨痛处。

5. TDP神灯疗法　局部治疗20～30分钟，注意不要烫伤，有红肿热痛者，慎用。

**【转归预后】**

本病的预后与感邪的轻重、患者体质的强弱、治疗是否及时及病后调养是否得当等因素密切相关。一般来说，痹证初发，正气尚未大虚，病邪轻浅，此时采取及时有效的治疗，预后良好，多可痊愈；若虽初发而感邪深重，或痹证反复发作，或失治、误治等，往往可使病邪深入，由肌肉而渐至筋骨脉络，发为顽痹或尪痹，使疾病难治，预后较差；若及脏腑，则病情深重，预后不良。

疾病初起，病邪侵入皮、肌、脉、筋、骨，称为"五体痹"；日久病邪由肌肤、经络而深入脏腑，即可形成"五脏痹"，如表现为心悸、气喘的心痹，腰背偻曲、不能伸直或关节变形的肾痹，肢软肌瘦无力的脾痹等，其中以心痹尤为多见。

**【预防调护】**

本病的发生多与气候及生活环境有关，平素应注意防风、防寒、防潮，避免久居暑湿之地，特别是劳作、运动而汗出肌腠之时，切勿贪风受凉、乘热浴冷，内衣汗湿应及时更换。加强体育锻炼，增强体质，有利于提高机体抗御外邪的能力。

痹证初发，应积极治疗，防止病邪传变。病情较重者，应卧床休息。行走不便者，防止跌仆，以免发生骨折。长期卧床者，使其肢体保持在功能位，有利于关节功能的恢复，并且要经常变换体位，以免发生压疮。久病者，情绪低落，易产生焦虑心理，应加强心理疏导，使病人保持乐观心态。摄入有营养、易消化的饮食物，有利于疾病的康复。

**【小结】**

痹证为临床常见病证，且易反复发作，内因是营卫空疏，外因是感受风寒湿热之邪。基本病机是风寒湿热之邪痹阻肢体、经络，气血运行不畅。临床主要分为风寒湿痹、风湿热痹、痰瘀痹阻、肝肾亏虚之证。治疗的基本原则是祛邪通络，并根据病邪的偏盛予以祛风、散寒、除湿、清热等治法。日久反复发作痰瘀互结者，当化痰行瘀、蠲痹通络；肝肾亏虚者，当培补肝肾、舒筋止痛。若病由表（五体痹）及里深入脏腑（五脏痹），应以补益为主，切忌过用发散攻痹，以防正伤致危。痹证久病入络者，常用虫类搜风止痛药，如全蝎、蜈蚣、地龙、水蛭、穿山甲、白花蛇、乌梢蛇、露蜂房等治之。这些药物多偏辛温，作用较猛，也有一定的毒性，故用量不可太大，不宜久服，中病即止。加强锻炼、增强体质、注意生活起居调理，是预防痹证发生的重要措施。

**【医案选粹】**

黄某，男，56岁。

初诊：1981年4月3日。

主诉及现病史：右肩关节痹痛3年余。右侧肩区周围麻痹疼痛，痛引颈项拘急不舒，臂不易举，手指麻木，入夜痛甚。

诊查：苔白，脉濡。X线片提示颈椎退行性病变。

辨证：寒湿痹阻经络，气血凝滞不通，痹痛遂生。

治法：祛风散寒，宣通脉络。

处方：桂枝9g，全当归9g，片姜黄9g，豨莶草15g，羌活9g，威灵仙12g，炒赤芍

12g，桑枝 15g，鸡血藤 15g，苍术 6g，白术 6g，白僵蚕 12g，生薏苡仁 20g，生甘草 3g。5 剂。

二诊：1981 年 4 月 10 日。患者痹痛较前减轻，手臂活动不利，苔白，脉细。治仍以原法。上方去当归、桑枝，加桑寄生 15g，川芎 9g。服 5 剂后，其告曰手臂痛除而活动如常。

【按语】蒋文照认为，痹者，乃闭塞不通。某些致病因子闭塞经脉，使气血运行失畅，瘀滞不通，出现四肢局部痛、麻、肿、胀及机能障碍。治疗以宣通痹阻为宜。该患者因寒湿侵阻经脉，气血凝滞，治以祛风散寒、温通脉络之法见效。（《中国现代名中医医案精华》蒋文照医案）

## 复习思考

### A1 型题

1. 痹证的治疗原则是（　　　）

　　A. 活血化瘀　　　　　　　　B. 燥湿化痰　　　　　　　　C. 祛风散寒

　　D. 祛邪通络　　　　　　　　E. 散寒通络

2. 痹证日久，可由经络累及脏腑。其多见（　　　）

　　A. 皮痹　　　　　　　　　　B. 心痹　　　　　　　　　　C. 肌痹

　　D. 筋痹　　　　　　　　　　E. 骨痹

3. 对于痹证久病入络，见抽掣疼痛、肢体拘挛者，应用下列何种止痛方法（　　　）

　　A. 活血化瘀止痛法　　　　　B. 补虚止痛法　　　　　　　C. 祛风散寒止痛法

　　D. 搜风止痛法　　　　　　　E. 清热消肿止痛法

### A2 型题

1. 黄某，男，49 岁。四肢关节酸楚，两膝关节灼热红肿，疼痛僵硬，屈伸不利，汗出口渴，苔黄燥，脉滑数。证属（　　　）

　　A. 行痹　　　　　　　　　　B. 着痹　　　　　　　　　　C. 风湿热痹

　　D. 痛痹　　　　　　　　　　E. 痰瘀痹阻

2. 患者女性，46 岁。肢体关节重着酸痛，肌肤麻木不仁，舌胖苔白腻，脉濡缓。治当选用（　　　）

　　A. 防风汤　　　　　　　　　B. 乌头汤　　　　　　　　　C. 薏苡仁汤

　　D. 双合汤　　　　　　　　　E. 独活寄生汤

3. 患者男性，44 岁。3 个月前，其受凉后出现四肢关节疼痛，游走不定，屈伸不利，

初起恶风，发热，舌淡红苔薄白，脉浮紧。治疗应选用（　　　）

    A. 乌头汤　　　　　　B. 薏苡仁汤　　　　　　C. 地黄饮子

    D. 防风汤　　　　　　E. 白虎加桂枝汤

**B1 型题**

    A. 防风汤　　　　　　B. 乌头汤　　　　　　C. 薏苡仁汤

    D. 蠲痹汤　　　　　　E. 双合汤

1. 痛痹的代表方为（　　　）

2. 着痹的代表方为（　　　）

3. 行痹的代表方为（　　　）

# 第二节　痿　证

【学习目标】

    1. 掌握痿证的概念、诊断与病证鉴别。

    2. 熟悉痿证的病因病机。

    3. 了解痿证的辨证论治、中医适宜技术、转归预后、预防调护。

痿证是指肢体筋脉弛缓，软弱无力，日久渐至肌肉萎缩，不能随意运动的一类病证。临床以下肢痿弱较为常见，亦称痿躄。

痿证的记载首见于《内经》，其中《素问·痿论》是讨论痿证的专篇，阐述了痿证的病因病机、病证分类及治疗原则，提出"治痿独取阳明"。金代医家张子和在《儒门事亲》中强调"痿病无寒"。朱丹溪则提出"泻南方，补北方"的治则。《景岳全书》更加全面认识痿证的辨证论治，提出痿证并非皆为阴虚火旺，应当斟酌寒热深浅而施治。

西医学中的多发性神经炎、运动神经元疾病、脊髓病变、重症肌无力、周期性瘫痪、进行性肌萎缩等，表现为肢体痿软无力、不能随意运动者，均可参照本节辨证论治。

## 【病因病机】

痿证形成的病因病机颇为复杂，感受温毒、先天不足、饮食劳倦、内伤情志、跌打损伤、接触神经毒性药物及化学物质等，均可致使五脏受损，气血亏耗，肌肉筋脉失于濡养而发为本病。

1. 感受温毒　感受温热毒邪，或热病后期，余热未清，长期低热，或温病高热持续不退，令内热燔灼，肺金受邪热熏灼，肺热叶焦，津伤失布，不能润泽五脏，五体失养而痿弱不用。

**2. 湿热浸淫** 久处湿地或涉水冒雨，感受湿邪，湿邪久郁而化热，湿热浸淫经脉，气血运行受阻，筋脉肌肉失养而成痿。

**3. 饮食毒物所伤** 素体虚弱或饮食不节，思虑过度，或久病致虚，脾胃虚弱，无以运化水谷精微，致筋脉失养；或脾胃虚弱，不能运化水湿，聚湿成痰，或湿热内生，客于经脉，致使气血运行不畅发而成痿；服用或接触毒性药物，损伤气血经脉，经气运行不利，脉道不畅，亦可致痿。

**4. 久病房劳** 先天不足，或久病体虚，或房劳过度，伤及肝肾，则津液精血不足，筋脉、筋骨肌肉失于濡养，渐致肌肉瘦削而肢体痿弱不用。

痿证病变部位在筋脉肌肉，但根本在于五脏虚损。肺主皮毛，布散津液；脾主肌肉，为后天之本、气血生化之源；肝主筋，藏血，为罢极之本；肾主骨生髓，为先天之本；心主血脉，为五脏六腑之大主。各种致病因素伤及五脏精气，致使气血津液亏损，皆致痿。其病理性质以热证、虚证为多，虚实夹杂者亦不少见，实证、寒证则少见。外感温热所致者，初期多属实证，病久伤正，或由实转虚，或虚实夹杂；内伤致病者，以虚证为主，或虚实夹杂。各证型之间可相互转变，久病虚极，脾肾精气衰败，病情危笃。

## 【诊断】

### （一）诊断要点

**1. 临床特征** 本病早期仅表现为四肢无力，病情呈进行性加重，终致肢体瘫痪，日久出现肌肉萎缩。肢体筋脉弛缓不收，下肢或上肢，一侧或双侧，软弱无力，甚则瘫痪，部分可出现肌肉萎缩，伴有睑废、视歧、声嘶、抬头无力等症状，甚至影响呼吸、吞咽。

**2. 病史** 部分病人发病前有感冒、腹泻病史，或有神经毒性药物接触史或家庭遗传史。有起病缓慢者，也有突然发病者。

**3. 相关检查** 检测血清谷草转氨酶（AST）、谷丙转氨酶（ALT）、乳酸脱氢酶（LDH）、肌酸磷酸激酶（CPK）的含量及尿中肌酸排泄量，有助于鉴别肌肉萎缩的病因；脑脊液检查、肌肉活组织检查、肌电图检查等，有助于对与痿证有关的神经系统疾病进行定位、定性。CT、MRI 检查有助于疾病的鉴别诊断。

### （二）病证鉴别

**痿证与痹证** 两者同是肢体疾患。痿证以肢体软弱无力、肌肉枯萎瘦削为特征，但肢体关节一般不痛，且多发于下肢；痹证以筋骨、肌肉、关节酸痛、重着、屈伸不利为主要临床特征。痹证日久，肢体长期废用，可有类似于痿证之瘦削、枯萎的临床表现。

## 【辨证论治】

### （一）辨证要点

1. **辨脏腑** 痿证初起，症见发热、咳嗽、咽痛，或在热病之后出现肢体软弱不用者，病位多在肺；四肢痿软，食少便溏，面浮，下肢微肿，纳呆腹胀，病位多在脾、胃；下肢痿软无力明显，甚则不能站立，腰脊酸软，头晕耳鸣，遗精阳痿，月经不调，咽干目眩，病位多在肝、肾。

2. **辨虚实** 痿证以虚为本，或本虚标实。感受温热毒邪或湿热浸淫者，多发病急、病程短、病情进展快，属实证；内伤积损，久病不愈，多起病缓、病程长、病情进展缓慢，属虚证。热邪为患，最易伤津耗气，常见虚实错杂之证。久病不愈常兼夹郁热、湿热、痰浊、瘀血，多虚中有实。

### （二）论治要点

痿证之虚证的治疗，以补养为主。脾胃虚弱，宜健脾益气；肝肾亏虚，宜滋养肝肾。实证以祛邪为主。肺热津伤，应清热润燥；湿热浸淫，应清热利湿。虚实兼夹，当分别主次而调之。注意痿证断不可当作风治，而用风药。

痿证在治疗上多采用综合疗法。康复理疗、针灸、推拿、气功、熏洗等疗法对痿证的治疗具有重要的意义。

### （三）分证论治

1. **肺热津伤证**

证候：病起发热，或热病后突然出现肢体软弱无力，皮肤枯燥，心烦口渴，咽干不利，咳呛少痰，小便黄赤量少，大便干燥，舌红苔黄，脉细数。

病机：肺热津伤，筋脉失濡。

治法：清热润燥，养阴生津。

方药：清燥救肺汤加减。

本方清热润燥，养阴宣肺。高热，口渴，汗多，加知母、金银花，倍石膏，以清气分之热；咳呛少痰，加瓜蒌仁、桑白皮、川贝母，以清润肃肺化痰；咽干不利，加天花粉、百合、芦根，滋阴清润。

2. **湿热浸淫证**

证候：起病较缓，肢体逐渐出现痿软无力，尤以下肢为多见，或麻木微肿，扪之微热，喜凉恶热，或有发热，胸脘痞闷，小便短赤灼热，舌红苔黄腻，脉濡数或滑数。

病机：湿热浸淫，壅遏筋脉。

治法：清热利湿，通利经脉。

方药：加味二妙散加减。

本方清热利湿通络。偏湿盛，胸脘痞闷，肢重且肿，可酌加厚朴、茯苓、泽泻、枳壳、陈皮，理气化湿；夏季，酌加藿香、佩兰，芳香化湿；肢体麻木，关节运动不利，舌质紫暗，脉细涩，加赤芍、桃仁、红花、丹参，活血化瘀；形体消瘦，两足㿠热，心烦口干，舌红或中剥无苔，脉细数，去苍术，加麦冬、知母、生地黄，养阴清热；热邪偏重，身热肢重，小便赤涩热痛，加忍冬藤、连翘、赤小豆，清热解毒利湿。

若湿热下乘于肝肾，两足热如火燎，从足跗热起，渐至腰胯，麻痹痿软，可选用虎潜丸，滋阴利湿壮筋骨。

### 3. 脾胃虚弱证

证候：起病缓慢，肢体痿软无力逐渐加重，肌肉萎缩，食少便溏，神疲乏力，气短面浮，面色不华，舌淡苔薄白，脉细。

病机：脾虚气弱，生化乏源，筋脉失养。

治法：健脾益气。

方药：参苓白术散加减。

本方补气健脾，升清化浊。气血两虚，面白少华，心悸气短，重用党参、白术、山药，并加黄芪、当归，补气养血；腹胀不食，嗳气酸腐，泛恶，加神曲、山楂、麦芽、莱菔子，消食导滞；气血不足，兼血瘀，唇舌紫暗，脉兼涩象，加丹参、川芎、川牛膝；体形肥胖，痰多或脾虚湿盛，可用六君子汤加减。

### 4. 肝肾亏虚证

证候：起病缓慢，肢体痿软无力，尤以下肢明显，肌肉瘦削，腰膝酸软，不能久立，甚则步履全废，腿胫大肉渐脱，或伴有眩晕、耳鸣，遗精或遗尿，女子月经不调，舌红少苔，脉细数。

病机：肝肾亏虚，精血不足，筋脉失养。

治法：补益肝肾，滋阴清热。

方药：虎潜丸加减。

本方滋养肝肾，强筋健骨。阴虚热甚，口干，尿赤，胫部烦热，腿足瘦削，去锁阳、干姜，加枸杞子、女贞子、麦冬，滋阴补肾；兼见面色萎黄无华，心悸怔忡，舌淡，脉细弱，加黄芪、党参、鸡血藤、何首乌、当归，补益气血；病久阴损及阳，阴阳两虚，见神疲乏力，畏寒怕冷，阳痿早泄，尿频而清，妇女月经不调，脉沉细无力，去黄柏、知母，加淫羊藿、鹿角霜、紫河车、肉桂以温补肾阳。

## 【中医适宜技术】

（一）单方验方

1. 弃杖汤：可用于治疗四肢麻木不仁，腰膝无力之痿躄。淫羊藿 30g，薏苡仁 30g，黄芪 30g（可根据病情逐渐加至 60～120g），紫菀 15g，炙龟甲（先煎）15g，天冬 15g，苍术 10g，黄柏 6g，水煎服，每日 1 剂。

2. 石斛、怀牛膝、桑白皮各 30g，甘草 6g，水煎服，每日 2 次。适用于肺热津伤之痿证。

3. 大麦（去皮）60g，薏苡仁 60g，土茯苓 90g，同煎为粥，煮熟后去土茯苓，常服。适用于湿热浸淫之痿证。

（二）中成药

痿证湿热浸淫证，可选用二妙丸、四妙丸；肝肾精血亏虚的寒热虚实错杂之痿证，可用健步虎潜丸；肝肾亏虚证，可用健步丸；脾胃虚弱证，可用贞芪扶正胶囊。

（三）简易治疗技术

1. 针刺疗法　取穴中脘、足三里、关元、气海、三阴交、合谷、太白、阴陵泉等穴。（《中国临床实用医学》）

2. 推拿疗法　点揉手三里、足三里、阳陵泉、曲池、合谷等穴及背部的脏腑腧穴，每穴 1 分钟。最后在背部由长强至大椎捏脊 6 遍，每日 1 次，10 天为 1 个疗程，每疗程间隔 5 天。

3. 饮食疗法　①牛乳粥：粳米 100g，煮粥，粥熟下牛乳 100mL，和匀煮沸，加冰糖适量。清燥润肺，适用于痿证肺热津伤证。②烤干牛骨髓粉 30g，黑芝麻 300g，略炒香，研末，加白糖适量合拌，每次 9g，每日 2 次。适用于痿证肝肾亏虚者。

【转归预后】

本病的转归与病因、病程有关。外邪致痿，或早期急性病例，在初起阶段，病情较轻浅，及时救治，效果较好，功能较易恢复；若迁延至后期，尤其肌肉明显萎缩、肝肾精血俱衰者，则常难以恢复。内伤致病，或慢性病例，病势缠绵，渐致百节缓纵不收，脏气损伤加重，大多难治。年老体衰发病者，预后较差。

【预防调护】

平时注意强健体质，避免诱因，防潮湿，适寒温，远房事，防止外邪侵袭，对疾病的预防有重要意义。

既病后，除积极治疗外，重视肢体的主动或被动锻炼，防止肌肉萎缩尤其重要。生活能够自理者，可打太极拳，练五禽戏；病情较重者，可经常用手轻轻拍打患肢，以促进肢体气血运行，饮食应清淡而富于营养；病情危重、卧床不起、吞咽呛咳、呼吸困难者，应常翻身拍背，鼓励病人排痰，以防止痰湿壅肺和发生压疮；瘫痪者，注意患肢保暖，保持肢体功能位，防止肢体拘缩和关节僵硬。由于肌肤麻木，知觉障碍，日常生活与护理中，应避免冻伤或烫伤。注意精神调养，清心寡欲，避免过劳，对促进痿证康复亦有重要意义。

【小结】

痿证是指肢体软弱无力，日久肌肉萎缩的一种病证。病因有外感、内伤两类。外感多因感受温热毒邪熏灼肺胃或湿热流注浸淫筋脉而成。内伤多为饮食或久病劳倦等，损及脏腑，导致脾胃虚弱、肝肾亏虚而致痿。病位在肢体肌肉、筋脉，病变脏器关系到脾（胃）、肝、肾，尤以肝、肾为主。病机主要为津液、气血、精髓不足，筋脉失养。病性以虚为本，或虚实错杂。实者治以祛邪通络，祛邪重在清利湿热与温热毒邪；虚者以补养为主，治以健脾益气，或补益肝肾。虚实夹杂者，当分别主次调治。临床以肺热津伤、湿热浸淫、脾胃虚弱、肝肾亏损等证为常见。但各证型之间常相互关联，痿证日久，影响气血正常运行，经络瘀滞，使筋脉更失其濡养，肌肉萎缩明显。痿证治疗需综合药物、康复理疗、针灸推拿、功能锻炼等治疗方法。

【医案选粹】

黎某，男，58岁。

初诊：1948年。

主诉及现病史：双足痿软无力1年余，不能站立，无痛感；大便秘结，口渴，胃纳正常。

诊查：舌红苔薄白，脉细数。

辨证：肺热伤津之痿证。

治法：养阴清肺，滋补肝肾，养胃营筋。

处方：铁包金30g，山菩提根60g，淫羊藿12g，续断15g，鸡脚5对（或干猪脚筋60g），加清水5碗煎为1碗，日服1剂。

患者服至第5剂，仍无效果，嘱其再服；服至10剂左右，双足稍觉有力，但尚不能站立；遂照原方再服10剂，症状渐有改善，可以离杖站立及举步，但未能健步行走。效不更方，兼服成药虎潜丸，早晚各6g。汤丸并用20余天，患者下肢功能恢复，步履如常。

【按语】本案患者素有鸦片成瘾史，烟毒熏灼肺叶，肺津受伤。然脾为后天之本，肺之津来源于脾胃，肝肾之精血亦赖于后天补充。故益胃养阴对本病的治疗甚为必要，配合滋养肝肾，更是相得益彰。山菩提根，味微甘，性平，民间多用于治下肢湿肿，用于补虚、治痿证，效果良好，似兼有黄芪益气之功。（《中国现代名中医医案精华》钟玉池医案）

**复习思考**

**A1 型题**

1. 痿证的主要临床表现是（　　）

    A. 半身麻木不仁　　　　　B. 肢体屈伸不利　　　C. 四肢抽搐

    D. 下肢痿躄　　　　　　　E. 关节肿痛

2. 治痿当慎用（　　）

    A. 清热药　　　　　　　　B. 滋阴药　　　　　　C. 风药

    D. 健脾药　　　　　　　　E. 活血药

3. 下列何项不是痿证形成的原因（　　）

    A. 感受温毒　　　　　　　B. 跌仆瘀阻　　　　　C. 饮食不节

    D. 风寒外袭　　　　　　　E. 涉水冒雨

**A2 型题**

1. 患者，男，4 岁。病起发热，热后突然出现肢体软弱无力，肌肉瘦削，皮肤干燥，心烦口渴，咳呛少痰，咽干不利，舌淡苔薄，脉细。治疗的代表方为（　　）

    A. 桑杏汤　　　　　　　　B. 六味地黄丸　　　　C. 虎潜丸

    D. 加味二妙散　　　　　　E. 清燥救肺汤

2. 患者，女性，45 岁。肢体痿软，麻木微肿，足胫热气上腾，身体困重，胸脘痞闷，溲短涩痛，舌苔黄腻，脉滑数。其证候是（　　）

    A. 肺热津伤　　　　　　　B. 脾胃虚弱　　　　　C. 肝肾亏虚

    D. 湿热浸淫　　　　　　　E. 阴损及阳

3. 患者，男性，50 岁。病起渐见肢体痿软无力，以下肢为甚，腰膝酸软，不能久立，甚则步履废，腿胫大肉渐脱，伴眩晕耳鸣、舌咽干燥，舌淡苔薄，脉弦细。治宜（　　）

    A. 温肾壮阳，强健筋骨　　B. 补益肝肾，滋阴清热

    C. 补气活血，滋肾填精　　D. 补中益气，健脾升清

    E. 益气养营，活血行瘀

**B1 型题**

    A. 益胃汤

    B. 三仁汤

    C. 清燥救肺汤

    D. 虎潜丸

    E. 加味二妙散

1. 痿证肺热津伤证代表方（　　）

2.痿证肝肾亏虚证代表方（　　）

3.痿证湿热浸淫证代表方（　　）

# 第三节　颤　证

【学习目标】

1. 掌握颤证的概念、诊断与病证鉴别、辨证论治。

2. 熟悉颤证的病因病机。

3. 了解颤证的中医适宜技术、预防调护、转归预后。

颤证是以头部或四肢摇动颤抖，不能自制为主要临床表现的病证。轻者可仅有头摇或手足微颤；重者头部震摇大动，或痉挛扭转，肢体颤动不止，甚则肢节拘急，失去生活自理能力。本病又称颤振、振掉、震颤等。

《内经》认为本病以肢体摇动为主要症状特征，属风象，与肝、肾有关，为后世对颤证的认识奠定了基础。清代张璐《张氏医通·颤振》在系统总结了前人经验的基础上，结合临床实践，对颤证的病因病机、辨证治疗及其预后做了较全面阐述，认为本病多因风、火、痰、瘀、虚所致，并载方十余首。

西医学的震颤麻痹、手足徐动症、舞蹈病、肝豆状核变性、甲状腺功能亢进症等，凡具有颤证临床特征的锥体外系疾病和某些代谢性疾病，均可参照本节辨证论治。

## 【病因病机】

颤证的发生多由年老体虚、情志失调、饮食不节、劳倦过度等，导致肝肾阴亏，气血不足，筋脉失养而致。

1.年老体虚　年老精血亏虚是本病形成的基础。中年之后，脾胃渐损，肝肾亏虚，精气暗衰，或罹患沉疴，久病体弱，脏腑功能紊乱，气血阴阳不足；或先天禀赋不足，肾精虚损，脏气失调，导致筋脉失养，虚风内动。

2.情志失调　郁怒伤肝，肝气郁结，气滞血瘀，筋脉失养；肝郁日久则化火生风，扰动筋脉；思虑太过，损伤心脾，气血化源不足，筋脉失养，均可导致肢体颤动，不能自制。

3.饮食不节　恣食肥甘厚味或嗜酒成癖，损伤脾胃，聚湿成痰，痰浊阻滞经络而动风；或痰热互结，壅阻经脉而动风；过食生冷，损伤脾胃，气血生化乏源，筋脉失养，或致津液失于输布，聚湿成痰，痰浊流窜经络，扰动筋脉而致颤证。

4.劳倦过度　久行、过劳伤筋；房事太过，肝肾亏虚，阴血暗损，虚风内动而致颤证。

颤证的基本病机为肝风内动，筋脉失养。病位在筋脉，与肝、肾、脾等脏关系密切。病理因素为风、火、痰、瘀。风以阴虚生风为主，也有阳亢风动或痰热化风。痰因脾虚不能运化水湿或热邪煎熬津液所致，多与肝风或热邪兼夹为患。火有实火、虚火之分，虚火为阴虚生热化火，实火为五志过极化火。久病多瘀，瘀血常与痰浊并病。病理性质总属本虚标实。本为气血阴阳亏虚，其中以阴津精血亏虚为主；标为风、火、痰、瘀为患。标本之间常相互影响，甚至相互转化。颤证日久可导致气血不足，络脉瘀阻，出现肢体僵硬、动作迟缓乏力。

## 【诊断】

### （一）诊断要点

1.临床特征　头部肢体颤抖、摇动，不能自制，甚者颤动不止，四肢强急，常伴动作笨拙、活动减少、多汗流涎、语言缓慢不清、烦躁不寐、神志呆钝等。

2.病史　本病多发于中老年人，男性多于女性。一般呈隐袭起病，逐渐加重。部分病人发病与情志有关，或继发于脑部病变。

3.相关检查　血铜、尿铜的测定，肝功能检查有助于因铜代谢异常引起颤证的诊断；T3、T4及甲状腺功能检测有助于内分泌疾病的诊断。颅脑CT、核磁共振等检查有助于脑部疾病的诊断。血压、眼底检查可了解患者心脑血管功能状态。

### （二）病证鉴别

颤证与瘛疭　瘛疭即抽搐，多见于急性热病或某些慢性疾病急性发作，发病急，病程短，抽搐多呈持续性，可有短时间歇，手足屈伸牵引，弛纵交替，部分病人可有发热、两目上视、神昏等症状；颤证是一种慢性疾病，起病缓，病程长，以头部、四肢不自主颤动、振摇为主要症状，手足颤抖动作幅度小、频率较快，而无肢体抽搐牵引和发热、神昏等症状。

## 【辨证论治】

### （一）辨证要点

1.辨标本　肝肾阴虚，气血不足为病之本；风、火、痰、瘀等病理因素为病之标。

2.辨虚实　震颤较剧，肢体僵硬，烦躁不宁，胸闷体胖，遇郁怒而发，多为实证；颤抖无力，缠绵难愈，腰膝酸软，体瘦眩晕，遇烦劳而加重，多为虚证。病久多虚实夹杂，需仔细辨别其主次轻重。

（二）论治要点

本病初期，虚象不明显，常见风火相煽、痰热壅阻之实证，治疗当以清热、化痰、息风为主；病久，或年老体弱，肝肾亏虚、气血不足等虚象逐渐突出，治疗当以滋补肝肾、益气养血为主。

（三）分证论治

1. 风阳内动证

证候：肢体颤动明显，程度较重，不能自制，常伴有眩晕耳鸣、烦躁易怒、心情紧张时病情加重、口苦而干，或有肢体麻木、语言迟缓不清、流涎，尿赤便干，舌红苔黄，脉弦。

病机：肝郁阳亢，化火生风，扰动筋脉。

治法：镇肝息风，舒筋止颤。

方药：天麻钩藤饮合镇肝熄风汤加减。

前方平肝息风、清热安神，适用于肝阳上亢证；后方镇肝息风、育阴潜阳、舒筋止颤，适用于水不涵木，阳亢化风，风阳扰动筋脉证。肝火偏盛，焦虑心烦，加龙胆、夏枯草，泻火除烦；痰多加竹沥、天竺黄，清热化痰；肾阴不足，虚火上扰，眩晕耳鸣，加知母、黄柏、牡丹皮，滋阴降火；心烦失眠，加炒酸枣仁、柏子仁、丹参，养心安神；尿赤便干，口苦口干，酌用大黄，泻火通便；颤动不止，加僵蚕、全蝎，增强息风活络止颤之力。

2. 痰热风动证

证候：头摇不止，肢麻震颤，时轻时重，重则手不能持物，常伴胸脘痞闷、头晕目眩、口苦口黏，甚则口吐痰涎，舌质红，体胖大，有齿痕，苔黄腻，脉弦滑数。

病机：痰热内蕴，引动肝风，筋脉失约。

治法：清热化痰，平肝息风。

方药：导痰汤合羚角钩藤汤加减。

前方祛痰行气，后方清热平肝息风，二方合用，清热化痰、平肝息风。痰湿内聚，胸闷恶心，咳吐痰涎，苔厚腻，脉滑，加煨皂角、白芥子，燥湿豁痰；胸闷脘痞，加瓜蒌皮、厚朴、苍术；震颤较重，加珍珠母、生石决明，息风潜阳；肌肤麻木不仁，加全蝎、地龙、丝瓜络，清热息风通络；神志呆钝，加石菖蒲、远志，豁痰开窍。

3. 气血亏虚证

证候：头摇肢颤幅度小而弱，面白无华，表情淡漠，神疲乏力，心悸健忘，舌体胖大，舌淡红苔薄白，脉细弱。

病机：气血两虚，筋脉失养。

治法：益气养血，濡养筋脉。

方药：人参养荣汤加减。

本方补气养血，和营卫，通脉络。兼夹瘀血，舌暗或有瘀点，加丹参、川芎、川牛膝活血通络；血虚生风，头晕肢麻，加钩藤、天麻息风和络；气虚而致湿聚成痰，加半夏、白芥子、胆南星化痰通络；心神失养，心悸，失眠，健忘，加炒酸枣仁、柏子仁养心安神。

### 4.阳气虚衰证

证候：头摇肢颤，筋脉拘挛，畏寒肢冷，四肢麻木，心悸懒言，小便清长或自遗，大便溏，舌淡苔薄白，脉沉迟无力。

病机：阳气虚衰，筋脉不用。

治法：补肾助阳，温煦筋脉。

方药：地黄饮子加减。

本方补肾助阳，以温煦筋脉。大便稀溏，加干姜、肉豆蔻，温中健脾；心悸加远志、柏子仁，养心安神。

### 5.髓海不足证

证候：头摇肢颤，持物不稳，腰膝酸软，失眠心悸，头晕，耳鸣，健忘，老年常有寤寐颠倒，啼笑反常，语无伦次，甚则痴呆，舌淡红苔薄白，或红绛无苔，脉细数。

病机：髓海不足，神明失养，筋脉失主。

治法：填精补髓，育阴息风。

方药：龟鹿二仙膏合大定风珠加减。

前方益气，填补精髓，用于肾精亏损而神机失用，肢体震颤伴智能障碍者；后方增液滋阴息风，用于热盛耗伤阴津，或肝肾阴虚，筋脉失养，虚风内动者。肝风甚，肢体颤动，眩晕较重，加天麻、全蝎、石决明平肝息风；阴虚火旺，兼五心烦热，躁动失眠，便秘溲赤，加黄柏、知母、牡丹皮、玄参滋阴降火；肢体麻木，拘急强直，加木瓜、僵蚕、地龙，重用白芍、甘草以舒筋缓急。

## 【中医适宜技术】

### （一）单方验方

1.**定振丸**　天麻、秦艽、细辛、全蝎各30g，熟地黄、生地黄、当归、川芎、白芍各60g，防风、荆芥各20g，白术、黄芪各45g，威灵仙15g，共研细末，酒煮米糊和丸，如梧桐子大，每次70～80丸，热汤或温酒送下。适用于老人血虚风动，身体震颤。（《临证备要》）

2.**通督除颤汤**　生地黄15g，熟地黄15g，当归15g，白芍30g，川芎10g，黄芪60g，钩藤30g，天麻15g，秦艽12g，全蝎12g，白术12g，淫羊藿15g，威灵仙15g，珍珠母

30g，鹿角片 10g，乌梢蛇 12g，每日 1 剂，水煎服，分早、中、晚各服 1 次。治疗老年颤证。

**3. 滋阴息风活血汤** 熟地黄 24g，山茱萸 12g，白芍 15g，天麻 15g，川芎 12g，每日 1 剂，水煎服，每月连服 3 周，连续 3 个月。滋阴息风，用以治疗老年肝肾亏虚之颤证。

（二）中成药

颤证肾阴不足，可用六味地黄丸、左归丸；气血亏虚，可用归脾丸；痰热动风，可用半夏白术天麻丸、化痰透脑丸、颤振平胶囊；肝阳上亢，可用天麻钩藤颗粒。

（三）简易治疗技术

**1. 针刺疗法** 取双侧肝俞、肾俞、风池、曲池、合谷、阳陵泉、太溪、太冲等穴位。

**2. 头皮针疗法** 取舞蹈震颤控制区：上点在前后正中线的中点向后移 0.5cm 处，下点在眉枕线和鬓角发际前缘相交区，上下两点的连线即为运动区，向前平移 1.5cm 的平行线即为本区。毫针刺，留针、行针结合。用以治疗脑卒中所致舞蹈病。

**3. 推拿疗法** ①轻柔手法按揉风池、风府，拿五经，掌根震击百会，举背震击大椎及腰阳关。然后由上而下直擦背部督脉 3～5 次。②由上而下以单手拇指推桥弓穴，先左后右，每侧各推 30 次，然后揉太阳，分推坎宫，掐揉头维、四神聪及百会，梳理舞蹈震颤控制区，最后以扫散法沿足少阳胆经由前至后进行操作。③患者暴露治疗部位，医者依次横擦其前胸、肩背、背部，以透热为度，然后拿捏肩井，按揉极泉。④由腋至腕直擦患者三阴经线并拿捏上肢，搓抹手指，掐揉甲根，属气血亏虚者加揉胃俞、血海、足三里，肝肾阴虚者重擦督脉，揉命门、涌泉、至阴等。治疗期间患者应加强饮食营养，适当活动，保持心情舒畅。此法可用于震颤麻痹的治疗。

**4. 足反射疗法** 中重度刺激重要反射区，垂体、小脑及脑干、三叉神经、颈椎、颈项、大脑、鼻，50～100 次；中度刺激前额、斜方肌、肺、甲状腺、甲状旁腺、肾上腺，各 50 次。全足按摩，每反射区施术 5～10 次。周一至周五治疗，周六、周日休息。

## 【转归预后】

本病因病情复杂，治疗困难，预后多不佳。若急性起病，病程短，或病情发作呈阵发性，因外感或情志诱发者，治疗及时得当，大多数可缓解症状，但难以彻底治愈；起病缓慢，病程长，或病情呈持续性发作，治疗得当，少数可缓解症状，大多数呈逐年加重的趋势。

## 【预防调护】

避免中毒、中风、颅脑损伤，对预防颤证有重要意义。饮食有节，不暴饮暴食、恣食肥甘厚味，固护脾胃，保持良好精神状态，适时释放不良情绪和精神压力，对预防颤证有一定作用。即病后，饮食宜清淡而富有营养、戒除烟酒、保持情绪稳定、心情舒畅有助于疾病的康复。适当的体育运动，如气功、太极拳、八段锦等，对颤证的预防和康复有积极意义。

## 【小结】

颤证是以头部或肢体摇动、颤抖为主要临床表现的病证。本病的形成与年老精血亏虚、情志失调、饮食不节、劳倦房事过度和其他慢性病证导致肝肾亏虚密切相关。基本病机为肝风内动，筋脉失养。病位在筋脉，与肝、肾、脾等脏关系密切。病理因素为风、火、痰、瘀。病理性质总属本虚标实。本为气血阴阳亏虚，其中以阴津精血亏虚为主；标为风、火、痰、瘀为患。标本之间常相互影响，致使病情复杂难治。辨证重在分辨标本虚实，治本以滋补肝肾、益气养血、调补阴阳为法；治标以清热祛痰、息风和络为法；对虚实夹杂者，宜标本兼治。临床常有风阳内动、痰热风动、气血亏虚、髓海不足、阳气虚衰五证。治疗中各证型均可适当配伍息风止颤之品。本病为难治病证，部分患者病情呈逐年加重趋势，除药物治疗外，生活调摄、情绪稳定对疾病的预防和治疗均有重要意义。

## 【医案选粹】

赵某，男，49岁。

初诊：1977年8月13日。

主诉及现病史：上肢及头部不由自主震颤1年余。患者于1年前因情绪激动出现上肢震颤及不自主摇头，到某医院就诊，诊断为震颤麻痹，给予西药治疗（药名不详），稍好转。近2个月来，病起呈逐渐加重趋势，遂入我科。

诊查：双手及头部不由自主震颤，龇齿，口唇抽搐，坐立不稳，舌强语謇，小便失禁。舌红少苔，脉象弦细。

辨证：肝肾阴虚，经脉失养，虚风内动。

治法：滋补肝肾，平肝息风。

处方：生地黄15g，玄参15g，麦冬15g，全蝎6g，钩藤20g，山药12g，生牡蛎15g，茯苓10g，石菖蒲10g，远志10g，杜仲12g，益母草10g。水煎服，4剂。

二诊：1977年8月17日。龇齿、口唇抽搐、手颤减轻，但激动时仍然不能控制手颤。上方加生龟甲15g，生鳖甲15g。4剂。

三诊：1977年8月21日。震颤较前减轻，但时有多汗、心悸。上方加浮小麦15g，珍珠母15g。15剂。

四诊：1977年9月4日。震颤基本控制，时有小便失禁。上方加山茱萸12g，石斛10g，以养肾阴，连服2个月后病人痊愈。

【按语】本例震颤麻痹是因肾水不足，肝木失养，肝阳亢盛，虚风内动所致。用生地黄、玄参、麦冬滋水涵木，以养真阴；生牡蛎、全蝎、钩藤平肝潜阳、息风镇痉；石菖蒲、茯苓、远志化痰醒神；杜仲、山药固肾关，以调小便失禁；益母草行血通络，共奏滋肾水、镇肝潜阳息风之效。(《中国现代名中医医案精华》王文正医案)

## 复习思考

### A1 型题

1. 颤证的基本病机是（　　　）

    A.热极生风，筋脉失养　　　　　　　B.肝风内动，筋脉失养

    C.虚风内动，筋脉失养　　　　　　　D.髓海不足，筋脉失养

    E.阳气虚衰，筋脉失养

2. 下列哪项不是颤证的特点（　　　）

    A.头摇　　　　　　B.肢颤　　　　　　C.甚则肢节拘急

    D.不能自制　　　　E.项背强直

3. 临床各证型颤证均可适当配伍的药是（　　　）

    A.化瘀之品　　　　B.祛痰之品　　　　C.息风之品

    D.清热之品　　　　E.滋阴之品

### A2 型题

1. 某男，68岁。头摇肢颤，持物不稳，腰膝酸软，失眠心悸，头晕耳鸣，善忘，神呆，舌红苔薄白，脉细数。证属颤证之（　　　）

    A.阳气虚衰证　　　B.气血亏虚证　　　C.痰热风动证

    D.髓海不足证　　　E.风阳内动证

2. 患者，男性，75岁。头摇不止，肢体震颤，头晕目眩，胸脘痞闷，舌质红，舌体胖大，苔黄腻，脉弦滑数。治疗方法是（　　　）

    A.镇肝息风，舒筋止颤　　　　　　　B.清热化痰，平肝息风

    C.益气养血，濡养筋脉　　　　　　　D.填精补髓，育阴息风

    E.补肾助阳，平肝息风

3. 患者，男性，50岁。头摇肢颤，筋脉拘挛，畏寒肢冷，四肢麻木，心悸懒言，动则气短，自汗，小便清长，大便溏，舌淡苔薄白，脉沉迟无力。方宜选（　　　）

    A.金匮肾气丸　　　B.右归丸　　　　　C.参苓白术散

    D.地黄饮子　　　　E.大定风珠

**B1 型题**

   A. 风阳内动证

   B. 气血亏虚证

   C. 髓海不足证

   D. 阳气虚衰证

   E. 痰热风动证

1. 肢体颤动大，不能自制，眩晕耳鸣，面赤烦躁，紧张时颤动加重，伴肢麻、口苦、尿赤便干，舌红苔黄，脉弦。证属颤证之（　　　）

2. 头摇不止，肢麻震颤，头晕目眩，胸脘痞闷，舌胖大，质红苔黄腻。证属颤证之（　　　）

3. 头摇肢颤，面色㿠白，表情淡漠，神疲乏力，动则气短，心悸健忘，眩晕，纳呆，舌淡红苔薄白滑，脉沉濡无力。证属颤证之（　　　）

# 第四节　腰　痛

【学习目标】

1. 掌握腰痛的概念、诊断与病证鉴别、辨证论治。

2. 熟悉腰痛的病因病机。

3. 了解腰痛的中医适宜技术、预防调护、转归预后。

    腰痛是指因外感、内伤或跌仆闪挫导致腰部气血运行不畅，或失于濡养，引起腰部一侧或两侧疼痛为主要症状的一种病证。

    《内经》首先提出肾与腰部疾病的密切关系。《素问·刺腰痛论》根据经络循行，阐述了足三阴、足三阳及奇经八脉为病所出现的腰痛病证，并介绍了相应的针灸治疗。《诸病源候论》强调肾虚、风寒留着、劳役伤肾、坠堕伤腰及寝卧湿地等因素。清代李用粹《证治汇补》指出："治唯肾为先，而后随邪之所见者以施治，标急则治标，本急则治本，初痛宜疏邪滞，理经隧，久痛宜补真元，养血气。"

    西医学的腰肌纤维炎、强直性脊柱炎、腰椎骨质增生、腰椎间盘病变、腰肌劳损等腰部病变及肾盂肾炎、肾小球肾炎等内脏疾病，凡以腰痛为主要症状者，可参考本节辨证论治。如因外科、妇科疾患引起的腰痛，应参照相关教材辨治。

**【病因病机】**

腰痛病因为外感、内伤与跌仆挫伤。外感为风、寒、湿、热诸邪痹阻经脉；内伤多责之禀赋不足，肾亏腰府失养；或劳力扭伤，气滞血瘀，经脉不通而致腰痛。

1.**外邪侵袭**  风、寒、湿、热是外感腰痛的致病因素。但因湿性重浊、黏滞，最易痹着腰部，所以外感总离不开湿邪为患。多由居处潮湿，或劳力汗出，湿衣裹身，或涉水冒雨，或当风受寒，或夏月感受湿热之邪，或寒湿之邪蕴久化热转成湿热，诸邪留于腰府经络，均可阻滞经络气血，气血运行不畅，发为腰痛。

2.**肾亏体虚**  先天禀赋不足，加之劳累太过，或久病体虚，或年老体衰，或房事不节，以致肾之精气亏损，无以濡养腰府筋脉而发生腰痛。

3.**跌仆闪挫**  跌仆损伤，体位不正，或腰部用力不当，损伤腰肌、脊柱，均可使腰府经络气血运行不畅，气滞血瘀，发为腰痛。

其基本病机为筋脉痹阻，腰府失养。病位在腰，与肾及腰部经络相关。腰为肾之府，由肾之精气所溉，肾之阴阳亏虚，均可致腰痛；肾与膀胱相表里，足太阳膀胱经循行于此，任、督、冲、带诸脉，亦循布其间，诸经不利或失养，均可发为腰痛。外感腰痛的主要发病机理是外邪痹阻经脉、气血运行不畅。内伤腰痛多由肾精气亏虚，腰府失其濡养、温煦所致。跌仆闪挫所致腰痛，和瘀血有关。病理性质属本虚标实、虚实夹杂。本虚以肾虚为主，涉及肝、脾；标实常以寒湿、湿热、瘀血为患。虚实之间常相互转化，相兼为患。

**【诊断】**

（一）诊断要点

1.**临床特征**  腰部一侧或两侧，或正中疼痛，痛势绵绵，时作时止，遇劳加剧，得逸则缓，按之则痛缓，或痛处固定、胀痛不适，或痛如锥刺、按之痛甚。

2.**病史**  常有居处潮湿阴冷、涉水冒雨、跌仆闪挫或劳损等病史。

3.**相关检查**  腰椎 X 线片或腰部 CT、MRI 等检查有助于腰椎病变的诊断；血、尿常规和泌尿系统影像学检查有助于泌尿系统疾病的诊断。

（二）病证鉴别

1.**腰痛与淋证**  石淋、热淋、血淋等患者，有时腰痛剧烈，但多伴有小便频数短涩、滴沥刺痛；而腰痛患者多无此症状。

2.**腰痛与痹证**  痹证患者可出现腰痛，但以肢体关节疼痛为主要表现；而腰痛患者以腰痛为主要表现，可无肢体关节疼痛。

## 【辨证论治】

（一）辨证要点

1. 辨虚实　腰痛病因主要为外感、内伤和跌仆闪挫。外感者，多起病较急，腰痛明显，常伴有外感症状，其证多属表、属实；内伤者，多起病缓慢，反复发作，腰部酸痛，病程缠绵，常伴有脏腑虚损证候，其证多属里、属虚；跌仆闪挫者，常有外伤史，起病急，疼痛部位固定，瘀血症状明显，多属实证。

2. 辨病邪　腰部重着疼痛，难以转侧，行时倦怠无力，多属湿；腰部冷痛，得热则舒，遇寒加重，多属寒；疼痛灼热或遇热加剧，小便短赤，多属湿热；疼痛呈刺痛或疼处固定不移，痛势较剧，多属瘀。

（二）论治要点

腰痛治疗当分清标本虚实。感受外邪属实，治宜祛邪通络，根据寒湿、湿热的不同，分别予以温散或清利；内伤致病多属虚，治宜补肾固本为主，兼顾肝脾；外伤腰痛治宜活血祛瘀、通络止痛为主；本虚标实、虚实夹杂者宜分清主次，标本兼顾。除药物内服外，尚可配合针灸、推拿、拔罐、膏贴等方法综合治疗，以提高疗效。

（三）分证论治

1. 寒湿腰痛

证候：腰部冷痛重着，转侧不利，逐渐加重，静卧痛不减，寒冷和阴雨天加重，舌淡苔白腻，脉沉而迟缓。

病机：寒湿闭阻，滞碍气血，经脉不利。

治法：祛寒除湿，温经通络。

方药：甘姜苓术汤加减。

本方温中、散寒、化湿，用于治疗寒湿闭阻经脉而致的腰痛。寒邪偏胜，冷痛为主，拘急不适，可加附子、细辛以温阳散寒；湿邪偏胜，痛而重着，苔厚腻，可加苍术、薏苡仁燥湿散邪；寒湿之邪，伤及阳气，或年高体弱，久病不愈，兼见腰膝酸软、脉沉无力等症，宜兼补肾阳，酌加菟丝子、补骨脂，以助温阳散寒，或合用独活寄生汤。

2. 湿热腰痛

证候：腰部疼痛，重着而热，暑湿、阴雨天气症状加重，活动后可减轻，身体困重，口苦口黏，小便短赤，苔黄腻，脉濡数或弦数。

病机：湿热壅遏，经气不畅，筋脉失舒。

治法：清热利湿，舒筋止痛。

方药：四妙丸加减。

本方清利湿热，舒筋通络，强壮腰脊。小便短赤不利，口渴，舌质红，脉弦数，为热象偏重，可加栀子、泽泻、猪苓以助清利湿热；兼有外邪，身痛发热，可加柴胡、防风、独活、羌活以疏散表邪。

湿热蕴久，耗伤阴津，腰痛，伴咽干、手足心热，治当清利湿热为主，佐以滋补肾阴之品，但要注意选用滋阴而不助湿之品，如女贞子、旱莲草等。

**3.瘀血腰痛**

证候：腰痛如针刺，痛有定处，痛处拒按，日轻夜重，轻者俯仰不便，重则不能转侧。舌质紫暗，或有瘀斑，脉涩。患者常有外伤、劳损病史。

病机：瘀血阻滞，经脉痹阻。

治法：活血化瘀，通络止痛。

方药：身痛逐瘀汤加减。

本方活血通络止痛。兼有风湿者，肢体困重，阴雨天加重，加独活、秦艽祛风胜湿；腰痛日久肾虚者，兼见腰膝酸软无力、眩晕、耳鸣、小便频数，加桑寄生、杜仲、续断、熟地黄等强壮腰肾；跌仆闪挫所致者，可加乳香、青皮行气活血止痛；瘀血明显，腰痛入夜更甚，加全蝎、蜈蚣、白花蛇等以通络止痛。

**4.肾虚腰痛**

（1）肾阴虚证

证候：腰部隐隐作痛，酸软无力，缠绵不愈，心烦少寐，口燥咽干，面色潮红，手足心热，盗汗遗精，舌红少苔，脉弦细数。

病机：肾阴不足，不能濡养腰脊。

治法：滋补肾阴，濡养筋脉。

方药：左归丸加减。

本方滋阴补肾，强壮腰脊；本证亦可用六味地黄丸。兼烦热、口干苦者，加知母、黄柏以滋肾清热；心烦失眠甚者，可加栀子、酸枣仁；若兼相火偏亢，可选用知柏地黄丸加减。

（2）肾阳虚证

证候：腰部隐隐作痛，酸软无力，缠绵难愈，局部发凉，喜温喜按，遇劳更甚，卧则减轻，常反复发作，少腹拘急，面色㿠白，肢冷畏寒，阳痿早泄，小便清长，大便溏薄，舌质淡，脉沉细无力。

病机：肾阳不足，不能温煦筋脉。

治法：补肾壮阳，温煦筋脉。

方药：右归丸加减。

本方补肾壮腰，温养命门之火。肾虚日久及脾，脾气亏虚，症见腰痛乏力、食少便溏，应补肾为主，佐以健脾益气，加黄芪、党参、白术、茯苓；房劳过度而致肾虚腰痛

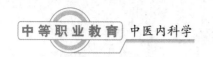

者，可用血肉有情之品调理，如河车大造丸、补髓丹等。

**【中医适宜技术】**

（一）单方验方

1. 黄芪 15～30g，当归 12g，川芎 8g，芍药 10g，熟地黄 15g，升麻 5～8g，乌药 8～12g，地龙 10g，水煎 2 遍混合，分 2 次同日服完。适用于各种腰痛。(《中国当代名医名方录》)

2. 杜仲 15g，桑寄生 10g，续断 10g，狗脊 10g，肉苁蓉 10g，鸡血藤 10g，加水煎，每日早、晚各服 1 次。适用于肾虚、风湿、外伤腰痛。(《中国当代名医名方录》)。

3. 橘核、杜仲各 60g，炒研末，每服 6g，盐汤下。适用于肾气虚寒腰痛。

4. 胡桃肉，每晚服 3 个，连服效佳。适用于老人肾虚腰痛。

（二）中成药

寒湿腰痛可用独活寄生丸（颗粒）、腰息痛胶囊、舒筋活络丸、万通筋骨片、腰痛宁胶囊等；湿热腰痛可用三妙丸、四妙丸、当归拈痛丸等；瘀血腰痛可用活络效灵丹、三七伤药片、伤痛宁片、通络祛痛膏等；肾虚腰痛可用青娥丸、舒筋健腰丸、壮腰补肾丸、仙灵骨葆片、抗骨增生片等。

（三）简易治疗技术

1. 针刺疗法　以近取法为主，可参照压痛点取穴。适用于各类腰痛。

2. 艾灸疗法　采用隔药饼灸，或悬灸法。适用于寒湿、肾虚、瘀血腰痛。

3. 推拿疗法　应用推、按、揉、擦等手法。适用于外感、外伤腰痛。

4. 外敷疗法　肉桂 30g，吴茱萸 90g，生姜 120g，葱头 30g，花椒 60g，共炒热，以绢帕包裹，熨痛处。适用于寒湿、肾虚腰痛。

**【转归预后】**

腰痛的转归预后与感邪轻重、体质强弱及疾病时间久暂有密切关系。外感腰痛，体质未虚，病程短暂，经及时治疗一般均能痊愈，预后较好；若失治或误治，或调养不当，可转为慢性，反复发作，迁延难治，若因长期活动受限，甚至可致痿、致瘫，或转为他病，预后较差。内伤腰痛，一般起病缓，病程长，多为虚实夹杂之证，治疗难度大，如调治得当，可使病情减轻，但难痊愈，若反复发作，则预后不佳。

**【预防调护】**

避免坐卧湿地，注意腰部保暖，涉水冒雨后，或身劳汗出后即换衣擦身，或服用生姜红糖茶，以发散风寒或寒湿；夏暑季节，避免贪凉喜水；时常按摩、活动腰部，打太极拳、八段锦等，可使腰部强健，防止外邪入侵腰部，预防腰痛发生。起居有常，注意坐、卧姿态，避免跌仆闪挫、久坐久站，防止劳累过度、强力负重等，亦对预防腰痛发生有重要意义。

发生急性腰痛后，应适当休息，积极治疗。慢性腰痛，除药物治疗外，还应保护腰部，使用腰托，注意防寒保暖，避免搬运重物，配合体育疗法、针灸推拿、膏药敷贴等综合疗法积极治疗。

## 【小结】

腰痛是指因外感、内伤或跌仆闪挫导致腰部气血运行不畅，或失于濡养，引起腰部疼痛为主要症状的一种病证。其发病常以肾虚为本；感受外邪、跌仆闪挫为标。肾虚或为肾阳不足，或为阴精亏虚，腰府失养，属虚；寒湿、湿热、瘀血阻滞经脉，气血运行不畅，属实。辨证当辨寒热虚实。治疗时实证重在祛邪通络，寒湿者温经散寒祛湿，湿热者清热利湿舒筋，瘀血腰痛当活血化瘀通络。虚证重在扶正，补肝肾、强腰脊、健脾气是常用治法。一般初起以祛邪为主，病久则予以补益肝肾、健脾培本，或祛邪与扶正并用。治疗本病，除内治外，尚应配合针灸、推拿、拔罐、膏贴等方法综合治疗。

## 【医案选粹】

江某，女，23 岁。

主诉及现病史：患者腰痛时作，甚则肢冷、汗出，纳减作嗳，难以成寐。

诊查：脉息沉弱。

辨证：腰为肾府，肾络上通于心，沉为肾脉，弱为不足，病为肾虚失振。

治法：拟调元益气。

处方：太子参 9g，黄芪 9g，桑寄生 9g，续断 9g，细辛 3g，菟丝子 9g，肉苁蓉 9g，磁石 9g，陈皮 6g，茯苓 9g。3 剂。

二诊：诸症痊，有时头晕。原方加减主之，去细辛，加菊花 6g。3 剂。

【按语】肾病多虚，故方以太子参、黄芪、桑寄生、续断、细辛、菟丝子、肉苁蓉温补肾元；加磁石、茯苓以宁神；陈皮以和其中气。再诊去细辛之辛散，加菊花者，以治其头晕也。(《中国现代名中医医案精华》吴考槃医案)

## 复习思考

**A1 型题**

1. 下列哪项不是外感腰痛的最主要病因（　　　）

    A. 风邪               B. 寒邪            C. 湿邪

    D. 热邪               E. 燥邪

2. 治疗瘀血腰痛，首选的方剂是（　　　）

    A. 身痛逐瘀汤         B. 独活寄生汤       C. 甘姜苓术汤

    D. 人参养荣汤         E. 血府逐瘀汤

3. 下列各项，不符合寒湿腰痛主症特点的是（　　　）

    A. 腰部冷痛重着        B. 腰转侧不利      C. 静卧腰痛减轻

    D. 寒冷和阴雨天加重    E. 脉沉而迟缓

**A2 型题**

1. 王某，女性，61 岁。患者腰痛绵绵，时作时止，遇劳加剧，休息减轻，揉按则痛减。其辨证属下列何种证型（　　　）

    A. 寒湿腰痛         B. 湿热腰痛      C. 肾虚腰痛

    D. 瘀血腰痛         E. 以上均不是

2. 张某，男，48 岁。腰部疼痛，重着而热，暑湿阴雨天气症状加重，身体困重，苔黄腻，脉濡数。该病证的治法是（　　　）

    A. 培补肝肾，舒筋止痛     B. 散寒行湿，温经通络

    C. 活血化瘀，通络止痛     D. 清热利湿，舒筋止痛

    E. 益气养血，濡养筋脉

3. 周某，男，50 岁。患者腰酸软、隐痛多年，劳累后加剧，心烦失眠，口燥咽干，舌红少苔，脉细数。治疗首选方是（　　　）

    A. 独活寄生汤        B. 四妙丸        C. 左归丸

    D. 右归丸          E. 肾着汤

**B1 型题**

    A. 腰部刺痛，痛处固定

    B. 腰膝冷痛，喜温喜按，遇劳更甚

    C. 腰部隐痛，五心烦热

    D. 热痛重着，活动后或可减轻

    E. 腰部冷痛重着，转侧不利

1. 湿热腰痛的主症特点是（　　　）

2. 肾阳虚腰痛的主症特点是（　　　）

3. 寒湿腰痛的主症特点是（　　　）

扫一扫，知答案

# 附　录

## 中医内科常用方剂

### 一画

一贯煎（《柳洲医话》）　沙参　麦冬　当归　生地黄　枸杞子　川楝子

### 二画

二冬汤（《医学心悟》）　天冬　麦冬　天花粉　黄芩　知母　甘草　人参　荷叶

二冬膏（《中华人民共和国药典》）　天冬　麦冬

二至丸（《医方集解》）　女贞子　旱莲草

二阴煎（《景岳全书》）　生地黄　麦冬　枣仁　生甘草　玄参　茯苓　黄连　木通
灯心草　竹叶

二妙丸（《丹溪心法》）　黄柏　苍术

二陈平胃散（《太平惠民和剂局方》）　半夏　茯苓　陈皮　甘草　苍术　川朴

二陈汤（《太平惠民和剂局方》）　半夏　陈皮　茯苓　炙甘草

十灰散（《十药神书》）　大蓟　小蓟　侧柏叶　荷叶　茜草根　山栀　茅根　大黄
丹皮　棕榈皮

十枣汤（《伤寒论》）　芫花　甘遂　大戟　大枣

丁香散（《古今医统》）　丁香　柿蒂　炙甘草　高良姜

丁香柿蒂汤（《症因脉治》）　丁香　柿蒂　人参　生姜

丁香透膈散（《医学入门》）　丁香　木香　麦芽　青皮　肉豆蔻　沉香　藿香　陈皮
厚朴　人参　茯苓　砂仁　香附　白术　生姜　大枣

七福饮（《景岳全书》）　熟地　当归　人参　白术　炙甘草　远志　杏仁

七味白术散（《小儿药证直诀》）　人参　白茯苓　白术　甘草　藿香叶　木香　葛根

七味苍柏散（《医学入门》）　苍术　黄柏　杜仲　故纸　川芎　当归　白术

七味都气丸（《医宗己任编》）　地黄　山茱萸　山药　茯苓　丹皮　泽泻　五味子

八正散（《太平惠民和剂局方》）　木通　车前子　萹蓄　瞿麦　滑石　甘草梢　大黄

山栀　灯心草

八珍汤（《正体类要》）人参　白术　茯苓　甘草　当归　白芍药　川芎　熟地黄　生姜　大枣

人参养荣汤（《太平惠民和剂局方》）人参　熟地　当归　白芍　白术　茯苓　炙甘草　黄芪　陈皮　五味子　桂心　炒远志

人参益气汤（《杂病源流犀烛》）黄芪　人参　防风　升麻　地黄　川芎　炙甘草　五味子　肉桂

三画

三仁汤（《温病条辨》）杏仁　飞滑石　白通草　白蔻仁　竹叶　厚朴　生薏苡仁　半夏

三圣散（《儒门事亲》）防风　瓜蒂　藜芦

三拗汤（《太平惠民和剂局方》）麻黄　杏仁　甘草　生姜

三才封髓丹（《卫生宝鉴》）天冬　熟地黄　人参　黄柏　砂仁　甘草

三子养亲汤（《韩氏医通》）苏子　白芥子　莱菔子

三物备急丸（《金匮要略》）大黄　干姜　巴豆

大补元煎（《景岳全书》）人参　炒山药　熟地黄　杜仲　枸杞子　当归　山萸肉　炙甘草

大补阴丸（《丹溪心法》）知母　黄柏　熟地黄　龟板　猪骨髓

大青龙汤（《伤寒论》）麻黄　桂枝　杏仁　甘草　石膏　生姜　大枣

大定风珠（《温病条辨》）白芍药　阿胶　生龟板　生地黄　火麻仁　五味子　生牡蛎　麦冬　炙甘草　鸡子黄　生鳖甲

大建中汤（《金匮要略》）川椒　干姜　人参　饴糖

大承气汤（《伤寒论》）大黄　枳实　厚朴　芒硝

大柴胡汤（《伤寒论》）柴胡　黄芩　半夏　枳实　白芍药　大黄　生姜　大枣

大黄附子汤（《金匮要略》）大黄　附子　甘草

大黄硝石汤（《金匮要略》）大黄　黄柏　硝石　栀子

大黄䗪虫丸（《金匮要略》）䗪虫　干漆　干地黄　甘草　水蛭　芍药　杏仁　黄芩　桃仁　虻虫　蛴螬　大黄

小半夏汤（《金匮要略》）半夏　生姜

小半夏加茯苓汤（《金匮要略》）半夏　生姜　茯苓

小青龙汤（《伤寒论》）麻黄　桂枝　芍药　甘草　干姜　细辛　半夏　五味子

小青龙加石膏汤（《金匮要略》）麻黄　桂枝　芍药　甘草　干姜　细辛　半夏　五

味子　生石膏

小建中汤（《伤寒论》）　桂枝　生姜　芍药　饴糖　炙甘草　大枣

小承气汤（《伤寒论》）　大黄　枳实　厚朴

小蓟饮子（《济生方》）　生地黄　小蓟　滑石　通草　炒蒲黄　藕节　当归　山栀　甘草　淡竹叶

千金苇茎汤（《备急千金要方》）　苇茎　薏苡仁　冬瓜仁　桃仁

川芎茶调散（《太平惠民和剂局方》）　川芎　荆芥　薄荷　羌活　细辛　白芷　甘草　防风

川芎益胃汤（《温病条辨》）　沙参　麦冬　生地　玉竹　冰糖

己椒苈黄丸（《金匮要略》）　防己　椒目　葶苈子　大黄


四画

开噤散（《医学心悟》）　人参　黄连　石菖蒲　丹参　石莲子　茯苓　陈皮　冬瓜子　陈米　荷叶蒂

天王补心丹（《校注妇人良方》）　人参　玄参　丹参　茯苓　五味子　远志　桔梗　当归　天冬　麦冬　柏子仁　酸枣仁　生地黄　朱砂

天台乌药散（《医学发明》）　乌药　木香　茴香　青皮　良姜　槟榔　川楝子　巴豆

天麻钩藤饮（《杂病证治新义》）　天麻　钩藤　生石决明　川牛膝　桑寄生　杜仲　山栀　黄芩　益母草　朱茯神　夜交藤

无比山药丸（《太平惠民和剂局方》）　山药　肉苁蓉　熟地黄　山茱萸　茯神　菟丝子　五味子　赤石脂　巴戟天　泽泻　杜仲　牛膝

木防己汤（《金匮要略》）　木防己　石膏　桂枝　人参

木香顺气散（《沈氏尊生书》）　木香　青皮　橘皮　甘草　枳壳　川朴　乌药　香附　苍术　砂仁　桂心　川芎

木香槟榔丸（《医方集解》）　木香　香附　青皮　陈皮　枳壳　黑丑　槟榔　黄连　黄柏　三棱　莪术　大黄　芒硝

五仁丸（《世医得效方》）　桃仁　杏仁　柏子仁　松子仁　郁李仁　橘皮

五生饮（《世医得效方》）　生南星　生半夏　生白附子　川乌　黑豆

五皮饮（《中藏经》）　桑白皮　陈皮　生姜皮　大腹皮　茯苓皮

五苓散（《伤寒论》）　桂枝　白术　茯苓　猪苓　泽泻

五汁安中饮（验方）　韭汁　牛乳　生姜汁　梨汁　藕汁

五味消毒饮（《医宗金鉴》）　金银花　野菊花　蒲公英　紫花地丁　紫背天葵

五磨饮子（《医方集解》）　乌药　沉香　槟榔　枳实　木香

不换金正气散（《太平惠民和剂局方》）厚朴 藿香 甘草 半夏 苍术 陈皮 生姜 大枣

止嗽散（《医学心悟》）紫菀 百部 荆芥 桔梗 甘草 陈皮 白前

少腹逐瘀汤（《医林改错》）小茴香 干姜 延胡索 当归 川芎 官桂 赤芍 蒲黄 五灵脂 没药

中和汤（《丹溪心法》）苍术 半夏 黄芩 香附

中满分消丸（《兰室秘藏》）厚朴 枳实 黄连 黄芩 知母 半夏 陈皮 茯苓 猪苓 泽泻 砂仁 干姜 姜黄 人参 白术 炙甘草

牛黄清心丸（《痘疹世医心法》）牛黄 朱砂 黄连 黄芩 山栀 郁金

升降散（《伤寒温疫条辨》）僵蚕 蝉蜕 姜黄 大黄 生姜汁 蜂蜜

化虫丸（《太平惠民和剂局方》）鹤虱 槟榔 苦楝根皮 炒胡粉 枯矾

化肝煎（《景岳全书》）丹皮 栀子 白芍 青皮 陈皮 泽泻 土贝母

化积丸（《类证治裁》）三棱 莪术 阿魏 海浮石 香附 雄黄 槟榔 苏木 瓦楞子 五灵脂

月华丸（《医学心悟》）沙参 麦冬 天冬 生地 熟地 阿胶 山药 茯苓 桑叶 菊花 獭肝 百部 三七 川贝母

丹参饮（《时方歌括》）丹参 檀香 砂仁

丹栀逍遥散（《医统》）丹皮 栀子 当归 白芍 柴胡 茯苓 白术 甘草 薄荷 生姜

乌头汤（《金匮要略》）川乌 麻黄 芍药 黄芪 甘草

乌头赤石脂丸（《金匮要略》）蜀椒 乌头 附子 干姜 赤石脂

乌头桂枝汤（《金匮要略》）桂枝 芍药 甘草 生姜 大枣 乌头

乌梅丸（《伤寒论》）乌梅 细辛 干姜 当归 附子 川椒 桂枝 黄连 黄柏 人参

六一散（《伤寒标本心法类萃》）滑石 甘草

六君子汤（《太平惠民和剂局方》）人参 炙甘草 茯苓 白术 陈皮 半夏

六味地黄丸（《小儿药证直诀》）熟地黄 山药 茯苓 丹皮 泽泻 山茱萸

六磨汤（《证治准绳》）沉香 木香 槟榔 乌药 枳实 大黄

双合汤（《杂病源流犀烛》）桃仁 红花 地黄 芍药 当归 川芎 半夏 茯苓 陈皮 甘草 白芥子 鲜竹沥 生姜汁

五画

玉女煎（《景岳全书》）石膏 熟地黄 麦冬 知母 牛膝

玉枢丹（《百一选方》）　山慈菇　续随子　大戟　麝香　腰黄　朱砂　五倍子

玉泉丸（《回春方》）　黄连　干葛　天花粉　知母　麦门冬　人参　五味子　生地汁　莲肉　乌梅肉　当归　甘草　人乳汁　牛乳汁　甘蔗叶　梨汁　藕汁

玉屏风散（《世医得效方》）　黄芪　白术　防风

玉真散（《外科正宗》）　防风　南星　白芷　天麻　羌活　白附子

正气天香散（《保命歌括》）　乌药　香附　陈皮　紫苏　干姜

甘麦大枣汤（《金匮要略》）　甘草　淮小麦　大枣

甘草干姜汤（《金匮要略》）　甘草　干姜

甘姜苓术汤（《金匮要略》）　甘草　干姜　茯苓　白术

甘遂半夏汤（《金匮要略》）　甘遂　半夏　芍药　甘草

甘露消毒丹（《温热经纬》）　滑石　茵陈　黄芩　石菖蒲　川贝母　木通　藿香　射干　连翘　薄荷　白蔻仁

左归丸（《景岳全书》）　熟地黄　山药　山茱萸　菟丝子　枸杞子　川牛膝　鹿角胶　龟板胶

左金丸（《丹溪心法》）　黄连　吴茱萸

石韦散（《证治汇补》）　石韦　冬葵子　瞿麦　滑石　车前子

右归丸（《景岳全书》）　熟地黄　山药　山茱萸　枸杞子　杜仲　菟丝子　附子　肉桂　当归　鹿角胶

龙胆泻肝丸（《兰室秘藏》）　龙胆草　泽泻　木通　车前子　当归　柴胡　生地（近代方中有黄芩、栀子）

平胃散（《太平惠民和剂局方》）　苍术　厚朴　橘皮　甘草　生姜　大枣

平喘固本汤（验方）　党参　五味子　冬虫夏草　胡桃肉　沉香　灵磁石　脐带　苏子　款冬花　法半夏　橘红

归脾汤（《济生方》）　白术　茯神　黄芪　龙眼肉　酸枣仁　人参　木香　甘草　当归　远志　生姜　大枣

四七汤（《太平惠民和剂局方》引《简易方》）　苏叶　制半夏　厚朴　茯苓　生姜　大枣

四妙丸（《成方便读》）　苍术　黄柏　牛膝　薏苡仁

四苓散（《明医指掌》）　猪苓　泽泻　白术　茯苓

四物汤（《太平惠民和剂局方》）　当归　白芍药　川芎　熟地黄

四逆散（《伤寒论》）　炙甘草　枳实　柴胡　白芍药

四君子汤（《太平惠民和剂局方》）　党参　白术　茯苓　甘草

四味回阳饮（《景岳全书》）　人参　制附子　炮姜　炙甘草

四神丸（《证治准绳》）补骨脂　肉豆蔻　吴茱萸　五味子　生姜　大枣

生脉散（《备急千金要方》）人参　麦冬　五味子

生脉地黄汤（《医宗金鉴》）人参　麦冬　五味子　地黄　山萸肉　山药　茯苓　丹皮　泽泻

生姜甘草汤（《备急千金要方》）生姜　甘草　人参　大枣

生铁落饮（《医学心悟》）天冬　麦冬　贝母　胆星　橘红　远志　菖蒲　连翘　茯苓　茯神　玄参　钩藤　丹参　辰砂　生铁落

失笑散（《太平惠民和剂局方》）蒲黄　五灵脂

代抵当汤（《证治准绳》）大黄　归尾　生地黄　穿山甲　芒硝　桃仁　肉桂

白及枇杷丸（《证治要诀》）白及　蛤粉炒阿胶　生地　藕节　枇杷叶

白头翁汤（《伤寒论》）白头翁　秦皮　黄连　黄柏

白金丸（《本事方》）明矾　郁金

白虎汤（《伤寒论》）知母　石膏　甘草　粳米

白虎加人参汤（《伤寒论》）知母　石膏　甘草　粳米　人参

白虎加桂枝汤（《金匮要略》）知母　石膏　甘草　粳米　桂枝

白通加猪胆汁汤（《伤寒论》）葱白　干姜　附子　人尿　猪胆汁

瓜蒌桂枝汤（《金匮要略》）天花粉（瓜蒌根）桂枝　芍药　甘草　生姜　大枣

瓜蒌薤白半夏汤（《金匮要略》）瓜蒌　半夏　薤白　黄酒

瓜蒌薤白白酒汤（《金匮要略》）瓜蒌　薤白　白酒

半夏秫米汤（《内经》）半夏　秫米

半夏白术天麻汤（《医学心悟》）半夏　白术　天麻　橘红　茯苓　甘草　生姜　大枣

半夏泻心汤（《伤寒论》）半夏　黄芩　干姜　人参　甘草　黄连　大枣

半夏厚朴汤（《金匮要略》）半夏　厚朴　茯苓　生姜　紫苏

半硫丸（《太平惠民和剂局方》）半夏　硫黄

加味二妙散（《丹溪心法》）黄柏　当归　苍术　牛膝　防己　草薢　龟板

加味四君子汤（《三因极一病证方论》）人参　茯苓　白术　炙草　黄芪　白扁豆

加味四物汤（《金匮翼》）白芍　当归　生地　川芎　蔓荆子　菊花　黄芩　甘草

加味桔梗汤（《医学心悟》）桔梗　甘草　贝母　橘红　银花　薏仁　葶苈子　白及

加减泻白散（《医学发明》）桑白皮　地骨皮　粳米　甘草　知母　黄芩　桔梗　青皮　陈皮

加减复脉汤（《温病条辨》）炙甘草　大生地　生白芍　麦冬　阿胶　火麻仁

加减葳蕤汤（《通俗伤寒论》）葳蕤　葱白　桔梗　白薇　豆豉　薄荷　炙甘草

大枣

　　圣愈汤（《医宗金鉴》）　人参　黄芪　当归　白芍药　熟地黄　川芎

　　**六画**

　　地黄饮子（《宣明论方》）　生地黄　巴戟天　山萸肉　石斛　肉苁蓉　五味子　肉桂　茯苓　麦冬　炮附子　石菖蒲　远志　生姜　大枣　薄荷

　　地榆散（验方）　地榆　茜根　黄芩　黄连　山栀　茯苓

　　芍药汤（《素问病机气宜保命集》）　黄芩　芍药　炙甘草　黄连　大黄　槟榔　当归　木香　肉桂

　　芍药甘草汤（《伤寒论》）　芍药　甘草

　　芎芷石膏汤（《医宗金鉴》）　川芎　白芷　石膏　菊花　藁本　羌活

　　再造散（《伤寒六书》）　黄芪　人参　桂枝　甘草　熟附子　细辛　羌活　防风　川芎　煨生姜　大枣　炒芍药

　　百合固金汤（《医方集解》）　生地　熟地　麦冬　贝母　百合　当归　芍药　甘草　玄参　桔梗

　　至宝丹（《太平惠民和剂局方》）　朱砂　麝香　安息香　金银箔　犀角　牛黄　琥珀　雄黄　玳瑁　龙脑

　　当归六黄汤（《兰室秘藏》）　当归　生地黄　熟地黄　黄连　黄芩　黄柏　黄芪

　　当归四逆汤（《伤寒论》）　当归　桂枝　芍药　细辛　炙甘草　大枣　通草

　　当归龙荟丸（《宣明论方》）　当归　龙胆草　栀子　黄连　黄芩　黄柏　大黄　青黛　芦荟　木香　麝香

　　当归补血汤（《内外伤辨惑论》）　黄芪　当归

　　回阳急救汤（《伤寒六书》）　附子　干姜　肉桂　人参　白术　茯苓　陈皮　甘草　五味子　半夏

　　朱砂安神丸（《医学发明》）　朱砂　黄连　炙甘草　生地　当归

　　竹叶石膏汤（《伤寒论》）　竹叶　石膏　麦冬　人参　半夏　甘草　粳米

　　竹茹汤（《本事方》）　竹茹　半夏　干姜　甘草　生姜　大枣

　　华盖散（《太平惠民和剂局方》）　麻黄　桑白皮　紫苏子　杏仁　赤茯苓　陈皮　甘草

　　血府逐瘀汤（《医林改错》）　当归　生地黄　桃仁　红花　枳壳　赤芍药　柴胡　甘草　桔梗　川芎　牛膝

　　舟车丸（《景岳全书》）　甘遂　芫花　大戟　大黄　黑丑　木香　青皮　陈皮　轻粉　槟榔

交泰丸（《韩氏医通》）　黄连　肉桂

安宫牛黄丸（《温病条辨》）　牛黄　郁金　犀角　黄连　朱砂　冰片　珍珠　山栀　雄黄　黄芩　麝香　金箔衣

安神定志丸（《医学心悟》）　人参　茯苓　茯神　菖蒲　姜远志　龙齿

导赤散（《小儿药证直诀》）　生地黄　木通　竹叶　甘草

导痰汤（《校注妇人良方》）　半夏　陈皮　枳实　茯苓　甘草　制南星　生姜

阳和汤（《外科证治全生集》）　熟地黄　麻黄　鹿角胶　白芥子　肉桂　生甘草　炮姜炭

防己茯苓汤（《金匮要略》）　防己　桂枝　黄芪　茯苓　甘草

防己黄芪汤（《金匮要略》）　防己　黄芪　白术　甘草　生姜　大枣

防风汤（《宣明论方》）　防风　麻黄　秦艽　桂枝　葛根　当归　茯苓　甘草　生姜　大枣　杏仁　黄芩

防风通圣散（《宣明论方》）　防风　川芎　当归　芍药　大黄　芒硝　连翘　薄荷　麻黄　石膏　桔梗　黄芩　白术　栀子　荆芥穗　滑石　甘草　生姜

如金解毒散（《景岳全书》）　桔梗　甘草　黄芩　黄柏　山栀　黄连

## 七画

麦门冬汤（《金匮要略》）　麦冬　人参　半夏　甘草　粳米　大枣

麦味地黄汤（《医级》）　熟地黄　山萸肉　山药　丹皮　泽泻　茯苓　麦冬　五味子

苍术二陈汤（《杂病源流犀烛》）　苍术　白术　茯苓　陈皮　甘草　半夏

苏子降气汤（《太平惠民和剂局方》）　苏子　橘皮　半夏　当归　前胡　厚朴　肉桂　甘草　生姜

苏合香丸（《太平惠民和剂局方》）　白术　青木香　犀角　香附　朱砂　诃子　檀香　安息香　沉香　麝香　丁香　荜茇　苏合香油　熏陆香　冰片

杜仲丸（《医学入门》）　杜仲　龟板　黄柏　知母　枸杞子　五味子　当归　芍药　黄芪　故纸　猪脊髓

杏苏散（《温病条辨》）　苏叶　杏仁　前胡　半夏　茯苓　陈皮　桔梗　枳壳　生姜　大枣　甘草

杞菊地黄丸（《医级》）　枸杞子　菊花　熟地黄　山茱萸　山药　泽泻　丹皮　茯苓

更衣丸（《先醒斋医学广笔记》）　芦荟　朱砂

还少丹（《医方集解》）　熟地　枸杞子　山萸肉　肉苁蓉　巴戟天　小茴香　杜仲　怀牛膝　楮实子　茯苓　山药　大枣　菖蒲　远志　五味子　人参

连朴饮（《霍乱论》）　黄连　厚朴　石菖蒲　制半夏　芦根　栀子　香豉

连理汤（《张氏医通》）　人参　白术　干姜　炙甘草　黄连　茯苓

吴茱萸汤（《伤寒论》）　吴茱萸　人参　生姜　大枣

牡蛎散（《太平惠民和剂局方》）　煅牡蛎　黄芪　麻黄根　浮小麦

何人饮（《景岳全书》）　何首乌　人参　当归　陈皮　生姜

身痛逐瘀汤（《医林改错》）　秦艽　川芎　桃仁　红花　甘草　羌活　没药　香附　五灵脂　牛膝　地龙　当归

龟鹿二仙胶（《医便》）　鹿角　龟板　人参　枸杞子

羌活胜湿汤（《内外伤辨惑论》）　羌活　独活　川芎　蔓荆子　甘草　防风　藁本

沙参麦冬汤（《温病条辨》）　沙参　麦冬　玉竹　桑叶　甘草　天花粉　生扁豆

沙参清肺汤（验方）　北沙参　生黄芪　太子参　合欢皮　白及　生甘草　桔梗　薏苡仁　冬瓜子

沉香散（《金匮翼》）　沉香　石韦　滑石　当归　橘皮　白芍　冬葵子　甘草　王不留行

良附丸（《良方集腋》）　高良姜　香附

启膈散（《医学心悟》）　丹参　沙参　贝母　茯苓　郁金　荷叶蒂　砂仁壳　杵头糠

补天大造丸（《医学心悟》）　人参　白术　当归　黄芪　枣仁　远志　芍药　山药　茯苓　枸杞　熟地　紫河车　龟板　鹿角

补中益气汤（《脾胃论》）　人参　黄芪　白术　甘草　当归　陈皮　升麻　柴胡

补气运脾汤（《统旨方》）　人参　黄芪　白术　茯苓　甘草　砂仁　陈皮　半夏　生姜　大枣

补血荣筋丸（《杏苑》）　肉苁蓉　牛膝　天麻　木瓜　鹿茸　熟地黄　菟丝子　五味子

补阳还五汤（《医林改错》）　当归尾　川芎　黄芪　桃仁　地龙　赤芍　红花

补肝汤（《医宗金鉴》）　当归　白芍　川芎　熟地　酸枣仁　木瓜　炙甘草

补肺汤（《永类钤方》）　人参　黄芪　熟地　五味子　紫菀　桑白皮

补髓丹（《百一选方》）　杜仲　补骨脂　鹿茸　没药　胡桃肉

附子理中汤（《太平惠民和剂局方》）　炮附子　人参　白术　炮姜　炙甘草

附子理苓汤（《内经拾遗》）　人参　白术　干姜　甘草　黑附子　猪苓　泽泻　白术　茯苓　桂枝

附子粳米汤（《金匮要略》）　炮附子　粳米　半夏　甘草　大枣

## 八画

青娥丸（《太平惠民和剂局方》）　补骨脂　杜仲　胡桃肉　大蒜头

青麟丸（《邵氏经验良方》）　大黄　鲜侧柏叶　绿豆芽　黄豆芽　槐枝　桑叶　桃叶

柳叶 车前 鲜茴香 陈皮 荷叶 银花 苏叶 冬术 艾叶 半夏 厚朴 黄芩 香附 砂仁 甘草 泽泻 猪苓 牛乳 梨汁 姜汁 童便 陈酒 苏叶

苓甘五味姜辛汤（《金匮要略》） 茯苓 甘草 五味子 细辛 干姜

苓桂术甘汤（《金匮要略》） 茯苓 桂枝 白术 甘草

虎潜丸（《丹溪心法》） 龟板 黄柏 知母 熟地黄 白芍药 锁阳 陈皮 干姜 虎骨

肾气丸（《金匮要略》） 桂枝 附子 熟地黄 山萸肉 山药 茯苓 丹皮 泽泻

明目地黄丸（《中药成方配本》） 熟地 黄肉 怀山药 丹皮 茯苓 泽泻 当归 白芍 杞子 白菊花 白蒺藜 石决明

易黄汤（《傅青主女科》） 山药 芡实 车前子 黄柏 白果

知柏地黄丸（《医宗金鉴》） 知母 黄柏 熟地黄 山萸肉 山药 茯苓 丹皮 泽泻

金水六君煎（《景岳全书》） 当归 茯苓 半夏 熟地 陈皮 炙甘草

金铃子散（《素问病机气宜保命集》） 金铃子 延胡索

金匮肾气丸（《金匮要略》） 地黄、茯苓、山药、山茱萸、牡丹皮、泽泻、桂枝、牛膝、车前子、附子

金锁固精丸（《医方集解》） 沙苑蒺藜 芡实 莲须 龙骨 牡蛎 莲肉

炙甘草汤（《伤寒论》） 炙甘草 人参 桂枝 生姜 阿胶 生地黄 麦冬 火麻仁 大枣

河车大造丸（《扶寿精方》） 紫河车 熟地黄 杜仲 天门冬 麦门冬 龟板 黄柏 牛膝

泻心汤（《金匮要略》） 大黄 黄连 黄芩

泻白散（《小儿药证直诀》） 桑白皮 地骨皮 甘草 粳米

泽泻汤（《金匮要略》） 泽泻 白术

定喘汤（《摄生众妙方》） 白果 麻黄 桑白皮 款冬花 半夏 杏仁 苏子 黄芩 甘草

定痫丸（《医学心悟》） 天麻 川贝 胆南星 姜半夏 陈皮 茯神 丹参 麦冬 石菖蒲 远志 全蝎 僵蚕 琥珀 辰砂 茯苓 竹沥 生姜汁 甘草

实脾饮（《济生方》） 厚朴 白术 木瓜 木香 草果仁 大腹子 附子 白茯苓 干姜 甘草

参苏饮（《太平惠民和剂局方》） 人参 紫苏叶 葛根 前胡 法半夏 茯苓 枳壳 橘红 桔梗 甘草 木香 生姜 大枣

参附汤（《妇人良方》） 人参 熟附子 生姜 大枣

参苓白术散（《太平惠民和剂局方》）　人参　白术　茯苓　甘草　山药　莲肉　扁豆
砂仁　苡仁　桔梗

参茸地黄丸（成方）　人参　鹿茸　熟地黄　山茱萸　山药　茯苓　丹皮　泽泻

参蛤散（《济生方》）　人参　蛤蚧

驻车丸（《备急千金要方》）　黄连　阿胶　当归　干姜

## 九画

春泽汤（《医方集解》）　白术　桂枝　猪苓　泽泻　茯苓　人参

荆防达表汤（《时氏处方》）　荆芥　防风　苏叶　白芷　橘红　杏仁　赤苓　生姜
葱头　炒建曲

荆防败毒散（《外科理例》）　荆芥　防风　羌活　独活　前胡　柴胡　桔梗　枳壳
茯苓　川芎　甘草

茜根散（《景岳全书》）　茜草根　黄芩　阿胶　侧柏叶　生地黄　甘草

茵陈五苓散（《金匮要略》）　茵陈蒿　桂枝　茯苓　白术　泽泻　猪苓

茵陈术附汤（《医学心悟》）　茵陈蒿　白术　附子　干姜　炙甘草　肉桂

茵陈蒿汤（《伤寒论》）　茵陈蒿　栀子　大黄

枳实薤白桂枝汤（《金匮要略》）　枳实　厚朴　薤白　桂枝　瓜蒌实

茯苓理中丸（《伤寒论》）　人参　白术　干姜　炙甘草

枳术丸（《脾胃论》）　枳实　白术　荷叶

枳实导滞丸（《内外伤辨惑论》）　大黄　枳实　黄芩　黄连　神曲　白术　茯苓
泽泻

枳实消痞丸（《兰室秘藏》）　炙枳实　半夏　厚朴　黄连　干生姜　麦芽　白茯苓
白术　党参　炙甘草

柏叶汤（《金匮要略》）　侧柏叶　干姜　艾叶　马通汁

栀子清肝汤（《类证治裁》）　栀子　丹皮　柴胡　当归　白芍　茯苓　川芎　牛蒡子
甘草

厚朴麻黄汤（《金匮要略》）　厚朴　麻黄　石膏　杏仁　半夏　五味子　干姜　细辛

牵正散（《杨氏家藏方》）　白附子　僵蚕　全蝎

胃苓汤（《丹溪心法》）　甘草　茯苓　苍术　陈皮　白术　肉桂　泽泻　猪苓　厚朴
生姜　大枣

香苏散（《太平惠民和剂局方》）　香附　紫苏茎叶　陈皮　甘草

香附旋覆花汤（《温病条辨》）　生香附　旋覆花　苏子霜　薏苡仁　半夏　茯苓
橘皮

香茸丸（《证治准绳》）麝香 鹿茸 麋茸 肉苁蓉 熟地黄 沉香 五味子 茯苓 龙骨

香砂六君子汤（《古今名医方论》）木香 砂仁 陈皮 半夏 党参 白术 茯苓 甘草

复元活血汤（《医学发明》）柴胡 天花粉 当归 红花 甘草 穿山甲 大黄 桃仁

顺气导痰汤（验方）半夏 陈皮 茯苓 甘草 生姜 胆星 枳实 木香 香附

保元汤（《博爱心鉴》）人参 黄芪 肉桂 甘草 生姜

保和丸（《丹溪心法》）山楂 六曲 半夏 茯苓 陈皮 连翘 莱菔子

保真汤（《十药神书》）人参 黄芪 白术 赤白茯苓 大枣 天冬 麦冬 生地 熟地 五味子 当归 赤白芍药 莲须 地骨皮 柴胡 陈皮 生姜 黄柏 知母 甘草 厚朴

独参汤（《景岳全书》）人参

独活寄生汤（《备急千金要方》）独活 桑寄生 秦艽 防风 细辛 当归 芍药 川芎 干地黄 杜仲 牛膝 人参 茯苓 甘草 桂心

养心汤（《证治准绳》）黄芪 茯苓 茯神 当归 川芎 炙甘草 半夏曲 柏子仁 酸枣仁 远志 五味子 人参 肉桂

洗心汤（《辨证录》）人参 甘草 半夏 陈皮 附子 茯神 生酸枣仁 神曲 菖蒲

济川煎（《景岳全书》）当归 牛膝 肉苁蓉 泽泻 升麻 枳壳

济生肾气丸（《济生方》）附子 车前子 山茱萸 山药 牡丹皮 牛膝 熟地黄 肉桂 白茯苓 泽泻

宣痹汤（《温病条辨》）防己 杏仁 连翘 滑石 薏苡仁 半夏 蚕沙 赤小豆皮 栀子

神犀丹（《温热经纬》）犀角 石菖蒲 黄芩 生地黄 金银花 金汁 连翘 板蓝根 豆豉 玄参 天花粉 紫草

十画

养心汤（《医方集解》）黄芪 茯苓 茯神 当归 川芎 半夏 甘草 柏子仁 酸枣仁 远志 五味子 人参 肉桂

秦艽鳖甲散（《卫生宝鉴》）秦艽 鳖甲 柴胡 当归 地骨皮 青蒿 知母 乌梅

真人养脏汤（《太平惠民和剂局方》）诃子 罂粟壳 肉豆蔻 白术 人参 木香 肉桂 炙甘草 当归 白芍

真方白丸子（《瑞竹堂方》） 半夏　白附子　天南星　天麻　川乌　全蝎　木香
枳壳

真武汤（《伤寒论》） 炮附子　白术　茯苓　芍药　生姜

桂枝甘草龙骨牡蛎汤（《伤寒论》） 桂枝　炙甘草　煅龙骨　煅牡蛎

桂枝甘草汤（《伤寒论》） 桂枝　甘草

桂枝加黄芪汤（《金匮要略》） 桂枝　芍药　甘草　生姜　大枣　黄芪

桂枝芍药知母汤（《金匮要略》） 桂枝　芍药　炙甘草　麻黄　白术　知母　防风
炮附子　生姜

桂枝汤《伤寒论》 桂枝　白芍　生姜　大枣　炙甘草

桂枝茯苓丸（《金匮要略》） 桂枝　茯苓　芍药　丹皮　桃仁

桔梗白散（《外台秘要》） 桔梗　贝母　巴豆

桔梗杏仁煎（《景岳全书》） 桔梗　杏仁　甘草　银花　贝母　枳壳　红藤　连翘
夏枯草　百合　麦冬　阿胶

桃仁红花煎（《素庵医案》） 丹参　赤芍　桃仁　红花　香附　延胡索　青皮　当归
川芎　生地

桃仁承气汤（《伤寒论》） 桃仁　大黄　桂枝　芒硝　甘草

桃红四物汤（《医宗金鉴》） 桃仁　红花　当归　赤芍　熟地　川芎

桃红饮（《类证治裁》） 桃仁　红花　川芎　当归尾　威灵仙

桃花汤（《伤寒论》） 赤石脂　干姜　粳米

柴胡桂枝干姜汤（《伤寒论》） 柴胡　桂枝　干姜　黄芩　天花粉　牡蛎　炙甘草

柴胡清骨散（《医宗金鉴》） 秦艽　鳖甲　柴胡　地骨皮　青蒿　知母　胡黄连　薤
白　甘草　童便　猪脊髓　猪胆汁

柴胡疏肝散（《景岳全书》） 陈皮　柴胡　枳壳　芍药　炙甘草　香附　川芎

柴胡截疟饮（《医宗金鉴》） 柴胡　黄芩　人参　甘草　半夏　常山　乌梅　槟榔
桃仁　生姜　大枣

柴枳半夏汤（《医学入门》） 柴胡　半夏　黄芩　瓜蒌仁　枳壳　桔梗　杏仁　青皮
甘草

逍遥散（《太平惠民和剂局方》） 柴胡　白术　白芍　当归　茯苓　生甘草　薄荷
煨姜

射干麻黄汤（《金匮要略》） 射干　麻黄　细辛　紫菀　款冬花　半夏　五味子　生
姜　大枣

凉膈散（《太平惠民和剂局方》） 连翘　大黄　甘草　芒硝　栀子　黄芩　薄荷　竹
叶　蜂蜜

益胃汤(《温病条辨》) 沙参 麦冬 生地 玉竹 冰糖

消渴方(《丹溪心法》) 黄连末 天花粉末 生地汁 藕汁 人乳汁 姜汁 蜂蜜

消瘰汤(《医学心语》) 玄参 牡蛎 浙贝母

海藻玉壶汤(《医宗金鉴》) 海藻 昆布 海带 半夏 陈皮 青皮 连翘 象贝母 当归 川芎 独活 甘草

涤痰汤(《济生方》) 制半夏 制南星 陈皮 枳实 茯苓 人参 石菖蒲 竹茹 甘草 生姜

润肠丸(《沈氏尊生书》) 当归 生地 麻仁 桃仁 枳壳

调胃承气汤(《伤寒论》) 大黄 甘草 芒硝

调营饮(《证治准绳》) 莪术 川芎 当归 延胡索 赤芍药 瞿麦 大黄 槟榔 陈皮 大腹皮 葶苈子 赤茯苓 桑白皮 细辛 官桂 炙甘草 姜 枣 白芷

通幽汤(《兰室秘藏》) 生地 熟地 当归 桃仁 红花 甘草 升麻

通脉四逆汤(《伤寒论》) 生附子 干姜 炙甘草 葱白

通窍活血汤(《医林改错》) 赤芍药 川芎 桃仁 红花 麝香 老葱 鲜姜 大枣 酒

通瘀煎(《景岳全书》) 归尾 山楂 香附 红花 乌药 青皮 泽泻 木香

桑白皮汤(《景岳全书》) 桑白皮 半夏 苏子 杏仁 贝母 黄芩 黄连 山栀

桑杏汤(《温病条辨》) 桑叶 豆豉 杏仁 象贝母 南沙参 梨皮 山栀

桑菊饮(《温病条辨》) 桑叶 菊花 薄荷 杏仁 桔梗 甘草 连翘 芦根

蛇胆川贝散(《中华人民共和国药典》) 蛇胆汁 川贝母

### 十一画

理中汤(《伤寒论》) 人参 白术 干姜 甘草

萆薢分清饮(《医学心悟》) 萆薢 车前子 茯苓 莲子心 菖蒲 黄柏 丹参 白术

控涎丹(《三因极一病证方论》) 甘遂 大戟 白芥子

黄芪汤(《金匮翼》) 黄芪 陈皮 火麻仁 白蜜

黄芪建中汤(《金匮要略》) 黄芪 桂枝 芍药 炙甘草 饴糖 大枣 生姜

黄芪鳖甲散(《卫生宝鉴》) 黄芪 鳖甲 天冬 地骨皮 秦艽 柴胡 紫菀 半夏 茯苓 知母 生地 白芍 桑白皮 人参 肉桂 桔梗 甘草

黄连阿胶汤(《伤寒论》) 黄连 黄芩 阿胶 白芍 鸡子黄

黄连汤(《伤寒论》) 黄连 炙甘草 干姜 桂枝 人参 半夏 大枣

黄连香薷饮(《丹溪心法》) 香薷 川朴 黄连

黄连清心饮（《沈氏尊生书》）　黄连　生地黄　当归　甘草　酸枣仁　茯神　远志
人参　莲子肉

黄连温胆汤（《备急千金要方》）　半夏　陈皮　茯苓　甘草　枳实　竹茹　黄连
大枣

黄连解毒汤（《外台秘要》）　黄连　黄柏　黄芩　大黄

菖蒲郁金汤（《温病条辨》）　石菖蒲　郁金　炒栀子　鲜竹叶　牡丹皮　连翘　灯心
木通　淡竹沥　紫金片

银翘散（《温病条辨》）　金银花　连翘　桔梗　薄荷　牛蒡子　竹叶　荆芥穗　豆豉
甘草　鲜芦根

麻黄汤（《伤寒论》）　麻黄　杏仁　桂枝　炙甘草

麻子仁丸（《伤寒论》）　麻子仁　芍药　枳实　大黄　厚朴　杏仁

麻杏石甘汤（《伤寒论》）　麻黄　杏仁　石膏　甘草

麻黄连翘赤小豆汤（《伤寒论》）　麻黄　杏仁　生梓白皮　连翘　赤小豆　甘草　生
姜　大枣

旋覆代赭汤（《伤寒论》）　旋覆花　半夏　人参　代赭石　炙甘草　生姜　大枣

旋覆花汤（《金匮要略》）　旋覆花　新绛　葱

羚角钩藤汤（《通俗伤寒论》）　羚羊角　桑叶　川贝　鲜生地　钩藤　菊花　白芍药
生甘草　鲜竹茹　茯神

清中汤（《医学统旨》）　黄连　栀子　半夏　茯苓　陈皮　草豆蔻　甘草

清金化痰汤（《统旨方》）　黄芩　山栀　桔梗　甘草　贝母　知母　麦冬　桑白皮
瓜蒌仁　橘红　茯苓

清肺饮（《证治汇补》）　茯苓　黄芩　桑白皮　麦冬　车前子　山栀　木通

清骨散（《证治准绳》）　柴胡　胡黄连　秦艽　鳖甲　地骨皮　青蒿　知母　甘草

清脏汤（《万病回春》）　当归　川芎　生地　白芍　黄连　黄芩　栀子　黄柏　地榆
槐角　柏叶　阿胶

清营汤（《温病条辨》）　犀角　生地　玄参　竹叶心　麦冬　丹参　黄连　银花
连翘

清暑益气汤（《温热经纬》）　西洋参　石斛　麦冬　黄连　竹叶　荷梗　知母　甘草
粳米　西瓜翠衣

清瘟败毒饮（《疫疹一得》）　生石膏　生地　玄参　犀角　黄连　栀子　桔梗　知母
连翘　甘草　丹皮　鲜竹叶　黄芩

清燥汤（《脾胃论》）　苍术　白术　黄芪　白茯苓　黄连　橘皮　当归　生地　人参
甘草　黄柏　麦冬　神曲　猪苓　泽泻　升麻　柴胡　五味子

清震汤（《嵩崖尊生》） 黄芩 防风 羌活 甘草 川芎 蔓荆子 当归 荆芥 半夏 柴胡 天麻 细辛 独活 白芷 藁本 石膏

清瘴汤（验方） 青蒿 柴胡 茯苓 知母 陈皮 半夏 黄芩 黄连 枳实 常山 竹茹 益元散

清燥救肺汤（《医门法律》） 桑叶 石膏 杏仁 甘草 麦冬 人参 阿胶 炒胡麻仁 炙枇杷叶

## 十二画

琥珀养心丹（《证治汇补》） 琥珀 龙齿 远志 牛黄 石菖蒲 茯神 人参 枣仁 生地黄 归身 黄连 柏子仁 朱砂 金箔

琼玉膏（《洪氏集验方》） 生地黄汁 茯苓 人参 白蜜

越婢加术汤（《金匮要略》） 麻黄 石膏 甘草 大枣 白术 生姜

越婢加半夏汤（《金匮要略》） 麻黄 石膏 生姜 大枣 甘草 半夏

越婢汤（《金匮要略》） 麻黄 石膏 甘草 大枣 生姜

越鞠丸（《丹溪心法》） 川芎 苍术 香附 神曲 栀子

葛根芩连汤（《伤寒论》） 葛根 炙甘草 黄芩 黄连

葛根汤（《伤寒论》） 葛根 麻黄 桂枝 生姜 炙甘草 芍药 大枣

葱豉桔梗汤（《通俗伤寒论》） 葱白 豆豉 薄荷 连翘 栀子 竹叶 桔梗 甘草

葶苈大枣泻肺汤（《金匮要略》） 葶苈子 大枣

椒目瓜蒌汤（《医醇賸义》） 川椒目 瓜蒌仁 葶苈子 桑白皮 苏子 半夏 茯苓 橘红 蒺藜

硝石矾石散（《金匮要略》） 硝石 矾石

紫雪丹（《外台秘要》） 寒水石 石膏 滑石 磁石 朱砂 玄参 羚羊角 犀角 丁香 麝香 升麻 沉香 青木香 甘草 朴硝 黄金 硝石

黑锡丹（《太平惠民和剂局方》） 黑锡 生硫黄 川楝子 胡芦巴 木香 附子（制） 肉豆蔻 补骨脂（盐水炒） 沉香 小茴香（盐水炒） 阳起石 肉桂

痛泻要方（《景岳全书》） 白术 白芍 防风 炒陈皮

温胆汤（《备急千金要方》） 枳实 竹茹 半夏 陈皮 茯苓 甘草 生姜 大枣

温脾汤（《备急千金要方》） 附子 人参 大黄 甘草 干姜

滋水清肝饮（《医宗己任编》） 熟地黄 山茱萸 茯苓 归身 山药 丹皮 泽泻 柴胡 白芍 山栀 酸枣仁

滋肾通关丸（《兰室秘藏》） 知母 黄柏 肉桂

犀角地黄汤（《备急千金要方》） 犀角 生地黄 赤芍 丹皮

犀角散（《备急千金要方》）　犀角　黄连　升麻　山栀　茵陈

犀黄丸（《外科证治全生集》）　牛黄　麝香　没药　乳香　黄米饭

疏凿饮子（《济生方》）　商陆　茯苓　椒目　木通　泽泻　赤小豆　大腹皮　槟榔
羌活　秦艽　生姜皮


十三画

暖肝煎（《景岳全书》）　肉桂　小茴香　茯苓　乌药　枸杞子　当归　沉香　生姜

解语丹（《医学心悟》）　白附子　石菖蒲　远志　天麻　全蝎　羌活　南星　木香
甘草

新加香薷饮（《温病条辨》）　香薷　金银花　鲜扁豆花　厚朴　连翘


十四画

截疟七宝饮（《杨氏家藏方》）　常山　草果　厚朴　槟榔　青皮　陈皮　炙甘草

槐角丸（《丹溪心法》）　槐角　地榆　黄芩　当归　炒枳壳　防风

酸枣仁汤（《金匮要略》）　酸枣仁　知母　川芎　茯苓　甘草

膈下逐瘀汤（《医林改错》）　五灵脂　当归　川芎　桃仁　丹皮　京赤芍　延胡索
甘草　香附　红花　枳壳　乌药

膏淋汤（《医学衷中参西录》）　山药　芡实　龙骨　牡蛎　生地黄　党参　白芍


十五画

增液汤（《温病条辨》）　玄参　麦冬　生地

增液承气汤（《温病条辨》）　玄参　麦冬　生地　大黄　玄明粉

镇肝熄风汤（《医学衷中参西录》）　怀牛膝　生赭石　生龙骨　生牡蛎　生龟板　生
杭芍　玄参　天门冬　川楝子　生麦芽　茵陈　甘草


十六画

橘皮竹茹汤（《金匮要略》）　橘皮　竹茹　大枣　生姜　甘草　人参

橘皮汤（《千金要方》）　橘皮　麻黄　柴胡　紫苏　杏仁　生姜　石膏

薯蓣丸（《金匮要略》）　薯蓣　当归　桂枝　神曲　干地黄　大豆黄卷　甘草　人参
川芎　芍药　白术　麦门冬　杏仁　柴胡　桔梗　茯苓　阿胶　干姜　白蔹　防风
大枣

薏苡仁汤（《类证治裁》）　薏苡仁　苍术　羌活　独活　防风　麻黄　桂枝　制川乌
当归　川芎　甘草　生姜

十七画以上

黛蛤散（《中药成方配本》） 青黛　海蛤壳

藿朴夏苓汤（《湿温时疫治疗法》） 藿香　川朴　姜半夏　杏仁　白蔻仁　生薏苡仁　带皮苓　猪苓　泽泻　丝通草

藿香正气散（《太平惠民和剂局方》） 藿香　厚朴　苏叶　陈皮　大腹皮　白芷　茯苓　白术　半夏曲　桔梗　甘草　生姜　大枣

鳖甲煎丸（《金匮要略》） 鳖甲　乌扇　黄芩　柴胡　鼠妇　干姜　大黄　芍药　桂枝　葶苈子　石韦　厚朴　丹皮　瞿麦　紫葳　半夏　人参　蟅虫　阿胶　蜂房　赤硝　蜣螂　桃仁

癫狂梦醒汤（《医林改错》） 桃仁　柴胡　香附　木通　赤芍　半夏　大腹皮　青皮　陈皮　桑白皮　苏子　甘草

蠲痹汤（《杨氏家藏方》） 酒当归　羌活　姜黄　炙黄芪　白芍　防风

# 主要参考书目

［1］国家中医药管理局《中华本草》编委会.中华本草.上海：上海科学技术出版社，1999.

［2］国家中医药管理局.基层中医药适宜技术手册.北京：中国中医药出版社，2009.

［3］国家药典委员会.中华人民共和国药典.北京：中国医药科技出版社，2010.

［4］周仲瑛.中医内科学.北京：中国中医药出版社，2003.

［5］周仲瑛.中医内科学.2版.北京：中国中医药出版社，2007.

［6］张伯臾.中医内科学.上海：上海科学技术出版社，1985.

［7］王永炎.中医内科学.北京：人民卫生出版社，1999.

［8］肖振辉.中医内科学.2版.北京：人民卫生出版社，2010.

［9］张发荣.中医内科学.北京：中国中医药出版社，2002.

［10］余甘霖.中医内科学.北京：中国中医药出版社，2006.

［11］刘继林.中医食疗学.济南：山东科技出版社，1988.

［12］董建华，王永炎.中国现代名中医医案精华.北京：北京出版社，2002.

［13］彭怀仁.中医方剂大辞典.北京：人民卫生出版社，1996.

［14］黄帝内经素问.北京：人民卫生出版社，1956.

［15］黄帝内经灵枢.北京：人民卫生出版社，1959.

［16］汉·张仲景.仲景全书.伤寒论.4版.北京：中医古籍出版社，1997.

［17］汉·张仲景.仲景全书.金匮要略.4版.北京：中医古籍出版社，1997.

［18］晋·葛洪.肘后备急方.北京：人民卫生出版社，1957.

［19］隋·巢元方.诸病源候论.北京：人民卫生出版社，1982.

［20］唐·孙思邈.千金翼方.北京：人民卫生出版社，1955.

［21］唐·王焘.外台秘要.北京：人民卫生出版社，1955.

［22］宋·陈言.三因极一病证方论.北京：人民卫生出版社，1957.

［23］宋·钱乙.小儿药证直诀.北京：人民卫生出版社，1955.

［24］金·张从正.儒门事亲.重庆：科技文献出版社重庆分社，1986.

［25］金·李东垣.脾胃论.北京：人民卫生出版社，1957.

［26］金·李东垣.兰室秘藏.北京：人民卫生出版社，1957.

［27］元·朱丹溪.丹溪心法.上海：上海科学技术出版社，1959.

［28］元·危亦林.世医得效方.上海：上海科学技术出版社，1964.

［29］元·罗谦甫.卫生宝鉴.北京：人民卫生出版社，1963.

［30］明·虞抟.医学正传.北京：人民卫生出版社，1981.

［31］明·除春甫.古今医统.北京：人民卫生出版社，1970.

［32］明·张介宾.景岳全书.北京：中国中医药出版社，1994.

［33］清·喻昌.医门法律.上海：上海卫生出版社，1957.

［34］清·李用粹.证治汇补.上海：上海卫生出版社，1958.

［35］清·叶天士.临证指南医案.上海：上海科学技术出版社，1959.

［36］清·林珮琴.类证治裁.上海：上海科学技术出版社，1959.

［37］周仲瑛.中医内科学.长沙：湖南科学技术出版社，2008.

［38］陈建章.中医内科学.北京：人民卫生出版社，2010.

［39］段富津.方剂学.上海：上海科学技术出版社，1995.

［40］肖振辉.中医内科学.南京：江苏科学技术出版社，2002.

［41］杨长森.针灸治疗学.上海：上海科学技术出版社，1985.

［42］范绍荣.基层中医临证手册.合肥：安徽科学技术出版社，2012.

［43］季伟苹.社区中医药适宜技术（验方）应用手册：食疗药膳百例.上海：上海科学普及出版社，
2008.

［44］刘健美，吕永赟.中医内科学.北京：中国中医药出版社，2010.

［45］沈全鱼.实用中医内科学.北京：中医古籍出版社，1989.

［46］张翼.郁证的治疗.西宁：青海人民出版社，1991.

［47］李浩.老中医百病特效验方.沈阳：辽宁科学技术出版社，2006.

［48］陈如泉.血证证治与现代研究.武汉：湖北科学技术出版社，1990.

［49］方药中，邓铁涛.实用中医内科学.上海：上海科学技术出版社，1985.

［50］张保春.中医执业医师资格考试过关冲刺3000题附解析.北京：北京大学医学出版社，2013.

［51］郑沛仪，段颖华.常见病针灸治疗.广州：广东科技出版社，2008.

［52］王衍生.常见癌症中医治疗.杭州：浙江科学技术出版社，1988.

［53］顾奎兴，李伟兵.恶性肿瘤中医治疗.南京：江苏科学技术出版社，2005.

［54］陈以国.社区中医适宜技术.北京：中国中医药出版社，2008.

［55］陈日新，熊俊，谢丁一.热敏灸疗法.北京：人民卫生出版社，2014.